新版

日本歯科用医薬品集

一般社団法人 日本歯科薬物療法学会 編

永末書店

編集・執筆者一覧

第Ⅰ章

梅田	誠	大阪歯科大学歯周病学講座 教授
小方	頼昌	日本大学松戸歯学部歯周治療学講座 教授
木村	大輔	大阪歯科大学歯周病学講座 助教
五味	一博	鶴見大学歯学部歯周病学講座 教授
斎藤	義夫	鶴見大学歯学部附属病院薬局 薬剤師主任
佐藤	聡	日本歯科大学新潟生命歯学部歯周病学講座 教授
佐野	公人	日本歯科大学新潟生命歯学部歯科麻酔学講座 教授
渋谷	鑛	日本大学松戸歯学部歯科麻酔学講座 教授
砂田	勝久	日本歯科大学生命歯学部歯科麻酔学講座 教授
須田	英明	東京医科歯科大学 名誉教授
沼部	幸博	日本歯科大学生命歯学部歯周病学講座 教授
松野	智宣	日本歯科大学生命歯学部口腔外科学講座 准教授
見﨑	徹	日本大学歯学部歯科麻酔学講座 准教授
和達	礼子	東京医科歯科大学大学院 医歯学総合研究科歯髄生物学分野 助教
渡部	茂	明海大学歯学部形態機能成育学講座口腔小児科学分野 教授

第Ⅱ章

岩尾	一生	北海道医療大学薬学部 講師、北海道医療大学病院薬剤部 薬局長
上中	清隆	大阪歯科大学附属病院薬剤科 薬剤師長
王	宝禮	大阪歯科大学歯科医学教育開発室 教授
斎藤	義夫	鶴見大学歯学部附属病院薬局 薬剤師主任
佐野	公人	日本歯科大学新潟生命歯学部歯科麻酔学講座 教授
竹野	敏彦	日本歯科大学新潟病院薬剤科 薬剤科長
田中	秀弥	日本歯科大学附属病院薬剤室 薬剤室長
千葉	智子	北海道医療大学薬学部 講師、北海道医療大学歯科クリニック薬剤部 薬局長
久岡	清子	育和会記念病院薬剤部 薬剤部長

第Ⅲ章

有田	憲司	大阪歯科大学小児歯科学講座 教授
岩渕	博史	神奈川歯科大学大学院歯学研究科顎顔面外科学講座 准教授
大木	秀郎	日本大学歯学部口腔外科学講座口腔外科学分野 教授
太田	嘉英	東海大学医学部外科学系口腔外科教室 教授
覚道	健治	大阪歯科大学口腔外科学第二講座 教授
片倉	朗	東京歯科大学口腔病態外科学講座 教授
金川	昭啓	山口県立総合医療センター歯科口腔外科 部長
上川	善昭	鹿児島大学大学院医歯学総合研究科顎顔面機能再建学講座顎顔面疾患制御学分野 准教授
川辺	良一	大船中央病院口腔外科開設準備室 室長
古森	孝英	神戸大学大学院医学研究科外科系講座口腔外科学分野 教授
杉崎	正志	鶴見大学 客員教授、東京慈恵会医科大学 客員教授
又賀	泉	日本歯科大学生命歯学部口腔外科学講座 教授
森田	章介	大阪歯科大学口腔外科学第一講座 教授

山口　晃　　日本歯科大学新潟病院口腔口腔外科　教授
山根　伸夫　足利赤十字病院歯科口腔外科　歯科口腔外科部長
吉位　尚　　よしい歯科口腔外科クリニック　院長

第IV章
金子　明覚　東海大学医学部外科学系口腔外科学室　教授

第V章
須田　英明　東京医科歯科大学　名誉教授
和達　礼子　東京医科歯科大学大学院　医歯学総合研究科歯髄生物学分野　助教

第VI章
埴岡　隆　　福岡歯科大学口腔保健学講座口腔健康科学分野　教授
山本　未陶　福岡歯科衛生専門学校　教務副主任，福岡歯科大学口腔保健学講座

付録
上中　清隆　大阪歯科大学附属病院薬剤科　薬剤師長

（50音順）

前版までの編集・執筆者一覧

第I章
淺井　康宏　雨宮　義弘　鴨井　久一　斎藤　毅　　佐藤　聡　　渋谷　鑛
須田　英明　前田　伸子　影向　範昭　和達　礼子

第II章
淺田　洸一　雨宮　義弘　石川　武憲　石橋　兌禮　一居　真代　伊藤　良明
井上　伸吾　上中　清隆　金子　明覚　阪田　久美子　佐々木　次郎　佐藤　田鶴子
稚木　一雄　渋谷　鑛　　杉山　勝　　鷲見　正宏　高尾　亞由子　東森　秀年
長畠　駿一郎　南雲　正男　野木　弥栄　古野　勝志　前田　伸子　道　健一
宮内　美和　和田　育男

第III章
淺田　洸一　朝波　惣一郎　新崎　章　　浦出　雅裕　覚道　健治　斎藤　健一
佐々　龍二　佐藤　徹　　砂川　元　　砂田　季彦　戸塚　盛雄　中川　清昌
中川　洋一　西村　則彦　日比　五郎　前田　伸子　山近　重生　山根　源之
山本　忠　　山本　英雄　吉田　廣

第IV章
山田　庄司

第V章
淺井　康宏　斎藤　毅　　阪田　久美子　須田　英明　影向　範昭　和達　礼子

付録
影向　範昭

（50音順）

「日本歯科用医薬品集」発刊によせて（改訂第2版）

　この度、日本歯科医学会を構成する日本歯科薬物療法学会で歯科医療における薬物治療を集大成する歯科医薬品を監修・編集し、永末書店から発刊される運びとなりました。

　21世紀を迎えた今日は、少子高齢化と厳しい社会環境の中で、歯科医学・医療がどのように発展し、国民の健康と福祉にどのように貢献できるかを考える重要な時期にあります。

　国民から情報の開示と効果的な医療が求められ、今後の日本の医療が進む方向として「EBM治療」、「情報の公開」、「IT化」の3本柱を骨子とする施策が進められております。

　特に臨床の場では、EBMに基づいた診断、施術および術後管理が必要であると言われています。複雑な様相を深めつつある現代社会に対応して、新しい研究情報交換を行い、みずからの研鑽に役立てるため、歯科医学、医療の今日的な新しい情報を集約的に把握することが要請されております。

　また情報の公開に関しては、カルテの開示、診療担当者の経歴や専門的な背景の提示を求める患者からの声が大きく、また一方では的確な診断、治療あるいは予後に関するインフォームドコンセントが要求されております。

　歯用薬物は歯科医療の特殊性から、抗菌薬や鎮痛薬のように全身的に投与される一般医療用薬剤と、根管貼薬や歯周ポケット貼薬のように局所的に投与される口腔用剤など、使用される薬剤が多岐にわたっており、臨床の場ではさらに医薬部外品あるいは歯科材料など様々な薬剤、材料に取り巻かれております。

　日本歯科薬物療法学会では、これら歯科医療の現状に鑑み、また社会の要請に応えるために、先に『日本歯科用医薬品集1990』を編集し、これを日本歯科薬品協議会を通じて発刊して学会会員を中心に配布したところ、多くの臨床家から大変な好評を博しました。

　新しい世紀を迎え、その後の10余年の情報を網羅し、さらに専門的視野による編集子による企画が進められ、『日本歯科用医薬品集2004』が発刊の運びとなりました。

　これまでの類書は薬理作用を中心とした教科書の形式が採用されており、購入した薬品の効能を理解するのに困惑するとの意見が寄せられています。

　本書の特徴は、とくに歯科用薬品について、使用される専門領域あるいは投与方法などのカテゴリー別に分類し、臨床家に必要な"市販の薬品名"についてその薬理作用とメーカー添付の効能、投与方法および副作用など添付文書を収録しており、さらに薬用セメントについても情報を提供しています。

　以上のように、本書は臨床の場に有用な薬剤情報を提供するものであり、また歯科界に類書を見ない企画であり、臨床で活躍する歯科医師の座右の書として、また臨床研修を始める若き歯科医師のまとめとして必須の書と考えます。

2004年　1月
日本歯科医学会
会長　斎藤　毅

ご挨拶 (改訂第2版)

　ようやく『日本歯科用医薬品集』の改訂第2版を発行できる運びとなりました。この医薬品集は1990年の初版発行から14年、改訂版が1995年の発行ですので、改訂版発行からもすでに9年が経過しております。

　昨今の薬物の研究開発は目覚ましく、それに沿って5年ごとに改訂するという当初の計画に比べ遅きに失した感がありますが、この間に種々の社会情勢、殊に新GCPの導入や薬物の保険診療報酬の基準改定など薬物に関連した環境が大きく変化してきており、さらに経済情勢の悪化なども加わって予定どおりの計画を実行しえなかったことについて、学会の運営執行に携わる立場として大変責任を感じているところであります。

　今回の改訂にあたっては、内容ならびに掲載のあり方について全面的な見直しを行いました。まず歯科独特に用いられる薬剤およびその処方と、歯科において適用されるすべての薬物の総覧という従来の基本的な骨組みを残し、新しい薬剤を加えて内容の充実を計りました。

　そして新しい企画として、近年種々の問題が提起されている薬物の相互作用の項を充実させ、さらに各種の全身的な病態に対しての歯科における薬物投与の際の注意に関する項目を入れ、臨床で座右に置ける書籍としての機能を付け加えることを意図いたしました。多少欲張った企画でもあり、頁数の制限もあってまだ十分にその意図に沿えない部分もあろうかと思われますが、この部分の充実には今後の継続した本書の発展に期待したいと考えておりますのでご叱正、ご指摘をいただければ幸いです。

　この改訂第2版の発行にあたっては、歯科用医薬品集委員会において編集作業を行い、編集委員をはじめとする会員各位から原稿、編集について多大なご協力と貴重な資料の提供をいただきました。ご援助いただきました関係各位に心より御礼申し上げます。

　さらに、本書の編集執筆に多大なご尽力をいただきました本学会の歯科用医薬品集編集委員長の影向範昭先生、本学会の前理事長の道 健一先生に厚く御礼申し上げます。

2004年　1月
日本歯科薬物療法学会
理事長　石橋克禮

「日本歯科用医薬品集」発刊によせて（改訂第3版）

　本来、歯科診療では、医科とは異なり、薬の処方がきわめて少ないため、根管内や歯周への局所投与薬についても、日常的に用いてはいるものの、安全使用についてあらためて知ることは少ないものであります。このような子細なことがらをはじめ、広くは歯科適応の内服用抗菌薬や鎮痛薬についても明解に著されているのが、『最新 日本歯科用医薬品集 日本歯科薬物療法学会編』です。

　本書については、遡ること17年も以前の1990年に、日本歯科医学会の専門分科会である日本歯科薬物療法学会で編集・刊行され、当初は学会員のための書として、会員間への知識の流布に用いていたという歴史ある書であります。同学会では設立当初からこのような地道な活動がされており、その後、本書をそれだけにとどめては惜しいと、2004年には出版に至ったとのことです。ご存じの如く、日本歯科医学会の主管機関である日本歯科医師会事務局においても、すでに2004年改訂第2版（旧版）は、頁の端が折れるほど使いこなされており、臨床歯科医師にとってはまさに、必携の書であることが証明されております。

　旧版書では、当日本歯科医学会の前会長斎藤 毅氏もその作成に深く関与され、優れた書として多くの歯科関係者に広められたとのことであります。今回の改訂では、とくに医薬品にとどまらず、歯科材料までが加わり、歯科で用いる実用書としてはさらに適切なものになっております。

　ところで、来る2007年（平成19年）4月に施行される改正医療法では、特に医療安全関係でも大幅な改正がみられます。歯科関連では特に、その第十一条で、一般歯科診療所での医療安全管理の必要上、医薬品の安全使用のために、それらに関する業務手順書が必要となります。第5項「医薬品の安全使用のために必要となる情報の収集その他医薬品の安全確保を目的とした改善のための方策を実施すること」とあり、つまり一般の歯科医院でも歯科診療に使用する薬類だけでなく、受診患者の患者情報の収集を確実に行い服薬指導や処方を行うことへの特段の安全管理が求められております。

　したがいまして、今般の書は臨床歯科医師の必携となってくるものであります。

　そこで、このような良書を単一学会にとどめることなく、日本歯科医学会会員、ひいては、わが国の歯科臨床家の多くの方々に流布していただくことが、より日本歯科薬物療法学会の意図する情報・知識の流布することに到達できるものと確信する次第であります。

　本書を歯科診療室の机の傍らに常備し、自分の薬箱の中の薬のごとく、いつでも自由に使える、まさに「薬籠中物」としていただけると幸いです。

2007年　1月
日本歯科医学会
会長　江藤一洋

ご挨拶 (改訂第3版)

　この度『日本歯科用医薬品集』改訂第3版を発刊する運びとなりました。本学会では1990年に会員へ歯科用医薬品の情報を提供すべく初版を発行してから改訂を重ねてまいりました。2004年には全面的な見直しを行い、改訂第2版として永末書店から出版することにより、本学会会員だけでなく一般書店経由でも販売してきました。現在は広く全国の歯科医師にお使いいただいていると自負しております。

　2004年に前版を発行いたしましたが、本学会会員や読者から、歯科材料の項をもう少し充実してほしい旨のご意見を多数頂戴しました。また、発刊してわずか2年ですが、その間に診療報酬改訂などの医療業界の変化があり、さらに2005年（平成17年）4月に施行された改正薬事法によって歯科用医薬品にも大きな変化がありました。歯内療法薬の歯髄失活薬、歯髄乾屍薬をはじめ、いくつかの歯科用医薬品が製造中止になったことはご承知のことと思います。また、歯科材料も改正薬事法上では医療機器という項目で分類されるようになるなどの変更がありました。さらに、2007年（平成19年）4月には改正医療法も施行されることになっており、歯科医療で薬物を使用する際の歯科医師の安全性への配慮は益々重要な課題になってまいります。このような背景もあり、本学会では歯科医師にとって最新の重要な情報提供が必要であると判断し、歯科用医薬品集編集委員会に指示して改訂にとりかかりました。

　今回の改訂では、前版で付録として簡単に表に掲載していた歯科材料の項目を充実させ、一つの章にしてまとめることにより、実地歯科において使いやすい資料とすることを目指しました。そして、消毒薬はじめ歯科で使用される薬剤の見直しも行い、さらに、全身的な疾病を有する患者に対する薬物投与について歯科医師が注意しなければならない点などの記載を充実させました。しかし、なにぶん短期間での編集作業となってしまいましたので、読者の期待に添えない部分もあるかと思います。この点につきましては今後とも改訂を続けていく所存ですので、不備な部分についてご指摘、ご叱正を頂戴できれば幸甚に存じます。

　本書が、臨床でご活躍される歯科医師の座右の書となりますこと、そして本書を育ててくださいますことを心より祈念してご挨拶とさせていただきます。

　おわりに、本書の編集執筆に多大なご尽力をいただきました本学会の歯科用医薬品集編集委員長の影向範昭先生をはじめ編集委員の皆様に厚く御礼申し上げます。

2007年　1月

日本歯科薬物療法学会

理事長　佐藤田鶴子

「日本歯科用医薬品集」発刊によせて（改訂第4版）

　日本歯科医学会の専門分科会の一つである日本歯科薬物療法学会編『新版 日本歯科用医薬品集』が発刊されることは、学会会長として大変喜ばしいことです。

　学部教育において、歯科材料を含む医薬品に関係する学問分野である薬理学や歯科理工学の占めるコマ数は、決して少なくありません。専門科目においても、多数の医薬品について学習し、臨床実習、臨床研修の場では常に医薬品が身近に存在します。それぞれのステージでは重複した学習もしますが、この段階でこれだけを学んでおけばよいというものでなく、また歯科分野だけでも医薬品の種類は膨大な数に上ります。そこで望まれる学習スタイルは、さまざまな臨床場面で必要とされる医薬品を頭の中に大枠で整理しておくことです。医薬品の詳細な情報まで記憶するには多くの臨床経験が必要になってきます。医療においては特に正確さが求められます。記憶は時に不確実であることを謙虚に自覚し、常にしっかりと確認できる歯科用医薬品情報集を傍らにおくことは、医療現場で必要なことです。受験勉強で英和単語集をぼろぼろになるまで目を通した経験のある方は多いと思いますが、ここでは最初のページから最後まで覚えきることを要求しているものではありません。臨床の現場で、該当するところを常に確認するという習慣が、正確な記憶を高めるということです。

　医薬品は、新しい疾病の出現や認定、また社会認識や状況の変化に応じて、より重要性をもった対応が求められる疾病に向けて、次々と新製品が登場します。医療の現場は、そのような医薬品の変化にも素早い対応が求められています。1990年に発刊した日本歯科薬物療法学会編『日本歯科用医薬品集』は歯科用医薬品のバイブルとして位置づけられていましたが、時代の要請に応じて検証され、より高い根拠レベルを得て、1995年、2004年、2007年と改訂されてきました。

　本書は、これまでのスタイルを踏襲しつつ、歯科治療を行ううえで特別な配慮が必要な全身疾患と薬剤の関係と、いわゆる口腔ケア用品が加わり、今まさに社会で話題となっている医薬品・医薬部外品などにも対応しています。

　この分科会の脈々とつながる歴史に新しい執筆者を加え、ここに出版された『新版 日本歯科用医薬品集』の活用で、歯科医療の安全性、有効性がますます高まることを祈念し、発刊によせてのことばといたします。

2015年　4月
日本歯科医学会
会長　住友雅人

ご挨拶 (改訂第4版)

『日本歯科用医薬品集』は1990年に本学会から初版が発刊され、改訂ごとに充実し、歯科で使用される抗菌剤・消炎鎮痛剤などの全身投与薬から、保存、歯周などで使用される局所投与薬、歯科材料まで最新の情報を掲載し歯科の実用書として幅広い読者に支えられております。読者のご支援のおかげでこの度8年ぶりの改訂が実現いたしました。改訂に時間を要しましたが充実した内容になったと自負しております。

患者さんとの信頼関係のうえに医療は成立します。医科で多くの新薬が発売され薬剤の相互作用、副作用について尋ねる患者さんも増えています。診療室で使用する薬剤について知識を整理し、処方薬の副作用、薬剤相互作用の知識をもち、「たくさん薬を飲んでいるのですが、この薬を一緒に服用して大丈夫ですか」という質問に的確に答えて、服薬指導を行い、患者さんとの信頼関係のうえに歯科治療を進めていくことが大事です。本書を手に取りましたら、歯科診療で使用している薬剤のページを眺めて、薬剤の併用禁忌などをもう一度整理して、安全で安心な歯科治療を行ってください。

最新の緊急安全性情報・安全性速報は独立行政法人日本医薬品医療機器総合機構(PMDA)http://www.pmda.go.jp/safety/info-services/medi-navi/0007.html から入手してください。PMDAメディナビに登録しますと緊急安全性情報、診療上の注意の改訂などがタイムリーにメール配信されます。本書とともにぜひご利用ください。

歯科医療においては、保険適応のうえ、使用できる薬剤が少ないのが現状です。患者さんの症状軽快、QOL向上のため歯科においても多くの医薬品が使用できる日が来ることを願っております。本学会でもそのための基礎的、臨床的検討を積み重ねていきますが、読者の皆さんも、適応外使用を望む薬剤など本学会ホームページからご希望をお寄せください。

改訂第4版へのご意見もお寄せください。明日から第5版のために準備を始め、より良い改訂版をお届けできるようにいたします。

改訂第4版の発刊にあたって歯科用医薬品委員会で編集作業を行い、編集委員をはじめとする会員各位から原稿、編集について多大なご協力と貴重な資料の提供をいただきました。ご援助いただきました関係各位に心より御礼申し上げます。

さらに本書の編集執筆に多大なご尽力をいただきました歯科用医薬品集編集委員長・上中清隆先生、本学会学会誌編集査読委員会委員長・中川洋一先生に厚く御礼申し上げます。

出版にご尽力くださった永末書店の三瓶竜男氏に心から謝意を表します。

2015年4月
一般社団法人 日本歯科薬物療法学会
理事長　金子明寛

　日本歯科薬物療法学会では、歯科領域で使用される医薬品を有効かつ安全に使用するために必要な基礎的、臨床的情報を網羅した医薬品集が必要であるとの認識の下でこの歯科用医薬品集を編纂してきた。本書は、その趣旨に基づいて、歯科用医薬品集編集委員会が中心となって編集したものである。

　第1章には、主に歯科医師が口腔内に直接使用する医療用医薬品（いわゆる歯科専用薬剤）を記載し、第2章には歯科適応のある抗菌薬、非ステロイド性抗炎症薬を中心に記載した。なお、それ以外の歯科治療時および処方時に必要とする医薬品は一覧表としてまとめた。ただし、口腔内に適応する医薬品でも日本薬局方脱脂綿（ポールメン、歯科用テトラメン、歯科用ローラコットンなど）については記載しなかった。加えて、歯科治療を行ううえで特別な配慮が必要な全身疾患への対応として、「抗凝血薬・抗血小板薬」「骨粗鬆症治療薬」「糖尿病用薬」を新たに加えている。第3章には合併症を有する患者および妊婦、小児、高齢者など、投薬に際して注意すべき患者への薬剤の投与について解説した。第4章には歯科適応のある薬剤を中心にして、他剤との薬物相互作用について表にまとめた。第5章には歯科材料を一覧表にまとめた。新規に第6章として「歯科領域で使われる医薬部外品・口腔化粧品・食品（主に保湿剤［口腔ケア用品］の関連）」を解説した。最後に付録として、臨床に携わる歯科医師が薬物を使用する際に必要と思われる事項から、「特定生物由来製品の使用記録」、「医薬品の副作用による被害の救済制度」、「処方せんに記載する一般名処方の標準的な記載」を選び、これらについて解説した。

　第1章、第2章は基本的に日本歯科薬品協議会加盟会社および医薬品発売会社より提供された添付文書、再評価申請資料などを用いて、下記の記載項目に基づいて必要と思われる事項の中から著者・編者の責任において整理・編集したものである。

　一般名、商品名、略名・略号、剤形、識別コード、組成、効能または効果、歯科の適応、適応関連注意、用法・用量、用法関連注意、警告、禁忌、原則禁忌、慎重投与、重大な副作用、重大な副作用（類薬）、その他の副作用、併用禁忌、併用注意・相互作用、過量投与・中毒、臨床検査値への影響、催奇性、高齢者への投与、妊婦・産婦・授乳婦等への投与、小児への投与、重要な基本的注意、使用上の注意、適用上の注意、一般的注意、薬剤の特徴、薬効・薬理、薬物動態、保険適用上の取り扱い、規制区分、貯法、開発の経緯および概要、文献。

　第1章ではさらに、局所麻酔薬、歯内療法薬、う蝕予防薬、歯周療法薬、口腔用薬、歯科用診断薬という項目の最初に一覧表を作成して医薬品の種類・分類を明確にし、おのおのの医薬品については本文で解説した。

　原則として現代かなづかい、常用漢字を用いたが、医学用語・歯学用語はこの限りではなく、編集者の判断で統一した。医学・歯学・薬学の概念として、厳密には区別すべき用語もあるが、なるべく統一するように心がけた。

　索引は目次の直後、本文の前に入れて薬品名から本書を使用しやすいようにした。

　なお、本書は2014年12月現在の情報を基にして作成した。

目次

第1章 歯科専用薬剤

1 局所麻酔薬 2

局所麻酔薬一覧 2

1）歯科用局所麻酔薬 4

リドカイン塩酸塩・アドレナリン注（歯科用）4／メピバカイン塩酸塩注（歯科用）5／プロピトカイン塩酸塩・フェリプレシン注（歯科用）6

2）歯科領域で使用が選択可能な局所麻酔薬 8

プロカイン塩酸塩 8／リドカイン塩酸塩 9／リドカイン塩酸塩・アドレナリン注 9／メピバカイン塩酸塩注 10／ブピバカイン塩酸塩注 11

3）その他の局所麻酔薬 12

リドカイン（静注、点滴用）12／ジブカイン塩酸塩 13

4）表面麻酔薬 14

リドカイン（スプレー）14／リドカイン・リドカイン塩酸塩（外用液・ビスカス・ゼリー）15／アミノ安息香酸エチル 15／アミノ安息香酸エチル・塩酸パラブチル・アミノ安息香酸ジエチルアミノエチル 16／アミノ安息香酸エチルテトラカイン塩酸塩ジブカイン塩酸塩ホモスルファミン 16／テトラカイン塩酸塩 16／リドカイン（貼付剤）17／

2 歯内療法薬 18

歯内療法薬一覧 18

1）う窩消毒薬、歯髄鎮静・鎮痛薬（象牙質消毒薬）........................ 22

フェノール 22／フェノール・カンフル 23／カンフル・カルボール（キャンホフェニック）23／カンフル・カルボール（キャンホフェニック）24／パラクロロフェノール・グアヤコール 24／グアヤコール 25／

2）象牙質知覚過敏症治療薬 26

塩化亜鉛 26／フッ化ジアンミン銀 26／フッ化ナトリウム 27／

3）間接歯髄覆罩（覆髄）薬 29

酸化亜鉛ユージノール 29／

4）直接歯髄覆罩（覆髄）薬および生活歯髄切断（断髄）薬 30

水酸化カルシウム（散剤）30／水酸化カルシウム軟膏 30／水酸化カルシウム配合剤 31／ホルマリン・酸化亜鉛配合剤 32／三酸化ヒ素 33／パラホルムパスタ 33／パラホルムアルデヒド配合剤 33

5）根管消毒薬 34

ホルマリン・クレゾール 34／ホルマリン・グアヤコール 35／グアヤコール 36／パラクロロフェノール・グアヤコール 36／パラホルムアルデヒド・ジブカイン塩酸塩 36／ヨウ素・ヨウ化亜鉛 37／ヨードホルム 37／フッ化ジアンミン銀 38／クロラムフェニコール 39／フェノール 40／フェノール・カンフル 40／カンフル・カルボール（キャンホフェニック）40

6）根管清掃・拡大薬 41

次亜塩素酸ナトリウム 41／次亜塩素酸ナトリウム 10% 41／エデト酸ナトリウム（EDTA）42

7）根管充填薬 43

水酸化カルシウム配合剤 43／

3 う蝕予防薬 45

フッ化物のう蝕予防メカニズム 45

臨床応用されているフッ化物 45

1）フッ化ナトリウム製剤 46

フッ化ナトリウム（塗布用）46／フッ化ナトリウム（洗口用）47／リン酸酸性フッ化ナトリウム 48／

2）フッ化ジアンミン銀製剤 50

フッ化ジアンミン銀 50

4 歯周療法薬   52

  歯周療法薬一覧   52

  1）歯科用腐蝕薬   54

    歯科用ヨード・グリセリン 54 ／ヨード・グリセリン 55 ／ヨードグリコールパスタ 55 ／ヨードチンキ 56 ／希ヨードチンキ 57 ／ヨードホルム 58

  2）歯科用軟膏剤   59

    オキシテトラサイクリン塩酸塩・ヒドロコルチゾン 59 ／テトラサイクリン塩酸塩・ヒドロコルチゾン酢酸エステル 60 ／ヒノキチオール歯科用軟膏 61 ／クロルヘキシジン塩酸塩ヒドロコルチゾン酢酸エステルベンザルコニウム塩化物液ジフェンヒドラミンサリチル酸塩歯科用軟膏 62 ／テトラサイクリン塩酸塩・エピジヒドロコレステリン歯科用軟膏 63

  3）歯周ポケット内徐放性製剤   65

    歯科用ミノサイクリン塩酸塩軟膏 65

  4）歯周包帯剤   67

    ユージノール系 67 ／非ユージノール系 68

  5）その他の歯周療法薬   69

    塩化リゾチーム 69

5 口腔用薬   71

  口腔用薬一覧   71

  1）口腔粘膜殺菌消毒薬   75

    ヨードチンキ 75 ／希ヨードチンキ 76 ／歯科用ヨード・グリセリン 77 ／複方ヨード・グリセリン（ザイフェルト液）78 ／ポビドンヨード 78 ／ヨードホール 79 ／ベンザルコニウム塩化物 80 ／ベンゼトニウム塩化物 81 ／アルキルジアミノエチルグリシン塩酸塩 82 ／アクリノール水和物 82 ／オキシドール（3%過酸化水素水）83

  2）含嗽・洗口剤   84

    アズレンスルホン酸ナトリウム（水溶性アズレン）84 ／アズレンスルホン酸ナトリウム・炭酸水素ナトリウム 85 ／ポビドンヨード 85 ／ベンゼトニウム塩化物 86 ／フラジオマイシン硫酸塩 87

  3）局所止血薬   88

    塩化アルミニウム（液剤）88 ／塩化アルミニウム（ゼリー）89 ／酸化セルロース 89 ／吸収性ゼラチン 90 ／トロンビン（局所）90

  4）デンタルコーン（歯科用円錐）   93

    オキシテトラサイクリン塩酸塩・テトラカイン塩酸塩 93

  5）トローチ剤   94

    テトラサイクリン塩酸塩 94 ／デカリニウム塩化物 94 ／ドミフェン臭化物 95 ／セチルピリジニウム塩化物水和物 95 ／アズレンスルホン酸ナトリウム 96

  6）口腔用軟膏剤   97

    デキサメタゾン 97 ／トリアムシノロンアセトニド 98 ／テトラサイクリン塩酸塩 98

  7）その他の口腔用薬   100

    トリアムシノロンアセトニド 100 ／ベクロメタゾンプロピオン酸エステル 101 ／人工唾液 102

6 歯科用診断薬   103

  1）唾液潜血検査薬   103

  2）根管用細菌培養試験薬   108

  3）歯周病原菌検査薬   110

第2章　歯科で多く使用される薬剤

1 抗菌薬   112

  1）歯科適応のある抗菌薬（内服薬）   112

    (1) ペニシリン系   112

アンピシリン水和物 112 ／アモキシシリン水和物 113 ／バカンピシリン塩酸塩 114

 (2) セフェム系   115

セファレキシン 115 ／セファクロル 116 ／セフジニル 117 ／セフロキシム アキセチル 118 ／セフテラム ピボキシル 120 ／セフポドキシム プロキセチル 121 ／セフジトレンピボキシル 122 ／セフカペンピボキシル塩酸塩 123

 (3) ペネム系   125

ファロペネムナトリウム水和物 125

 (4) テトラサイクリン系   126

テトラサイクリン塩酸塩 126 ／ミノサイクリン塩酸塩 127 ／ドキシサイクリン塩酸塩水和物 128

 (5) マクロライド系   130

エリスロマイシン 130 ／エリスロマイシンステアリン酸塩 131 ／ジョサマイシン 132 ／クラリスロマイシン 133 ／ロキシスロマイシン 134 ／アジスロマイシン水和物 135

 (6) リンコマイシン系   136

クリンダマイシン塩酸塩 136

 (7) ニューキノロン系   137

トスフロキサシントシル酸塩水和物 137 ／オフロキサシン 138 ／ロメフロキサシン塩酸塩 139 ／レボフロキサシン水和物 140 ／シタフロキサシン水和物 141

 (8) クロラムフェニコール系   143

クロラムフェニコール 143

2）歯科適応のある抗菌薬（注射薬）   144

 (1) ペニシリン系   144

アンピシリンナトリウム 144

 (2) セフェム系   145

セフトリアキソンナトリウム水和物 145 ／セフメタゾールナトリウム 146

 (3) カルバペネム系抗菌薬   148

パニペネム・ベタミプロン 148 ／メロペネム水和物 149 ／ドリペネム水和物 150

 (4) リンコマイシン系   152

クリンダマイシンリン酸エステル 152

 (5) アミノグリコシド系   153

リボスタマイシン硫酸塩 153

 (6) クロラムフェニコール系   153

クロラムフェニコールコハク酸エステルナトリウム 153

3）歯科適応のない抗菌薬   158

 (1) 内服薬   158

 (2) 注射薬   160

2 消炎鎮痛薬   164

1）歯科適応のある消炎鎮痛薬   164

 (1) アリール酢酸系   164

アセメタシン 164 ／インドメタシン 165 ／ジクロフェナクナトリウム 166 ／アンフェナクナトリウム水和物 167 ／モフェゾラク 168

 (2) アントラニール酸系   168

メフェナム酸 168 ／フルフェナム酸アルミニウム 169

 (3) プロピオン酸系   170

オキサプロジン 170 ／ナプロキセン 170 ／プラノプロフェン 171 ／イブプロフェン 172 ／フルルビプロフェン 173 ／ロキソプロフェンナトリウム水和物 173 ／ザルトプロフェン 174 ／チアプロフェン酸 175

 (4) オキシカム系   176

ロルノキシカム 176

 (5) ピラノ酢酸系   177

エトドラク 177

 (6) サリチル酸系   178

アスピリン 178

(7) ピリミジン系　179
ブコローム 179

(8) 塩基性薬剤（起炎物質抑制作用）　180
エピリゾール 180 ／チアラミド塩酸塩 180 ／エモルファゾン 181

(9) アニリン誘導体　181
アセトアミノフェン 181

(10) COX-2 選択的阻害剤　182
セレコキシブ 182

(11) 配合剤　184
アスピリン・ダイアルミネート 184 ／シメトリド・無水カフェイン 185 ／トラマドール塩酸塩・アセトアミノフェン 185

(12) 調剤用薬剤　186
イソプロピルアンチピリン 186 ／エテンザミド 187 ／イソプロピルアンチピリン・アセトアミノフェン・アリルイソプロピルアセチル尿素・無水カフェイン 187

2）術後、歯性疼痛等の適応がない解熱鎮痛消炎薬　189

3 消炎酵素薬　191

4 副腎皮質ステロイド　192

5 抗ウイルス薬　194

6 ビタミン　197

7 消化器用薬　203

(1) 止瀉薬、整腸薬　203
(2) 消化性潰瘍用薬　204
(3) プロトンポンプインヒビター　207
(4) 健胃消化薬　207
(5) 制酸薬　209
(6) 下剤、浣腸剤　209
(7) 5-HT$_3$ 受容体阻害剤　210
(8) 選択的 NK1 受容体拮抗型制吐剤　211
(9) その他　211

8 精神神経用薬　213

(1) 催眠鎮静薬、抗不安薬　213
(2) 抗てんかん薬　216
(3) 精神神経用剤　219

9 止血薬　225

(1) 止血薬（全身適応）　225
(2) 局所止血薬　226

10 骨格筋弛緩薬　227

11 抗ヒスタミン薬　229

12 抗悪性腫瘍薬　231

(1) アルキル化剤　231
(2) 代謝拮抗薬　232
(3) 抗腫瘍性植物成分製剤　233
(4) 抗腫瘍抗生物質製剤　234
(5) トポイソメラーゼ阻害薬　235
(6) ホルモン製剤　235
(7) 白金製剤　237
(8-1) 分子標的薬剤（低分子）　237

(8-2) 分子標的薬剤（モノクローナル抗体）	238
(9) その他の抗腫瘍薬	239

13 漢方薬 — **240**

14 全身麻酔薬 — **242**
(1) 吸入麻酔薬　ガス麻酔薬	242
(2) 揮発性麻酔薬　ハロゲン系吸入麻酔薬	243
(3) 静脈麻酔薬	244
(4) ベンゾジアゼピン系催眠導入薬	247
(5) ノイロレプトアナルゲシア用麻酔薬	250
(6) 麻酔用神経遮断薬	251
(7) ベンゾジアゼピン受容体拮抗薬	252

15 救急薬品 — **253**
(1) 昇圧薬	253
(2) 降圧薬	254
(3) 抗不整脈薬	255
(4) 冠血管拡張薬	257
(5) 強心薬	258
(6) 呼吸促進薬	259
(7) 副腎皮質ステロイド	259
(8) 抗ヒスタミン薬	260
(9) 副交感神経遮断薬	261
(10) 鎮静薬・抗痙攣薬	261
(11) アシドーシス治療薬	262
(12) カルシウム製剤	263
(13) 輸液	263
(14) 麻薬拮抗薬	265
(15) ベンゾジアゼピン受容体拮抗剤	265
(16) その他	266

16 麻薬 — **267**
(1) アヘンアルカロイド系麻薬	267
(2) コカアルカロイド系麻薬	271
(3) 合成麻薬	272

17 消毒薬 — **283**

消毒薬一覧 — **283**
1) 高レベル消毒薬	286

グルタラール 286 ／フタラール 286 ／過酢酸（エタンペルオキソ酸）287
2) 中レベル消毒薬	288

次亜塩素酸ナトリウム 288 ／ポビドンヨード 288 ／エタノール 290 ／イソプロパノール 291 ／イソプロパノール添加エタノール液 291 ／ 0.5%クロルヘキシジン・エタノール液 292 ／ 0.2%クロルヘキシジン・エタノール 292 ／ 0.2%ベンザルコニウム・エタノール 293 ／ 0.5%ポビドンヨード・エタノール 294 ／クレゾール 294
3) 低レベル消毒薬	295

クロルヘキシジングルコン酸塩 295 ／ベンザルコニウム塩化物 297 ／ベンゼトニウム塩化物 297
4) その他の消毒薬	299

ホルマリン 299 ／表 1　消毒薬：適応部位および使用濃度一覧表 300 ／表 2　消毒薬：対象微生物一覧表 304

18 抗凝血薬・抗血小板薬 — **308**
(1) 抗凝固薬	308

(2)	抗血小板薬	309

19 骨粗鬆症治療薬   310

(1)	カルシウム薬	310
(2)	女性ホルモン薬	310
(3)	活性型ビタミン D_3 薬	310
(4)	ビタミン K_2 薬	311
(5)	ビスホスホネート薬	311
(6)	SERM	311
(7)	カルシトニン薬	311
(8)	副甲状腺ホルモン薬	312
(9)	ヒト型抗 RANKL モノクローナル抗体	312
(10)	その他	312

20 糖尿病用薬   313

(1)	インスリン製剤	313
(2)	インスリン分泌促進系	314
(3)	食後高血糖改善薬	315
(4)	インスリン抵抗性改善薬	315
(5)	尿糖再吸収抑制薬	315
(6)	配合剤	315

第3章 投薬に際して注意すべき患者

1 合併症を有する患者   318

1) 心疾患患者への投薬   318

(1)	疾患の概要	318
(2)	治療薬	318
(3)	歯科治療時の注意	318
(4)	投薬時の注意	318
(5)	その他	318

2) 高血圧患者への投薬   320

(1)	疾患の概要	320
(2)	患者の評価	320
(3)	歯科治療時の注意	320
(4)	投薬時の注意	320
(5)	その他	320

3) 糖尿病患者への投薬   322

(1)	疾患の概要	322
(2)	患者の評価	322
(3)	歯科治療時の注意	322
(4)	糖尿病治療薬	323

4) 喘息患者への投薬   327

(1)	疾患の概要	327
(2)	喘息の治療薬	327
(3)	喘息のコントロールの評価	327
(4)	歯科治療時の注意	327
(5)	投薬時の注意	328
(6)	禁忌	329

5) アスピリン喘息患者への投薬   332

(1)	疾患の概要	332
(2)	疾患の臨床的特徴	332

　　(3) 疾患の発症機序 332

　　(4) 患者の評価 332

　　(5) 歯科治療時の注意 332

　　(6) 投薬時の注意 332

　　(7) アスピリン喘息の発作誘発物質 333

6) 腎障害患者への投薬 334

　　(1) 疾患の概要 334

　　(2) 腎機能検査による腎機能障害の判定 334

　　(3) 腎機能障害と薬剤 334

　　(4) 腎不全期および尿毒症期 334

　　(5) 透析患者への薬物療法 334

　　(6) 顎口腔疾患に対する観血的処置における抗菌薬の投与 335

7) 肝障害患者への投薬 336

　　(1) 肝臓の機能 336

　　(2) 肝疾患 336

　　(3) 肝疾患に対する検査 336

　　(4) 治療薬 336

　　(5) 歯科治療時の注意 336

　　(6) 投薬時の注意 337

8) 胃・十二指腸潰瘍患者への投薬 338

　　(1) 疾患の概要 338

　　(2) 疾患の治療薬 338

　　(3) 疾患のコントロールの評価 338

　　(4) 歯科治療時の注意 339

　　(5) 投薬時の注意 339

9) 貧血患者への投薬 341

　　(1) 疾患の概要 341

　　(2) 疾患の治療薬 341

　　(3) 疾患のコントロールの評価 341

　　(4) 歯科治療時の注意 341

　　(5) 投薬時の注意 341

10) 血液・造血器疾患患者への投薬 344

A. 特発性血小板減少性紫斑病（ITP） 344

　　(1) 疾患の概要 344

　　(2) 治療薬 344

　　(3) コントロールの評価 344

　　(4) 歯科治療時の注意 344

　　(5) 投薬時の注意 344

　　(6) その他 344

B. 顆粒球減少症 344

　　(1) 疾患の概要 344

　　(2) 治療薬 344

　　(3) コントロールの評価 345

　　(4) 口腔症状および歯科治療時の注意 345

　　(5) 投薬時の注意 345

C. 白血病 345

　　(1) 疾患の概要 345

　　(2) 治療薬 345

　　(3) コントロールの評価 346

　　(4) 口腔症状および歯科治療時の注意 346

　　(5) 投薬時の注意 346

D. 多発性骨髄腫	**346**
(1) 疾患の概要	346
(2) 治療薬	346
(3) コントロールの評価	346
(4) 口腔症状および歯科治療時の注意	347
(5) 投薬時の注意	347
11）アレルギー性疾患患者への投薬	**348**
(1) 疾患の概要	348
(2) 患者の評価	348
(3) 歯科治療時の注意	348
(4) 投薬時の注意	349
(5) NSAIDs 不耐症・過敏症	349
(6) その他	350
12）てんかん患者への投薬	**351**
(1) 疾患の概要	351
(2) 歯科治療時の注意	352
(3) 投薬時の注意	352
13）抗血栓薬服用患者への投薬	**354**
(1) 抗凝血薬	354
(2) 抗血小板薬	354
14）ステロイド長期服用患者への投薬	**359**
(1) 疾患の概要	359
(2) 歯科治療時の注意	359
(3) 対応	359
2　高齢者への投薬	**362**
1）高齢者の特徴	**362**
2）患者の評価	**362**
3）歯科治療時の注意点	**362**
(1) 高齢者の身体的精神的特徴を十分理解した上での歯科治療	362
(2) 循環器系への影響	362
(3) 歯科治療と他科での投薬	363
4）投薬時の注意点	**363**
3　妊婦、授乳婦への投薬	**364**
1）妊婦に対する薬剤の安全性の一般的な考え方	364
2）妊婦に抗菌薬を投与する場合の注意点	364
3）授乳婦に抗菌薬を投与する場合の注意点	365
4）妊婦に鎮痛薬を投与する場合の注意点	365
4　小児への投薬	**367**
1）一般的な小児への投薬時の注意点	**367**
2）薬用量の算出	**367**
3）投薬方法	**367**
4）抗菌薬の投与	**367**
5）小児に用いられる抗菌薬	**367**
6）鎮痛解熱薬の投与	**368**
7）小児に用いられる鎮痛解熱薬	**368**
8）非ステロイド性抗炎症薬	**368**

第4章 歯科でよく使われる薬物の相互作用

1	薬物相互作用のメカニズム	372
2	歯科領域で使われる薬剤の相互作用	374
3	歯科に適応がある各種薬剤の主な禁忌および相互作用	391
	A. 抗菌薬	391
	B 抗真菌薬	393

第5章 歯科材料

1.	覆髄材、裏層材	402
2.	仮封材	404
3.	仮着材	404
4.	根管充填材	405
5.	根管清掃材	406
6.	歯面清掃材	406
7.	根管壁軟化材	406
8.	根管内スミヤー層除去材	406
9.	窩洞内スミヤー層除去材	406
10.	知覚過敏抑制材	407
11.	合着材、接着材	407
12.	充填材	408
13.	シーラント材	409
14.	歯肉圧排材	409
15.	う蝕検知液	410
16.	漂白材	410
17.	脱落歯保存液	410

第6章 歯科領域で使われる医薬部外品・口腔化粧品・食品
（主に保湿剤［口腔ケア用品］の関連）

1.	医薬部外品	412
2.	化粧品	412
3.	食品	416

付録

1	特定生物由来製品（血液製剤・血液分画製剤）使用記録	418
2	医薬品の副作用による被害の救済制度	419
3	処方せんに記載する一般名処方の標準的な記載（一般名処方マスタ）について	421

索引

記号

5-FU 233
5-HT3 受容体阻害薬 210
β遮断薬 4,8,10,11,164,165,245,250, 25 1,**255**,319,321,376,377,378,386,387

欧文

A

ABK 162
ABPC **112,144**,154,155,156.157,158,160, 162
ABPC/MCIPC 158,160
absorbable gelatin 90
acemetacin 164
acetaminophen **181**,185,187,362,376
acetylsalicylic acid 374,375
acrinol 82
AD ゲル 406
alkylpolyamino ethylglycine 82
aluminium chloride 88,89
amfenac sodium 167
AMK 162
amoxicillin **113**,376
AMPC **113**,154,156,159
AMPC/CVA 159
ampicillin **112**,144,376
arsenic trioxide 33
artifical saliva 102
aspirin **178**,374
asprin dialuminate 184
Augsberger の式（I） 369
Augsberger の式（II） 369
azithromycin 135,375
azithromycin hydrate 135
AZM **135**,154,159,163
AZT 162
azulene sodium sulfonate, water soluble azulene 84
azulene sodium sulfonate sodium bicarbonate 85

B

B₁・B₆・B₁₂ 配合剤 202
bacampicillin 114
bacampicillin hydrochloride 114
BAPC **114**,154,156
beclomethasone dipropionate 101
benzalkonium chloride 62,80,293,**297**
benzalkonium chloride ethanol solution 293
benzethonium chloride 81,86,**297**
BIPM 161
bucolome 179
bupivacaine hydrochloride 11

C

calcium hydroxide 30,31,**43**
CAM **133**,154,159,
camphophenique 23,24,40
camphor carbol 23,24,40
carbolic acid 22,40
CAZ 161
CCL **116**,154,156
CDTR-PI **122**,154,156
CDZM 161
cefaclor 116
cefalexin 115
cefazolin 382
cefcapene pivoxil hydrochloride 123
cefdinir 117
cefditoren pivoxil 122
cefmetazole 146
cefoperazone 383
cefpodoxime 121
cefpodoxime proxetil 121
cefteram pivoxil 120
ceftriaxone **145**,383
cefuroxime axetil 118
cellulosic acid 89
CETB 158
cetylpyridinium chloride 95
CEX **115**,154,156
CEZ 161
CFDN **117**,154,158
CFIX 158
CFPM 161
CFPN-PI **123**,154,158
CFTM-PI **120**,154,158
chloramphenicol 39,**143**,153
chloramphenicol sodium succinate 153
chlorhexidine ethanol solution 292
chlorhexidine gluconate 296
CL 160

clarithromycin **133**,380
CLDM **136,152**,154,155,156,157
clindamycin **136,152**,380
clindamycin hydrochloride 136
CMNX 161
CMX 161
CMZ **146**,155,157
compound iodine glycerin 78
CP **143**,154,155,156
CPDX-PR **121**,154,158
CPFX 160,163
CPZ 161,162
cresol 34,**294**
CTM-HE 158
CTRX **145**,154,157
CTX 161
CXD 158
CXM-AX **118**,154
CYP 阻害 373,375,376,377,379,380,381, 385, 386
CZOP 161

D

d- カンフル 23,24
d- マレイン酸クロルフェニラミン 193
dl- クロルフェニラミンマレイン酸塩 229
DDS 52,65
dental iodine glycerin 54,77
dequalinium chloride 94
dexamethasone 97
diammine silver fluoride 26,38,50
dibucaine hydrochloride **13**,16
diclofenac **166**,382
diclofenac sodium 166
dilute iodine tincture 57,76
DKB 162
dl- カンフル 23
dl- メントール 61
DMCTC 159
domiphen bromide 95
DOXY 128
doxycycline **128**,385
doxycycline hydrochloride 128
drug delivery system 65

E

EDTA 21,42
EM **130**,154,156,159,163

emorfazone　181
epidihydrocholesterin　63
epirizole　180
erythromycin　**130,131**,379
erythromycin strearate　131
ethaneperoxoic acid　287
ethanol　**290**,291,292,293,294
ethanol and isopropanol mixture　291
ethenzamide　187
ethyl aminobenzoate　15,16,
etodolac　**177**,378

F

faropenem sodium　125,
FK 配合散　208
flufenamic acid aluminium　169
flurbiprofen　**173**,387
FMOX　162
FOM　160,163
formalin　32,34,35,**299**
formalin cresol　34
formalin guaiacol　35
formalin zinc oxide mixture　32
fradiomycin　87
fradiomycin sulfate　87
FRPM　**125**,154,156
F バニッシュ　19,**27**

G

glutaral　286
GM　162
Gray syndrome　143,
guaiacol　24,25,35,36

H

H₂ 遮断薬　204
H₂ ブロッカー　338,339,361
hinokitiol dental ointment　61
HM 散　208

I

ibuprofen　**172**,377
IgE 抗体　348
indometacin　**165**,377
iodine glycerin　54,55,77,78
iodine tincture　56,57,75,76
iodine zinc iodide　37
iodo-glycol paste　55
iodoform　37,58

IPM/CS　161
IRM　インターミディエイトセメント　404
isopropanol　291
isopropylantipyrine　186,187
isopropylantipyrine・acetaminophen・allylisopropylacetyl urea・anhydrous caffeine　187
ISP　162
ITP　344

J

JM　**132**,154,156,
josamycin　132

K

KM　159,162
KM 散　208

L

L- アスパラギナーゼ　239
L- グルタミン　204
L- グルタミン顆粒　204
L- ケフレックス　**115**,154,156
l- メントール　47,85,414
LCM　159,163
levofloxacin　**140**,390
LFLX　**139**,154
lidocaine hydrochloride　4,9,15
lincomycin　389
LMOX　162
lomefloxacin　139
lomefloxacin hydrochloride　139
lornoxicam　176
loxoprofen sodium　173
LVFX　**140**,154,163
lyzozyme chloride　69
LZD　160,163

M

mefenamic acid　168,389
meloxicam　389
mepivacaine hydrochloride　5,10
meropenem hydrate　149
MINO　**127**,154,156,162
minocycline　65,**127**,388
minocycline hydrochloride　65,**127**
mofezolac　168
MS コート　407

MS コンチン　269
MS ツワイスロン　270

N

NA　160
naproxen　**170**,386
NFLX　160
NIM 配合散　208

O

ofloxacin　138
ofloxacin tosilate　138
OFLX　**138**,154
OM 配合散　208
ortho-phtalaldehyde　286
oxaprozin　170
oxidised cellulose, cellulosic acid　89
oxydol　83
oxytetracycline hydrochloride　93
oxytetracycline hydrocortisone　59

P

panipenemu betamipron　148
paracetamol　181
parachlorophenol guaiacol　24,36
paraformaldehyde mixture　33
paraformaldehyde paste　33
paraformaldehyde dibucain hydrochloride　36
PCG　160
phenol camphor　23,40
phenol　22,23,40
phtharal　286
PIPC　160
piroxicam　387
PL-B　160
PMPC　158
povidone-iodine　78,85,288,294
povidone-iodine ethanol solution　294
PPA　160
pranoprofen　171
procaine hydrochloride　8
propitocaine hydrochloride・felypressin　6

Q

QT 延長　12,130,131,133,134,135,138,139,140,142,250,251,318,319,379,393,395,396,398,399

R

RC- プレップ　406
RFP　160
ribostamycin sulfate　153
roxithromycin　134
RXM　**134**,154

S

SBT/ABPC　162
SBT/CPZ　162
SBTPC　159
simetride anhydrous caffeine　185
SG 顆粒　365
SM　162
S・M 配合散　208
sodium azulene sulfonate　96
sodium edetate　42
sodium fluoride　27,46,47,48
sodium hypochloride　41,288
sodium salicylate　381
SPCM　162
SP トローチ　73,94
ST　160
sulindac　382
S・アドクノン　225

T

TAZ/PIPC　162
TC　**126**,154,156
TEIC　163
tetracaine hydrochloride　16
tetracycline　59,60,63,93,94,98,126,384
tetracycline hydrochloride　63,93,94,98,126
tetracycline hydrochloride epidihydrocholesterin　63
tetracycline hydrocortisone　59,60
TFLX　**137**,154
thrombin　90
tiaprofenic acid　175
tiaramide hydrochloride　180
TM 配合散　208
TOB　162
tosufloxacin tosilate　137
triamcinolone acetonide　98,100

V

VCM　160,163

W

water soluble azulene　84

Y

Young の式　367,369

Z

zaltoprofen　174
zinc chloride　26
zinc oxide eugenol　29

和文

ア

アーチスト　319
アイオノジェット ZN　403
アカメガシワエキス　212
アグサール　297
アクタリット　189
アクチノマイシン D　234
アクディーム　53,69,191
アクプラ　237
アクラシノン　234
アクラルビシン塩酸塩　234
アクリジン　83
アクリノール　71,75
アクロマイシン　73,94,126,154,156,211,337,340
アクロマイシントローチ　73,94,211,
アザクタム　162
アザチオプリン　283,345,358
亜酸化窒素　208,242,243,246
アシクロビル　194
アジスロマイシン　**135**,154,159,163,319,337,340,375,392
アシドーシス　178,184,262,263,264,265,335,373,381
アジドチミジン　376,380
アシノン　204,338
アシビル　194
アジマリン　319,337
アジャスト A コーワ　209
アスコルビン酸　104,106,110,201,202,225
アスコルビン酸・パントテン酸カルシウム　202
アストリック　194
アズトレオナム　162
アズノール　72,73,84,85,96,204,210,

アズノール ST　72,73,96
アズノールうがい液 4%　72
アズノール・ガーグル　72
アズノール細粒　72,204
アズノール錠　72,204
アスピリン　164,165,166,167,168,169,170,171,172,173,176,177,178,179,180,182,183,**184**,185,187,188,309,320,326,327,328,329,332,346,349,350,352,354,355,357,358,365,368,376,377,378,379,381,382,386,387,388,389
アスピリン喘息　164,165,166,167,168,170,173,176,177,178,179,180,182,184,185,187,188,**327**,328,329,332,333,349,350
アスピリン・ダイアルミネート　184,309
アスペノン　319
アスペルギルス属菌由来消化酵素　207
アズレイうがい液　72,84
アズレン顆粒　72,84,204
アズレン錠　72,84,204
アズレンスルホン酸ナトリウム　72,73,84,85,96,204,205,211
アズレンスルホン酸ナトリウム・L- グルタミン　205
アズレンスルホン酸ナトリウム・炭酸水素ナトリウム　72
アズレン製剤　204
アズロキサ　204
アズロシリン　385
アセサイド　283,287,300,304
アザセトロン塩酸塩　210
アセタゾラミド　184,375,381
アセチルスピラマイシン　159
アセトアミノフェン　181,185,186,187,188,189,281,327,328,333,335,337,339,349,358,362,365,368,376
アセトヘキサミド　314, 375,381,395
アセノクマロール　375,376,377,382,386,387,389
アセブトロール　376,377,381,386,387
アセメタシン　**164**,165,365,
アタパルガイト　380,389
アダラート　320,321
アタラックス　222
アタラックス -P　222
アテノロール　321,376,377,381,386, 387
アデフラビン　198
アデロキザール　200

アドナ　225
アトバクオン　375
アトラキュリウム　380,389
アドリアシン　234
アトルバスタチン　131,133,375,379,380,
　396,398,421
アトロピン　227,228,244,255,261,267,
　269,271,276,376
アトロベント　330
アナストロゾール　236
アナフラニール　220
アニシンジオン　376,377,378,382,383,
　385,386,387,389
アニソトロピン　376
アニリン誘導体　181
アニルーメ　181,189
アニルーメ S　189
アネキセート　252,265
アネスタ　242
アネトカインゼリー　3,15
アネトカインビスカス　3,15
アビリット　206,221
アフタ性口内炎　53,62,74,100,183
アフタゾロン口腔用軟膏　73,97,211
アフタッチ　74,97,100,101,212
アプリンジン　5,319
アプレース　206
アプレゾリン　321
アフロギス　189
アフロクァロン　227
アプロバルビタール　376,385
アヘンアルカロイド系麻薬　267
アヘンアルカロイド塩酸塩　267
アヘンチンキ　267
アミオダロン　5,11,12,318,319,355,358,
　376
アミカシン　162,377,378,382,383,386,
　387,389
アミカシン硫酸塩　162
アミサリン　255,319
アミトリプチリン　220
アミノ安息香酸エチル　3,15,16,39,61,62,228
アミノ安息香酸エチル・塩酸パラブチ
　ル・アミノ安息香酸ジエチルアミノ
　エチル　3,16
アミノ安息香酸ジエチルアミノエチル
　3,16,31,33
アミノグリコシド系　87,153,155,157,
　159,162,334,342,358,394

アミノグルテチミド　376
アミノフィリン　130,131,133,258,327,
　328,349,350,375,379,380,385,386,389
アムジノシリン　384,388
アムノレイク　239
アムホテリシン B　319,393,394
アムルビシン塩酸塩　234
アムロジピン　380
アムロジン　321
アモキサピン　220
アモキサン　220
アモキシシリン　113,154,156,159,338,
　376,384,385,388,391
アモキシシリン・クラブラン酸カリウ
　ム　15
アモバルビタール　376,385
アモバン　216
アモリン　113
アラセナ -A　196
アランタ -SF　206
アランタ -SP　206
アリーゼ S　208
アリール酢酸系　164,326
アリチア　202
アリナミン　198
アリナミン F　198
アリミデックス　236
アリメジン　229
アリメマジン酒石酸塩　229
アルキル化剤　231
アルギン酸ナトリウム　206,225,416,
　418
アルキルジアミノエチルグリシン塩酸
　塩　71,82,285,302,306
アルクレイン　206
アルケラン　231
アルサルミン　206
アルジオキサ　206
アルダクトン A　321
アルタット　205,338
アルト　225
アルピニー　189,368
アルファカルシドール　197,310
アルファロール　197,310
アルプラゾラム　213,379,380,396,398
アルベカシン硫酸塩　162
アルボ　170,365
アルミナスーパーエバセメント　402
アルミニウム - マグネシウム　381,390

アルロイド G　206
アレビアチン　216,218,261,352
アレルギー性肝障害　337
アレンドロネート　378,379,382,387,388,
　389
アローゼン　209
アロフト　227
アロプリノール　112,114,337,376
アンカロン　318,319
アンギナール散　319
アンチホルミン　21,41,42
アンデプレ　222
アントラニール酸系　168
アンピシリン　112,113,114,120,144,154,
　155,156,157,158,160,162,376,384,385,
　388,391
アンピシリン水和物・クロキサシリン
　ナトリウム水和物　158,160
アンヒバ　189,368
アンピロキシカム　365
アンフェナクナトリウム　167,365
アンプリット　220
アンペック　268,269

イ

イオダイン M　71,78
イオダインガーグル　72,85
イカルス　232
イサロン　206
イスラジピン　379,380
イセパシン　162
イソジン液　71,78,283,288,289,290,300,
　304
イソジンガーグル　72,85,86,283,300,
　304
イソジンゲル　283,289,300,304
イソジンスクラブ　283,289,290,294,
　300,304
イソジンパーム　284,294,302
イソジンフィールド　283,289,300,304
イソゾール　244
イソソルビド　257,319,363
イソニアジド　182,186,337,345,358,
　376,400
イソフルラン　243
イソプレナリン　254,350
イソプレナリン塩酸塩　254
イソプロパノール　284,291,300,304
イソプロパノール添加エタノール液

284,**291**,300,304
イソプロパミド　376
イソプロピルアンチピリン　186,187,188,365
イソプロピルアンチピリン・アセトアミノフェン・アリルイソプロピルアセチル尿素・無水カフェイン　187
イダマイシン　234
イダルビシン塩酸塩　234
イドメシンコーワ　165
イトプリド塩酸塩　211
イノバン　253,319
イプシロン - アミノカプロン酸　91
イブプロフェン　**172**,179,189,327,333,358,365,368,376,377
イプラトロピウム　330
イホスファミド　231
イマチニブメシル酸塩　237,396
イミドール　220
イミプラミン　220,337
イミプラミン塩酸塩　220
イミペネム・シラスタチン　125,**161**
医薬品の副作用による被害の救済制度　421
イリコロン M　212
イリナトロン　166
イリノテカン塩酸塩水和物　130,235,395
イルソグラジンマレイン酸塩　206
イレッサ　237
インカルボン　210
インジセトロン塩酸塩　210
インジナビル　195,356,380,396,400
インスリン　143,178,184,**313**,314,315,322,323,324,326,375,381,385,386,389
インターフェロン　336
インタール　330
インダシン　320,333,365
インダパミド　378,379,382,385,386,389
茵ちん蒿湯　240
インテグラン　91
インテバン　165
インデラニック　165
インデラル　255,319
インドメタシン　164,**165**,167,176,177,178,189,326,327,333,337,345,358,365,376,377
インドメタシンファルネシル　189
インフリー　189

インメシン　165

ウ
ウインタミン　219
ウイントマイロン　160
ウエルパス　284,**293**,302,304
う窩消毒薬　18,22,36,40,
う蝕検知液　410
う蝕予防　43,45,47,48,49
ウナスチン　173
ウベニメクス　239
ウリナスタチン　266
ウルグート　206
ウルソデオキシコール酸　211
ウルトラカル XS　402
ウルトラブレンドプラス　402
ヴィーン D　265
ヴィーン F　264

エ
エイチワイシー　402
エカベトナトリウム　**206**,338
液化亜酸化窒素　242
液化フェノール　78
液状フェノール　18,20,**22**,24,40,284,302,306
エキセメスタン　236
エグアレンナトリウム　204
エクザール　234
エクサシン　162
エクセグラン　**217**,352
エクセミド　352
エクセラーゼ　208
エスアリネート　198
エスカイン　243
エスクレ　213
エスタゾラム　213
エストラサイト　235
エスモロール　**255**,377,386,387
エスモロール塩酸塩　255
エタクリン酸　358,376,378,379,381,382,385,386,389,390
エタノール　8,9,10,11,14,22,23,24,25,29,34,35,56,57,58,67,75,76,78,85,86,106,109,153,195,225,284,289,**290**,291,292,293,294,295,296,300,302,304,376,383,385,386,396,405,406,407,408,409,412
エタンペルオキソ酸　287
エチゾラム　220

エチドロネート　378,379,382,387,388,389
エチルモルヒネ塩酸塩水和物　270
エチレフリン塩酸塩　253
エデト酸ナトリウム　21,42,406
エテンザミド　187
エトキシスクレロール　225
エトトイン　**216**,376,381,385
エトドラク　**177**,350,365,376,379
エトプロパジン　376
エトポシド　235
エトレチナート　197
エナラプリル　321,376,377,381
エナラプリルマレイン酸塩　321
エヌ・エス配合散　208
エヌ・ツー　アピカル　405
エヌ・ツー　ユニバーサル　405
エノキサシン　173
エノシタビン　233
エピサネート G 配合顆粒　205
エピジヒドロコレステリン　53,63,64
エピネフリン　318,409,410
エピリゾール　**180**,365
エピルビシン塩酸塩　234
エピレナート　218,352
エフェドリン塩酸塩　253
エペリゾン塩酸塩　227
エボザック　211
エポジン　343
エホチール　253
エモルファゾン　**181**,333,365
エリスパン　214
エリスロシン　**131**,154,156,159,163,392
エリスロシン W　159
エリスロマイシン　**130**,131,137,152,154,156,159,163,247,319,331,337,341,352,357,377,379,392,393,399
エリスロマイシン錠　130
エリスロマイシンステアリン酸塩　131,154,156
エルゴタミン　130,131,132,133,134,**190**,379,380,392,395,397
エルゴタミン酒石酸塩・無水カフェイン　190
エルベン　203
エルプラット　237
塩化亜鉛　19,**26**,54
塩化アルミニウム　72,**88**,89,406,409,410

塩化カルシウム　102,263
塩化カルニチン　207
塩化スキサメトニウム　137,**227**,243
塩化セチルピリジニウム　47,88,89,95,
　96,414,416
塩化デカリニウム　**94**,95
塩化ベンザルコニウム　63,71,88,293,
　304
塩化ベンザルコニウム液　71
塩化ベンゼトニウム　30
塩化リゾチーム　53,69,416
塩基性薬剤　180
塩酸シプロフロキサシン　**160**,358
塩酸ドブタミン　319
塩酸ベタキソロール　319
塩酸ペルフェナジン　219
塩酸メピバカイン　2,10
塩酸ロキサチジンアセタート　205
エンテラーゼ　208
エンテロノン-R　203
エンドキサン　231
エンドシーラー　405
エントミン　207
エントモール　203
エンピナース・P　191
塩プロ注1%注　2,8

オ

オーグメンチン　159
オークル　189
オーツカMV　202
オーネスN　208
オーネスSP　208
オーネスST　208
オーネスSZ　208
オーラ注カートリッジ　2,4
オイグルコン　314
黄連湯　240
黄連湯エキス　240
大塚塩カル　263
大塚糖液　263
オキサシリン　384,385,388
オキサゾラム　213
オキサプロジン　**170**,365,376
オキサリプラチン　237
オキシカム系　176,184,326
オキシコドン塩酸塩　133,270,271
オキシコンチン　271
オキシテトラコーン　73,93

オキシテトラサイクリン塩酸塩　53,59,
　60,73,93,376
オキシテトラサイクリン塩酸塩・テトラ
　カイン塩酸塩　93
オキシテトラサイクリン塩酸塩・ヒドロ
　コルチゾン　53,59
オキシドール　26,27,38,41,50,71,75,**83**,
　285,302,306
オキシフェノニウム　376
オキシフェンシクリミン　376
オキシフェンブタゾン　337,376,381
オキシブチニン　376
オキシフル液3%　71,83
オキシメテバノール　271
オキミナス　173
オクストリフィリン　375,379,380,385,
　386,389
オクトチアミン　198
オクトチアミン・B_2・B_6・B_{12}　202
オステラック　177
オスバン　71,**80**,285,297,302,306
オゼックス　**137**,154,339,340,393
オダイン　235
オパイリン　**169**,365
オピアト　267
オピアル　267
オピスコ　267
オピスタン　272
オプソ　269
オフタルムK　225
オフロキサシン　**138**,141,154,339,340,
　358
オムニカイン　8
オメガシン　161
オメプラール　**207**,338
オメプラゾール　**207**,338,376,380,381
オメプラゾールナトリウム　207
オメプラゾン　207
オラスポア　158
オラセフ　**118**,154,339,391
オラドールS口中錠　95
オラドール口中錠　95
オラブリス　45,**47**,48
オランザピン　221
オリベス点滴用1%　3,**12**,256
オリベス静注用2%　3,**12**,256
オルガドロン　193,259
オルダミン　225
オルテクサー　73,**98**,212

オルフェナドリン　376
オンコビン　234
オンダンセトロン塩酸塩　186,210

カ

カイトリル　210
カイマックス　209
カオリン　181,376,380,389
カオリン-ペクチン　376
過血糖性昏睡　322,323
加香ヒマシ油　210
過酢酸　283,287,300,304
カシミタール　189
カシロン　189
カシワドール　189
ガスコン　203
ガスサール　203
ガスター　205,338
ガスターD　205
ガストローム　206,338
ガストロゼピン　206,338
ガス麻酔薬　242
ガスモチン　212
ガスロンN　206
カゼイ菌　203
カソデックス　236
カタボン　319
カチーフN　201
ガチフロ　339,340
ガチフロキサシン　339,340,379
仮着材　404
仮着用ネオダインT　404
活性炭　376,384,385,388
カディアン　269
窩洞内スミヤー層除去材　406
ガナトン　211
カナマイシン　87,159,162,376,377,378,
　382,383,386,387,389
仮封材　404
カフーズ　404
カフェイン　185,187,188,190,218,333,365
カフェルゴット　190
カプトプリル　321,376,378,381
カプトリル　320
カペシタビン　232
カミツレ　85
ガラクトシダーゼ　208
ガラミントリエチオダイド　380,389
ガランターゼ　208

カリエスディテクター　410
顆粒球減少症　113,182,185,344,345,348
カルキル　19,21,30
カルシウム拮抗薬　247,320
カルシウムグルビオネート　384,388
カルシウム製剤　30,263,263,384,388
カルシトリオール　197,310
カルシペックスⅡ　405
カルシペックスプレーンⅡ　405
カルセド　234
カルチコール　263
カルテオロール　319,376,377,378,381,
　　386,387
カルデミン　197,310
カルバゾクロムスルホン酸ナトリウム
　　225
カルバペネム系　125,148,149,150,151,
　　155,157,158,161,392
カルバマゼピン　129,130,131,133,182,
　　186,**217**,345,352,356,357,358,360,376,
　　379,380,385,392,395,400
カルバミン酸クロルフェネシン　244
カルビタール　19,21,**31,43**
カルフィーナ　197
カルフェニール　190
カルベジロール　319
カルベニシリン　384,385,388
カルベニン　**148**,155,157
カルボカインアンプル注　2,10
カルボカイン注　2,10
カルボプラチン　237
カルメロースナトリウム　31,209
カロナール　181,189,333,365,368
かわらたけの菌糸体　239
肝血流量　372,373
肝疾患　263,336
肝障害患者　336,337
間接歯髄覆罩（覆髄）薬　19,29
乾燥酵母　207
含嗽剤　84,85,86,87,95,96
乾燥水酸化アルミニウム　209
カンゾウ末配合剤　208
含嗽用アズレン　72,84
含嗽用ハチアズレ顆粒　72,85
浣腸剤　209
含鉄多糖類　384,385,388
含糖ペプシン　207
カントップ用8%塩化亜鉛溶液　19,26
カントップ用ヨードヨード亜鉛液　20,37

カンプト　235
カンフル・カルボール　18,20,23,24,40
漢方薬　240,241,328,.344
肝油　197

キ

希塩酸　207
起炎物質抑制作用　180
キシレステシンA注射液　2,4
キシロカイン　2,3,4,9,12,14,15,256,319,
　　320,322
キシロカイン注射液「0.5%、1%」エ
　　ピレナミン（1：100,000）含有　2,9
キシロカイン注射液「2%」エピレナミン
　　（1：80,000）含有　2,4,9
キシロカイン液「4%」　3,15
キシロカインゼリー　3,15
キシロカイン注　2,9
キシロカインビスカス　3,15
キシロカインポンプスプレー8%　3,14
キナプリル　376,378,381
キニジン　130,131,186,319,337,380,395,
　　396
キネタゾン　378,379,382,385,386,389
揮発性麻酔薬　243
逆性石けん液　71,80
キャナルクリーナー歯科用液　406
キャナルス　405
ギャバロン　228
キャビオス　403
キャベジンUコーワ　204,205
キャンフェニック「ネオ」　18,20,23,40
キャンホフェニック　18,20,23,24,40
救急薬品　253
吸収性止血薬　88
吸収性ゼラチン　72,90
吸収の過程における相互作用　372
牛乳　46,47,49,116,117,137,339,384
吸入麻酔薬　4,8,10,11,13,242,243,244,
　　385,386,389
希ヨードチンキ　52,**57**,71,75,**76**,88,284,
　　300,304
キョーリンAP2　**185**,328,333,365
強心薬　258,319,378,379,380,384,385,
　　388
キョウベリン　203
共融混合物　23
局所止血薬　72,88,89,226
局所麻酔薬　2,3,4,5,6,7,8,9,12,14,15,16,

17,62,88,89,93,244,246,250,261,318,
　　320,322,328,332,335,349
キレート結合　42
キロサイド　232
ギンコーバイローバ　376

ク

クアゼパム　213
グアヤコール　18,20,24,25,31,35,36,37,
　　405
クエン酸カリウム　376,381,384,385,388
クエン酸カルシウム　384,388
クエン酸第一鉄　384,385,388,390
クエン酸第一ナトリウム　343
クエン酸タモキシフェン　358
クエン酸トレミフェン　358
クエン酸ナトリウム　354,376,381,384,3
　　85,388,413,414,415
クエン酸フェンタニル　250
クエン酸マグネシウム　384,385,388,
　　389
クシーノセムプラス　408
苦味製剤　207
苦味チンキ　207
グライド　406
クラウンパック　410
グラケー　201
グラスアイオノマーF　403
クラドリビン　239
グラニセトロン塩酸塩　210
クラビット　**140**,154,163,339,340
クラフォラン　161
クラリシッド　**133**,154,159,319,337,338,
　　392
クラリス　**133**,154,159,319,367
クラリスロマイシン　**133**,154,155,157,
　　159,247,319,337,338,352,356,357,367,
　　380,392
グラン　343
グランダキシン　214
クリアエフシー　20,34
クリアミンA　190
クリアミンS　190
グリクラジド　314,325,326,395
グリコピロニウム　330,376
クリジニウム　376
クリストファン　201
グリセリン　22,29,35,52,54,55,62,65,67,
　　71,77,78,83,85,86,209,212,404,410,412,

413,414,415,416
グリセリン浣腸　209
クリノリル　189
グリピジド　375,381
グリブリド　375,381
グリベック　237
グリベンクラミド　133,314,395
グリミクロン　314,325
グリメピリド　305,316
クリワン　21
クリンダマイシン　**136**,152,153,154,155, 156,157,335,337,380,393
クリンダマイシン塩酸塩　136,154,156
グルーマディセンシタイザーキット　407
グルコン酸亜鉛　384,388,390,414
グルコン酸カルシウム　46,47,49,263, 384,388
グルコン酸クロルヘキシジン　292,293
グルコン酸第二鉄　384,385,388,390
グルコン酸マグネシウム　384,385,388, 389
グルタミン製剤　204
グルタラール　283,286,300,304,305,307
グルノン　263
クレアチニンクリアランス　119,141, 142,146,147,149,150,334
クレイトン　193,259
クレオソート　25,33
クレオドン　18,20,25,36
クレスチン　239
クレゾール　20,25,32,33,34,35,109,284, 294,299,302,306
クレゾール石けん液　109,284,294,302, 306
グレパフロキサシン　379
クレマスチンフマル酸塩　229
クロキサシリン　158,160,384,385,388
クロキサゾラム　213
クロザピン　221,380
グロスパール　194
クロダミン　229,260
クロチアゼパム　221
クロナゼパム　217,352,380
クロバザム　217
クロミプラミン塩酸塩　220
クロラゼプ酸二カリウム　213,380
クロラムフェニコール　20,39,99,**143**, 153,154,155,156,157,326,337,345,347,

367,377
クロルジアゼポキシド　213,248
クロルシッド　406
クロルゾキサゾン　227
クロルタリドン　378,379,382,385,386, 389
クロルフェニラミンマレイン酸塩　230, 260
クロルプロパミド　143,314,358,375,381
クロルプロマジン　219,220,337,345
クロルプロマジン塩酸塩　219
クロルプロマジン塩酸塩・プロメタジ ン塩酸塩・フェノバルビタール　220
クロルプロマジンフェノールフタリン 酸　219
クロルヘキシジン・エタノール　284, 292,300
クロルヘキシジン塩酸塩　53,62,63,211
クロルヘキシジン塩酸塩・ジフェンヒ ドラミン配合剤　211
クロロチアジド　345,378,379,382,385, 386,389
クロロマイセチン　143
クロロマイセチンサクシネート　153, 155,157

ケ

ケーワン　201
経口避妊薬　112,113,114,119,126,128, 129,144,337,360,376,377,381,385,386, 389,391
経口用トロンビン　226
ケイ酸マグネシウム　209,384,385,388, 389
ケイツー　201,311
ケイツー N　201,311
ケイラーゼ A　208
ケイラーゼ S　208
下剤　209
ケタックセム イージーミックス　407
ケタミン塩酸塩　245,280
ケタラール　245,280
血圧降下薬　244,320
血液凝固促進薬　88
血液製剤　418,419
血液分画製剤　418
血液・造血器疾患患者　344
血管拡張薬　318,319,321
血小板減少性紫斑病　169,344,348

ケトチフェン　330
ケトプロフェン　333,358,376
ケトライド系　135
ケナログ　73,98,212
ケナコルト -A 皮内用関節腔内用水懸注　193
ケニセフ　161
解熱鎮痛薬　186,187,188,332,333,349, 367
解熱鎮痛薬喘息　332
ゲファニール　206
ゲファルナート　206
ゲフィチニブ　237,398
ケフラール　**116**,154,156,367,391
ケフレックス　**115**,154,156,391
ゲムツズマブオゾガマイシン　238
ケルナック　338
ケルロング　319
健胃散　208
健胃消化薬　207
ゲンタシン　162
ゲンタマイシン　87,162,376,377,378, 382,383,386,387,389

コ

コートリル　192,360
コートン　192,360
コーパロン　3,16
小池笑気　242
抗悪性腫瘍薬　231,247,345,375,376, 377,378,379,380,381,382,387,389
降圧薬　171,175,178,246,254,320,321, 334,344,363,377,378,379,380
降圧利尿薬　321,345
抗ウイルス薬　194,336
高カロリー輸液用総合ビタミン　202
交感神経抑制薬　321
口腔錠　94
口腔粘膜殺菌消毒薬　71,75
口腔粘膜疾患　71,98
口腔用軟膏剤　59,73,97
口腔用薬　71,74,98,100
抗痙攣薬　261,344,367
抗血栓薬　354,392,396
抗血栓薬服用患者　354
高血圧患者　252,320
抗酵素薬　45
合成ケイ酸アルミニウム　209
合成抗菌薬　160,163

合成麻薬　272

光線過敏症　126,128,129,140,166,170,175,177

合着材　407

抗てんかん薬　167,171,216,345,351,352,358,375,376,379,380,381,385,386,392

抗ヒスタミン薬　63,229,260,349

抗ヒト胸腺細胞ウサギ免疫グロブリン　341,343

抗不安薬　213,379,380

抗不整脈薬　5,12,255,358,363,376,377,378,379,386,387,390

高齢者　13,56,59,63,69,100,139,141,142,164,167,168,171,174,177,179,181,188,243,244,245,246,247,249,250,251,252,334,341,362,363,392,396

高レベル消毒薬　283,286

コカアルカロイド系麻薬　271

コカイン塩酸塩　271

コカルボキシラーゼ　198

呼吸促進薬　259

コスメゲン　234

骨格筋弛緩薬　227

コハク酸プレドニゾロンナトリウム　193

コバマミド　200

コバメチン　343

コホリン　239

コラーゲン使用吸収性局所止血材　91

コランチル　205

コリスチンメタンスルホン酸ナトリウム　160

コリマイシン S　160

コルチゾン　97,192,360375,381

コルヒチン　130,131,133,398

五苓散　240

五苓散エキス　240

コレスチポール　382,385,386,388,389

コレスチラミン　166,169,172,358,382,388

コレポリー R　203

コレミナール　214

コロネル　212

根管拡大　41,42,43

根管拡大薬　41,42

根管充填材　405

根管充填材　21,30,31,32,33,43

根管消毒薬　20,22,25,34,39

根管清掃材　406

根管清掃・拡大薬　21,41

根管清掃薬　41

根管内スミヤー層除去材　406

根管壁軟化材　406

根管用細菌培養試験薬　108

コンクチーム N　208

混合ビタミン製剤　202

コンスタン　213

コントミン　219

コントール　213

コンドロイチン硫酸ナトリウム・サリチル酸ナトリウム　189

コンベルビー　202

サ

サージカルパック　53,67,68

サージセル・アブソーバブル・ヘモスタット　72,89,226

再生不良性貧血　143,164,165,166,170,172,173,174,175,176,178,182,184,186,341,342,344

サイデックス　283,286,300,304

サイトテック　207,340

ザイフェルト液　71,78

ザイボックス　160,163

催眠鎮静薬　213,358

サイリジン　189

サイレース　214,248,249,261

サヴィオゾール　264

サキナビル　130,131,133,195,355,380,396,399

サキナビルメシル　130,131,133,195,396

酢酸トコフェロール　201

酢酸ナトリウム　376,381,384,385,388

酢酸ヒドロコルチゾン　61,62

酢酸メチルプレドニゾロン　318

酢酸リンゲル液　264,265

サクシゾン　193,259

サクシニルコリン　381,390

ザジテン　330

ザトフェロン　174

サナクターゼ配合剤　208

サニアーゼ　208

サビスミン　189

サホライド　19,20,26,27,38,45,50

サホライド・RC　20,38

サラジェン　212

サリグレン　211

サリチゾン　178

サリチル酸ナトリウム　189,381

サリチルアミド　189,327

サリチル酸系　164,178,179,184,326,352

サリチル酸ジフェンヒドラミン　63

サリチル酸ナトリウム・ジブカイン　189

サリチル酸ビスマス　384,385,388

サリバスター潜血用　103

サリベート　74,102,212

ザルコニン液　71,80

サルコート　74,97,101,212

サルソニン　189

ザルソロイチン N　189

ザルソロイチン S　189

ザルソロン　189

サルタノール　330

ザルトプロフェン　174,365

サロイチン　189

サワシリン　338

酸化亜鉛　19,21,29,32,33,67,68,402,403,404,405,406

酸化亜鉛ユージノール　19,29,32,67

酸化セルロース　72,89,92,226

酸化マグネシウム　68,209,384,385,388,389,402,403,404,405

サンキンアパタイトルートシーラータイプ I　405

サンキンアパタイトルートシーラータイプ II　405

サンキンアパタイトルートシーラータイプ III　405

サンキングラスアイオノマーセメントタイプ I　407

三酸化ヒ素　33,54,239,393

酸性非ステロイド性抗炎症薬　332,333

ザンタック　205,338

酸中和剤　45

サンディミュン　343,392

3％過酸化水素水　71,83

サンメール　206

サンリズム　319

酸類製剤　207

シ

ジーシーキャビティーコンディショナー　407

ジーシーサービカルセメント　407

ジーシーセルフコンディショナー　406

ジーシーデンチンコンディショナー　406

ジーシーデンチンセメント　408

ジーシーフジ I 407
ジーシーフジ I スローセット 407
ジーシーフジアイオノマータイプ II 408
ジーシーフジアイオノマータイプ II LC 403
ジーシーフジ IXGP 408
ジーシーフジ II LC 409
ジーシーフジ II LCEM 408
ジーシーフジ II LC カプセル 408
ジーシーフジ III 409
ジーシーフジ III LC 409
ジーシーフジフィル LC 407
ジーシーフジフィル LC フロー 407
ジーシーフジライニング 403
ジーシーフジライニング LC 403
ジーシーフジライニングボンド LC 403
ジーシーフジリュート 407
ジーシーフジリュート BC 407
ジーシーフジルーティング S 408
ジーシーユージノールセメント 404
ジーシーライニングセメント 403
ジーシーリンクマックス HV（高粘度タ
　イプ） 408
シーパラ 202
シーピー 202
シーラペックス 405
シーラント材 409
ジアイナミックス 202
次亜塩素酸ナトリウム 21,**41**,42,106,
　283,288,300,304,406
次亜塩素酸ナトリウム 10% 21,**41**
ジアスターゼ 207,208
ジアスターゼ・生薬配合剤 208
ジアスターゼ配合剤 208
ジアゼパム 17,61,214,261,379,380
ジアノイナミン 198
シアノコバラミン 200,343
ジェムザール 233
ジオクチルソジウムスルホサクシネー
　ト・カサンスラノール 209
シオマリン 162
歯科材料 67,350,402
ジカベリン 189
歯科用 TD ゼット 72,88,89
歯科用 TD ゼット・ゼリー 72,89
歯科用アンチホルミン 21,41,42
歯科用円錐 73,93
歯科用カルホミンソリューション W/
　V10% 21

歯科用キシロカインカートリッジ 2,4
歯科用局所麻酔薬 2,4,8
歯科用クロラムフェニコール液 20,39
歯科用シタネスト-オクタプレシン 2,6
歯科用診断薬 103,105
歯科用水酸化カルシウムペースト 19,30
歯科用軟膏剤 53,59,64,97
歯科用フェノール・カンフル 18,20,22,
　23,40,50
歯科用フェノールチモール 20
歯科用腐蝕薬 52,54
歯科用包帯剤 67
歯科用ホルマリンクレゾール 20,34
歯科用ホルムクレゾール 20,34
歯科用ホルモクレゾール 20,36
歯科用モルホニン 21,42
歯科用ヨードグリセリン 52,54,55,56,
　71,76,77
ジギタリス 318,319,392,394,
糸球体濾過値 334
糸球体濾過率 335
シグマート 257
シグマビタン 202
ジクマロール 375,376,377,378,382,383,
　386,387,389
ジクロキサシリン 384,385,388
シクロスポリン 130,131,132,133,135,
　143,164,165,166,179,184,341,342,343,
　355,375,378,379,380,381,382,383,387,
　388,389,392,393,395,398
シクロチアジド 385
ジクロフェナクナトリウム 166,168,171,
　172,189,355,357,365,368,421
ジクロフェナクナトリウム SR 189
ジクロフェナミド 375,381
シクロホスファミド 143,231,337,345,
　347,390
歯頸部包帯剤 673
止血薬 72,88,89,225,226
ジゴキシン 11,126,128,130,131,133,135,
　164,165,176,186,319,378,379,380,384,
　385,388,392,394,399
ジゴキシンサンド 319
ジサイクロミン・水酸化アルミニウム
　205
ジシクロミン 376
止瀉薬 203,380,384,385,388,389
歯周炎 52,53,59,60,61,62,64,65,66,110,
　346

歯周疾患 52,54,62,64,97,103
歯周パック剤 67
歯周病原菌検査薬 110
歯周包帯剤 53,67
歯周包填剤 67
歯周ポケット 52,53,54,59,61,62,65,66,
　110,354
歯周ポケット内徐放性製剤 53,65,66
歯周ポケット内壁 54
歯周療法薬 52,53,69,97
次硝酸ビスマス 203,384,389,405
歯髄乾屍薬 33
歯髄失活薬 33
歯髄鎮静・鎮痛作用 22,23,25
歯髄鎮静・鎮痛薬 18,36,40
シスプラチン 237,318,319,334,352,393
ジスロマック **135**,154,159,163,319,337,
　340,392
ジセタミン 198
ジセチアミン塩酸塩水和物 198
歯槽膿漏症 53,69
ジソピラミド 12,130,131,133,318,319,
　380,396,398
ジソペイン 168
ジダノシン 195,385,386,389,390
シタラビン 232,345,390
シタラビンオクホスファート 232
シタロプラム 380
ジドブジン 171,172,195,376,380
シナール 202
歯内療法薬 18
歯肉圧排材 409
歯肉炎 52,53,59,60,61,62,64,72,73,84,
　85,96,98,110,128
歯肉縁下プラーク 65,66,110
歯肉肥大 320
歯肉包帯剤 67
ジノプロストトロメタミン 375,381,384,
　385,388
ジヒドロエルゴタミン 132,379,380,
　395,397
ジヒドロコデインリン酸塩 270
ジピリダモール 319,354,355,378,379
ジフェニルピラリン塩酸塩 230
ジフェンヒドラミン 53,62,63,211,230
ジフェンヒドラミン塩酸塩 230
ジフェンヒドラミン塩酸塩・臭化カル
　シウム 230
ジブカイン 3,13,16,20,33,36,189

ジブカイン塩酸塩 3,13,16,20,36
ジブカルソー 189
シプロキサン 160,163
ジプロフィリン 258,384,385,386,388,389
シプロフロキサシン **160**,163
シプロヘプタジン塩酸塩 230
シベノール 319
シベンゾリン 319
シボンN 189
ジメチコン 203
シメチジン 13,130,131,204,247,248,338,358,378,379,380,382,385,386,387,388,389
ジメチルスルフォオキサイド 382
ジメトチアジンメシル酸塩 190
シメトリド・無水カフェイン 185,333,365
歯面清掃材 406
歯面塗布 26,46,49
次没食子酸ビスマス 384,385,388
ジモルホラミン 259
弱オピスコ 267
弱パンスコ 267
弱ペチロルファン 272
臭化ドミフェン 95,96
重散 208
重曹錠 209
重炭酸リンゲル液 265
充填材 67,405,408,409
授乳婦 38,58,144,146,176,180,181,184,246,247,248,249,251,252,364,365
昇圧薬 253
消炎酵素薬 191
消炎鎮痛薬 139,142,164,168,171,174,176,179,181,184,326,344,345,349,361,365,368
消化管血流量 372
消化管内pH 372
消化器用薬 203,361
消化酵素製剤 207,208
消化性潰瘍用薬 204
笑気ガス 242
硝酸イソソルビド 257,319,.363
静注用キシロカイン2% 3,**12**,256
消毒薬 18,20,22,23,25,34,36,39,40,55,57,63,71,75,76,77,80,81,82,84,87,283,284,285,286,288,295,299,300,304,306
消毒用エタノール 22,29,35,57,67,75,76,

284,290,291,300,304
消毒用フェノール 284,302,306
生薬エキス製剤 204
初回通過効果 372
ジョサマイシン **132**,154,156,319,337,392
ジルチアゼム 254,319,321
シロスタゾール 130,131,309,354,379,380,396,399
シロリムス 379,380
腎血流量 166,253,373,394
人工カルルス塩 210
人口唾液 28,74
ジンジエイドブレイド #0 410
ジンジカインゲル20% 3,15
ジンジパックコード #1 409
ジンジパックコード #2 409
ジンジパックコード #3 409
ジンジパックブレイド #00 409
ジンジパックブレイド #1 409
ジンジパックブレイド #2 409
ジンジパックブレイド #3 409
心疾患患者 247,250,251,318
心室性不整脈 3,4,5,6,11,12,256,319,392,395
腎障害患者 334
新生児 12,38,58,113,130,131,133,135,137,143,144,145,148,157,168,179,247,248,249,351,364,365,369
シンセロン 210
シンバスタチン 130,133,358,375,379,380,395,397
心不全 4,5,8,9,10,11,12,13,164,165,166,177,182,241,244,245,247,254,257,258,260,318,319,344,363
腎不全 56,112,113,114,115,116,117,118,120,121,122,124,125,127,130,131,133,135,136,137,138,139,140,142,144,145,147,148,149,151,152,165,164,166,170,172,173,174,175,176,177,182,185,188,320,334,336,359
蕁麻疹 4,5,6,8,9,11,13,17,55,69,78,79,86,101,102,112,113,114,115,116,117,118,119,120,121,122,124,125,126,129,144,145,147,148,149,151,165,166,168,169,170,172,174,176,177,178,183,184,186,247,250,251,260,284,288,289,292,295,296,346,348,349
新レシカルボン 210

ス
水酸化アルミニウム 135,205,209,376,381,384,385,388,389,390,403
水酸化アルミニウムゲル・水酸化マグネシウム 209
水酸化カルシウム（散剤） 19,21,30
水酸化カルシウム軟膏 19,30
水酸化カルシウム配合剤 19,21,31,43
水酸化マグネシウム 135,209,376,381,384,385,388,389,390
膵臓性消化酵素配合剤 208
水溶性アズレン 72,84,85,204
水溶性ハイドロコートン 193,259
水溶性プレドニン 193,260
スキサメトニウム 137,227,243,276,361,381,389,393
スキャンドネストカートリッジ3% 2,5
スクラルファート 206,366,382,385,389,390
スコポラミン 227,228,244,261,267,376
スコポラミン臭化水素酸塩水和 227,261,267
スタラシド 232
ステリハイド 283,286,300,304
ステリハイドL 283,286,300,304
ステロイド 59,60,101,130,138,139,140,141,142,164,166,167,168,169,170,173,174,175,176,178,179,182,184,192,193,194,259,318,320,326,327,328,329,330,332,333,334,339,341,342,343,344,347,349,356,357,358,359,360,361,368
ステロイド長期服用患者 344,359
ストガー 338
ストレプトマイシン 87,162,376,377,378,382,383,386,387,389
スパラ 318,339
スパルフロキサシン 318,319,339,379
スピロノラクトン 321,376,381
スプロールトローチ 73,95,211
スペクチノマイシン塩酸塩水和物 162
スポンゼル 72,90,226
スメアクリーン 406
スリノフェン 173
スリンダク 189,358,376,382
スルガム 175,365
スルタミシリントシル酸塩水和物 155,159
スルバクタムナトリウム・アンピシリンナトリウム 155,162

スルバクタムナトリウム・セフォペラ
　ゾンナトリウム　162
スルピリド　206,221
スルピリン　186,188,190,337,345
スルファチアゾール　31
スルファメトキサゾール・トリメトプリ
　ム　160
スルペラゾン　162

セ

生活歯髄切断（断髄）薬　19,30
制酸薬　135,138,139,140,141,142,209,
　340,381,384,385,386,388,389,390
精神神経用剤　219
精神神経用薬　219
整腸薬　203
生理食塩液　84,90,102,108,144,145,146,
　148,149,150,152,155,157,160,161,162,
　163,253,254,257,258,260,263,272,288,
　295,296
セコバルビタール　376,385
セコバルビタールナトリウム　215
ゼスラン　231
セチロ　210
セチプチリンマレイン酸塩　221
接着材　407
セディール　216
セトリミド　42
セトラキサート塩酸塩　206
セニラン　215
セパゾン　213
セビメリン塩酸塩　211
セファクロル　**116**,154,156,367,391
セファゾリン　161,382
セファゾリンナトリウム　161
セファメジンα　161
セファレキシン　337
セファロチンナトリウム　161
セフィキシム　158
セフェム・セファマイシン系　158,161
セフェピム塩酸塩　161
セフォジジムナトリウム　161
セフォゾプラン塩酸塩　161
セフォタキシム　161
セフォタキシムナトリウム　161
セフォタックス　161
セフォチアム塩酸塩　161
セフォチアムヘキセチル塩酸塩　153
セフォビッド　161

セフォペラジン　161
セフォペラゾン　383
セフォペラゾンナトリウム　161,162
セフカペンピボキシル塩酸塩　**123**,124,
　154,158,368
セフジトレンピボキシル　**122**,123,154,
　156,339,368,391
セフジニル　**117**,118,154,158,339,340,
　341,391
セフスパン　158
セフゾン　**117**,154,158,339,340,341,391
セフタジジム　161
セフチブテン　158
セフテム　158
セフテラムピボキシル　**120**,154,158,
　339,368,391
セフトリアキソン　383
セフトリアキソンナトリウム　**145**,155,
　157
セフポドキシム　122
セフポドキシムプロキセチル　**121**,154,
　158,339,391
セフミノクスナトリウム　161
セフメタゾールナトリウム　**146**,155,
　157
セフメタゾン　**146**,155,157
セフメノキシム塩酸塩　161
セフロキサジン　158
セフロキシムアキセチル　**118**,154,339,
　391
セボネス　243
セボフルラン　243
セボフレン　243
ゼラチン　72,90,98,226,418
セルシン　214,261
セルトラリン　220,380
ゼルフォーム　90,226
セルベックス　206,338
セレスタミン　193
セレナール　213
セレニカ　218,352
セレニカ R　218,352
セレネース　222
ゼローダ　232
セロトーン　210
洗口剤　48,72,84
全身麻酔薬　242,246,250,251,261
喘息患者　250,327,328,329,332,333,349,
　350

センナエキス　209
センナ・センナ実　209
センノシド　210
センブリ散　207
センブリ・重曹散　208

ソ

象牙質消毒薬　18,22,23
象牙質知覚過敏症治療薬　19,26
相互作用　130,131,133,245,248,318,319,
　320,323,326,328,331,330,340,341,344,
　346,347,350,350,352,354,359,360,361,
　362,363,372,373,374,375,376,377,378,
　379,380,381,382,383,384,385,386,387,
　388,389,390,391,392,393
ソタロール　377,378,386,387
ゾニサミド　217,352
その他のβ-ラクタム系　159,162
ゾピクロン　216
ゾビラックス　194
ソファルコン　206,338
ソブゾキサン　239
ゾフラン　210
ゾフランザイディス　210
ソラナックス　213
ソランタール　**180**,333,365
ソリューゲン F　264
ソルアセト F　264
ソル・コーテフ　193,259
ソルコート　193,259
ソルコセリル　205
ソル・メドロール　194,260,341,343
ソルラクト D　263
ソルラクト S　264
ソレトン　174,365
ソレルモン　189
ソレルモン SR　189
ソレング　174
ソロン　206,338

タ

タートラジン　333
第 4 級アンモニウム化合物　95,96
ダイアップ　214
ダイアデント　19,27
ダイオウ・センナ配合剤　210
タイオゼット　189
ダイカル　402
ダイクロトライド　320

耐酸強化薬　45
胎児　126,127,128,133,143,248,272,364,365
代謝過程における相互作用　373
代謝拮抗薬　232
代謝酵素阻害　373,383
ダイスパス SR　189
耐性乳酸菌　203
耐糖能異常　336
第二リン酸カルシウム　384,388
ダイビタミックス　202
ダイフィリン　384,385,388
ダイメジン　202
ダイメジン・マルチ　202
ダイラクトエクストラ　409
ダウノマイシン　234
ダウノルビシン　234,345,390
ダウノルビシン塩酸塩　234
唾液潜血検査薬　103
ダオニール　314
タカヂアスターゼ　207,208
タカヂアスターゼ・生薬配合剤　208
タガメット　204,338
ダカルバジン　231
タキソール　234
タキソテール　233
タクロリムス　130,131,133,172,179,184,355,379,380,393,396,398
タケプロン　207,338
タゴシッド　163
タゾバクタムナトリウム・ピペラシリンナトリウム　162
脱臭作用　41,42
脱落歯保存液　410
多発性骨髄腫　346,347
タフマック E　208
タベジール　229
ダラシン　**136**,152,154,155,156,157
ダラシン S　152,155,157
タラモナール　250,276
タリビッド　**138**,154,340
タルブタール　376,385
ダルメート　214
炭カル錠　209
炭酸アルミニウム　381,384,385,388,389
炭酸カルシウム　209,384,388,390
炭酸水素ナトリウム　12,72,85,208,209,210,262,376,381,384,385,388

炭酸水素ナトリウム・ゲンチアナ末配合剤　208
炭酸水素ナトリウム・ニガキ　208
炭酸水素ナトリウム・無水リン酸二水素ナトリウム　210
炭酸マグネシウム　209,384,385,388,389
胆汁中排泄　373
タンチパン配合錠　208
ダントリウム　227,266
ダントロレンナトリウム　227,266
タンニン酸アルブミン　203
タンパク結合率　130,132,143,146,153,334,335,362,372,373,374
タンボコール　256,319

チ

チアデラ　198
チアプロフェン酸　175,365
ヂアミトール　71,80
チアミラールナトリウム　244,245,376
チアミン塩酸塩　198
チアミン・アスコルビン酸配合剤　202
チアミンジスルフィド　198,202
チアミンジスルフィド・B_6・B_{12} 配合剤　202
チアミン・ニコチン酸アミド配合剤　202
チアミンモノホスフェイトジスルフィド B_6・B_{12} 配合剤　202
チアラミド塩酸塩　180,365,333
チエナム　161
チオガム　175
チオスペン　204
チオバルビツール酸系製剤　215
チオペンタールナトリウム　17,61,244,245,376
知覚過敏抑制材　407
チガソン　197
チカルシリン　384,385,388
チザニジン塩酸塩　228
チトゾール　244
チモール　85,87,405
チモロール　376,377,378,381,386,387
中国笑気　242
注射用アイオナール・ナトリウム　215
注射用イホマイド　231
注射用塩化スキサメトニウム　227
注射用エンドキサン　231
注射用オノアクト　256

注射用コハク酸プレドニゾロンナトリウム　193
注射用サイメリン　231
注射用ソル・メルコート　194,260
注射用フィルデシン　234
注射用副腎皮質ステロイド　193,194
注射用フトラフール　232
注射用プリドール　194,260
注射用ペニシリン G カリウム　160
注射用レザフィリン　239
中毒性肝障害　337
中レベル消毒薬　283,284,288
腸肝循環　113,374
調剤用パンビタン　202
調剤用薬剤　186
チョウジ油　32,67,211,402,404,405
貼付試験　349,350
直接歯髄覆罩（覆髄）薬　19,30,43
直接覆髄　19,21,30
直接露出歯髄面　24
チョコラ A　197
チルドロネート　378,379,382,387,388,389
沈降炭酸カルシウム　209
鎮静薬　5,6,7,22,213,261,358

ツ

つくし A・M 散　208
ツブリシール　405
ツボクラリン　137,276,381,389,394

テ

テーカイン　31,33
低アルブミン　246,336
ティーエスワン　232
ティースキーパー　410
ティースメイト F-12.0　409
低血糖性昏睡　332,323
テイコプラニン　163
ディスオーパ　283,286,300,304
低分子デキストラン L　264
ディプリバン　246
低レベル消毒薬　285,295
テオドール　330,350,392,393
テオフィリン　130,131,133,134,138,327,328,330,349,350,375,379,380,385,386,389,392,393
デカドロン　192,193,259,330,360
デカドロンエリキシル　192

テガフール　232,252
テガフール・ウラシル　232
テガフール・ギメラシル・オテラシルカリウム　232
デキサート　193,259
デキサメサゾン　192,375,381
デキサメサゾンエリキシ　192
デキサメタゾン　73,97,98,101,102,192,193,211,239,259,330,331.360,398
デキサルチン口腔用軟膏　73,97,211
デキサメタゾンパルミチン酸エステル　193
デキストラン40・乳酸リンゲル液　264
デクスメデトミジン塩酸塩　216,262
テグレトール　217,352,292
テゴー51　71,285,302,306
テシプール　221
デジレル　222
デスパコーワ　53,62,211
デスラノシド　258
デゾキシコルチゾン　375,381
鉄欠乏性貧血　341,342
テトラカイン塩酸塩　3,16,73,93
テトラ・コーチゾン軟膏　53,60
テトラサイクリン　39,53,60,63,64,65,66,73,93,94,98,99,126,127,128,129,154,156,159,162,184,211,326,335,337,340,341,347,355,358,367,376,377,384,385,388,391,392
テトラサイクリン塩酸塩　53,60,63,73,94,98,99,126,154,156,211,337,340
テトラサイクリン塩酸塩・エピジヒドロコレステリン　53,63
テトラサイクリン塩酸塩・ヒドロコルチゾン酢酸エステル　60
テトラサイクリン・プレステロン歯科用軟膏　53,63,64
テノーミン　321
テノキシカム　177
デパケン　218,352,392
デパス　220
テプレノン　206,338
デプロメール　223
デポ・メドロール　194
デメクロサイクリン　376,377
デメチルクロルテトラサイクリン塩酸塩　159
テラ・コートリル軟膏　53,59,60
テラプチク　259

デラベルジン　380
テラルビシン注射用　234
デルゾン口腔用軟膏　73,97,211
テルネリン　228
デルパント配合顆粒　202
テルモ糖注　263
デルモリチン　199
テレミンソフト　210
てんかん患者　252,351
デンターグル含嗽用散　72,87
デンタリスNX　405
デンタリスKEZ　406
デンタルコーン　73,93
デントハイド　283,286,300,304
天然ケイ酸アルミニウム　134,209
テンプボンド　404
テンプボンドNE　404
テンポラリーセメント　29,404

ト
ドーフル　267
透析療法　334
動注用アイエーコール　237
糖尿病患者　322
糖尿病治療薬　323,324,326,345
トウヒ　207
動物製剤　205
ドキサクリウム　381,389
ドキサプラム塩酸塩水和物　259
ドキシサイクリン　128,154,244,334,340,355,376,377,385
ドキシサイクリン塩酸塩　128,154,340
ドキシフルリジン　232,352
ドキソルビシン　234,390
ドキソルビシン塩酸塩　234
特定生物由来製品　91,418,419
ドグマチール　206,221
トシル酸トスフロキサシン　339
トスキサシン　**137**,154,393
トスフロキサシン　**137**,157,339,340,393
トスフロキサシントシル酸塩水和物　**137**,157
ドスレピン塩酸塩　222
ドセタキセル水和物　130,131,233,398
ドパミン塩酸塩　253
トフィソパム　214
ドブトレックス　319
トブラシン　162
トフラニール　220

トブラマイシン　162,377,378,382,383,386,387,389
ドプラム　259
トポテシン　235
トミロン　120,154,158,339,368,391
ドラール　213
トラザミド　375,381
トラゾドン塩酸塩　222
トラスツズマブ　238
トラニラスト　358
トラネキサム酸　91,225
トランサミン　225
トランスポーター　372
トランドラプリル　376,381
トリアゾラム　130,131,132,133,214,379,380,394,395,396,397
トリアムシノロン　97,98,100,102,192,360,375,381
トリアムシノロンアセトニド　73,74,98,100,101,193,212
トリアムテレン　164,165,166,321,378,379,382
トリガイン　189
トリクロホスナトリウム　216,358
トリクロリール　216
トリクロルメチアジド　319,321,378,379,382,385,386,389
トリジヘキセチル　376
トリゾン液.YI　71,80
トリセノックス　239
トリテレン　320,321
トリドセラン　202
トリプタノール　220
トリプロリジン塩酸塩　230
トリヘキシフェニジル　376
トリミプラミン　220
トリラホン　219
ドルコール　160
トルセミド　376,378,379,381,382,390
トルブタミド　143,176,178,184,314,326,337,345,358,375,381
トルペリゾン塩酸塩　228
ドルミカム　215,247,248
トルメチン　358,376
トレチノイン　239
トローチ剤　73,94,96
トロキシピド　206
トロビシン　162
トロピセトロン塩酸塩　210

ドロペリドール　250,251,276
ドロペリドール・フェンタニルクエン
　　酸塩　250
トロメタミン　375,376,381,384,385, 388
ドロレプタン　251
トロンビン　72,89,90,91,126,226,354,
　　355,418
ドンペリドン　212

ナ

ナイアシン　375,376
ナイキサン　170,365
ナイクリン　199
内服用副腎皮質ステロイド　192,193
ナイロジン　202
ナウゼリン　212
ナゼア OD　211
納豆菌配合消化酵素製剤　208
ナドロール　12,376,377,378,381,386,
　　387
ナフシリン　384,385,388
ナブトピン　190
ナブメトン　190,376
ナプロキセン　167,170,171,179,357,365,
　　376,386
ナベルビン　234
ナボール SR　189
ナボバン　210
ナリジクス酸　160,358
ナロキソン塩酸塩　265

ニ

ニカルジピン　254,321,380
ニカルジピン塩酸塩　254,321
ニコチン酸　199,375
ニコチン酸アミド　199,202
ニコチン酸アミド散ゾンネ　199
ニコチン酸製剤　199
ニコランジル　257
ニザチジン　204,338,378,379,382,387,
　　388,389
二次う蝕　19,26,27,50
ニシカカリエスチェック　410
ニシカカリエスチェック・ブルー　410
ニソリ・S　264
ニソリ　263,264
ニソルジピン　379,380,395,397
ニトプロ　255
ニトラゼパム　214

ニドラン　231
ニトレンジピン　379,380
ニトロール　257,319,363
ニトロール R　257
ニトログリセリン　179,184,255,257,363,
　　376
ニトロダーム TTS　257
ニトロプルシドナトリウム　255
ニトロペン　257
ニフェジピン　133,321,379,380,396,399
ニフラン　171,190,365
ニフランシロップ　190
ニポラジン　231
ニムスチン塩酸塩　231
ニモジピン　379,380
ニューキャップ　402
ニューニット　226
乳酸　204
乳酸エタクリジン　83
乳酸カルシウム　384,388,413,414,416
乳酸ナトリウム　178,184,264,376,381,
　　384,385,388,413
乳酸リンゲル液　248,263,264
乳酸リンゲル液（ソルビトール加）　264
乳酸リンゲル液（ブドウ糖加）　263,265
乳歯う蝕　27,50
尿細管分泌　373,376,377,390,391
尿中排泄　112,113,114,119,121,123,124,
　　126,127,129,130,132,137,138,141,142,
　　145,148,150,152,171,179,373,374,375,
　　377,378,379,380,381,382,386,387,389
妊婦　297

ネ

ネオアルゼンブラック　33
ネオ・エフラーゼ　208
ネオクリーナー「セキネ」　21,41
ネオグリセロール　52,55
ネオザルベリン　189
ネオザロカインパスタ　3,16
ネオシネジンコーワ　254
ネオステリグリーン　72,86,285
ネオダイン　19,29
ネオダイン EZ ペースト　402
ネオダイン-α　402
ネオダイン T　402,404
ネオトリオヂンクパスタ　21,33
ネオパラホルムパスタ　33
ネオビタカイン　189

ネオフィリン　258,350
ネオペリドール　222
ネオマイシン　383
ネオマレルミン TR　230
ネオヨジン外用液　71,78
ネオヨジンガーグル　72,85
ネオラミン・スリービー　202
ネオラミン・マルチ V　202
ネダプラチン　237
ネチルマイシン　377,378,382,383,386,
　　387,389
ネフローゼ症候群　164,165,166,167,169,
　　170,172,173,174,175,176,260,334
ネルフィナビル　135,195,355,380,392
ネルボン　214

ノ

ノードマントローチ　73,94,211
ノイエル　206
ノイチーム　53,69,191
ノイトロジン　343
ノイビタ　198
ノイリトール C　168
ノイロトロピン　190
ノイロビタン　202
ノイロレプトアナルゲシア用麻酔薬
　　250
ノギテカン塩酸塩　235
ノバミン　219
ノバントロン　239
ノブフェン　173
ノルアドレナリン　8,9,10,11,13,253,356
ノルエピネフリン　318
ノルニチカミン　202
ノルバデックス　236
ノルフロキサシン　160,173,358
ノルポート　190

ハ

ハーセプチン　238
パートランゼリー　3,15
パートランビスカス　3,15
パートランポンプスプレー 8%　3,14
バーナル　19,407
ハイアミン液　71,81,285,302,306
バイオゲン　198
ハイカムチン　235
ハイコート　260
ハイコバール　200

ハイシー　201
ハイシール　404
バイシリン G　153
ハイスコ　227,261
ハイスタミン　230
排泄過程における相互作用　373
排泄物の消毒　283,284,288,294
ハイセレニン　352
ハイトコバミン M　200
ハイドレア　232
ハイドロコルチゾン　375,381
ハイピリドキシン　199
ハイフル配合顆粒　208
ハイペン　177,365
ハイポーゲン　406
ハイポキャル　402
ハイボン　199
ハイ - ボンド　カルボセメント　402
ハイ - ボンド　カルボプラス　402
ハイ - ボンドグラスアイオノマー -CX　403
ハイ - ボンド　ジンクセメント　403
ハイ - ボンド　テンポラリーセメント・ソフト（ホワイト、ピンク）　404
ハイ - ボンド　テンポラリーセメント・ハード（ホワイト、ピンク）　404
ハイ - ボンド　ライナー　403
ハイ - ボンド　レジグラス　407
ハイミタン　199
ハイ - ユージノールセメント　402
ハイライト　410
ハイライトシェードアップ　410
バイラブ　199
ハウゼマイム　189
バカンピシリン　**114**,115,154,156,384,385,388,391
バカンピシリン塩酸塩　**114**,154,156
バキソ　393
バクシダール　160,173,367
バクタ　160
バクトラミン　160
パクリタキセル　130,131,234,395
バクロフェン　228
バシトラシン　87
パシーフ　268
パシル　168
パズクロス　168
パスコード　410
パスターゼ SA　208

パズフロキサシンメシル酸塩　163
パセトシン　113,391
バソレーター　255,257
バソレーターテープ　257
バッカル剤　94
白血病　342,344,345,346,347,359
バッサミン　309
抜歯創　53,63,72,73,85,86,87,93,94,95,98,112,114,115,121,122,123,124,126,142,144,154,155,156,157,285
バトラー F 洗口液 0.1%　45,47
バトラーフローデンフォーム N　45,46
バナール　201
バナン　**121**,154,158,339,391
パニペネム・ベタミプロン　148,155,157
パニマイシン　162
パビナール　270
パビナール・アトロピン　271
バファリン　**184**,309,320,333,354,365
ハフトロン　189
ハベカシン　162
パミドロネート　378,379,382,387,388,389
パラオキシ安息香酸メチル　39
パラクロロフェノール　24,25,
パラクロロフェノール・グアヤコール　18,20,24,36
パラセタ　189
ハラゼパム　380
パラプラチン注射液　237
パラホルムアルデヒド　19,33,36,405
パラホルムアルデヒド・ジブカイン塩酸塩　20,36
パラホルムアルデヒド・酸化亜鉛配合剤　21
パラホルムアルデヒド配合剤　33
パラホルムパスタ　33
パラミヂン　179,365
パラメタゾン　375,381
バランス　213
パリエット　207,338
ハリケインゲル　3,15
ハリケインリキッド　3,15
バルコーゼ　209
ハルシオン　214,394,395,396,397
パルトックス　199
ハルトマン D　263
バルトレックス　195

パルパックV　19,32
バルビタール　215,360
バルビツール酸系　215
パルプキャナルシーラー　405
パルプデント　ルートカナルシーラー　405
バルプロ酸　148,149,151,352,375,381
バルプロ酸ナトリウム　125,130,148,149,151,178,184,218,352
バレオン　139,154,173,339,393
バレリン　218,352
パロキセチン　183,222,380
ハロゲン系吸入麻酔薬　243
ハロスポア　161
ハロタン　243,337
ハロペリドール　222,337,378,379,398
ハロペリドールデカン酸エステル　222
ハロマンス　222
パンアト　267
パンオピン　267
パンクレアチン　207
パンクロニウム　381,389,394
半夏瀉心湯　240
半夏瀉心湯エキス　240
パンコール・B_2・B_6・ニコアミ配合剤　202
バンコマイシン　152,160,163,335
バンコマイシン塩酸塩　160,163
パンスコ　267
パンスポリン　161
パンスポリン T　158
パンテチン　199
パンテニール　199
パンテノール　199
パントシン　199
パントテン酸カルシウム　202
パントテン酸製剤　199
パンピオチン　199

ヒ

ピーガード　269
ビーカップ注　198
ビーシックス　200
ビースリミン　202
ピーゼットシー　219
ビーセルファ　189
ビーゾカイン歯科用ゼリー　3,15
ピーマーゲン配合散　208
ビーマス配合錠　209

ビアサン 208
ビアセチル 235
ビアペネム 161
ビオヂアスターゼ 1000 配合剤 208
ビオヂアスターゼ 2000 配合剤 208
ビオスミン 203
ビオスリー 204
ビオヂアスミン F-2 203
ビオチン 201
ビオトーワ 198
ビオフェルミン 203
ビオフェルミン R 203
ビオラクチス 203
ビオラクト 203
ビカーボン 265
ビカルタミド 236
ビクシリン 112,144,154,155,156,157,
158,160,391
ビクシリン S 158,160
ビクロックス 194
ピコスルファートナトリウム 210
ビサコジル 210
ピシバニール 239
ヒスタール 230
ビスタマイシン 153,155,157
ヒスタミン H_2 受容体拮抗薬 338
ビスベンチアミン 198
ビソプロロール 376,377,378,381,386,
387
ビタジェクト 202
ビタゼックス 199
ビタダン 202
ビタノイリン 202
ビタファント 198
ビタファント F 198
ビタペックス 405
ビタマル 202
ビタミン A 128
ビタミン B 126,129,143
ビタミン B_{12} 242,341,342,343
ビタミン B_1 198
ビタミン B_2 198,199
ビタミン B_6 200,351
ビタミン B_6 199,200
ビタミン C 106,107,201,416
ビタミン E 201
ビタミン H 201
ビタミン K_2 311
ビタミン K 358

ビタメジン 202
ビダラビン 196
ヒダントール 216,218,352
ビットサン 208
ピドキサール 199
ビトラボンド 403
ヒドララジン 321,378,379
ビトレマー R 409
ビトレマールーティングセメント 407
ビトレマールーティングセメントファ
ストセット 407
ヒドロキシアパタイト 43,46
ヒドロキシカルバミド 232
ヒドロキシジン塩酸塩 222
ヒドロキソコバラミン酢酸塩 200
ヒドロクロロチアジド 176,178,187,321,
378,379,382,385,386,389
ヒドロコルチゾン 59,60,62,97,192,259,
360,375,381,393
ヒドロコルチゾン酢酸エステル
53,60,61,62,63
ヒドロフルメチアジド 178,187,378,
379,382,385,386,389
ヒノキチオール 53,61,62,414
ヒノキチオール歯科用軟膏 61,63
ヒノポロン 53,61
ヒノポロン口腔用軟膏キット 53,61
ビノレルビン酒石酸塩 234
ピノルビン 234
ビバグラスセム 407
ヒビスクラブ 285,296
ヒビスコール 284,293,300,304
ヒビソフト 284,292,300,304
ヒビテン 285,295,302,306
ヒビテン・グルコネート 285,295,302,306
ビフィスゲン 203
ビフィズス菌 203
ビブラマイシン 128,154,340
ビフラミン 203
ピペクロニウム 381,390
ピペタナート塩酸塩・アカメガシワエ
キス 212
ピペタナート塩酸塩 205
ピペミド酸 160
ピブメシリナム塩酸塩 158
ピペラシリン 155,160,162,347,384,385,
388
ビペリデン 376
ヒベルナ 203,260

ヒポジン消毒液 71,78
ヒマシ油 210,404,405
ピムロ 209
ピメノール 319
ピモジド 130,131,133,223,375,379,380,
392,395,396
白虎加人参湯エキス 240
ヒューマリン N 311,325
ヒューマリン R 313,325
ヒヨスチアミン 376
漂白材 410
漂白作用 41,42
表面麻酔薬 3,14,318,320
ピラノ酢酸系 177
ピラルビシン塩酸塩 234
ピリツイン 189
ピリドキサール 199
ピリドキシン塩酸塩 200,202
ピリナジン 181
ピリミジン系 179
ピルジカイニド 319
ヒルナミン 219
ピルメノール 319
ピレチア 230
ピレンゼピン塩酸塩 206,338
ピロカルピン塩酸塩 212
ピロキシカム 333,358,365,376,387
ヒロダーゼ配合剤 208
ビンクリスチン 234,345,347,352,379,
380,390,396,398
ビンクリスチン硫酸塩 234
貧血患者 341
ビンデシン硫酸塩 234
ピンドロール 376,377,378,381,386,387
ビンブラスチン 130,131,234,379,380
ビンブラスチン硫酸塩 130,131

フ

ファーストシン 161
ファイナペック・APC 405
ファイリーズ 406
ファモチジン 205,338,378,379,382,
387,388,389
ファルモルビシン 234
ファルモルビシン RTU 234
ファレカルシトリオール 197
ファロペネムナトリウム水和物
125,154,156
ファロム 125,154,156,339,392

ファンギゾン　319,393,394

フィジオ　265

フィトナジオン　201

フィブリノーゲン　91

フィルグラスチム　343

フェアストン　236

フェナゾックス　167,365

フェニトイン　129,178,182,184,186,216,
　218,261,337,345,352,357,358,360,376,
　381,386,395,400

フェニトインナトリウム　216

フェニトイン・フェノバルビタール
　218

フェニトイン・フェノバルビタール・
　安息香酸ナトリウムカフェイン　218

フェニルブタゾン　327,337,358,376,381

フェニルプロパノールアミン　378,379

フェニレフリン塩酸塩　254

フェノール　18,20,22,23,24,25,29,33,40,
　55,56,78,83,84,284,294,302,306

フェノール・カンフル　18,20,22,23,24,
　40,50

フェノール水　284,302,306

フェノール・チモール　20

フェノチアジン系製剤　219

フェノバール　215,261,352

フェノバールエリキシル　215

フェノバルビタール　143,182,186,215,
　218,261,352,357,376,385,386,400

フェノプロフェン　327,358

フェリプレシン　2,4,6,318

フェルターゼ　208

フェロジピン　130,131,379,380,399

フェロベリン配合錠　203

フェロミア　343,392

フェンタニル　133,251,273,274,275,276,
　278,279,280,281,282,398

フェンブフェン　139,140

フェンプロクモン　375,376,377,378,382,
　386,387,389

フェンラーゼ　208

フォシノプリル　376,378,381

フォトフリン　239

フォリアミン　343

複合アレビアチン　218

副交感神経遮断薬　261,330

副腎皮質ステロイド　101,130,166,173,
　178,184,192,193,194,259,318,326,328,
　330,334,341,342,343,344,347,349,358

覆髄材　402

複方カンゾウ　210

複方甘草散　210

複方ヨードグリセリン　71,75,78

複方ヨード・グリセリン液　212

ブコローム　179,365

ブスピロン　379,380

不整脈　3,4,5,6,11,12,14,134,140,183,186,
　243,244,245,246,247,250,251,254,256,
　318,319,320,328,331,358,363,375~380,
　386,389,390,392,394,395

不整脈治療薬　318,319

フソウラクトミン　203

ブタバルビタール　376,386

フタラール　283,286,287,300,304

ブタルビタール　376,386

フッ化ジアンミン銀　19,20,26,27,38,39,
　45,50,51

フッ化ナトリウム　19,27,29,45,46,47,
　48,49,50,51

フッ化ナトリウム（洗口用）　47

フッ化ナトリウム（塗布用）　46

弗化ナトリウム液「ネオ」　45,46,48

フッ化物　27,45,50,51

フッ素　28,39,45,46,47,48,49,97

ブドウ糖液　253,256,263,273

ブドウ糖注射液　144,145,146,148,152,
　157,161,163,246,254,255,257,263,272

フトラフール　232

ブピバカイン塩酸塩　2,11

ブメタニド　376,378,379,381,382,385,
　386,389,390

プラウノトール　338

フラジオマイシン　87,382,383

フラジレン　198

プラスチベース　62,98

プラステロン硫酸エステルナトリウム
　水和物　193

プラストシール　404

プラストシールクイック　404

プラゼパム　380

プラジシン　378,379

プラチアミン　198

プラディア「昭和」　108,109

プラノプロフェン　171,190,365

フラビタン　198

フラビンアデニンジヌクレオチド　198

プランサス　171,190

フランドル　257

フランドルテープ　257

プリジノールメシル酸塩　228

ブリプラチン　237

プリミドン　182,186,217,358,376,386

プリモボラン　343

プリンペラン　212

フルイトラン　319,320,321

フルオールN液　45,48

フルオール・ゼリー　45,48

フルオキセチン　380

フルオロアパタイト　45,46

フルオロウラシル　233,358

フルカム　365

フルジアゼパム　214

フルスタン　197

フルスルチアミン　198,202

フルスルチアミン・B$_2$・B$_6$・B$_{12}$　202

フルスルチアミン塩酸塩　198

プルゼニド　210

フルタゾラム　214

フルタミド　235,358

フルダラ　233

フルツロン　232

フルトプラゼパム　214

フルドロコルチゾン　375,381

フルドロコルチゾン酢酸エステル　192

フルニトラゼパム　214,248,249,261

フルフェナジン　219

フルフェナム酸アルミニウム　169

ブルフェン　172,333,365,368

フルマーク　173

フルマゼニル　247,248,249,252,265

フルマリン　162

フルメチ静注　198

フルラゼパム　214,380

フルラゼパム塩酸塩　214

フルルビプロフェン　139,173,358,365,
　376,387,393

ブレオ　235

ブレオS軟膏　235

ブレオマイシン塩酸塩　235

フレカイニド　319

ブレシン　166

プレステロン「歯科用軟膏」　64

フレスミンS　200

プレセデックス　216,262

プレドニゾロン　97,178,192,260,330,
　331,343,345,346,359,360,375,381,390

プレドニゾン　375,381

プレドニン　97,192,193,260,330,343,360
プレビタ S　202
プレペノン　269
プレポダインソリューション　71,79
フレロキサシン　339
フローセン　243
フローデン A　45,48,49
フロアーゲル　45,48
プロエスタ　235
プロカインアミド　255,319,390
プロカインアミド塩酸塩　255
プロカイン塩酸塩　2,8
プロカニン　2,8
プログルミド　206
プログルメタシンマレイン酸塩　190
プロクロルペラジンメシル酸塩　219
プロシクリジン　376
プロスルチアミン　198
フロセミド　125,145,147,168,183,184,
　319,321,337,376,378,379,381,382,385,
　386, 389,390,394
プロタノール　254,350
プロタノール -L　254
プロチアデン　222
ブロチゾラム　215,396,398
プロテカジン　205
プロトンポンプインヒビター　207,361
プロナーゼ　191
プロネスパスタアロマ　3,16
プロノン　319
プロパフェノン　319
プロパンテリン　376
プロピオン酸系　138,139,140,141,142,
　170,326
プロピオン酸ジョサマイシン　319
プロピオン酸ベクロメタゾン　101,102
プロピトカイン塩酸塩・フェリプレシ
　ン注　2,6
プロピレングリコール　30,39,61,62,405,
　410,412,413,414,415,416,417
プロプラノロール　8,10,11,12,255,319,
　376,377,378,381,386,387
プロプラノロール塩酸塩　255
プロベネシド　164,165,171,178,358,375,
　376,378,379,381,382,387,388,389
フロベン　173,365,393
プロポフォール　246,247
ブロマゼパム　215
プロマック　207

ブロミド　206
ブロムワレリル尿素　213
プロメタジン　220,230,260,337
プロメタジン塩酸塩　220,230,260
ブロメライン　191,358
フロモキセフナトリウム　162
ブロモクリプチン　379
フロモックス　123,154,158,339,368,391
フロリネフ　192
分布の過程における相互作用　373

ヘ

ベースセメント　403
β - ラクタム系　159,162,335,364,392
ベイスン　315,325
ペオン　174
ヘキストラスチノン　314
ヘキソシクリウム　376
ベクタン　201,
ベクロニウム　229,381,390
ベゲタミン錠 -A　220
ベゲタミン錠 -B　220
ベサノイド　239
ベースセメント（ホワイト、ピンク）
　403
ベースセメント（デンティン色）　403
ベスタチン　239
ベストコール　161
ベストン　198
ベタキソロール　376,377,378,381,386,
　387
ベタナミン　223
ベタメタゾン　97,178,192,330,331,360,
　375,381
ベタメタゾン・d- マレイン酸クロルフェ
　ニラミン　193
ベタメタゾンリン酸エステルナトリウ
　ム　193,260
ペチジン塩酸塩　272
ペチロルファン　272
ベナ　230
ベナスミン　230
ベナゼプリル　376,378,381
ペニシラミン　378,379
ペニシリン G　160,384,386,388,
ペニシリン V　384,386,388
ペニシリン系　112,113,114,115,116,117,
　118,120,121,122,124,125,144,145,147,
　148,149,151,154,155,156,157,158,160,

　335,337,344,349,358,364,391,392
ペニシリン系注射薬　144,154,157,160
ペニシリン系内服薬　155,156,158
ペネム系内服薬　154,156
ベネン　230
ベノジール　214
ヘパリン　308,335,354,355,357,358,375,
　377,383,418
ヘパルス　189
ペプシド　235
ベプリコール　319,396
ベプリジル　319,396
ペプレオ　235
ヘモコアグラーゼ　91,225
ヘモデント液　409
ヘモデントコード #3　410
ヘモデントコード #9　410
ペモリン　223
ペラゾリン　239
ベラドンナアルカロイド類　376
ベラパミル　130,131,133,319,321,355,
　379,396,399
ベラパミル塩酸塩　130,131,133,321,355
ペリアクチン　230
ペリオクリン歯科用軟膏　53,65
ペリオチェック　110
ペリオドン　20,36
ペリオフィール歯科用軟膏　53,65
ベリチーム　208
ペルカミン　3,13
ベルサン　208
ペルジピン　254,321,363
ペルフェナジン　219
ペルフェナジンフェンジゾ酸塩　219
ヘルベッサー　254,319
ヘルベッサー R　254
ベルベリン塩化物　203
ベルベリン塩化物水和物・ゲンノショ
　ウコエキス　203
ペレトン　174
ペングッド　**114**,154,156,391
ベンコール　209
ベンザリン　214
ベンザルコニウム・エタノール　284,
　293,302
ベンザルコニウム塩化物　53,62,63,71,
　80,81,285,297,302,306
ベンジルペニシリン　384,386,388
ベンジルペニシリンカリウム　160

ベンジルペニシリンベンザチン　158
ベンズチアジド　378,379,382,385,386,389
ベンズトロピン　376
ベンゼトニウム塩化物　71,72,**81**,86,87,285,297,302,306
ベンゾジアゼピン系催眠導入薬　247,261
ベンゾジアゼピン受容体拮抗薬　252,265
ペンタサ　212
ペンタゾシン　186,333
ペントイル　**181**,328,333,365
ペントシリン　160,391
ペントスタチン　239
ペントバルビタール　376,386
ペントバルビタールカルシウム　215
ベンドロフルメチアジド　378,379,382,385,386,389
ペンフィル　313
ベンフォチアミン　198
ベンフォチアミン・B_6・B_{12}　202
ペンブトロール　376,377,378,381,386,387
ペンレス　3,17

ホ

ホーネル　197
芳香製剤　207
抱合反応　373
抱水クロラール　213
ボグリボース　315,325,326
ホスカルネット　390
ホスフェニトイン　376,381
ホスホマイシンカルシウム水和物　160
ホスホマイシンナトリウム　163
ホスミシン　160,163
ホスミシンS　163
ボスミン　253
ポタコールR　264
ポビドンヨード　71,72,78,79,85,86,283,288,289,294
ポビドンヨード・エタノール　284,294
ポピヨドンガーグル　72,85
ポピロンガーグル　72,85
ホミカエキス　207
ホモクロミン　230
ホモクロルシクリジン塩酸塩　230
ホモスルファミン　3,16

ポラプレジンク　207
ポララミン　230,260
ポリカルボフィルカルシウム　212
ホリゾン　214,261
ポリチアジド　378,379,382,385,386,389
ポリトーゼ　208
ポリドカノール　225
ポリフル　212
ポリミキシンB　160
ボルタレン　166,320,333,365,368
ボルタレンSR　189
ボルタレンサポ　166
ボルトミー　208
ボルビット　174
ポルフィマーナトリウム　126,128
ホルマリン　32,34,35,36,285,299,302,306
ホルマリン・グアヤコール　20,35,37
ホルマリン・グアヤコールFG「ネオ」　20,37
ホルマリン・クレゾール　20,34,35
ホルマリン・酸化亜鉛　19,32
ホルムアルデヒド　32,33,34,35,36,299
ホルムクレゾールFC「ネオ」　20,34
ポンタール　168,190,333,365,368,
ボンフェナック　166

マ

マーカイン注　2,11
マーズレン　205
マーロックス　209
マイスタン　217
マイトマイシン　234
マイトマイシンC　234
マガルドレート　381,384,386,389,390
マキシピーム　161
マグネシウム - アルミニウム　378,379
マグミット　209
マグラックス　209
マクロライド系　130,132,133,135,154,156,159,163,328,331,337,340,342,349,350,352,358,364,392
麻酔用神経遮断薬　251
マスキュラックス　229
マスキュレート　229
マスキンW・エタノール　292,300,304
マスブロン注　200
マックスセム　408
マックターゼ　208

麻薬　245,246,247,250,251,265,267,271,272,329,349
麻薬拮抗薬　265
マルチカル　402
マルワ亜酸化窒素　242
マレイン酸フルボキサミン　358

ミ

ミオコール　255,257,263
ミオコールスプレー　257
ミオナール　227
ミグリステン　190
ミグレニン　190
ミケラン　319
ミソプロストール　164,166,167,170,173,174,175,176,178,182,207,340
ミダゾラム　130,131,133,215,247,248,261,379,380,396,398
ミタン　199
ミタンB　199
ミトキサントロン　239,390
ミトキサントロン塩酸塩　239
ミニプレス　321
ミノサイクリン　53,65,66,104,106,110,127,154,156,162,335,337,340,367,376,377,388
ミノサイクリン塩酸塩　53,65,66,104,127,154,156,162,337,340
ミノマイシン　**127**,154,156,162,337,340
ミバキュリウム　381,390
ミヤBM　204
ミラクリッド　266
ミラドール　206,221
ミラノール顆粒11％　45,47
ミリステープ　257
ミリスロール　255,257
ミリダシン　190
ミルマグ　209
ミルラクト　208

ム

ムコスタ　206,338
無水エタノール　24,25,405
ムスカルム　228
村上キャンフェニック　18,20,24,40

メ

メイアクトMS　**122**,154,391
メイセリン　161

メイラックス　215
メイロン　262
メキサゾラム　215
メキシチール　319
メキシプリル　376,381
メキシレチン　319,390
メキタジン　231
メコバラミン　200,343
メコラミン　200
メサドロン　193
メサフィリン　205
メサラジン　212
メズロシリン　384,386,389
メタケイ酸アルミン酸マグネシウム　205
メタコリマイシン　160
メダゼパム　215
メタゾラミド　375,381
メタルビタール　376,386
メタンテリン　376
メチニオン・メタケイ酸アルミン酸マグネシウム配合剤　205
メチクロチアジド　378,379,382,385,386,389
メチコバール　200,343
メチシリン　119,384,386,389
メチセルジド　379,380
メチニオン・メタケイ酸アルミン酸マグネシウム　205
メチルスコポラミン　376
メチルセルロース　93,210
メチルドパ　337
メチルプレドニゾロン　130,131,178,193,375,379,380,381,396,398
メチルメチオニンスルホニウムクロリド　204
メチルメチオニン製剤　204
メチロン　190
メテノロン　343
メテバニール　271
メトカルバモール　229
メトキシフルラン　385,386,389
メトクリン　381,390
メトクロプラミド　212
メトコール　18,20,24,25,36
メトトレキサート　126,128,143,164,165,166,171,172,173,174,175,176,178,184,233,345,375,376,377,378,381,382,385,386,387,389,391

メトプロロール　12,376,377,378,381,386,387
メトヘモグロビン血症　6,8,15,61
メトラゾン　379,382,385,386,389
メドロール　193,360
メナテトレノン　201,311
メピバカイン塩酸塩　2,5,10,161
メフェナム酸　**168**,177,190,327,333,337,358,365,368,376,389
メフェニトイン　376,381,386
メブロン　180,365
メペンゾラート　376
メペンゾラート臭化物　229
メホバルビタール　376,386
メリシン　158
メルカプトプリン　345,358
メルファラン　231,346
メレックス　215
メロキシカム　190,350,389,400
メロペネム三水和物　157
メロペン　149,155,157
綿型　89,226
メンドン　213

モ

モーバー　189
モービック　190
モキシフロキサシン　160,379
木炭　376,385,386,389
モダシン　161
モノエタノールアミンオレイン酸塩　225
モヒアト注射液　269
モフェゾラク　168,169,171
モルヒネ　267,268,269,270,279,280,281,282
モルヒネ塩酸塩　268,269,270
モルペス　270

ヤ

薬物相互作用　320,326,340,350,352,354,372
薬物送達法　52
薬物代謝酵素　177,372,373,375,379,380,392,400
薬物動態学的相互作用　372
薬用炭　204
薬力学的相互作用　372

ユ

ユーエフティ　232
ユーエフティ E　232
ユージダイン　404
ユージノール　29,32,53,332,402,404,405
ユージマー　404
ユーパッチ　3,17
ユーロジン　213
有機質溶解作用　30,41,42
有機ブロム化合物製剤　213
有効ヨウ素　78,79,85,288,289,294
有胞子性乳酸菌　204
輸液　144,152,247,248,263,264,265,266
ユナシン　159,162
ユナシン -S　162
ユニプロン　189
ユベラ　201

ヨ

ヨードグリコールパスタ　52,55
ヨードグリコールパスタ「ネオ」　52,55
ヨードグリセリン　52,54,55,56,71,75,76,77,78,86
ヨードチンキ　52,56,58,71,75,76,86,88,108,284,300,304
ヨードホルム　20,21,31,32,37,38,52,58,405
ヨードホルムガーゼ　37,58
ヨードホルム糊剤　21
陽イオン界面活性剤　81,82,86,95,96
ヨウ化亜鉛　20,37,55,77
ヨウ化カリウム　54,55,57,75,76,77,287
ヨウ化水銀　54,75,77,79
ヨウ化ナトリウム　55,79
幼牛血液抽出物　91,205
葉酸　200,341,342,343
葉酸製剤　200
ヨウ素　20,31,37,38,54,56,57,58,75,76,77,78,79,85,86,93,99,288,289,290,294,299
ヨウ素化合物　54
ヨウ素・ヨウ化亜鉛　20,37
ヨウフェナック　166
ヨウラーゼ E　208
溶連菌抽出物　239
ヨシピリン　186

ラ

ライフ　402
ライフファーストセット　402
ライペック　177
ラキソベロン　210
酪酸菌　204
ラクスパン　203
ラクテック　263,264
ラクテック D　263
ラクテック G　264
ラクトミン　203
ラクトミン酸　302
ラクトリンゲル S　264
ラクトリンゲル液「フソー」　263,264
ラシックス　318,319,320,321
ラステット　235
ラステット S　235
ラスノンメディカル　285,297,298
ラタモキセフナトリウム　162
ラックビー　203
ラックビー R　203
ラックメロン　205
ラニチジン　205,378,379,382,387,388,389
ラニチジン塩酸塩　205,338
ラニムスチン　231
ラフチジン　205,338
ラベプラゾール　376,381
ラベプラゾールナトリウム　207,338
ラボナ　215
ラボナール　244,245
ラミプリル　376,378,381
ラモセトロン塩酸塩　211
ラモトリジン　376
ランソプラゾール　207,338,376,381
ランジオロール塩酸　256
ランダ　237,319
ランツジールコーワ　164
ランドセン　217,352

リ

リーゼ　221
リーダイ配合錠　203
リカマイシン　392
リシノプリル　376,378,381
リスミー　216
リスモダン　318,319
リゼドロネート　378,379,382,387,388,389

裏層材　402
リゾチーム塩酸塩　191,
リチウム　166,183,377,378,382,385,386,387
リツキサン　238
リツキシマブ　238
立効散　240,328
立効散エキス　240,328
リドカイン　2,3,9,12,14,15,17,88,89,146,161,248,256,319,320,335
リドカイン塩酸塩　2,3,4,9,10,15,320
リドカイン静注用 2%シリンジ　3,12,256
リトナビル　12,130,131,133,196,250,355,356,358,388,396,397,400
利尿薬　318,319,334,358,374,375,381
リネステロン　192
リネゾリド　160,163
リノロサール　193,260
リファジン　160
リファブチン　133,376,379,380,386,400
リファペンチン　379,380
リファンピシン　129,133,143,160,182,186,247,337,356,357,358,376,379,380,386,400
リファンピン　376,379,380,386
リボスタマイシン硫酸塩　153,155,157
リボトリール　217,352
リボビックス　199
リボフラビン　198
リボフラビン・ピリドキシン塩酸塩　202
リメタゾン　193
硫酸アトロピン注射液　227
硫酸カナマイシン　162
硫酸カリウム　210,404,407
硫酸キニジン　319,358,395,396
硫酸ストレプトマイシン　162
硫酸第一鉄　385,386,389,390
硫酸鉄　343
硫酸フラジオマイシン　87
硫酸ポリミキシン B　160
硫酸マグネシウム　210,229,385,386,389,414
リルマザホン塩酸塩　216
リンゲリーズ　173
リンコシン　159,163
リンコマイシン　136,152,154,155,156,157,159,163,380,389,393
リンコマイシン塩酸塩　59,163

リン酸アルミニウム　381,390
リン酸コデイン　185
リン酸酸性フッ化ナトリウム　45,48
リン酸ピリドキサール　199
リン酸ピリドキサールカルシウム　200
リンデロン　192,193,260,330,360
リンラキサー　227

ル

ルナシン　232
ルポック　171
ルボックス　223
ルリッド　134,154,392

レ

レキシン　217,352
レキソタン　215
レサズリン試験紙　108,109
レスカルミン　230
レスタス　214
レスタミン　230
レスタミンコーワ　230
レスミット　215
レスミン　230
レスリン　222
レダコート　192,360
レダマイシン　159
レチノール・カルシフェロール配合剤　202
レチノールパルミチン酸エステル　197
レニベース　321
レノグラスチム　343
レバミゾール　376
レバミピド　206,338
レバロルファン酒石酸塩　265,272
レプチラーゼ　225
レフトーゼ　53,69,70,191
レベニン　203
レベニン S　203
レボスパ　193
レボトミン　219
レボフロキサシン　138,140,154,163,339,340,390
レボメプロマジン塩酸塩　219
レリフェン　190
レンチナン　239
レンドルミン　215
レンドルミン D　215

ロ

ロートエキス・ゲンチアナ末配合剤
 208
ロイスタチン　239
ロイナーゼ　239
ロカイン　2,8
ロカルトロール　197,310
ロキシーン　228
ロキシスロマイシン　**134**,154,337,392
ロキソニン　**173**,333,339,365
ロキソプロフェンナトリウム　**173**,177,
 333,339
ロキペイン　173
ロクロニウム　229,381,390
ロサルタンカリウム　321
ロゼオール　173
ロセフィン　145,155,157
ロバキシン　229
ロバスタチン　133,375,379,380
ロヒプノール　214,248,249,261
ロフェプラミン塩酸塩　220
ロフラゼプ酸エチル　215
ロペミン　203
ロペラミド塩酸塩　203
ロベンザリットニナトリウム　190
ロメバクト　**139**,154,173,340,393
ロメフロキサシン　**139**,154,173,339,340,
 393
ロメフロキサシン塩酸塩　**139**,154
ロラゼパム　215
ロルカム　176,365
ロルノキシカム　**176**,177,178,179,180,
 181,365
ロルファン　265
ロンミール　206

ワ

ワークミン　197
ワイパックス　215
ワカデニン　198
ワカデニンＦ　198
ワクシニアウイルス接種家兎炎症皮膚
 抽出液　190
ワコビタール　215,352
ワソラン　319,320,321
ワッサーⅤ　202
ワルファリン　113,118,126,128,129,130,
 131,133,134,135,139,141,143,176,177,
 178,179,184,187,308,354,355,357,358,
 375,376,377,378,379,380,382,383,385,
 386,387,389,390,391,392,395,399
ワルファリンカリウム　113,126,128,130,
 131,133,134,308,354,355,357,391
ワンアルファ　197,310

第1章

歯科専用薬剤

1 局所麻酔薬
2 歯内療法薬
3 う蝕予防薬
4 歯周療法薬
5 口腔用薬
6 歯科用診断薬

1 局所麻酔薬

局所麻酔薬は末梢神経を可逆的に遮断して、局所の知覚を麻痺させる目的で使用する薬剤である。

局所麻酔薬一覧

1. 歯科用局所麻酔薬

一般名、商品名（販売元）	効能・効果	ページ
リドカイン塩酸塩・アドレナリン注（歯科用） 歯科用キシロカインカートリッジ（デンツプライ）［注射剤］、オーラ注カートリッジ（昭和薬化工）［注射剤］、キシレステシンA注射液（カートリッジ）「歯科用」（3M ESPE＝白水）［注射剤］、キシロカイン注射液「2%」エピレナミン（1：80,000）含有（アストラゼネカ）［注射剤］	歯科領域における浸潤麻酔・伝達麻酔	4～5
メピバカイン塩酸塩注（歯科用） スキャンドネストカートリッジ3%（日本歯科薬品）	歯科・口腔外科領域における30分以内の処置の浸潤麻酔	5～6
プロピトカイン塩酸塩・フェリプレシン注（歯科用） 歯科用シタネスト-オクタプレシン（デンツプライ）［注射剤］	歯科・口腔外科領域の手術・処置における浸潤、伝達麻酔	6～7

2. 歯科領域で使用が選択可能な局所麻酔薬

一般名、商品名（販売元）	効能・効果	ページ
プロカイン塩酸塩 プロカニン0.5%・1%（光）［注射剤］、塩プロ1%注「小林」（アイロム）［注射剤］、ロカイン1%・2%（扶桑）［注射剤］、塩酸プロカイン注（各社）［注射剤］、塩酸プロカイン塩酸塩原末	0.5%注：浸潤麻酔 1%注：伝達麻酔 2%注：硬膜外麻酔、伝達麻酔	8
リドカイン塩酸塩 キシロカイン注（アストラゼネカ）［注射剤］、リドカイン注「NM」（ナガセ＝丸石＝メルク）［注射剤］	0.5%注：硬膜外麻酔、伝達麻酔、浸潤麻酔 1%注、2%注：硬膜外麻酔、伝達麻酔、浸潤麻酔、表面麻酔	9
リドカイン塩酸塩・アドレナリン注 キシロカイン注射液「0.5%、1%」エピレナミン（1：100,000）含有（アストラゼネカ）［注射剤］、キシロカイン注射液「2%」エピレナミン（1：80,000）含有（アストラゼネカ）［注射剤］	硬膜外麻酔、伝達麻酔、浸潤麻酔	9～10
メピバカイン塩酸塩注 カルボカインアンプル注（日新：山形＝アストラゼネカ）［注射剤］、カルボカイン注（アストラゼネカ）［注射剤］、塩酸メピバカイン注「NM」（ナガセ＝マイラン）［注射剤］、塩酸メピバカイン注シリンジ「NP」（ニプロファーマ＝丸石）［注射剤］塩酸メピバカイン注PB（日新：山形）	硬膜外麻酔、伝達麻酔、浸潤麻酔	10～11
ブピバカイン塩酸塩注 マーカイン注（アストラゼネカ）［注射剤］	0.125%：硬膜外麻酔 0.25%、0.5%：伝達麻酔、硬膜外麻酔	11

3. その他の局所麻酔薬

一般名、商品名（販売元）	効能・効果	ページ
リドカイン塩酸塩 オリベス点滴用1%（高田＝塩野義）［注射剤］、静注用キシロカイン2%（アストラゼネカ）［注射剤］、オリベス静注用2%（高田）［注射剤］、リドカイン静注用2%シリンジ「テルモ」（テルモ）［注射剤］、静注用2%キット（テルモ）［注射剤］	期外収縮（心室性、上室性）、発作性頻拍（心室性、上室性）、急性心筋梗塞時および手術に伴う心室性不整脈の予防	12〜13
ジブカイン塩酸塩 ペルカミン原末（ナガセ＝マイラン）［外用末］	仙骨麻酔、伝達麻酔、浸潤麻酔、表面麻酔、歯科領域における伝達麻酔・浸潤麻酔	13

4. 表面麻酔薬

一般名、商品名（販売元）	効能・効果	ページ
リドカイン（スプレー） キシロカインポンプスプレー8%（アストラゼネカ）、パートランポンプスプレー8%（日新＝山形）	表面麻酔	14
リドカイン塩酸塩（液剤・ビスカス・ゼリー） キシロカイン液「4%」（アストラゼネカ）［液剤］、キシロカインビスカス2%（アストラゼネカ）［ビスカス］、キシロカインゼリー2%（アストラゼネカ）［ゼリー］、アネトカインビスカス2%（小林化工）［ビスカス］、アネトカインゼリー2%（小林化工）［ゼリー］、パートランビスカス2%（日新＝山形）［ビスカス］、パートランゼリー2%（日新＝山形）［ゼリー］	表面麻酔	15
アミノ安息香酸エチル ハリケインリキッド歯科用20%（アグサジャパン＝サンデンタル）［外用液剤］、ハリケインゲル歯科用20%（アグサジャパン＝サンデンタル）［ゲル］、ビーゾカイン歯科用ゼリー20%（福地＝ビーブランド）［ゼリー］、ジンジカイングル20%（白水）［ゲル］	歯科領域における表面麻酔	15
アミノ安息香酸エチル・塩酸パラブチル・アミノ安息香酸ジエチルアミノエチル ネオザロカインパスタ（ネオ）	歯科領域における表面麻酔	16
アミノ安息香酸エチル テトラカイン塩酸塩 ジブカイン塩酸塩 ホモスルファミン プロネスパスタアロマ（日本歯科薬品）	歯科領域における表面麻酔	16
テトラカイン塩酸塩 コーパロン（昭和薬化工）	歯科領域における表面麻酔	16〜17
リドカイン（貼付剤） ペンレステープ18mg（日東電工＝マルホ）［貼付剤（テープ）］、ユーパッチテープ18mg（祐徳＝メディキット）［貼付剤（テープ）］、リドカインテープ18mg「ニプロ」（ニプロパッチ＝ニプロ）［貼付剤（テープ）］、リドカインテープ18mg「NP」（ニプロ）［貼付剤（テープ）］	歯科領域における表面麻酔	17

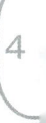

1）歯科用局所麻酔薬

ch.1

局所麻酔薬のうち、便宜上歯科材料店での販売が許可されている薬剤を歯科用局所麻酔薬と呼ぶ。歯科領域の浸潤麻酔、伝達麻酔で使用しやすいように、局所麻酔薬の濃度、血管収縮薬の添加、容量などが調整されている。局所麻酔薬の濃度は2〜3％と医科用に比べ高濃度で、出血量の減少、持続時間の延長、効果の増強、中毒の予防のために血管収縮薬（アドレナリンまたはフェリプレシン）が添加されているものがほとんどである（表面麻酔薬については後述する）。

リドカイン塩酸塩・アドレナリン注
（歯科用）
lidocaine hydrochloride・adrenaline

［商品名］

歯科用キシロカインカートリッジ（デンツプライ）［注射剤］、オーラ注カートリッジ（昭和薬化工）［注射剤］、キシレステシンA注射液（カートリッジ）「歯科用」（3M ESPE＝白水）［注射剤］、キシロカイン注射液「2％」エピレナミン（1：80,000）含有（アストラゼネカ）［注射剤］

［組成］

1mL中、リドカイン塩酸塩20mg、アドレナリン0.0125mg,（オーラ注；アドレナリン酒石酸水素塩0.025mg）、1.0mLカートリッジ、1.8mLカートリッジ

［効能または効果］

歯科領域における浸潤麻酔・伝達麻酔

［用法・用量］

歯科領域における浸潤、伝達麻酔には成人0.3〜2mL（カートリッジでは0.3〜1.8mL 塩酸リドカインとして6〜36mg）を使用する。
口腔外科領域の麻酔には3〜5mLを使用する。適宜増減する。

危［禁忌］

本剤の成分またはアミド型局所麻酔薬に対し、過敏症の既往

危［原則禁忌］

高血圧、動脈硬化、心不全、甲状腺機能亢進、糖尿病および血管攣縮の既往

！［慎重投与］

高齢または全身状態不良、心刺激伝導障害、重症の肝機能障害または腎機能障害

！［重大な副作用］

ショック、中毒（過量投与）、悪性高熱、異常感覚、知覚・運動障害

［副作用］

中枢神経：眠気、不安、興奮、霧視、眩暈等
消化器：悪心・嘔吐等
過敏症：蕁麻疹等の皮膚症状、浮腫等

［併用注意・相互作用］

ハロゲン含有吸入麻酔薬、三環系抗うつ薬、MAO阻害薬、非選択性β遮断薬、抗精神病薬、α遮断薬、分娩促進薬、麦角アルカロイド類

［過量投与・中毒］

中枢神経系：初期に不安、興奮、多弁、口周囲の知覚麻痺、舌のしびれ、ふらつき、聴覚過敏、耳鳴り、視覚障害、振戦等。進行すると意識消失、全身痙攣、低酸素血症、高炭酸ガス血症、呼吸停止
心血管系：血圧低下、徐脈、心筋収縮力低下、心拍出量低下、刺激伝導系の抑制、心室性頻脈および心室細動等の心室性不整脈、循環虚脱、心停止等

［高齢者への投与］

アドレナリンの作用に対する感受性が高いことがある。

［妊婦・産婦・授乳婦等への投与］

妊婦または妊娠している可能性のある婦人には、治療上の有益性が危険性を上回ると判断される場合にのみ投与する。

［小児への投与］

安全性は確立していない。

［一般的注意］

十分な問診により患者の全身状態を把握する。ただちに救急処置のとれるよう、常時準備をしておく。全身状態の十分な観察。できるだけ低濃度の使用。必要最少量にとどめる。血管内注入を避ける。注射速度はできるだけ遅く、強圧をかけない。鎮静薬、鎮痛薬等による呼吸抑制の発現。高齢、小児期、全身状態不良、肥満、呼吸器疾患では特に注意。注射針より、神経障害が生じることがある。誤嚥・口腔内咬傷の危険性を増加させるおそれがある。カートリッジは1回限り使用。歯科用にだけ使用する。凍結するとゴム栓の飛び出しまたはカートリッジが破損する。頭部（アルミキャップ）メンブランをアルコールで軽く消毒する。長時間金属器具（カニューレ、注射針等）に接触させると腐蝕する。注射針は使用のつど交換する。廃棄の際は感染防止に配慮する。

【規制区分】劇薬、処方せん医薬品
【貯法】遮光し、凍結を避け、15℃以下で保存する。

メピバカイン塩酸塩注
（歯科用）
mepivacaine hydrochloride

［商品名］

スキャンドネストカートリッジ3%（日本歯科薬品）［注射剤］

［組成］

1mL 中、メピバカイン塩酸塩 30mg、1.8mL カートリッジ

［効能または効果］

歯科・口腔外科領域における30分以内の処置の浸潤麻酔

［用法・用量］

成人には1管（1.8mL、54mg）、適宜増減する。増量する場合には注意すること。

危 ［禁忌］

本剤またはアミド型局所麻酔薬に対し過敏症の既往

！［慎重投与］

高血圧、動脈硬化、心不全、甲状腺機能亢進、糖尿病、血管攣縮の既往、高齢または全身状態不良、心刺激伝導障害、重症肝機能障害または腎機能障害

！［重大な副作用］

ショック（まれにアナフィラキシーショック）、中毒症状（意識障害、振戦、痙攣など）、一過性（まれに持続的）異常感覚、知覚・運動障害

［副作用］

中枢神経：眠気、不安、興奮、霧視、眩暈等
消化器：悪心・嘔吐等
過敏症：蕁麻疹等の皮膚症状、浮腫等

［併用注意・相互作用］

抗不整脈薬（塩酸アプリンジン）、クラスⅢ抗不整脈薬（アミオダロン等）

［過量投与・中毒］

中枢神経系：不安、興奮、多弁、口周囲の知覚麻痺、舌のしびれ、ふらつき、聴覚過敏、耳鳴り、視覚障害、振戦等。病状が進行すると意識消失、全身痙攣、低酸素血症、高炭酸ガス血症、重症では呼吸停止
心血管系：血圧低下、徐脈、心筋収縮力低下、心拍出量低下、刺激伝導系の抑制、心室性頻脈および心室細動等の心室性不整脈、循環虚脱、心停止等

[高齢者への投与]
慎重に投与すること。

[妊婦・産婦・授乳婦等への投与]
妊婦または妊娠している可能性のある婦人には、治療上の有益性が危険性を上回ると判断される場合のみ投与する。

[小児への投与]
安全性は確立していない。

[一般的注意]
持続性の出血を伴う処置には適用しないこと。全身状態を十分把握し、常時ただちに救急処置のとれる準備。必要最少量を強圧をかけずにゆっくり注射。注射針が、血管に入っていないことを確かめること。鎮静薬、鎮痛薬等による呼吸抑制が発現することがある。小児、全身状態不良、肥満、呼吸器疾患では特に注意。穿刺に際し異常を認めた場合には本剤を注入しないこと。誤嚥・口腔内咬傷の危険性を増加させるおそれがある。再使用は避けること。歯科用にのみ使用すること。他の物と区別して保存すること。凍結によりカートリッジが破損する。カートリッジの消毒は、アルコールで軽く清拭する。その他の消毒方法は避けること。長時間注射針等に接触させないこと。廃棄の際は感染防止の配慮をすること。

【規制区分】劇薬、処方せん医薬品
【貯法】室温保存

プロピトカイン塩酸塩・フェリプレシン注
（歯科用）
propitocaine hydrochloride・felypressin

[商品名]
歯科用シタネスト-オクタプレシン（デンツプライ）[注射剤]

[組成]
1管（1.8mL）、1mL中プロピトカイン塩酸塩30mg、フェリプレシン0.03単位

[効能または効果]
歯科・口腔外科領域の手術・処置における浸潤・伝達麻酔

[用法・用量]
1回1管注射（適宜増減）

危[禁忌]
メトヘモグロビン血症、本剤の成分またはアミド型局所麻酔薬過敏症

![慎重投与]
高齢または全身状態不良、心刺激伝導障害、重症の肝機能障害または腎機能障害

![重大な副作用]
ショック（まれにアナフィラキシーショック）、意識障害、振戦、痙攣、メトヘモグロビン血症、異常感覚、知覚・運動障害

[副作用]
中枢神経：眠気、不安、興奮、霧視、眩暈等
消化器：悪心・嘔吐等
過敏症：蕁麻疹等の皮膚症状、浮腫等

[過量投与・中毒]
中枢神経系：初期症状として不安、興奮、多弁、口周囲の知覚麻酔、舌のしびれ、ふらつき、聴覚過敏、耳鳴り、視覚障害、振戦等。病状が進行すると意識消失、全身痙攣。これらの症状に伴い低酸素症、高炭酸ガス血症が生じるおそれがある。より重篤な場合には呼吸停止。
心血管系：血圧低下、徐脈、心筋収縮力低下、心拍出量低下、刺激伝導系の抑制、心室性頻脈および心室細動等の心室性不整脈、循環虚脱、心停止等。

[高齢者への投与]
全身状態の観察を十分に行いながら慎重に投与す

る。

［妊婦・産婦・授乳婦等への投与］

妊婦または妊娠している可能性がある婦人には、治療上の有益性が危険性を上回ると判断された場合のみに投与する。

［小児への投与］

安全性は確立していない。

［一般的注意］

局所麻酔薬に際し、常時、ただちに救急処置のとれる準備。全身状態の観察。必要最小量にとどめること。血管内注入の防止。強圧をかけず、できるだけゆっくり注射。前投薬、鎮静薬、鎮痛薬等による呼吸抑制が発現する。注射針により神経障害が生じることがある。誤嚥・口腔内咬傷の危険性を増加させる。

再度の使用は避ける。歯科用のみに使用すること。

【規制区分】 劇薬、処方せん医薬品
【貯法】 遮光し、凍結を避け、15℃以下で保存する。

ch.1 　**2）歯科領域で使用が選択可能な局所麻酔薬**

> 　歯科用局所麻酔薬とされていない局所麻酔薬の多くは、歯科領域でも使用可能である。医科で使用される局所麻酔薬は歯科用に比べ濃度が低いために、歯髄を麻痺させるための浸潤麻酔には効果が低い。特に血管収縮薬無添加の局所麻酔薬では効果が低い。しかし、何らかの理由で血管収縮薬無添加の局所麻酔薬を使用せざるをえない場合はこの中から選択するとよい。また、軟組織のみの処置であれば、低濃度の局所麻酔薬でも十分効果があるので、これらを選択することが可能である。血管収縮薬無添加の局所麻酔薬は、出血、中毒、作用時間などに注意が必要である。

プロカイン塩酸塩
procaine hydrochloride

［商品名］
プロカニン 0.5%・1%（光）［注射剤］、塩プロ 1% 注「小林」（アイロム）［注射剤］、ロカイン 1%・2%（扶桑）［注射剤］、塩酸プロカイン注（各社）［注射剤］、塩酸プロカイン原末

［組成］
0.5%、1%、2%（オムニカイン）pH3.3 〜 6.0
浸透圧比:（0.5%）約 0.1、（1%）約 0.3、（2%）約 0.5

［効能または効果］
0.5%注射剤：浸潤麻酔
1%注射剤：伝達麻酔
2%注射剤：硬膜外麻酔、伝達麻酔

［用法・用量］
基準最高用量：1 回 1,000mg
成人 1 回量：伝達麻酔：1 〜 2 ％注射剤：10 〜 400mg（必要によりアドレナリン［通常濃度 1：10 万〜 20 万］を添加）
浸潤麻酔：0.25 〜 0.5%注射剤：1,000mg 以下（必要によりアドレナリン［通常濃度 1：10 万〜 20 万］を添加）
伝達麻酔、浸潤麻酔：2%注射剤 1：100,000 アドレナリン添加：10 〜 100mg（0.5 〜 5mL）

危 ［禁忌］
メトヘモグロビン血症、本剤または安息香酸エステル系局所麻酔薬に対し過敏症の既往
アドレナリン添加：血管収縮薬過敏症、高血圧、動脈硬化、心不全、甲状腺機能亢進、糖尿病、血管痙攣等、浸潤・伝達：耳、指趾または陰茎の麻酔を目的とする患者

! ［慎重投与］
血管収縮薬（アドレナリン、ノルアドレナリン）の添加：高齢、ハロゲン含有吸入麻酔薬、三環系抗うつ薬または MAO 阻害薬、非選択制β遮断薬（プロプラノロール等）、精神神経用薬（ブチロフェノン系、フェノチアジン系等）、α遮断薬投与注、オキシトシン、麦角アルカロイド類等の分娩促進薬投与中、心刺激伝導障害、重症の肝機能障害または腎機能障害

［副作用］
ショック、振戦、中毒、メトヘモグロビン血症、中枢神経系（眠気、不安、興奮、霧視、眩暈、悪心・嘔吐）、過敏症状（蕁麻疹、浮腫など）

［高齢者への投与］
副作用が発現しやすいので慎重に投与すること。

［妊婦・産婦・授乳婦等への投与］
妊婦または妊娠している可能性がある婦人には、治療上の有益性が危険性を上回ると判断された場合のみに投与する。

［一般的注意］
常時、ただちに救急処置のとれる準備をしておくこと。全身状態の観察。できるだけ低濃度の使用。必要に応じて血管収縮薬の併用。必要最小量にとどめること。血管内注入は避ける。注射はゆっくり。

［注意―その他］
アンプルカット時、異物の混入を避けるためエタノール綿等で清拭する。

【規制区分】劇薬、処方せん医薬品
【貯法】室温保存

リドカイン塩酸塩
lidocaine hydrochloride

[商品名]
キシロカイン注（アストラゼネカ）[注射剤]、リドカイン注「NM」（ナガセ＝丸石＝メルク）[注射剤]

[組成]
リドカイン塩酸塩として 0.5％・1.0％・2.0％、局所麻酔剤 pH 5.0 ～ 7.0
浸透圧比：約 1

[効能または効果]
0.5％注射剤：硬膜外麻酔、伝達麻酔、浸潤麻酔
1.0％注射剤・2.0％注射剤：硬膜外麻酔、伝達麻酔、浸潤麻酔、表面麻酔

[用法・用量]
基準最高用量は成人でリドカイン塩酸塩として 1 回 200mg とする。
0.5％注射剤：硬膜外麻酔（25 ～ 150mg）、伝達麻酔（15 ～ 200mg）、浸潤麻酔（10 ～ 200mg）
1％：硬膜外麻酔（100 ～ 200mg）、伝達麻酔（30 ～ 200mg）、浸潤麻酔（20 ～ 200mg）
2％：硬膜外麻酔（200mg）、伝達麻酔（40 ～ 200mg）、浸潤麻酔（40 ～ 200mg）

危 [禁忌]
本剤またはアミド型局所麻酔薬に対し過敏症の既往。次の患者に投与する場合は、血管収縮薬（アドレナリン、ノルアドレナリン）を添加しない：（1）血管収縮に対して過敏症もある患者、（2）高血圧、動脈硬化、心不全、甲状腺機能亢進症、糖尿病のある患者、および血管攣縮の既往のある患者、浸潤・伝達：耳、指趾または陰茎の麻酔を目的とする患者

[副作用]
ショック、悪性高熱、中毒（振戦、痙攣など）、眠気、不安、興奮、霧視、眩暈、悪心、嘔吐等
過敏症：蕁麻疹等の皮膚症状、浮腫等

[高齢者への投与]
血管収縮薬（アドレナリン、ノルアドレナリン）添加薬は慎重に投与。硬膜外麻酔の麻酔範囲が拡がりやすい。

[妊婦・産婦・授乳婦等への投与]
妊婦または妊娠している可能性がある婦人には、治療上の有益性が危険性を上回ると判断された場合のみに投与する。

[一般的注意]
常時、ただちに救急処置のとれる準備をしておくこと。全身状態の観察。できるだけ低濃度の使用。必要に応じて血管収縮薬の併用。必要最小量にとどめること。血管内注入は避ける。注射はゆっくり。

[注意―その他]
アンプルカット時、異物の混入を避けるためエタノール綿等で清拭する。

【規制区分】劇薬、処方せん医薬品
【貯法】室温保存

リドカイン塩酸塩・アドレナリン注
lidocaine hydrochloride・adrenaline

[商品名]
キシロカイン注射液「0.5％、1％」エピレナミン（1：100,000）含有（アストラゼネカ）[注射剤]、キシロカイン注射液「2％」エピレナミン（1：80,000）含有（アストラゼネカ）[注射剤]

[組成]
1mL 中、リドカイン塩酸塩 5mg（0.5％）、10mg（1.0％）、20mg（2.0％）pH3.3 ～ 5
浸透圧比：約 1

[効能または効果]
硬膜外麻酔、伝達麻酔、浸潤麻酔、表面麻酔

[用法・用量]
基準最高用量（成人）0.5％液 100mL、1％液 50mL、2％液 25mL（リドカイン塩酸塩として 500mg）
硬膜外麻酔：0.5％液 5 ～ 30mL、1％液 10 ～ 30mL、2％液 10 ～ 20mL
表面麻酔：1％、2％。適量を塗布または噴霧
交感神経節遮断：0.5％ 5 ～ 20mL
伝達麻酔：0.5％ 3 ～ 40mL、1％ 3 ～ 20mL、2％ 2 ～ 20mL
浸潤麻酔：0.5％ 2 ～ 40mL、1％ 2 ～ 40mL、2％ 2 ～ 25mL

[副作用]
ショック、悪性高熱、中毒（振戦、痙攣など）、眠気、不安、興奮、霧視、眩暈、悪心、嘔吐等
過敏症：蕁麻疹等の皮膚症状、浮腫等

1
2
3
4
5
6

［高齢者への投与］

血管収縮薬（アドレナリン、ノルアドレナリン）添加薬は慎重に投与。硬膜外麻酔の麻酔範囲が拡がりやすい。

［妊婦・産婦・授乳婦等への投与］

妊婦または妊娠している可能性がある婦人には、治療上の有益性が危険性を上回ると判断された場合のみに投与する。

［一般的注意］

常時、ただちに救急処置のとれる準備をしておくこと。リドカイン塩酸塩・アドレナリン注（歯科用）(p.4) 参照

［注意—その他］

アンプルカット時、異物の混入を避けるためエタノール綿等で清拭する。

【規制区分】劇薬、処方せん医薬品
【貯法】遮光して、凍結を避けて 15℃以下保存

メピバカイン塩酸塩注
mepivacaine hydrochloride

［商品名］

カルボカインアンプル注（日新：山形＝アストラゼネカ）［注射剤］、カルボカイン注（アストラゼネカ）［注射剤］、塩酸メピバカイン注「NM」（ナガセ＝マイラン）［注射剤］、塩酸メピバカイン注シリンジ「NP」（ニプロファーマ＝丸石）［注射剤］、塩酸メピバカイン注 PB（日新：山形）

［組成］

1mL 中、塩酸メピバカイン 5mg（0.5%）、10mg（1.0%）、20mg（2.0%）pH4.5 ～ 6.8
浸透圧比：1 ～ 1.4

［効能または効果］

浸潤麻酔、伝達麻酔、硬膜外麻酔

［用法・用量］

基準最高量は、1 回 500mg、適宜増減する。
浸潤麻酔：0.5% 2～40mL（10～200mg）、1% 2～40mL（20～400mg）、2%2～20mL（40 ～ 400mg）
伝達麻酔：1% 5 ～ 20mL（50 ～ 200mg）、2% 2 ～ 20mL（40 ～ 400mg）
交感神経遮断：0.5% 5mL（25mg）

危 ［禁忌］

硬膜外麻酔：大量出血やショック状態、注射部位またはその周辺の炎症、敗血症、本剤の成分またはアミド系局所麻酔薬に対し過敏症の既往
血管収縮薬（アドレナリン、ノルアドレナリン）添加禁忌：血管収縮薬に対し過敏症の既往、高血圧、動脈硬化、心不全、甲状腺機能亢進、糖尿病および血管攣縮の既往、耳、指趾または陰茎の麻酔

！ ［慎重投与］

硬膜外麻酔：中枢神経系疾患；髄膜炎、灰白脊髄炎、脊髄癆等および脊髄・脊椎の腫瘍または結核等、血液凝固障害や抗凝血薬投与中、脊柱の著明な変形、妊産婦または腹部腫瘤、重症の高血圧症、心弁膜症等の心血管系の著しい障害
血管収縮薬（アドレナリン、ノルアドレナリン）の添加薬：高齢、ハロゲン含有吸入麻酔薬、三環系抗うつ薬または MAO 阻害薬、非選択制β遮断薬（プロプラノロール等）、精神神経用薬（ブチロフェノン系、フェノチアジン系等）、α遮断薬投与注、オキシトシン、麦角アルカロイド類等の分娩促進薬投与中、心刺激伝導障害、重症の肝機能障害または腎機能障害

！ ［重大な副作用］

メピバカイン塩酸塩注（歯科用）(p.5) 参照。
硬膜外麻酔では膀胱直腸障害等の神経学的疾患が現れることがある。

［副作用］

メピバカイン塩酸塩注（歯科用）(p.5) 参照。

［高齢者への投与］

血管収縮薬（アドレナリン、ノルアドレナリン）添加薬の投与は慎重。

［妊婦・産婦・授乳婦等への投与］

妊婦または妊娠している可能性がある婦人には、治療上の有益性が危険性を上回ると判断された場合のみに投与する。

［一般的注意］

常時、ただちに救急処置のとれる準備をしておくこと。メピバカイン塩酸塩注（歯科用）(p.5) 参照。眼球周囲麻酔施行時は持続性の眼筋運動障害が発現するおそれがある。

［注意—その他］

アンプルカット時、異物の混入を避けるためエタノール綿等で清拭する。

【規制区分】劇薬、処方せん医薬品

【貯法】室温保存

ブピバカイン塩酸塩注
bupivacaine hydrochloride hydrate

［商品名］
マーカイン注（アストラゼネカ）［注射剤］

［組成］
1mL 中、塩酸ブピバカイン 1.25mg（0.125％）、
2.5mg（0.25％）、5mg（0.5％）pH5.0 〜 6.5
浸透圧比：0.8 〜 1.2

［効能または効果］
0.125％：硬膜外麻酔
0.25％・0.5％：伝達麻酔、硬膜外麻酔

［用法・用量］
硬膜外・伝達麻酔用：1 回 2mg/kg まで。
三叉神経ブロック：0.25％ 1 〜 2mL（2.5 〜 5mg）
星状神経節ブロック：0.25％ 5 〜 10mL（12.5 〜
25mg）
硬膜外麻酔：0.5％ 15 〜 20mL（75 〜 100mg）
持続硬膜外麻酔：0.25・0.5％、最初 10mL 次い
で 3 〜 5 〜 8mL を 4 〜 6 時間ごと
疼痛治療：0.125％ 10mL（12.5mg）、作用時間の延長
を望む場合はアドレナリン（1：200,000）を適宜添加

［禁忌］
本剤の成分またはアミド型局所麻酔薬に対し過敏
症の既往、大量出血やショック状態、注射部位ま
たはその周辺の炎症、敗血症への硬膜外麻酔
血管収縮薬（アドレナリン、ノルアドレナリン）
の添加禁忌：血管収縮薬に対し過敏症の既往、高
血圧、動脈硬化、心不全、甲状腺機能亢進、糖尿
病、血管攣縮の既往、耳、指趾または陰茎の麻酔

［慎重投与］
高齢または全身状態不良、心刺激伝導障害、重症
の肝機能障害または腎機能障害
血管収縮薬（アドレナリン、ノルアドレナリン）
の添加薬：高齢、ハロゲン含有吸入麻酔薬、三環
系抗うつ薬または MAO 阻害薬、非選択制β遮断
薬（プロプラノロール等）、精神神経用薬（ブチ
ロフェノン系、フェノチアジン系等）、α遮断薬
投与注、オキシトシン、麦角アルカロイド類等の
分娩促進薬投与中、心刺激伝導障害、重症の肝機
能障害または腎機能障害

［重大な副作用］
ショック（まれにアナフィラキシーショック）、
意識障害、振戦、痙攣、異常感覚、知覚・運動障
害、肝障害

［その他の副作用］
眠気、不安、興奮、霧視、眩暈、悪心、嘔吐等
過敏症：蕁麻疹等の皮膚症状、浮腫等、血圧上昇、
尿閉、くも膜炎

［併用注意・相互作用］
ジゴキシン、アミド型局所麻酔剤、クラスⅢ抗不
整脈剤、アミオダロン等

［過量投与・中毒］
中毒が発現する。
中枢神経系：初期症状として不安、興奮、多弁、
口周囲の知覚麻痺、舌のしびれ、ふらつき、聴覚
過敏、耳鳴り、視覚障害、振戦等が現れる。症状
が進行すると意識消失、全身痙攣。低酸素血症、
高炭酸ガス血症、呼吸停止。
心血管系：血圧低下、徐脈、心筋収縮力低下、心
拍出量低下、刺激伝導系の抑制、心室性頻脈およ
び心室細動等の心室性不整脈、循環虚脱、心停止等。

［高齢者への投与］
血管収縮薬（アドレナリン、ノルアドレナリン）
の作用に対する感受性が高い。

［妊婦・産婦・授乳婦等への投与］
妊娠中の投与に関する安全性は確立していない。

［一般的注意］
常時、ただちに救急処置のとれる準備をしておくこ
と。全身状態の観察を十分に行うこと。できるだけ
低濃度の使用。必要最小量にとどめること。必要
に応じて血管収縮薬の併用を考えること。注射針
が血管に入っていないことを確かめる。注射の速度
はできるだけ遅くすること。局所静脈内麻酔（Bier's
block）に使用しないこと。ぼう頸管ブロックに使
用しないこと。

［注意—その他］
アンプルカット時、異物の混入を避けるためエタ
ノール綿等で清拭する。

【規制区分】劇薬、処方せん医薬品
【貯法】室温保存

3）その他の局所麻酔薬

局所麻酔薬のうち、手術時の局所の知覚麻痺を目的とする以外に、静脈内に投与して抗不整脈薬として使用されている薬剤、および歯科用の注射薬としても使用可能であるが、毒性の関係から使用が好ましくないと考えられる局所麻酔薬を便宜上、その他の局所麻酔薬として分類した。

リドカイン（静注、点滴用）
lidocaine

[商品名]

オリベス点滴用 1%（高田＝塩野義）［注射剤］、**静注用キシロカイン 2%**（アストラゼネカ）［注射剤］、**オリベス静注用 2%**（高田）［注射剤］、**リドカイン静注用 2% シリンジ「テルモ」**（テルモ）［注射剤］、**静注用 2% キット**（テルモ）［注射剤］

[効能または効果]

［抗不整脈剤］期外収縮（心室性、上室性）、発作性頻拍（心室性、上室性）、急性心筋梗塞時および手術に伴う心室性不整脈の予防

[用法・用量]

静脈内 1 回投与法（点滴用 1% を除く）：50 〜 100mg（1 〜 2mg/kg）を 1 〜 2 分間で静注。効果が認められない場合、5 分後に同量を投与。効果の持続を期待するときには 10 〜 20 分間隔で同量を追加投与、1 時間内の基準最高投与量は 300mg。静注の効果は、通常 10 〜 20 分で消失する。

点滴静脈内投与法（静注用シリンジを除く）：塩酸リドカインとして 1 〜 2mg/ 分で静注。4mg/ 分以下。必要に応じて 24 時間以上連続投与してもさしつかえないが、過量投与を避けるため、心電図の連続監視と頻回の血圧測定が必要。

⚠ [禁忌]

重篤な刺激伝導障害（完全房室ブロック等）、本剤の成分またはアミド型局所麻酔薬に対し過敏症の既往

! [慎重投与]

著明な洞性徐脈、刺激伝導障害、循環血液量減少、ショック状態、心不全、重症肝機能障害または腎機能障害、高齢

! [重大な副作用]

刺激伝導系抑制、ショック：PQ 間隔の延長または QRS 幅の増大等、あるいは徐脈、血圧低下、ショック、意識障害等、まれに心停止。

アナフィラキシーショック、意識障害、振戦、痙攣、悪性高熱

[その他の副作用]

中枢神経：せん妄、めまい、眠気、不安、多幸感、消化器：嘔吐等、しびれ感等

[併用注意・相互作用]

シメチジン、メトプロロール、プロプラノロール、ナドロール、リトナビル、アンプレナビル、ホスアンプレナビル、カルシウム水和物、硫酸アタザナビル、セイヨウオトギリソウ（St.John's Wort、セント・ジョーンズ・ワート）含有食品、クラス III 抗不整脈剤（アミオダロン等）

[高齢者への投与]

振戦、痙攣等の中毒症状を起こすおそれがある。用量に留意して慎重に投与する。

[妊婦・産婦・授乳婦等への投与]

妊婦または妊娠している可能性がある婦人には、治療上の有益性が危険性を上回ると判断された場合のみに投与する。

[小児への投与]

安全性は確立していない。

[重要な基本的注意]

過量投与を避けるため、必ず頻回の血圧測定および心電図の連続監視下で投与。他の抗不整脈薬（リン酸ジソピラミド）でテルフェナジンとの併用により、QT 延長、心室性不整脈。アルカリ性注射液（炭酸水素ナトリウム液等）と配合しない。

[その他の注意]

本剤の投与により、新生児にメトヘモグロビン血

症が現れたとの報告。ポルフィリン症の患者に投与した場合、急性腹症、四肢麻痺、意識障害などの急性症状を誘発。

【規制区分】劇薬、処方せん医薬品
【貯法】室温保存

ジブカイン塩酸塩
dibucaine hydrochloride

[商品名]

ペルカミン原末（ナガセ＝マイラン）

[組成]

原末：98％以上

[効能または効果]

外用末：仙骨麻酔、伝達麻酔、浸潤麻酔、表面麻酔、歯科領域における伝達麻酔・浸潤麻酔

[用法・用量]

歯科領域麻酔：0.1％注射液にアドレナリンを添加したものを用い、伝達麻酔・浸潤麻酔には塩酸ジブカインとして、通常成人 1 〜 2mg を使用する。
外用末：使用に際し、目的濃度の水性注射剤または水性液とし、表面麻酔を除き、アドレナリンを添加して使用する（増減）。
伝達麻酔：（基準最高用量；1 回 40mg）0.05 〜 0.1％注射剤、3 〜 40mg。
浸潤麻酔：（基準最高用量；1 回 40mg）0.05 〜 0.1％注射剤、1 〜 40mg。
歯科領域の伝達麻酔・浸潤麻酔：0.1％注射剤、1 〜 2mg。

[禁忌]

本剤に対し過敏症の既往、血管収縮薬（アドレナリン、ノルアドレナリン）：血管収縮薬に対し過敏症の既往、高血圧、動脈硬化、心不全、甲状腺機能亢進、糖尿病、血管痙攣等、耳、指趾または陰茎の麻酔

[慎重投与]

アレルギー体質（気管支喘息、発疹、蕁麻疹等）（本人、家族）、高齢者
血管収縮薬（アドレナリン、ノルアドレナリン）の添加：ハロゲン含有吸入麻酔薬使用中、三環系抗うつ薬服用中、高齢者

[重大な副作用]

ショック、アナフィラキシー様症状、中毒（振戦、痙攣等）

[その他の副作用]

精神神経系：眠気、不安、興奮、霧視、眩暈、悪心・嘔吐等
過敏症：蕁麻疹、浮腫等

[高齢者への投与]

慎重に投与する。血管収縮薬（アドレナリン）の添加は慎重

[妊婦・産婦・授乳婦等への投与]

妊婦または妊娠している可能性がある婦人には、治療上の有益性が危険性を上回ると判断された場合のみに投与する。

[一般的注意]

常時、ただちに救急処置のとれる準備。全身状態の十分な観察。できるだけ低濃度の使用。必要最少量にとどめる。浸潤、伝達では必要に応じて血管収縮薬を併用。浸潤、伝達では注射針が血管に入っていないことを確かめる。注射速度はできるだけ遅くする。

【規制区分】劇薬
外用末：劇薬
注射用：劇薬
【貯法】外用末、注射用：遮光、室温保存

参考文献

1. JAPIC 医療用医薬品集 2015．3247-3253，日本医薬情報センター，東京，2015.
2. JAPIC 医療用医薬品集 2015．1310-1312，日本医薬情報センター，東京，2015.

ch.1

4）表面麻酔薬

　局所麻酔薬のうち、粘膜の表面に作用させて、知覚麻痺を得る局所麻酔薬で、液状またはゼリー状の薬剤を塗布、液体の薬剤をポンプで噴霧、ビスカス状の薬剤を口腔に含み咽頭から食道に流して使用する。表面麻酔薬は注射剤より2倍以上の濃度で使用され、効力が強く、毒性が強いので、表面麻酔以外の使用は禁忌である。また、過量投与には十分注意する必要がある。口腔領域では唾液による希釈が考えられるので、粘膜を乾燥した状態で作用できるような工夫をし、効果発現までに3〜5分は待つ必要がある。皮膚用の表面麻酔薬が販売され、注射の30分以上前に貼付して使用する。静脈留置針の刺入時のみに保険が適用されている。

リドカイン（スプレー）
lidocaine

［商品名］
キシロカインポンプスプレー8％（アストラゼネカ）［スプレー］、パートランポンプスプレー8％（日新＝山形）［スプレー］

［組成］
1mL中、リドカイン80mg

［効能または効果］
表面麻酔

［用法・用量］
スプレー：リドカインとして8〜40mg（1〜5回噴霧）（増減）

危 ［禁忌］
本剤またはアミド型局所麻酔薬に対し過敏症の既往

！ ［重大な副作用］
ショック：徐脈、不整脈、血圧低下、呼吸抑制、チアノーゼ、意識障害等を生じ、まれに心停止をきたすことがある。また、まれにアナフィラキシーショックを起こしたとの報告があるので、観察を十分に行い、このような症状が現れた場合には、適切な処置を行うこと。
意識障害、振戦、痙攣：意識障害、振戦、痙攣等の中毒症状が現れることがあるので、観察を十分に行い、このような症状が現れた場合には、ただちに投与を中止し、適切な処置を行うこと。

［妊婦・産婦・授乳婦等への投与］
妊婦または妊娠している可能性がある婦人には、治療上の有益性が危険性を上回ると判断された場合のみに投与する。

［一般的注意］
眼科用として投与しない。気管内チューブには噴霧しない。投与により気管内挿管後の咽頭痛、嗄声等の発現を増加させたとの報告がある。ノズルを曲げる等ノズル接合部に無理な力を加えない。使用前にノズル接合部分に緩みのないことを確認する。ノズルの先端を切らない。長期間使用しないときは洗浄する。
エタノールおよびマクロゴール400を含有しているので、次の点に注意する。
- ・炎に向けて使用しない。
- ・ストーブやコンロ等火気の付近で使用しない。
- ・火の中に入れない。
- ・内容液を使いきった後、廃棄する。

気管内チューブに噴霧するとカフ部分の破損（ピンホール）、およびチューブのマーキングが消失する。ガラス容器に衝撃を与えないよう取り扱いに注意する。

【規制区分】劇薬
【貯法】室温保存

リドカイン・リドカイン塩酸塩
（外用液・ビスカス・ゼリー）
lidocaine
lidocaine hydrochloride

［商品名］

キシロカイン液「4%」（アストラゼネカ）［液剤］、キシロカインビスカス2%（アストラゼネカ）［ビスカス］、キシロカインゼリー2%（アストラゼネカ）［ゼリー］、アネトカインビスカス2%（小林化工）［ビスカス］、アネトカインゼリー2%（小林化工）［ゼリー］、パートランビスカス2%（日新＝山形）［ビスカス］、パートランゼリー2%（日新＝山形）［ゼリー］

［組成］

液剤：1mL中　リドカイン塩酸塩40mg
ビスカス：1mL中　塩酸リドカイン20mg
ゼリー：1mL中　塩酸リドカイン20mg

［効能または効果］

表面麻酔

［用法・用量］

液剤「4%」：成人で1回80～200mg
ビスカス：成人で1回100～300mg（5～15mL）を1日1～3回経口的に投与
ゼリー：気管内挿管に適当量を使用する

危［禁忌］

本剤またはアミド型局所麻酔薬に対し過敏症の既往

［副作用］

塩酸リドカインスプレー、貼布剤の項（p.14、17）参照

［妊婦・産婦・授乳婦等への投与］

塩酸リドカインスプレー、貼布剤の項（p.14、17）参照

［一般的注意］

ただちに救急処置のとれる準備が望ましい。患者の全身状態の十分な観察。できるだけ低濃度、必要最小限を使用。眼科用、注射用として投与しない。

【規制区分】劇薬
【貯法】室温保存

アミノ安息香酸エチル
ethyl aminobenzoate

［商品名］

ハリケインリキッド歯科用20%（アグサジャパン＝サンデンタル）［外用液剤］、ハリケインゲル歯科用20%（アグサジャパン＝サンデンタル）［ゲル］、ビーゾカイン歯科用ゼリー20%（福地＝ビーブランド）［ゼリー］、ジンジカインゲル20%（白水）［ゲル］

［組成］

歯科用：20%

［効能または効果］

歯科領域における表面麻酔

［用法・用量］

小綿球または綿棒に本剤を適量とり、対象とする部位に塗布、または圧接する。術後うがいをする。

危［禁忌］

本剤または安息香酸エステル（コカインを除く）系局所麻酔薬に対して、過敏症の既往、メトヘモグロビン血症

！［重大な副作用］

ショック、中毒（中枢神経：振戦、痙攣等）

［その他の副作用］

眠気、不安、興奮、霧視、眩暈、悪心、嘔吐等
過敏症：蕁麻疹、浮腫等
血液：メトヘモグロビン血症

［妊婦・産婦・授乳婦等への投与］

妊娠または妊娠している可能性のある婦人には、治療上の有益性が危険性を上回ると判断される場合にのみ投与すること〔妊娠中の投与に関する安全性は確立していない〕。

［一般的注意］

常時、ただちに救急処置のとれる準備が望ましい。全身状態の観察を十分に行うこと。必要最小量にとどめること。使用前に口腔内の洗口、消毒を行い、簡易防湿を施し、十分乾燥させる。歯肉溝部へは盲嚢貼薬針等、または歯肉圧排用ジンパックを用いる。麻酔発現後は洗去する。血管収縮薬を添加しないこと。注射用には使用しないこと。

【規制区分】処方せん医薬品
【貯法】気密容器に入れて、室温保存

アミノ安息香酸エチル・塩酸パラブチル・アミノ安息香酸ジエチルアミノエチル
ethyl aminobenzoate・p-butylaminobenzoyldiethylaminoethyl hydrochloride

［商品名］

ネオザロカインパスタ（ネオ）［軟膏剤（パスタ）］

［組成］

100g 中、アミノ安息香酸エチル 25g、塩酸パラブチルアミノ安息香酸ジエチルアミノエチル 5g

［効能または効果］

歯科領域における表面麻酔

［用法・用量］

0.1 ～ 0.3g を局所に塗布する。

危 ［禁忌］

アミノ安息香酸エチルの項（p.15）参照

［副作用］

アミノ安息香酸エチルの項（p.15）参照

［妊婦・産婦・授乳婦等への投与］

妊婦または妊娠している可能性がある婦人には、治療上の有益性が危険性を上回ると判断された場合のみに投与する。

［一般的注意］

アミノ安息香酸エチルの項（p.15）参照

【規制区分】劇薬、処方せん医薬品
【貯法】室温保存

アミノ安息香酸エチル テトラカイン塩酸塩 ジブカイン塩酸塩 ホモスルファミン
ethyl aminobenzoate tetracaine hydrochloride dibucaine hydrochloride mafenide hydrochloride

［商品名］

プロネスパスタアロマ（日本歯科薬品）［軟膏剤（パスタ）］

［組成］

100g 中、アミノ安息香酸エチル 10g、ジブカイン塩酸塩 1g、テトラカイン塩酸塩 1g、ホモスルファミン 2g

［効能または効果］

歯科領域における表面麻酔

［用法・用量］

適量を局所に塗布する。

危 ［禁忌］

アミノ安息香酸エチルの項（p.15）参照

［副作用］

アミノ安息香酸エチルの項（p.15）参照

［妊婦・産婦・授乳婦等への投与］

妊婦または妊娠している可能性がある婦人には、治療上の有益性が危険性を上回ると判断された場合のみに投与する。

［一般的注意］

アミノ安息香酸エチルの項（p.15）参照

【規制区分】劇薬、処方せん医薬品
【貯法】気密容器に入れて室温保存

テトラカイン塩酸塩
tetracaine hydrochloride

［商品名］

コーパロン歯科用表面麻酔液 6%（昭和薬化工）［外用液剤（スポンジに浸漬）］

［組成］

1mL 中（日局）テトラカイン塩酸塩 60mg

［効能または効果］

歯科領域における表面麻酔

［用法・用量］

薬液を浸漬したスポンジ 1 枚を取り出し局所に塗布（増減）

危 ［禁忌］

安息香酸エステル（コカインを除く）系局所麻酔薬に対し過敏症の既往

！ ［重大な副作用］

ショック：ショックが現れることがあるので、観察を十分に行い、血圧降下、顔面蒼白、脈拍の異常、呼吸抑制等の症状が現れた場合にはただちに投与

を中止し、適切な処置を行うこと。

中枢神経：振戦、痙攣等の中毒症状が現れることがあるので、観察を十分に行い、このような症状が現れた場合には、ただちに投与を中止し、ジアゼパムまたは超短時間作用型バルビツール酸製剤（チオペンタールナトリウム等）の投与等の適切な処置を行うこと。

［副作用］

ショック、中毒、中枢神経（振戦、痙攣等）、眠気、不安、興奮、霧視、眩暈、悪心、嘔吐等
過敏症：蕁麻疹等の皮膚症状、浮腫等
歯肉粘膜に一過性の軽いカタル性症状

［高齢者への投与］

慎重に投与する。

［妊婦・産婦・授乳婦等への投与］

安全性は確立していない。

［使用上の注意］

常時、ただちに救急処置のとれる準備が望ましい。全身状態の観察を十分に行うこと。必要最小量の使用。歯科用のみに使用すること。

【規制区分】劇薬
【貯法】室温保存

リドカイン（貼付剤）
lidocaine

［商品名］

ペンレステープ 18mg（日東電工＝マルホ）［貼付剤（テープ）］、ユーパッチテープ 18mg（祐徳＝メディキット）［貼付剤（テープ）］、リドカインテープ 18mg「ニプロ」（ニプロパッチ＝ニプロ）［貼付剤（テープ）］、リドカインテープ 18mg「NP」（ニプロ）［貼付剤（テープ）］

［組成］

テープ 1 枚（30.5 × 50mm）中　リドカイン 18mg

［用法・用量］

1 回 1 枚、静脈留置針穿刺予定部位に約 30 分間貼付。除去後ただちに穿刺する。

⚠ ［禁忌］

本剤またはアニリド系局所麻酔薬に対し過敏症の

既往

❗ ［重大な副作用］

ショック、アナフィラキシー様症状
不快感、口内異常感、喘鳴、眩暈、便意、耳鳴り、発汗、全身潮紅、呼吸困難、血管浮腫（顔面浮腫、喉頭浮腫等）、血圧低下、顔面蒼白、脈拍の異常、意識障害等の異常

［副作用］

使用部位の発赤（1.60％）、そう痒（0.54％）、接触皮膚炎（0.16％）

［その他の副作用］

貼付が長時間にわたると皮膚症状が強く現れるおそれがある。
過敏症（発赤、そう痒、接触皮膚炎、刺激感、熱感）、皮膚の色素沈着、皮膚剥離。

［妊婦・産婦・授乳婦等への投与］

妊娠中の使用に関する安全性は確立していない。

［小児への投与］

安全性は確立していない。

［一般的注意］

湿疹または発疹の部位に使用しない。損傷皮膚および粘膜に使用しない。本剤を皮膚からはがした後、穿刺部位を消毒する。

【保険適用上の取り扱い】
本製剤は、「静脈留置針穿刺時の疼痛緩和」に使用した場合に算定する。

【規制区分】劇薬
【貯法】気密容器に入れ、室温保存

2 歯内療法薬

歯内療法は歯の硬組織ならびに歯髄の疾患、および歯髄に継発する根尖性歯周組織の疾患を対象としたものである。

歯内療法において対象とされる組織は、象牙質や象牙質に囲まれた歯髄であり、また根尖周囲の歯根膜あるいは歯槽骨である。これらの組織は解剖学的にも複雑な環境下にあるので、病的組織を機械的な方法のみで除去することは不可能とされており、薬剤の併用が不可欠である。したがって、これらの薬剤の多くは象牙質に直接あるいは象牙細管を介して歯髄に作用させるもの、また根管に直接貼付させるものなどがあり、他の領域に比較して強力な作用を有するものが多い。

このように歯内療法領域の疾患の治療に使用される薬剤は象牙質、歯髄および歯周組織を対象とするため多岐にわたるが、それぞれの疾患は相互に関連した組織に由来したものである。したがって同じ薬剤でも、適用範囲が重複するものも多い。

よって、これらの薬剤を明確に分類することは難しいが、本書では便宜的に薬剤の使用目的から、次の7項目に分類した。

歯内療法薬一覧

1. う窩消毒薬、歯髄鎮静・鎮痛薬（象牙質消毒薬）

一般名、商品名（販売元）	効能・効果	ページ
フェノール 液状フェノール（各社）、歯科用カルボール（アグサジャパン）	う窩および根管の消毒、歯髄炎の鎮痛鎮静	22〜23
フェノール・カンフル フェノール・カンフル歯科用消毒液「昭和」（昭和薬化工）、歯科用フェノール・カンフル（日本歯科薬品）		23
カンフル・カルボール（キャンホフェニック） キャンフェニック「ネオ」（ネオ） 村上キャンフェニック（アグサジャパン）		23〜24
パラクロロフェノール・グアヤコール メトコール（ネオ）	う窩および根管の消毒、歯髄炎の鎮痛鎮静、根端（尖）性歯周組織炎の鎮痛鎮静	25〜26
グアヤコール クレオドン（ネオ）	う窩および根管の消毒、歯髄炎の鎮痛鎮静、根端（尖）性歯周組織炎の鎮痛鎮静	25

2. 象牙質知覚過敏症治療薬

一般名、商品名（販売元）	効能・効果	ページ
塩化亜鉛 カントップ用 8％塩化亜鉛溶液（昭和薬化工）	象牙質知覚過敏症	26
フッ化ジアンミン銀 サホライド液歯科用 38％（東洋製化）	初期う蝕の進行抑制、二次う蝕の抑制、象牙質知覚過敏症の抑制	26〜27
フッ化ナトリウム Ｆバニッシュ歯科用 5％（東洋製化）、ダイアデント（昭和薬化工）	象牙質知覚過敏症の抑制（知覚鈍麻）	27〜28
パラホルムアルデヒド ＊同用途材料：バーナル（ネオ）（第 5 章 p.407 を参照）	歯頸部の象牙質知覚過敏症	28

3. 間接歯髄覆罩（覆髄）薬

一般名、商品名（販売元）	効能・効果	ページ
酸化亜鉛ユージノール ネオダイン（ネオ）	歯髄の鎮痛、鎮静および象牙質の消毒を兼ねた仮封、歯髄覆罩	29

4. 直接歯髄覆罩（覆髄）薬および生活歯髄切断（断髄）薬

一般名、商品名（販売元）	効能・効果	ページ
水酸化カルシウム（散剤） カルキル（昭和薬化工）	直接覆髄、根管充填	30
水酸化カルシウム軟膏 歯科用水酸化カルシウムペースト（昭和薬化工）	直接覆髄	30〜31
水酸化カルシウム配合剤 カルビタール（ネオ）	直接歯髄覆罩、生活歯髄切断、根管充填	31〜32
ホルマリン・酸化亜鉛配合剤 パルパック V（日本歯科薬品）	小児歯科における仮封、鎮痛、鎮静、歯髄覆罩	32

5. 根管消毒薬

一般名、商品名（販売元）	効能・効果	ページ
ホルマリン・クレゾール 歯科用ホルマリンクレゾール（日本歯科薬品）、歯科用ホルモクレゾール「昭和」（昭和薬化工）、ホルムクレゾール FC「ネオ」（ネオ）、歯科用ホルムクレゾール「村上」（アグサジャパン）、クリアエフシー（アグサジャパン）	根管の消毒	34
ホルマリン・グアヤコール ホルマリン・グアヤコール FG「ネオ」（ネオ）	う窩、抜髄根管および感染根管の殺菌・消毒	35
グアヤコール クレオドン（ネオ）	う窩および根管の消毒、歯髄炎の鎮痛鎮静、根端（尖）性歯周組織炎の鎮痛鎮静	36
パラクロロフェノール・グアヤコール メトコール（ネオ）		36
パラホルムアルデヒド・ジブカイン塩酸塩 ペリオドン（ネオ）	根管消毒および残存歯髄の失活	36
ヨウ素・ヨウ化亜鉛 カントップ用ヨードヨード亜鉛液（昭和薬化工）	根管の消毒	37
ヨードホルム ヨードホルム（アグサジャパン）	歯牙根管の防腐と創傷、潰瘍の殺菌・消毒、口腔粘膜（歯肉）および根管の消毒	37～38
フッ化ジアンミン銀 サホライド・RC 液歯科用 3.8%（東洋製化）	根管治療（根管の消毒）	38～39
クロラムフェニコール 歯科用クロラムフェニコール液「昭和」（昭和薬化工）	急性・慢性化膿性根端性歯周組織炎（急性・慢性歯槽膿瘍）および歯髄壊疽	39
フェノール 液状フェノール（各社） 歯科用カルボール（アグサジャパン）	う窩および根管の消毒、歯髄炎の鎮痛鎮静	40
フェノール・カンフル フェノール・カンフル歯科用消毒液「昭和」（昭和薬化工） 歯科用フェノール・カンフル（日本歯科薬品）		40
カンフル・カルボール（キャンホフェニック） キャンフェニック「ネオ」（ネオ） 村上キャンフェニック（アグサジャパン）		40
フェノール・チモール 歯科用フェノールチモール（日本歯科薬品）		－

6. 根管清掃・拡大薬

一般名、商品名（販売元）	効能・効果	ページ
次亜塩素酸ナトリウム 歯科用アンチホルミン（日本歯科薬品）	う窩および根管の清掃・消毒	41
次亜塩素酸ナトリウム 10% ネオクリーナー「セキネ」（ネオ）、歯科用カルホミンソリューション W/V10%（昭和薬化工）、キャナルクリーナー歯科用液 10%（福地）	う窩および根管の清掃・消毒および内容物の溶解	41 ～ 42
エデト酸ナトリウム（EDTA） 歯科用モルホニン（昭和薬化工）	根管象牙質の脱灰	42

7. 根管充填薬

一般名、商品名（販売元）	効能・効果	ページ
ヨードホルム糊剤 クリワン（丸善薬品）＜製造中止＞	感染根管治療後の根管充填、および乳歯の根管充填	－
パラホルムアルデヒド・酸化亜鉛配合剤 ネオトリオヂンクパスタ（日本歯科薬品） ＜製造中止＞	根管充填、歯髄の乾屍	－
水酸化カルシウム（散剤） カルキル（昭和薬化工）＜製造中止＞	直接覆髄、根管充填	－
水酸化カルシウム配合剤 カルビタール（ネオ）	直接歯髄覆罩、生活歯髄切断、根管充填	43 ～ 44

1

2

3

4

5

6

1）う窩消毒薬、歯髄鎮静・鎮痛薬（象牙質消毒薬）

> う窩の感染象牙質を除去した後、窩底の象牙細管中に侵入していると考えられる細菌を死滅させる目的で使用する薬剤。また、この種の薬剤の多くは歯髄炎の前駆症状としての歯髄の興奮（充血）や、器質的変化を伴う炎症に際しての疼痛を抑制する作用（歯髄鎮静・鎮痛作用）を併せもつので、う窩消毒薬、根管消毒薬および歯髄鎮痛・鎮静薬としての範疇にも分類されている。

フェノール
phenol, carbolic acid

［商品名］

液状フェノール（各社）［外用液剤］、**歯科用カルボール（アグサジャパン）**［外用液剤］

［組成］

液状フェノール（各社）：（日局）フェノール 90%

歯科用カルボール（アグサジャパン）：100g 中、（日局）フェノール 80g、（日局）グリセリン 10g、（日局）精製水 10g

［効能または効果］

う窩および根管の消毒、歯髄炎の鎮痛・鎮静

［用法・用量］

通法に従って、う窩および根管の処置後、本剤の適量を滅菌小綿球または綿繊維に浸潤させて窩内あるいは根管内に挿入し、仮封する。

［禁忌］

損傷皮膚および粘膜（吸収され、中毒症状を起こすおそれがある）

［副作用］

過敏症、粘膜腐蝕

［適用上の注意］

滲出液の多い根管への適用は、根尖部の刺激性が増加するので使用を避けること。

あらかじめ局所を十分乾燥してから本剤を使用すること。

軟組織に対し局所作用を現すおそれがあるので、口腔粘膜等に付着させないよう配慮すること。したがって使用に際しては、ラバーダム防湿等を行うこと。

口腔粘膜や軟組織などに付着した場合は、ただちに清拭し、消毒用エタノール、グリセリン、植物油等で清拭するか、または多量の水で洗うなど適切な処置を行うこと。

手指等に付着した場合には石けんなどを用いて、水または温湯で洗浄すること。

皮膚等に付着したまま放置すると、炎症を起こし化学的損傷を生じることがあるので、その場合は火傷の治療に準じて処置するか、皮膚科医に相談すること。

眼に入らないように注意すること。眼に入った場合には水でよく洗い流すこと。

［薬効・薬理］

フェノール水溶液の殺菌効果は、一般細菌について、0.13% で発育を阻止し、1% では時間をかければ殺菌的で、2% ではただちに殺滅するが、芽胞がある菌は、5% 液に 24 時間浸しても効果はないといわれている。

本剤の消毒効果を日局歯科用フェノール・カンフルと比較したところ、むしば菌（*S.mutans*）に対して 0.8 倍にすぎなかったが、大腸菌（*E.coli*）に対しては 1.6 倍、糸状菌（*C.albicans*）に対しては 2.0 倍、さらに黄色ブドウ球菌（*S.aureus*）に対しては 2.2 倍の殺菌効果を示した。

フェノールは強い腐蝕作用があり、タンパク質を凝固し、組織を腐蝕する。5% 液でも腐蝕を起こし、その際はじめ疼痛を感じるが、のち知覚麻痺を起こす。

【規制区分】劇薬
【貯法】遮光気密容器に入れて、室温保存

[開発の経緯および概要]

本剤の主成分フェノールは、1867年にLister によって外科手術の際に使用されたが、歯科臨床への応用はそれより早く、1861年にBrophyにより、1864年にはCalvertによりフェノールの臨床応用や治療効果について発表された。フェノールとカンフルとの合剤である歯科用フェノール・カンフルの消毒効果は、4～5%フェノール水溶液に匹敵するといわれるが、この歯科用フェノール・カンフルより強力な消毒力・鎮痛効果を期待する場合に本剤が応用されている。

フェノール・カンフル
phenol camphor

［商品名］
フェノール・カンフル歯科用消毒液「昭和」（昭和薬化工）［外用液剤］、歯科用フェノール・カンフル（日本歯科薬品）［外用液剤］

［組成］
100g 中、（日局）フェノール 35g、（日局）dl- カンフル 65g

［効能または効果］
う窩および根管の消毒、歯髄炎の鎮痛鎮静

［用法・用量］
通法に従って、う窩および根管の処置後、本剤の適量を滅菌小綿球または綿繊維（綿栓）に浸潤させて、窩内あるいは根管内に挿入し、仮封する。

［副作用］
過敏症

［適用上の注意］
フェノール（p.22）に同じ

［薬効・薬理］
本剤は、フェノールとカンフルの共融混合物であり、フェノールの腐蝕作用および鎮痛作用と、カンフルの局所刺激作用との相乗作用による知覚鈍麻の効果とともに、カンフルはフェノールの局所毒性を減少する目的で配合されるが、フェノールの鎮静、消毒作用は多少低下する。本剤の局所作用は 2 ～ 3%フェノール水溶液に相当し、抗菌力は 4 ～ 5%フェノール水溶液に匹敵するといわれている。

【規制区分】劇薬
【貯法】遮光気密容器に入れ、室温保存

[開発の経緯および概要]

フェノールは応用の当初より局所作用がきわめて激しいことが知られていた。1888年Cochranはフェノールにカンフルを加えることを着想し、ガーゼで創傷面に応用した。

歯科においてもフェノールは強力な消毒・殺菌作用および歯髄鎮静・鎮痛作用を有し、象牙質消毒薬として好ましい薬物であるが、同時に強力な腐蝕作用のため歯髄に対して為害作用を現す。本剤はフェノールにカンフルを配合することにより、フェノールの消毒・殺菌、歯髄鎮静・鎮痛作用を保ち、局所毒性を減弱せしめた製剤である。

カンフル・カルボール（キャンホフェニック）
camphor carbol （camphophenique）

［商品名］
キャンフェニック「ネオ」（ネオ）［外用液剤］

［組成］
100g 中、（日局）フェノール 30g、（日局）d- カンフル 60g、（日局）エタノール 10g

［効能または効果］
う窩および根管の消毒、歯髄炎の鎮痛鎮静

［用法・用量］
通法に従ってう窩および根管の処置後、本剤の適量を滅菌小綿球または綿繊維（綿栓）に浸潤させて、窩内あるいは根管内に挿入し、仮封する。

［副作用］
過敏症（頻度不明）、粘膜腐蝕

［適用上の注意］
フェノール（p.22）に同じ

［薬効・薬理］
本剤の成分フェノールには殺菌・消毒作用とともに局所麻痺作用があるが腐蝕性が強く、粘膜、皮膚を侵す。しかしカンフルを添加すると、両者は反応して分子化合物を形成し、低毒性となって腐蝕作用も弱くなっている。

フェノールとカンフルの配合比 1mol：1mol のとき、5％フェノール水溶液に匹敵する殺菌力を有する。本剤は、*Aspergillus oryzae*、*Candida albicans* に対しても、発育を阻止する。本剤を直接露出歯髄面に対し応用した場合、フェノールおよびカンフルを単味で応用した場合に比較し、各種臨床症状の発現も少なく、優れた鎮静作用を有し、病理組織学的にも良好な成績を示す。

【規制区分】劇薬
【貯法】遮光気密容器に入れ、室温保存

---

column

[開発の経緯および概要]

　1900年にChlumskyがフェノール、カンフルおよびエタノールの合剤を、いわゆるクラムスキー合剤として外科領域で使用した。1901年、Ferdinand GorgesによりDental　Medicine誌上で紹介され、その後Herrenknecht、Kneschaurek、Walkhoffらによって歯科領域に導入された。

カンフル・カルボール（キャンホフェニック）
camphor carbol（camphophenique）

[商品名]

村上キャンフェニック（アグサジャパン）［外用液剤］

[組成]

100g 中、（日局）フェノール 45g、（日局）d- カンフル 45g、（日局）無水エタノール 10g

[効能または効果]

う窩および根管の消毒、歯髄炎の鎮痛鎮静

[用法・用量]

通法に従ってう窩および根管の処置後、本剤の適量を滅菌小綿球または綿繊維に浸潤させて、窩内あるいは根管内に挿入し、仮封する。

[副作用]

過敏症、粘膜腐蝕

[適用上の注意]

フェノール（p.22）に同じ

[薬効・薬理]

本品の消毒作用を液状フェノールと比較したところ、口腔内化膿菌の黄色ブドウ球菌（*Staphylococcus aureus*）に対しては 0.4 倍、一般細菌の代表とされる大腸菌（*Escherichia coli*）に対しては 0.5 倍、口腔内カンジダの糸状菌（*Candida albicans*）に対しては 0.5 倍であったが、いわゆるう蝕の原因菌（*Streptococcus mutans*）に対しては 1.3 倍の効果を示した。

【規制区分】劇薬
【貯法】遮光気密容器に入れ、室温保存

---

column

[開発の経緯および概要]

　本剤もフェノール・カンフル、キャンフェニックの一つの処方であるが、フェノールを45％として殺菌力を強化したものである（フェノール・カンフル、キャンフェニックについては各項参照）。

パラクロロフェノール・グアヤコール
parachlorophenol guaiacol

[商品名]

メトコール（ネオ）［外用液剤］

[組成]

100g 中、グアヤコール 70g、パラクロロフェノール 30g

[効能または効果]

う窩および根管の消毒、歯髄炎の鎮痛鎮静、根端（尖）性歯周組織炎の鎮痛鎮静

[用法・用量]

う窩・根管の拡大・清掃を十分に行い、本剤の適量を患部に貼付し、仮封する。

[副作用]

過敏症、粘膜腐蝕

[適用上の注意]

フェノール（p.22）に同じ

［薬効・薬理］

パラクロロフェノールはフェノールの4倍の殺菌力を示す。本剤はこのパラクロロフェノールにカンフルを配合することにより、組織腐蝕性を減弱させた製剤である。本剤はクロロフェノールカンフルやグアヤコールに比較して、より強力な細菌発育阻止作用を有する。

本剤には腐蝕性の局所麻痺作用がある。カエルの坐骨神経に対するメトコールとグアヤコールの比較実験によると、メトコールによる麻痺の発現はグアヤコールに比べて迅速である。

【規制区分】劇薬
【貯法】遮光気密容器に入れ、室温保存

column
［ 開発の経緯および概要 ］

1891年、Walkhoffによりパラクロロフェノールとカンフルの配合剤が根管消毒薬として歯科臨床に用いられ、その後、パラクロロフェノール、カンフル、無水エタノールの合剤がアメリカ国民医薬品集にも収載され、広く使用されてきた。しかし、これよりも強力なフェノール系薬剤の開発が望まれ、パラクロロフェノールをグアヤコールに配合することにより、強い殺菌・消毒作用をもった本剤が開発された。本剤はパラクロロフェノールの有する強い殺菌・消毒作用と、グアヤコールの優れた鎮痛・鎮静、消毒作用を併せもつ根管治療薬である。

グアヤコール
guaiacol

［商品名］
クレオドン（ネオ）［外用液剤］

［組成］
100mL 中、グアヤコール 100mL

［効能または効果］
う窩および根管の消毒、歯髄炎の鎮痛鎮静、根端（尖）性歯周組織炎の鎮痛鎮静

［用法・用量］
適量を患部に塗布する。

歯髄処置の場合：う窩の拡大、清掃後、適量を小綿球に浸潤させて窩内に挿入し、仮封する。
根管処置の場合：う窩・根管（髄腔）の拡大、清掃後、適量を滅菌綿繊維（綿栓）またはペーパーポイントに浸潤させて根管内に挿入し、仮封する。

［副作用］
過敏症

［適用上の注意］
フェノール（p.22）に同じ

［薬効・薬理］
グアヤコールは強力な消毒・殺菌作用と歯髄鎮痛・鎮静作用を有する。本剤はグアヤコールの迅速な局所麻酔作用により、う窩の消毒、各種の歯髄炎および根端（尖）性歯周組織炎に対し優れた鎮痛鎮静、消炎作用を示す。グアヤコールのフェノール係数は 0.9 であり、消毒作用を有するとともに、各種細菌、真菌に対しても広範な殺菌力をもつ。

【規制区分】劇薬
【貯法】遮光気密容器に入れ、室温保存

column
［ 開発の経緯および概要 ］

クレオソートは殺菌および歯髄鎮静・鎮痛作用を有し、歯科で古くから広く使用されてきた。クレオソート中の主成分はグアヤコールである。本剤はクレオソート中の組織腐蝕性成分、刺激性成分であるクレゾールや、他のフェノール類などの夾雑物を取り除き、安定で優れた鎮痛・鎮静、消毒効果をもたせた製剤である。

2）象牙質知覚過敏症治療薬

歯肉の退縮に伴う歯根の露出、歯頸部のくさび状欠損あるいは窩洞形成後の象牙質露出により生ずる一過性の疼痛（知覚の亢進）に対して使用する薬剤。

塩化亜鉛
zinc chloride

[商品名]

カントップ用 8％塩化亜鉛溶液（昭和薬化工）［外用液剤］

[組成]

1mL 中、（日局）塩化亜鉛 80mg

[効能または効果]

象牙質知覚過敏症の抑制

[用法・用量]

歯科領域における薬物電気導入器用の薬液として、適量を使用する。

[副作用]

粘膜の腐蝕・収れん

[適用上の注意]

・歯髄にきわめて近い患部に本剤を適用する場合には、疼痛を誘発することがあるので注意すること。
・他の薬剤（水酸化カルシウム、炭酸塩、リン酸塩、ホウ砂、アルカリ性物質）と同時または前後して同一患部に塗布する場合は、変質することがある。
・歯科用にのみ使用すること。
・本剤は薬物電気導入器カントップ用の薬液としてのみ使用すること。

[薬効・薬理]

窩洞に塩化亜鉛溶液を作用させると、亜鉛は通電を行わない場合、窩洞表面にわずかに浸透している程度であるが、通電を行うと亜鉛の象牙質内への浸透は著明となり、象牙細管に沿って歯髄に達するまで深部に移行する。また、象牙質に導入された亜鉛はカルシウムと置換して、そこで不溶性の亜鉛化合物として沈着し、象牙細管を填塞する。

【規制区分】普通薬
【貯法】気密容器に入れ、室温保存

---

column
[開発の経緯および概要]

金属イオン製剤は象牙質知覚過敏症の治療に古くから用いられ、塩化亜鉛は本邦においては1910年代から使用されている。塩化亜鉛は象牙細管に沈着し、タンパク質を変性・凝固させることによって知覚を鈍麻させる。銀製剤のように、歯面を黒変することがなく、歯髄を侵すこともない特徴を有し、直接歯面塗布あるいはイオン導入に用いられている。

フッ化ジアンミン銀
diammine silver fluoride

[商品名]

サホライド液歯科用 38％（東洋製化）［外用液剤］

[組成]

1mL 中、フッ化ジアンミン銀 380mg

[効能または効果]

初期う蝕の進行抑制、二次う蝕の抑制、象牙質知覚過敏症の抑制（象牙質鈍麻）

[用法・用量]

歯面の清掃：歯牙沈着物を完全に除去したのち、オキシドールで歯面を十分清拭する。
防湿乾燥：塗布する歯を中心として巻綿花を用い歯を孤立させる。唾液の多い場合には排唾管を挿入する。綿球で唾液をぬぐった後、圧搾空気で歯面を乾燥する（きわめて歯肉に近い部分に塗布する場合は、ラバーダムを用いるか、歯肉部分にワセリン等を塗布して薬液との接触を防ぐ）。
薬剤の塗布：小綿球に薬液数滴（0.15〜0.2mL）を浸ませ3〜4分間塗布する。患歯数、症状により適宜増減する。
塗布後の処置：防湿除去（巻綿花を取除く）、洗口（水または希食塩水で洗口する）。

塗布の回数：通常、3〜4回上記の術式を数日間隔で行う。

〈一般的使用方法〉

・乳歯う蝕の進行抑制

う蝕部の遊離エナメル質をスプーンエキスカベーター等を用いて除去し、通法により局部の清掃乾燥を行った後、上記【用法・用量】に従って本剤を3〜4分間作用させて第1回目の処置とする。この塗布を2〜7日間隔で計3回繰り返し行う。以後3〜6カ月に1回宛、経過を観察することが望ましい。その際の状態により要すれば塗布を行う。特に前歯部などにおいては、隣接面をスライスカットし自浄作用をよくし、サホライドを塗布するとより効果的である。

・二次う蝕の抑制

窩洞形成または支台歯形成完了後、【用法・用量】に従って1〜2回本剤を塗布する。

・象牙質知覚過敏症の抑制（象牙質鈍麻）

2〜3日間隔で【用法・用量】に従って本剤を塗布し、経過を観察しつつ3〜4回まで繰り返す。窩洞形成または支台歯形成の際【用法・用量】に従ってサホライドを塗布し、知覚鈍麻を待って翌日または翌日以後、軟化象牙質の除去または形成を行う。

[副作用]

一過性疼痛、持続性疼痛、歯髄障害。

[適用上の注意]

誤って歯肉、口腔粘膜に付着すると腐蝕する。歯肉に近い部分に塗布する場合には、歯肉への付着を防ぐためにラバーダムを用いること。

誤って付着したときは、速やかに水または食塩水あるいはオキシドールで洗浄する。

本剤の適用により銀の沈着で象牙質が黒変するので、永久歯の前歯への適用は避けること。

深在性う蝕に使用した場合、歯髄障害を起こすことがあるので、本剤を薄めて使用するか、塗布を避けること。

[薬効・薬理]

硝酸銀は象牙細管のタンパク質を凝固させ、またフッ化ナトリウムは象牙細管中で不溶性塩を形成することにより、象牙細管を閉塞するといわれているが、前者はCa^{2+}を、後者はPO_4^{3-}を流失させる欠点がある。本剤はCa^{2+}、PO_4^{3-}ともに溶出させることが少ない。すなわち本品は、各種実験で硝酸銀およびフッ化物の両作用を有することが報告されている。

【規制区分】劇薬

【貯法】遮光したポリエチレン製気密容器に入れ、冷暗所保存

column

[開発の経緯および概要]

硝酸銀にはタンパク凝固作用があり、フッ化ナトリウムには不溶性塩の生成作用があり、象牙細管の刺激進入路を閉鎖するので、腐蝕抑制と象牙質知覚過敏症の治療に有効である。この性質を利用して、古くからう蝕の抑制や象牙質知覚過敏症の治療に硝酸銀溶液およびフッ化ナトリウムなど各種のフッ化物が用いられてきている。この両剤の作用を併せもつ薬剤として、山賀らによりフッ化ジアンミン銀が開発された。

フッ化ナトリウム
sodium fluoride

[商品名]

Fバニッシュ歯科用5%（東洋製化）［外用液剤］、ダイアデント（昭和薬化工）［外用液剤］

[組成]

1g中、フッ化ナトリウム50mg

[効能または効果]

象牙質知覚過敏症の抑制（知覚鈍麻）

[用法・用量]

通法により患歯を清掃し、簡易の防湿を施し、綿花で清拭する。本品の適量をとり、スパーテル等で患部を被覆するように塗布、整形し、綿球またはスプレーで水を撒布して、さらに洗口させる。本剤の効果を発現させるために4〜6時間以上は付着させるようにする。

〈一般的使用方法〉

・患歯を通法により清掃し、綿花で軽く拭いた後、本品をスパーテル様のもので局所を蓋うように貼

布し、その上から水を含んだ小綿球等で水を滴下し、本品の表面を固化させ、必要があればさらにスパーテル様のもので形を整える。また歯頸部に貼布の場合は、最後に頬面をもって軽く擦って整形するのも一方法である。

・本品は知覚過敏が抑制されるまで数回にわたって貼布する。

・本品の貼布後は、なるべく 4 ～ 6 時間程度歯に保持するようにし、貼布時間中は食物等の摂取を控え、舌による物理的剥離を避けるように努めること。

・本品の剥離片は吐き出すようにする。

［適用上の注意］

飲み込まぬように注意させること。歯ブラシその他で本品を取り除く時には、その残片を吐き出すように注意させること。本品塗布後 4 ～ 6 時間は歯に付着させるために、その間は食物など固形物の摂取やブラッシング、舌による物理的剥離を避けること。

［薬効・薬理］

a. 象牙質へのフッ素取り込み

ヒト永久歯象牙質に本品を貼付、X 線マイクロアナライザによる線分析では、表層から 70 μm の深さまでフッ素の取り込みが認められたが、対照とした無フッ素バニッシュではフッ素の増加が認められなかった。面分析でも、本品貼付ではフッ素の強い局在性が認められた。

b. 耐酸性

ヒト永久歯象牙質の本品 2 回貼付による酸溶解性試験の結果、対照の無フッ素バニッシュ貼付に対し、カルシウム溶出抑制率は 30 分で 66％、90 分で 72％、150 分で 76％であり、不溶性カルシウムが生成されていることが判明した。

c. 象牙細管閉鎖性

ヒト永久歯象牙質に本品を週 2 回、2 週間貼布後、人口唾液中に 3 週間浸漬し、走査型電顕での観察結果では、本品除去直後の表面は顆粒状物質で覆われていたが、経時的に顆粒状から鱗状への変化と象牙細管の狭窄、閉鎖が認められた。

【規制区分】劇薬
【貯法】気密容器に入れ、冷暗所保存

column
［ 開発の経緯および概要 ］

Lukomsky（1941 年）が、象牙質知覚過敏症にフッ化ナトリウムを初めて試みて以来、多くのフッ化ナトリウム使用報告がある。

本来の特徴は歯牙象牙質に付着し、唾液により表面を固化せしめるとともに、唾液を侵入せしめ、その唾液により含有するフッ化ナトリウムを徐々に溶解し、患歯に作用させるものである。さらに数時間後には、歯ブラシなどにより容易に象牙質より剥離することができる。数時間にわたる持続的な作用により、象牙質知覚過敏症の抑制を期待するものである。

3）間接歯髄覆罩（覆髄）薬

> う蝕象牙質を除去後、窩底と歯髄腔との間に健康な象牙質が存在する場合、外来刺激を遮断するのみならず、積極的に象牙細管の狭小化や第二象牙質の形成を促進させ、歯髄の健康状態の維持を図る目的で使用される薬剤。

酸化亜鉛ユージノール
zinc oxide eugenol

［商品名］
ネオダイン（ネオ）［粉末、液剤］

［組成］
粉末：100g 中、（日局）酸化亜鉛 60g、添加物ロジン
液剤：100mL 中、ユージノール 100mL

［効能または効果］
歯髄の鎮痛、鎮静および象牙質の消毒を兼ねた仮封、歯髄覆罩

［用法・用量］
セメント練板上にて粉末と液剤を練和し、パスタ状として用いる。

［副作用］
過敏症

［適用上の注意］
軟組織に対し局所作用を現すおそれがあるので、口腔粘膜などへ付着させないよう配慮すること。軟組織に付着した場合はただちに清拭し、消毒用エタノール、グリセリン、植物油などで清拭するか、または多量の水で洗うなどすること。手指等に付着した場合には、石けんなどを用いて水または温湯で洗浄すること。

［薬効・薬理］
a. 薬理作用
本剤の歯髄鎮痛・鎮静作用と消毒作用はユージノールによるものであり、ユージノールのフェノール係数は 3.3 である。本剤の硬化物を用いての細菌発育阻止試験では、*Staphylococcous aureus*、*Enterobacter cloacae*、*Escherichia coli* に対して持続的な細菌発育阻止帯を認めた。
b. 封鎖性
本剤をガラス管内に封塞し、色素液中に懸垂した場合、4 〜 7 日間色素の浸透を認めない。また、無水硫酸銅を用いたガラス管による水密性試験においても、7 日間にわたって完全な水密性を示した。

【規制区分】普通薬
【貯法】気密遮光容器に入れて密栓し、室温保存

---

column
［ 開発の経緯および概要 ］

　酸化亜鉛とユージノールを練合すると、ユージノール亜鉛を形成して硬化する。この性質を利用して19世紀末には、テンポラリーセメントとしてすでに用いられていた。本剤はこの硬化作用を応用し、さらに強度を高めるためにロジンを加えた製剤で、仮封、歯髄鎮痛、歯髄覆罩（覆髄）にと歯科臨床上応用範囲の広い製剤である。

4）直接歯髄覆罩（覆髄）薬および生活歯髄切断（断髄）薬

《直接歯髄覆罩（覆髄）薬》
　非感染性の露髄に際しこれを保護し、この部に第二象牙質の形成を促進させ、歯髄の健康状態の維持を図る目的で使用される薬剤。
《生活歯髄切断（断髄）薬》
　歯冠部歯髄に限局した損傷や炎症の際に、歯冠部歯髄を除去した後、切断面に貼付して第二象牙質の形成を促進させ、デンティンブリッジなどの形成によって根部歯髄を生活状態で維持し、当該歯を保存するために使用される薬剤。

水酸化カルシウム（散剤）
calcium hydroxide

［商品名］
〈製造中止〉カルキル（昭和薬化工）［散剤］

［組成］
（日局）水酸化カルシウム

［効能または効果］
直接覆髄、根管充填

［用法・用量］
滅菌精製水、リンゲル液またはポリエチレングリコール等と練合して、適量を直接的に歯髄に塗布し、または適量を根管に充填する。

［適用上の注意］
本剤は健康歯髄にのみ使用すること。本剤が適用部位以外に付着した場合は、ただちに拭き取り、水洗すること。歯科用にのみ使用すること。

［薬効・薬理］
水酸化カルシウムは硬組織形成誘導能があり、骨性瘢痕治癒が期待できる。水性練和物は強アルカリ性（pH12以上）を呈し、殺菌作用と有機質溶解作用を有しており、ペースト状にして根管内に貼薬した場合、これらの作用は長期間持続する。

【規制区分】普通薬
【貯法】室温保存

column
［ 開発の経緯および概要 ］

　1939年にBeerendork、1940年にはPajarolaら、またRothが露出歯髄などに対して水酸化カルシウム配合製剤を用い、良好な結果を報告している。本邦では水酸化カルシウムの粉末をリンゲル液で練和する方法で1941年、花沢ら、1943年に関根らが生活歯髄切断（断髄）法に用い、1943年に堀江は根管充填薬として使用している。
　水酸化カルシウム製剤は組織に親和性があるばかりでなく消炎作用があり、さらに第二象牙質形成や骨性瘢痕治癒を促進するといわれ、歯髄覆罩（覆髄）薬や根管充填薬として応用されている。

水酸化カルシウム軟膏
calcium hydroxide

［商品名］
歯科用水酸化カルシウムペースト（昭和薬化工）
［軟膏剤］

［組成］
1シリンジ（0.3g）中、（日局）水酸化カルシウム150mg、添加物としてプロピレングリコール、マクロゴール400、塩化ベンゼトニウム、ヒドロキシプロピルメチルセルロースアセテートサクシネート

［効能または効果］
直接覆髄

［用法・用量］
適量を直接的に歯髄に塗布する。

[適用上の注意]

健康歯髄にのみ使用すること。本剤が適用部位以外に付着した場合はただちに拭き取り、水洗すること。歯科用にのみ使用すること。使用は 1 シリンジ 1 回限りとすること。

[薬効・薬理]

水酸化カルシウムを水で練ると pH12 またはそれに近い強いアルカリ性を発揮するため、ある程度の抗菌作用をもっていることが認められている。また、水酸化カルシウム覆髄によって、その局所に象牙質が新生する。

【規制区分】普通薬
【貯法】気密容器に入れ、室温保存

---

column

[開発の経緯および概要]

　従来から本邦では、水酸化カルシウムの粉末をリンゲル液で練和する方法で、1941年に花沢ら、1943年に関根らが生活歯髄切断（断髄）法に用い、1943年に堀江は根管充填薬として使用している。この水酸化カルシウムの使用に際しては、粉末を液剤で練和する必要があった。均質な練和状態と清潔性を期待して、すでに練和して注入にも容易であるシリンジに充填した本剤が開発された。

水酸化カルシウム配合剤
calcium hydroxide

[商品名]

カルビタール（ネオ）［粉末、液剤］

[組成]

粉末：100g 中、（日局）水酸化カルシウム 78.5g、（日局）ヨードホルム 20g、スルファチアゾール 1.4g、添加物としてカルメロースナトリウム
液剤：100mL 中、塩酸パラブチルアミノ安息香酸ジエチルアミノエチル 0.5g、添加物としてポリソルベート 20, グアヤコール

[効能または効果]

直接歯髄覆罩：う蝕症第 1 度および第 2 度またはこれに準ずる歯牙硬組織欠損歯で歯質切削中、偶発的に作られた露髄で直接歯髄覆罩を適当と診断された場合。
生活歯髄切断：急性単純性歯髄炎または急性および慢性化膿性歯髄炎で、根部歯髄が健康な場合または補綴学上、歯冠歯髄を除去し健康部分の保存が適当と診断された場合。
根管充填：抜髄あるいは感染根管で治療終了後、根管充填が適当と診断された場合。

[用法・用量]

粉末と液剤を約 2：1 の割合に練和してパスタ状とし、局所に応用する。
直接歯髄覆罩：窩洞を清掃・消毒、乾燥後、本剤を歯髄露出面に軽く圧接する。
生活歯髄切断：窩洞を清掃・消毒、乾燥後、本剤を歯髄切断面に軽く圧接する。
根管充填：根管治療終了後、根管内を清掃・消毒、乾燥し、適当な根管充填器を用いて本剤を根管に充填する。

危 [禁忌]

ヨウ素または安息香酸エステル（コカインを除く）系局所麻酔剤に対し、過敏症の既往

[副作用]

過敏症

[適用上の注意]

口腔粘膜等に付着した場合はただちに清拭し、必要な場合には洗口させること。また手指等に付着した場合には、石けんなどを用いて水または温湯で洗浄すること。歯科用にのみ使用すること。

[薬効・薬理]

本剤を歯髄創傷面に貼付した場合、壊死層の形成に続き、その直下に初期石灰化が招来され、骨様象牙質が形成される。終局的には象牙細管構造を有する象牙質が形成され、これに接して予成象牙質および象牙芽細胞が配列することにより、象牙質牆がより完全な形態を呈するに至る。
粉末に配合されているスルファチアゾールは抗菌性物質として、ヨードホルムは制腐作用の増強および X 線造影性の付与、液剤の塩酸パラブチルアミノ安息香酸ジエチルアミノエチル（テーカイン）は、歯髄の外傷等に由来する不快症状の防止を目的としている。

【規制区分】劇薬

【貯法】遮光気密容器に入れて密栓し、なるべく冷暗所に保管する。

---

column

[開発の経緯および概要]

水酸化カルシウムは直接歯髄覆罩薬・生活歯髄切断糊剤・根管充填薬として古くから使用されてきたが（水酸化カルシウムの項参照）、より臨床的応用価値の高い薬剤が要望された。そこで制腐作用増強の目的で水酸化カルシウムに抗菌性物質を配合し、さらにX線造影性を増大するために、ヨードホルムを配合した本剤が開発された。

ホルマリン・酸化亜鉛配合剤
formalin zinc oxide mixture

[商品名]

パルパック V （日本歯科薬品）[粉末、液剤]

[組成]

A 液：100mL 中、クレゾール 35mL、ホルマリン 19mL

B 液：チョウジ油

C 末：酸化亜鉛

[効能または効果]

小児歯科における仮封、鎮痛、鎮静、歯髄覆罩

[用法・用量]

用時、A 液 0.1g（添付のスポイトで 1 滴）に対し、B 液 0.2g（添付のスポイトで 2 滴）、C 末 0.3 〜 0.6g（添付のサジで 1 〜 2 杯）を加えよく練り合わせ患部に充填する。（硬化時間：約 2 〜 3 時間）

[慎重投与]

ホルムアルデヒドに対し過敏症の既往

[副作用]

過敏症

[適用上の注意]

A 液は、軟組織に対し局所作用を現すおそれがあるので、口腔粘膜等に付着させないように配慮すること。したがって使用に際しては、ラバーダム

防湿などを行うこと。A 液が口腔粘膜や皮膚などに付着した場合には、ただちに水洗させること。A 液が皮膚などに付着したまま放置すると炎症を起こし、化学的損傷を生じることがあるので、その場合は火傷の治療に準じて処置するか、皮膚科医に相談すること。

本剤は歯科用にのみ使用すること。

[薬効・薬理]

ホルマリンクレゾール（A 液）は殺菌消毒作用およびタンパク凝固作用を有し、歯髄切断面の殺菌・消毒・固定を行う。練和糊剤である酸化亜鉛ユージノールは、歯髄鎮痛作用ならびにユージノールによる殺菌作用を有している。

【規制区分】劇薬・処方せん医薬品

【貯法】遮光気密容器に入れ、室温保存

---

column

[開発の経緯および概要]

酸化亜鉛ユージノールにホルムクレゾールを加えた糊剤を使用する、いわゆるFC法については、C.Sweet（1930）、C.Sweet,Jr.（1956, 1960）、C.Emersonら（1959）、W. Doyle（1962）、D.Law（1964）らによって報告されている。

FC法による生活歯髄切断（断髄）処置は、乳歯の歯髄処置の中で特に臨床的応用範囲の広い方法である。本剤のA液（覆髄用FC）はBuckleyの処方を基本としながら、これを乳歯生活歯髄切断時の歯髄覆罩（覆髄）に適した処方に改良したもので、感染が予期以上に進行する乳歯歯髄に対して、強い殺菌効果を発揮する。またA液とB液、C末による練和糊剤は、乳歯歯髄の機能を損なわず、有効性に優れた小児歯科用歯髄覆罩薬である。

5）歯髄失活薬（製造中止）

歯髄除去に際して、除痛の目的で歯髄を壊死させる薬剤。

三酸化ヒ素
arsenic trioxide

[商品名]

〈製造中止〉ネオアルゼンブラック（ネオ）［灰黒色のパスタ］

---

column

[開発の経緯および概要]

三酸化ヒ素を歯髄の失活に用いて報告したのはSpooner（1836年）が最初であるが、それ以前に2、3の歯科医師が用いていたともいわれている。本剤はこの三酸化ヒ素を主成分とする歯髄失活薬で、歯髄を壊死させるが、除痛の目的で塩酸パラブチルアミノ安息香酸ジエチルアミノエチル（テーカイン）および塩酸ジブカインを配合してある。

使用頻度の減少により、現在は製造が中止されている。

パラホルムパスタ
paraformaldehyde paste

[商品名]

〈製造中止〉ネオパラホルムパスタ（ネオ）［白色の糊剤（パスタ）］

---

column

[開発の経緯および概要]

パラホルムアルデヒドを主剤とした歯髄失活、象牙質知覚過敏鈍麻薬で、貼付直後の疼痛を防ぐため塩酸ジブカインを配合した製剤である。

使用頻度の減少により、現在は製造が中止されている。

6）歯髄乾屍薬（製造中止）

失活歯髄切断（断髄）法に際し、失活薬により壊死させた根部歯髄に作用させ、持続的な制腐作用により歯髄を乾屍状態で保存させるための薬剤。

パラホルムアルデヒド配合剤
paraformaldehyde mixture

[商品名]

〈製造中止〉ネオトリオヂンクパスタ（日本歯科薬品）［粉末、液剤］

---

column

[開発の経緯および概要]

Gysi（1898年）は歯髄乾屍薬のトリオパスタを報告している。本邦では、このトリオパスタを改良する目的で、1924年に花沢によりトリオヂンクパスタが創製され、さらにその後種々改良されて現在に至っている。本剤は日本薬局方収載の歯髄乾屍薬・生活歯髄切断（断髄）糊剤である歯科用トリオヂンクパスタを改良した製剤である。

本剤はパラホルムアルデヒドを主成分とする歯髄乾屍・根管充填薬で、充填後に発生するホルムアルデヒドのタンパク凝固作用により歯髄を固定し、無水硫酸亜鉛、乾燥硫酸アルミニウムカリウム、酸化亜鉛の収れん作用および脱水作用により、残髄をミイラ化する。また、ホルムアルデヒドはクレゾール、フェノール、クレオソートとともに根管内を殺菌し、ミイラ化した歯髄の感染を予防する。

使用頻度の減少により、現在は製造が中止されている。

5）根管消毒薬

根管に貼付して根管の消毒を確実にすること、および根管を介して根尖病巣の治癒に積極的に作用させることを目的とした薬剤である。

ホルマリン・クレゾール
formalin cresol

[商品名]

歯科用ホルマリンクレゾール（日本歯科薬品）[外用液剤]、歯科用ホルモクレゾール「昭和」（昭和薬化工）[外用液剤]、ホルムクレゾール FC「ネオ」（ネオ）[外用液剤]、歯科用ホルムクレゾール「村上」（アグサジャパン）[外用液剤]、クリアエフシー（アグサジャパン）[外用液剤]

[組成]

100g 中、ホルマリン 40g、クレゾール 40g、エタノール 20g

[効能または効果]

根管の消毒

[用法・用量]

適量を根管内へ挿入し、仮封する。

[!] [慎重投与]

ホルムアルデヒドに対し過敏症の既往、患歯根尖部に炎症性病巣のある患者

[副作用]

過敏症

[重要な基本的注意]

本剤は組織刺激性が強く、歯根膜炎を起こすことがあるので、注意して使用すること。

[適用上の注意]

塩化鉄（Ⅲ）液、酸化クロム（Ⅵ）液、硝酸銀液などと併用すると変色または沈澱を生じ、薬効が減じるので注意すること。軟組織に対し局所作用を現すので、口腔粘膜などに付着させないように配慮すること。口腔粘膜や皮膚に付着した場合は、ただちに水洗させること。

[薬効・薬理]

本剤は、ホルマリンにクレゾールを配合することにより界面張力が低下し、腐敗分解産物に対する親和性が高まるとともに象牙細管にまで浸透し、ホルマリン特有の気化消毒作用を示す。ホルマリンとクレゾールの配合比については、ホルマリンは 40％以上存在すると細菌発育をよく阻止し、エタノールを 20％添加したものが最も効力が強い。口腔内化膿菌（*Staphylococcus aureus*）、う蝕原因菌（*Streptococcus mutans*）、大腸菌（*Escherichia coli*）および糸状菌（*Candida albicans*）に対して強力な消毒作用を示す。本剤の揮発成分も強力な消毒作用を示す。一般にホルマリン・クレゾール製剤は、他の製剤に比較して血液などタンパク質の存在下でも、優れた浸透性と消毒作用を示すといわれている。なおクレゾールの毒性は、ホルマリンを配合することによりかなり減弱される。

根管消毒薬の根尖創傷治癒に及ぼす影響を観察した研究において、タンパク凝固作用のあるホルマリン・クレゾールは、根尖創面より浸出する創傷液との界面に凝固痂皮を形成し、この凝固層が保護層の役割を果たしているため、薬液は根尖周囲組織内へ浸透しない。

【規制区分】劇薬
【貯法】遮光気密容器に入れて、室温で保存

[開発の経緯および概要]

ホルマリン・クレゾール製剤が根管治療に応用されたのは、1895年Marionが最初で、Lepkowakiが同時期に種々の疾患に応用し、さらに1899年にGysiが歯髄壊疽と残存歯髄の乾屍薬として紹介した。次いで、1904年にBuckleyが腐敗根管治療薬として発表して以来、今日まで広く臨床に応用されている。Buckleyの処方はホルマリンとクレゾールが1対1の配合のみであったが、配合薬剤が分離したり粘稠性が高まるのを抑えるため、エタノールが加えられている。なお、歯科専用医薬品集（1975年）には9組成のホルマリン・クレゾール製剤が収載されていたが、第24次再評価以後の市販品はすべて現在の組成である。

ホルマリン・グアヤコール
formalin guaiacol

［商品名］
ホルマリン・グアヤコール FG「ネオ」（ネオ）［外用液剤］

［組成］
100mL 中、（日局）ホルマリン 40mL、（日局）グアヤコール 40mL

［効能または効果］
う窩、抜髄根管および感染根管の殺菌・消毒

［用法・用量］
通法に従ってう窩および根管を拡大し、清掃後、滅菌小綿球または綿栓などを用いて、適量をう窩および根管内に挿入し、仮封し、数日間作用させる。

⚠ ［慎重投与］
本剤またはホルムアルデヒドに対し過敏症の既往、患歯根端（尖）部に急性炎症性病巣（症状が悪化するおそれがある）

［副作用］
過敏症

［併用注意・相互作用］
本剤を塩化第二鉄液、三酸化クロム液、硝酸銀液等と併用する場合は変色または沈殿を生じ、薬効が減じるので注意すること。

［適用上の注意］
軟組織に対し局所作用を現すので、口腔粘膜などに付着させないよう配慮すること。したがって使用に際しては、ラバーダム防湿などを行うこと。軟組織に付着した場合はただちに清拭し、消毒用エタノール、グリセリン、植物油などで清拭するか、または多量の水で洗う。また、手指等に付着した場合には、石けんなどを用いて水または温湯で洗浄すること。

［薬効・薬理］
本剤はホルマリン・クレゾール（FC）に優るとも劣らない抗菌力を示し、ガス体においても強力な抗菌力と有機物への強い浸透性を有する。
また、製造日に約3年の差を有する本剤の抗菌力および急性毒性を比較したところ、ほとんど差を認めず、長期にわたる安定性が立証されている。本剤は優秀なタンパク凝固性を示すと同時に、病理組織学的に歯髄および歯周組織に対する為害性がきわめて少なく、う窩、抜髄根管および感染根管に応用された場合、不快症状の発現が少なく、優れた殺菌・消毒効果が確認されている。

【規制区分】劇薬
【貯法】遮光気密容器に入れて、室温保存

[開発の経緯および概要]

ホルマリンは根管内への深部浸透性、強力な殺菌・消毒作用、残髄固定作用など歯科臨床上利点の多い薬剤であるが、組織に対する刺激作用が欠点である。その刺激作用を緩和する目的で鎮痛・鎮静作用をもつグアヤコールを配合することにより為害性の少ない、安全性の高い本剤が開発された。

グアヤコール
guaiacol

［商品名］
クレオドン（ネオ）
う窩消毒、歯髄鎮静・鎮痛薬の項（p.25）参照。

［効能または効果］
う窩および根管の消毒、歯髄炎の鎮痛鎮静、根端（尖）性歯周組織炎の鎮痛鎮静

パラクロロフェノール・グアヤコール
parachlorophenol guaiacol

［商品名］
メトコール（ネオ）
う窩消毒薬、歯髄鎮静・鎮痛薬の項（p.24）参照。

［効能または効果］
う窩および根管の消毒、歯髄炎の鎮痛鎮静、根端（尖）性歯周組織炎の鎮痛鎮静

パラホルムアルデヒド・ジブカイン塩酸塩
paraformaldehyde
dibucain hydrochloride

［商品名］
ペリオドン（ネオ）［乳白色粘稠な光沢のあるパスタ］

［組成］
100g 中、（日局）パラホルムアルデヒド 50g、（日局）ジブカイン塩酸塩 26g

［効能または効果］
根管消毒および残存歯髄の失活

［用法・用量］
適量を付着させた滅菌綿繊維（綿栓）またはペーパーポイントを根管内に挿入し仮封する。

［用法・用量に関連する使用上の注意］
本剤は腐蝕性を有するので、次のことに注意すること。
応用期間は 7 日間を限度とし、多量に貼付しな

いこと。
残存歯髄の失活では、範囲に応じ貼付量、期間を減じること。
急性炎症状を示す場合には、鎮痛、鎮静、消炎等の処置を行ってから使用すること。
貼付時の仮封は薬剤の口腔内への漏出を防ぐため、封鎖効果の良好な仮封剤（材）を用いること。

危 ［禁忌］
ホルムアルデヒドまたは塩酸ジブカインに対し過敏症の既往

［副作用］
ショック、中枢神経（振戦、痙攣、眠気、不安、興奮、霧視、めまい、悪心・嘔吐など）、過敏症

［妊婦・産婦・授乳婦等への投与］
妊婦または妊娠している可能性のある女性には、治療上の有益性が危険性を上回ると判断される場合にのみ投与すること。

［適用上の注意］
ホルマリン・グアヤコール（FG）（p.35）に同じ。

［薬効・薬理］
本剤の主成分パラホルムアルデヒドは、根管内で徐々にホルムアルデヒドガスを発生し、殺菌作用およびタンパク凝固作用を発現する。また、塩酸ジブカインは局所麻酔作用をもち、ホルムアルデヒドのもつ局所刺激作用を緩和する。

【規制区分】劇薬
【貯法】密栓し、室温保管。

---

column
［ 開発の経緯および概要 ］
　ホルムアルデヒドは製剤中の配合量が増すと刺激作用が強くなる。このホルマリンの殺菌作用を持続的にさせ、かつ局所刺激作用を緩和する目的で本剤が開発された。パラホルムアルデヒドを主剤とし、局所鎮痛の目的で塩酸ジブカインおよびグアヤコールを配合したパスタ状の根管治療薬である。

ヨウ素・ヨウ化亜鉛
iodine zinc iodide

[商品名]

カントップ用ヨードヨード亜鉛液（昭和薬化工）
[液剤]

[組成]

1mL 中、（日局）ヨウ素 11.25mg、（日局）ヨウ化亜鉛 281.36mg

[効能または効果]

根管の消毒

[用法・用量]

歯科領域における薬物電気導入器の薬液として、髄腔内に適量を挿入し使用する。

[適用上の注意]

本剤は薬物電気導入器カントップ用の薬液としてのみ使用すること。その他、ホルマリン・グアヤコール（p.37）に同じ。

[薬効・薬理]

ヨードヨード亜鉛液はヨウ素の殺菌作用とヨウ化亜鉛の殺菌収れん作用を期待し、イオン導入法の薬液としている。イオン導入法は、常法の根管治療で消毒が行われがたい根尖分岐、根管側枝に薬液の浸透を助ける。また、イオン導入法は、分岐根管部の炎症を治癒せしめ、あたかも消毒後の分岐根管に根管充填を行ったかのように働くといわれる。これは象牙質内の Ca^{++} と置換が起こり、分岐根管内輸送された Zn^{++} が一部不溶解性の亜鉛化合物として沈殿し、裂隙の閉鎖をもたらす。すなわちイオン導入で分岐根管の消毒と充填が併せて行われるのである。

【規制区分】普通薬
【貯法】室温保存

[開発の経緯および概要]

感染根管の治療法としてBeuer、Zierler、Rheinなどによりイオン導入法が19世紀末から行われている。本法の原理は、根管内に適当なイオンをもつ薬液を満たして直流を送り、そのイオンのもつ電荷と反対の電極に移動させイオンを深部に輸送して、器械的にも化学的にも消毒作用の困難な根管側枝や根尖分岐などの消毒を行うもので、優れた効果が認められている。

1931年にGrossman、Appletonはイオン導入に使用する電解液としてヨード・ヨード亜鉛液が50種以上の試験合剤中最も優れていることを報告した。本剤は、このGrossmanの処方を基本にして開発されたイオン導入用薬液である。

ヨードホルム
iodoform

[商品名]

ヨードホルム（アグサジャパン）[粉末]

[組成]

ヨードホルム（CHI_3）を 99% 以上含む

[効能または効果]

1．歯牙根管の防腐

2．創傷・潰瘍の殺菌・消毒

[用法・用量]

1．歯牙の根管充填剤に配合する。特にオイゲノールセメント等に適宜配合して乳歯に充填する。

2．少量の原末を1日1回散布する。また、消毒性包帯材料として 10% のヨードホルムガーゼを用いる。

危 [禁忌]

ヨード過敏症の患者

腎障害のある患者（本剤の主たる排泄臓器は腎臓であり、腎機能低下患者では血中総ヨウ素濃度が著しく上昇することがある。）

心障害のある患者（経皮吸収により、心毒性を現すことがある。）

! [慎重投与]

甲状腺機能に異常のある患者（甲状腺機能に異常がある場合はヨードホルムの使用により血中ヨウ素の調節ができず、甲状腺ホルモン関連物質に影

響を与えるおそれがある。）

！［重大な副作用］

ヨード中毒

以下のような症状のヨード中毒を起こすことがあるので、血中総ヨウ素濃度の測定を行うなど、十分な観察を行い、異常が認められた場合には使用を中止し、十分洗浄して適切な処置を行うこと。

1）精神神経系：興奮、せん妄、不穏、見当識障害、記憶障害、抑うつ、昏睡、失神、傾眠、不眠（睡眠障害）等

2）消化器：食欲不振等

3）その他：頭痛、全身倦怠感、頻脈等

［その他の副作用］

過敏症（0.1％未満）：そう痒感、ヨード疹、じんま疹様発疹、口腔粘膜びらん、紅斑、丘疹、水疱等

皮膚（0.1％未満）：そう痒感、灼熱感等

危［併用禁忌］

硝酸銀、水銀塩、過酸化水素、酸化剤（分解するため）

［妊婦・産婦・授乳婦等への投与］

授乳婦に使用する場合は授乳を避けさせること。〔ヒト母乳中へ移行し、新生児に一過性の甲状腺機能低下を起こしたとの報告がある。〕

［適用上の注意］

投与経路：外用にのみ使用すること。

使用時：原末または溶解液が眼に入らないように注意すること。眼に入った場合には大量の水でよく洗い流すこと。長期間または広範囲に使用しないこと。石けん類は、本剤の殺菌作用を弱めるので、石けん分を洗い落としてから使用すること。

［薬効・薬理］

本剤は防腐、制臭、分泌抑制、粘膜に対しては局所麻酔作用などがあるが、ヨードホルムそのものに殺菌作用はなく、血清や分泌液に溶けて徐々に分解し、ヨウ素を遊離して殺菌作用を現すといわれている。特に還元性物質を生成する破傷風菌、結核菌などには鋭敏である。

【規制区分】劇薬
【貯法】遮光、気密容器、室温保存

column

［開発の経緯および概要］

ヨードホルムは1822年Serullaによって発見され、ヨード炭素と命名された。その後、1843年にDumasが組成を明らかにし、1880年にBouchardatが初めて薬用に供した。日本薬局方には第1版以来収載されていたが、第9改正で削除された。しかし第11改正から再収載され、現在に至っている。

フッ化ジアンミン銀
diammine silver fluoride

［商品名］

サホライド・RC液歯科用3.8％（東洋製化）〔外用液剤〕

［組成］

1mL中、フッ化ジアンミン銀38mg

［効能または効果］

根管治療（根管の消毒）

［用法・用量］

根管の拡大・清掃後、綿栓またはペーパーポイントに数滴浸し、根管内に挿入、仮封を行う。根管内細菌培養検査で陰性を得るまで、上記治療を繰り返す。

！［慎重投与］

オーバーインスツルメンテーションした場合、歯根未完成歯、根尖の閉鎖不十分あるいは根尖孔の大きい歯牙

［副作用］

一過性疼痛、持続性疼痛、局所違和感、歯牙の黒変、象牙質根管壁の着色黒変、根尖歯周組織障害

［重要な基本的注意］

本品の適用により、銀の沈着で象牙質が黒変するので、前歯根管への適用は着色に注意すること。

［適用上の注意］

歯肉・口腔粘膜に付着すると、腐蝕することがあるので、ラバーダム防湿を用いるか、ワセリンまたはココアバターを塗布して、薬液との接触を防ぐようにする。誤って付着したときは、速やかに水または食塩水あるいはオキシドールで洗浄するか、洗口させること。

[薬効・薬理]

本剤は各種の細菌に対して、CMCP（Camphorated paramonochlorophenol）とほぼ等しい抗菌力を示した。殺菌効果は 1 週間程度の持続性であることが証明されている。本剤の 3 回塗布により、象牙細管開口部をほぼ閉塞することができ、細管封鎖性が認められた。本剤は象牙細管内深くまで殺菌効果がある。同時に歯細管封鎖効果が認められる。合成ハイドロキシアパタイトに対する耐脱灰力は、NaF1.1%（F イオン濃度は同じ）と同程度である。

【規制区分】普通薬
【貯法】遮光したポリエチレン製気密容器で冷暗所保存

---

column

[開発の経緯および概要]

銀イオンを根管治療に使用したのは、1917年のHoweの硝酸銀アンモニア溶液から始まり、本邦では1941年に鈴木賢策によるアンモニア銀療法が行われている。本剤は鈴木式アンモニア銀療法に準じて、フッ化ジアンミン銀溶液を根管治療に利用したもので、銀の根管内消毒、フッ素による根管壁無機質の強化、銀による根管壁有機質の固定、銀の極微動作用による二次感染抑制を目的としたものである。

クロラムフェニコール
chloramphenicol

[商品名]

歯科用クロラムフェニコール液「昭和」（昭和薬化工）［液剤］

[組成]

1mL 中、（日局）クロラムフェニコール 50mg（力価）、（日局）アミノ安息香酸エチル 70mg、（日局）パラオキシ安息香酸メチル 1mg、プロピレングリコール

[効能または効果]

クロラムフェニコール感性菌による下記疾患の治療 急性あるいは慢性化膿性根端性歯周組織炎（急性あるいは慢性歯槽膿瘍）および歯髄壊疽

[用法・用量]

通法に従って根管処置後、滅菌綿繊維（綿栓）等に付着させて根管内に挿入し、仮封を施す。

危 [禁忌]

本剤に対し、過敏症の既往

[副作用]

ショック、中枢神経（振戦、痙攣、眠気、不安、興奮、霧視、眩暈、悪心・嘔吐など）、過敏症、菌交代現象

[重要な基本的注意]

感作されるおそれがあるので観察を十分に行い、感作されたことを示す徴候（そう痒、発赤等）が現れた場合には使用を中止すること。

[薬効・薬理]

クロラムフェニコールはグラム陽性球菌、グラム陰性球菌および桿菌、リケッチア、クラミジアに優れた抗菌作用を示す。作用は静菌的で、作用機序はタンパク合成阻害作用に基づいている。臨床分離菌に対する耐性獲得は遅く、テトラサイクリンとの間にわずかに交叉耐性を認めるが、他の抗菌薬との間には認められない。

一方、歯科領域におけるクロラムフェニコールの細菌に対する感受性については、舳松らは他の歯科用根管消毒薬よりも優れた抗菌作用を示すことを認めている。また山村、Kimer らは口腔内分離菌に対する各種抗菌薬の感受性を調査した結果、クロラムフェニコールが最も高い抗菌力を示したと述べている。

【規制区分】普通薬
【貯法】室温保存

---

column

[開発の経緯および概要]

クロラムフェニコールは優れた抗菌作用を有する抗菌薬である上、根尖部組織に為害作用を起こさず、象牙細管内への浸透性がよく、歯を変色させず、安全性もよいので、根管の消毒に使用されている。本邦ではクロラムフェニコールを 1951年高田、1952年福地ら、1953年檜垣らが感染根管の治療に使用して良好な結果を得、本剤が開発されるに至った。

フェノール
phenol, carbolic acid

[商品名]

液状フェノール（各社）
歯科用カルボール（アグサジャパン）

う窩消毒薬、歯髄鎮静・鎮痛薬の項（p.22 〜 23）
参照。

フェノール・カンフル
phenol camphor

[商品名]

歯科用フェノール・カンフル「昭和」（昭和薬化工）、
歯科用フェノール・カンフル（日本歯科薬品）

う窩消毒薬、歯髄鎮静・鎮痛薬の項（p.23）参照。

カンフル・カルボール
（キャンホフェニック）
camphor carbol
(camphophenique)

[商品名]

キャンフェニック「ネオ」（ネオ）、村上キャンフェ
ニック（アグサジャパン）

う窩消毒薬、歯髄鎮静・鎮痛薬の項（p.23 〜 24）
参照。

6）根管清掃・拡大薬

ch.1

> 根管の機械的な拡大に際して生じる根管内の汚物の清掃・消毒で使用する薬剤（根管清掃薬）と、根管内の細菌や壊死歯髄などの有機質の溶解除去、あるいは狭窄根管の歯質の軟化・溶解のために使用する薬剤（根管拡大薬）とがある。

次亜塩素酸ナトリウム
sodium hypochloride

［商品名］

歯科用アンチホルミン（日本歯科薬品）［液剤］

［組成］

100mL 中、次亜塩素酸ナトリウム 3g 以上

［効能または効果］

う窩および根管の清掃・消毒

［用法・用量］

適量を綿繊維に浸し挿入または注入器で注入し、洗盪または洗浄する。

［適用上の注意］

注入器を用いて洗浄する場合、急激な圧力がかかると根尖歯周組織を傷害することがあるので注意すること。本剤使用後は、根管内を脱脂綿で拭き取ること。中和剤としてオキシドールを用いる場合には、必ずオキシドールを後から使用し、さらに滅菌精製水などで根管内を洗浄すること。
腐蝕性があるので、口腔粘膜や皮膚などに付着させたり、目に入らないように十分に注意すること。口腔粘膜等の軟組織、手指および衣服等に付着した場合には、速やかに十分に水洗すること。

［薬効・薬理］

本剤は次亜塩素酸の酸化力により、緩慢であるが持続性の局所殺菌・消毒作用を有し、すべての微生物に対し有効である。また有機質溶解作用を有し、象牙質および歯髄中のタンパク質の主構成成分であるコラーゲンに対し、10 分後にはその約60%を溶解する。さらに、強力な漂白作用および脱臭作用も有する。しかも本剤に対する組織反応は、一般に弱いとされている。本剤は過酸化水素水と反応させると、発生期の酸素を放出する。

【規制区分】普通薬
【貯法】使用後は密栓し、冷暗所（10℃以下）保存

column
［ 開発の経緯および概要 ］

「アンチホルミン」とは次亜塩素酸ナトリウム3〜6%を含む薬剤の総称で、1912年にMayerhoferが初めて治療に用いたといわれている。本邦においては1913年に花沢により紹介されたのが最初である。

「歯科用アンチホルミン」は日本薬局方に収載されている次亜塩素酸ナトリウム製剤で、サラシ粉および乾燥炭酸ナトリウムから調整された次亜塩素酸ナトリウム溶液であったが、現在では直接次亜塩素酸ナトリウムから製造されることが多く、第11改正日本薬局方からは3〜6%の次亜塩素酸ナトリウムを含む溶液と規定されている。

次亜塩素酸の酸化力により、緩慢ではあるが持続性の局所殺菌、消毒、制臭作用を示すもので、う窩および根管の清掃消毒に用いる。さらに根管拡大・形成期の潤滑剤としても働き、常法であるオキシドールとの交互使用により、象牙質削片、有機物の残渣、微生物などを根管外へ排出する。なお、う窩および根管内容物の溶解の目的には10%次亜塩素酸ナトリウム溶液を用いる。

次亜塩素酸ナトリウム10%
sodium hypochloride10%

［商品名］

ネオクリーナー「セキネ」（ネオ）［液剤］、歯科用カルホミンソリューション 10W/V%（昭和薬化工）［液剤］、キャナルクリーナー歯科用液10%（福地）

［組成］

100mL 中、次亜塩素酸ナトリウム 10g

［効能または効果］

う窩および根管の清掃・消毒および内容物の溶解

［用法・用量］

次亜塩素酸ナトリウムとして、通常 0.05 ～ 0.2mL（本剤 0.5 ～ 2mL）を用いる。

貼付の場合：根管拡大後、本剤を小綿球に十分浸し根管内に貼付する。

洗盪の場合：根管口を拡大後、本剤を注入しながらリーマーおよびファイルで根端（尖）孔部まで拡大し、次いで本剤を根管内に満たし、探針で洗盪する。

［適用上の注意］

次亜塩素酸ナトリウム（歯科用アンチホルミン「日薬」）（p.41）に同じ。

［薬効・薬理］

本剤は次亜塩素酸ナトリウムの優れた有機質溶解作用によって、ヒトの新鮮抜去歯の歯髄腔壁に存在する残髄、象牙質前質を 3 分以内に完全に溶解する。また、象牙質中の有機質の大部分を占めるコラーゲンについては、5 分以内にその 85%を溶解する。本剤はレンサ球菌（*Streptococcus sanguis*）、黄色ブドウ球菌（*Staphylococcus aureus*）、枯草菌（*Bacillus subtilis*）、緑膿菌（*Pseudomonas aeruginosa*）、カンジダアルビカンス（*Candida albicans*）などの口腔内常在菌を含め、すべての微生物に対して強い殺菌作用を示す。

さらに強力な漂白作用および脱臭作用も有する。しかも、組織反応は一般に弱いとされている。本剤は過酸化水素水と反応させると発生期の酸素を放出し、著しい発泡作用を示す。

【規制区分】普通薬
【貯法】気密容器で密栓し、冷暗所（1 ～ 15℃）に保存

エデト酸ナトリウム（EDTA）
sodium edetate

［商品名］

歯科用モルホニン（昭和薬化工）［液剤］

［組成］

1mL 中、（日局）エデト酸ナトリウム（EDTA）143mg、セトリミド 0.84mg

［効能または効果］

根管象牙質の脱灰（抜髄後あるいは感染根管治療時の根管拡大の際の補助）

［用法・用量］

適量を髄室内に滴下するか、あるいは小綿球に浸したものを挿入し、数分間放置後、根管を機械的に拡大する。必要があればこれを繰り返し、拡大操作を行う。

［適用上の注意］

本剤は根管内にのみ使用し、誤って患歯以外の歯の表面に付着した場合は、すぐに拭き取ること。歯科用にのみ使用すること。

［薬効・薬理］

歯科用モルホニンは根管内壁を軟化、脆弱化し、根管拡大のための機械的操作を容易にする。エデト酸ナトリウムは根管内壁のカルシウム等をキレート結合することにより上記の目的を達するものであり、セトリミドは表面張力活性剤として薬液が根管内の細部にいきわたるような物理的性質を付与するために加えられる。

【規制区分】普通薬
【貯法】室温保存

7）根管充填薬

> 根管拡大・清掃および根管形成により生じた空隙を充填して、口腔内と歯周組織の交通路の遮断を計るが、その際、薬剤のもつ効果により根尖周囲組織の疾患を治癒させる目的で使用する薬剤である。

〈根管充填に使われる薬剤の流れ〉

　根管充填の歴史をみると、根管治療に伴って使われる充填剤（材）には、歯科で使われる諸々の薬剤や材料が選ばれ根管に填塞されてきたが、近年、歯内療法の治療目的が明確となり、以下のような選択基準が一般的なものとなっている。

　根管充填の目的は根管治療によって環境が改善された根管を、薬剤または固形体で充塞し、①根管から歯周組織への感染路を遮断して根尖歯周組織の健康を維持することにあり、②さらに根管充填剤の治癒促進効果によって創傷治癒および病変を積極的に治癒させることにある。

　そのため、根管の封鎖を主な目的とする場合はガッタパーチャのような固形体と根管セメントの併用で治療が進められるが、根管あるいは根尖周囲組織に積極的な石灰化促進作用を期待する場合、感染根管内で持続的な殺菌消毒作用や残存歯髄に対して乾屍作用を期待する場合、あるいは薬効を期待して暫間的に根管を封鎖する場合などに、それぞれ薬効を有する根管充填剤が選択される。

水酸化カルシウム配合剤
calcium hydroxide
［商品名］

カルビタール（ネオ）
4）直接歯髄覆罩（覆髄）薬および生活歯髄切断（断髄）薬の項（p.31 〜 32）参照。

〈水酸化カルシウムの作用と効能〉

　歯の硬組織、歯髄、歯根周囲組織あるいは骨組織などの系統発生やこれらの組織における疾患の発生にカルシウムの関与が必須であり、また歯科疾患の治療にカルシウム剤は重要な位置を占めている。

　歯科治療におけるカルシウム剤には水酸化カルシウム、リン酸カルシウム、α-TCP、ヒドロキシアパタイトなどが挙げられるが、生体に対する刺激の少ない性状（収れん作用）が好まれて外来刺激からの隔壁として利用され、また強い石灰化促進作用や骨誘導能が注目されている。水酸化カルシウムは単味で、あるいは複合製剤として古くから歯、歯髄および歯根尖周囲の疾患の治療に頻用されており、その目的は高い石灰化促進作用が期待される。水酸化カルシウムの水への溶解率は低いが（0.5％以下）、水溶性は強いアルカリ性（pH10 〜 12）を呈し、石灰化に関与するアルカリ性フォスファターゼの活性を高めることが石灰化促進に連なるものと理解されている。

　最近、水酸化カルシウムが根管貼薬剤として利用されることが多いが、上記の石灰化促進作用に加えて根管の殺菌消毒剤として使用される。この場合、水酸化カルシウムは殺菌消毒剤に分類されるような強い薬剤ではないが、水酸化カルシウムが包摂された根管内では高い pH となり、微生物が生育できない環境となり、結果的に消毒効果が発揮されるものと考えている。水酸化カルシウムの局所応用は、粉末単味で、または精製水で泥膏状に練和して使用されるが、本剤には硬化する機構はないので局所に固着することはなく、臨床上扱いにくいため多くはペースト剤または硬化剤を配合したセメント剤・材（セメントとは、ペースト状に練和したものが硬化するものと定義されている）として製剤化され、覆髄剤、根管貼薬剤あ

るいは根管充填剤として使用されている。

〈薬事法と歯科用セメント〉

　日本の国内で市販される薬剤は、日本の薬事法に則って製品化ならびに販売が行われており、生体への侵襲や傷害を防止するための厳しい規定が設けられている。一方、医療器材についても薬事法に準拠した規定が設けられているが、生体に対する傷害が薬品より低いとする認識から、その規定は薬品よりも低いレベルが設定されている。このため歯科で使われる薬剤を含有するセメント剤であっても、製品化ならびに販売（輸入）を企画するメーカーの多くが、認可が取りやすいセメント材（材料）として申請し許可を取る傾向がある。

　その結果、日本の歯科医療の器材・薬剤のマーケットでは同じような組成の製品が、一方では"セメント剤"として、他方では"セメント材（シーラーセメント）"として市販されている。そのため、前者は本書に薬剤として収録して解説を加えたが、後者は材料であって薬効を明記することはできないので、本書では「第5章 歯科材料」に組成と使用目的を明示してセメント材として一括表示した。

3 う蝕予防薬

　う蝕を予防する効果のある薬物としては、①酸産生菌の菌数を減少させるもの（抗菌薬）、②酸産生菌の酸産生過程に関与する酵素の作用を抑制するもの（抗酵素薬）、③酸によって歯の脱灰を起こさないように酸を中和するもの（酸中和剤）、④歯質の表面構造を変化させて耐酸性を強化するもの（耐酸強化薬）などが挙げられるが、現在、抗菌、抗酵素作用も認められるフッ化物が一般に最もよく使用されている。

フッ化物のう蝕予防メカニズム

1．エナメル質を構成しているハイドロキシアパタイト $Ca_{10}(PO_4)_6(OH)_2$ の水酸基がフッ素に置換したフルオロアパタイト $Ca_{10}(PO_4)_6F_2$ はハイドロキシアパタイトより耐酸性に優れていることが、フッ素のう蝕予防機序の主な根拠である。
エナメル質と唾液は常に一体であり、唾液 pH 変化によるミネラル溶解度の変化で、両者の間では常にミネラルが移動している。すなわち臨界 pH（およそ pH5.5）以下になるとエナメル質から唾液中に（脱灰）、それ以上では唾液中からエナメル質へ（再石灰化）ミネラルが移動する。このようなエナメル質の再石灰化の際に、唾液中にフッ素が多く含まれていると、アパタイトの OH^- の位置に F^- が置換され、安定した結晶、フルオロアパタイトが形成される。実際には直接フルオロアパタイトが形成される場合と、低濃度フッ素がエナメル質に作用した場合には、フッ素とハイドロキシアパタイトとの複分解反応によりフッ化カルシウム（CaF_2）が歯質表面に形成される 2 通りの反応が起こるとされている。フッ化カルシウムは徐々に唾液中に溶解して、さらにフルオロアパタイトを形成して歯質を強化しう蝕抵抗性を与える。
このフルオロアパタイトは耐酸性に優れ、う蝕予防効果が著しいことが多くの研究で明らかにされている。

臨床応用されているフッ化物

塗布法
①弗化ナトリウム液「ネオ」（ネオ）（p.46 〜 47）、バトラーフローデンフォーム N（サンスター）（p.46 〜 47） ②リン酸酸性フッ化ナトリウム　［フローデン A（サンスター）（p.48 〜 49）、フルオール N 液（東洋制化）（p.48 〜 49）、フロアーゲル（白水）（p.48 〜 49）、フルオール・ゼリー（東洋製化）（p.48 〜 49）］
イオン導入法
弗化ナトリウム液「ネオ」（ネオ）（p.46 〜 47）
洗口法
ミラノール顆粒 11%（東洋製化）（p.47 〜 48）、オラブリス（昭和薬化工）（p.47 〜 48）、バトラー F 洗口液 0.1%（サンスター）（p.47 〜 48）
フッ化ジアンミン銀剤
サホライド（東洋製化）（p.50 〜 51）
歯磨剤への配合
各種歯磨剤

1）フッ化ナトリウム製剤

ch.1

フッ化ナトリウム（塗布用）
sodium fluoride

［商品名］
弗化ナトリウム液「ネオ」（ネオ）［液剤］、バトラー
フローデンフォーム N （サンスター）［液剤］

［組成］
100mL 中、フッ化ナトリウム 2g

［効能または効果］
う蝕の予防

［用法・用量］
通常、歯面に対し 2 週間に 3 〜 4 回塗布を 1 クールとし、これを年間 1 〜 2 回実施する。

〈塗布方法〉

a. 一般的方法

①歯面の清掃

　歯ブラシ等によって口腔内を十分に清掃してから、必要あるときは塗布面の歯石を除去し、ポリッシングブラシまたはポリッシングカップに研磨剤をつけて歯面からプラーク（歯苔）を除くようにする。

②防湿・乾燥

　巻綿花を用いて塗布する歯を孤立させ、綿球で唾液をぬぐった後、圧縮空気で乾燥する。

③薬液の塗布

　薬液（2mL 以下）に浸した脱脂綿、ガーゼ等で歯面をなるべく長く薬液に浸潤させる。塗布後約 30 分間は洗口させないで唾液を吐かせる程度にとどめる。

b. トレー法

①歯面の清掃

　一般的方法と同様に行う。

②トレーの選択および適合

　歯（列）弓に適合するトレーを選び、このトレーの大きさに合ったゴム袋および塗布紙をセットする。

③薬液の浸潤

　塗布紙にスポイトで薬液（2mL 以下）を浸み込ませる。

④トレーの装着

　トレーを口腔内に挿入し、軽く歯列に圧接して約 4 分間かませる。

⑤トレーの除去

　トレーをはずし、塗布紙を除去する。塗布後約 30 分間は洗口させないで唾液を吐かせる程度にとどめる。

［用法関連注意］
塗布薬液量は 2mL 以下とし、幼小児においては必要最小限度にとどめること。

塗布後約 30 分間は洗口させないこと。ただし、薬液の残留する唾液は吐き出させ、飲み込まないよう指示すること。

［副作用］
過敏症（頻度不明）

［適用上の注意］
う蝕の予防（歯面塗布）にのみ使用すること。

腐蝕性があるので、できるだけ口腔粘膜等に薬液が触れないように注意すること。

手指等に付着した場合や万一眼に入った場合には、ただちに多量の水で洗浄する等適切な処置を行うこと。

誤って飲用し、嘔吐、腹痛、下痢等の急性中毒症状を起こした場合には、牛乳、グルコン酸カルシウムなどのカルシウム剤を応急的に服用させて医師の診療を受けさせること。

歯科医師またはその指導下で歯科衛生士が取り扱うこと。

歯科用にのみ使用すること。

［薬効・薬理］
歯の形成期に適量のフッ素が作用すると、ヒドロキシアパタイトの生成が促進され、結晶性が向上することが X 線結晶学的にも証明されている。また、安定した結晶構造をもつフルオロアパタイトが生成されると、エナメル質の溶解性が減少する。そして、フッ素の唾液中の無機質を沈着させる再石灰化促進作用と、細菌の産生する酵素の活性を阻害し、酸産生を低下させる作用等により、歯質の耐酸性を向上させ、う蝕抵抗性のある良質な歯を形成する。

［フッ化ナトリウム（イオン導入法）］

イオン導入法は他の方法に比べより効果的に歯質にフッ素を取り込むことができる。

フッ素は単体では不安定な元素なため、常に他の元素と結合しているが、フッ素イオン導入装置（パイオキュアー：NARCOHM 社）によってフッ化ナトリウムを電気的に分解することで、フッ素をイオン化させることが可能となる（F）。パイオキュアーは、人体（歯）を一時的にプラス極性にさせ、マイナス電荷を帯びているフッ素イオンを人体（歯）に取り込みやすくする。

・使用方法

①通常の歯面清掃後、既製のイオントレーの綿に弗化ナトリウム液「ネオ」を薬 2 mL 浸す。

②イオントレーを歯列に圧接させるようにしてかみ合わせる。

③電極を手にしっかりと握らせ、パイオキュアー本体のスイッチを入れてイオン導入を行う。通常う蝕予防では1回400μAを 3 分間、片顎ずつ行う。

【規制区分】普通薬
【貯法】プラスチック製気密容器に入れ、室温保存

---

column

［ 開発の経緯および概要 ］

1942年にCheyneとBibbyらが、初めてう蝕予防のためにフッ素化合物を歯面に塗布することを発表して以来、現在まで数多くの研究と臨床応用がなされてきた。

フッ化ナトリウム（洗口用）
sodium fluoride

［商品名］

ミラノール顆粒 11％（東洋製化）［顆粒剤］、オラブリス（昭和薬化工）［液剤］、バトラー F 洗口液 0.1％（サンスター）［液剤］

［組成］

1g 中、フッ化ナトリウム 110mg、添加物として、D- マンニトール、キシリトール、マクロゴール 6000、塩化セチルピリジニウム、パラオキシ安息香酸エチル、パラオキシ安息香酸プロピル、ヒドロキシプロピルセルロース、ケイヒ油、l- メントール、香料

［効能または効果］

う蝕の予防

［用法・用量］

通常 1 回フッ化ナトリウムとして 0.05 ～ 0.1％溶液 5 ～ 10mL を用い、1 日 1 回食後または就寝前に洗口する。

a. 洗口方法

薬液を口に含み、約 30 秒間薬液が十分歯面にいきわたるように含み洗いさせる。次に薬液を十分に吐き出させる。1 回に口に含む液量は、年齢等による口腔の大きさを考慮して定めるが、通常未就学児で 5mL、学童以上で 7 ～ 10mL が適当である。

b. 洗口液の調整法

ミラノールおよびオラブリスは易溶性顆粒であり、水を加えて軽くふりまぜることにより容易に溶解して無色・芳香性の洗口液となる。ミラノールおよびオラブリス洗口液のフッ化ナトリウム濃度は次ページの表のとおりである。

なお、バトラー F 洗口液 0.1％はフッ化ナトリウム濃度 0.1％に調整済みである。

c. 洗口（含み洗い）の方法

①薬液を口に含み、約 30 秒間薬液が十分に歯面にいきわたるように、口を閉じ頬を動かし含み洗い（ブクブクうがい）させる。

②洗口は、嚥下を避ける目的で下を向いて行うよう指導する。

［副作用］

過敏症

［適用上の注意］

う蝕の予防（洗口）にのみ使用すること。飲み込まないようよく指導すること。飲み込むおそれのある幼児には使用しないこと。誤って飲用し、嘔吐、腹痛、下痢などの急性中毒症状を起こした場合には、牛乳、グルコン酸カルシウムなどのカル

シウム剤を応急的に服用させて医師の診療を受けさせること。歯科医師の指導により使用すること。

[薬効・薬理]

フッ化ナトリウム（弗化ナトリウム液「ネオ」、p.46〜47）に同じ。

【規制区分】劇薬
【貯法】室温保存、溶解液はポリエチレン製気密容器に入れ室温保存

ミラノール量	水の量	フッ素濃度	1mL 中のフッ化ナトリウム量
1包 1.8g（ピンク色包）	200mL	約450ppm	0.99mg
1包 1g（黄色包）	200mL	約250ppm	0.55mg

オラブリス量	水の量	洗口液		
		フッ化ナトリウム濃度	フッ素濃度	1mL中のフッ化ナトリウム量
1包 1.5g	300mL 167mL	0.055% 0.099%	約250ppm 約450ppm	0.55mg 0.99mg

リン酸酸性フッ化ナトリウム
sodium fluoride

[商品名]

フローデン A（サンスター）［液剤］、フルオール N 液（東洋製化）［液剤］、フロアーゲル（白水）［液剤］、フルオール・ゼリー（東洋製化）

[組成]

1mL 中（ゲル剤は 1g 中）、フッ化ナトリウム 20mg、添加物としてリン酸、その他

[効能または効果]

う蝕の予防

[用法・用量]

通常、歯面に対し年間 1〜2 回次の方法により実施する。

〈塗布方法〉
a．一般的方法
①歯面の清掃

歯ブラシ等によって口腔内を十分に清掃してから、必要あるときは塗布面の歯石を除去し、ポリッシングブラシまたはポリッシングカップに研磨剤をつけて歯面からプラーク（歯苔）を除くようにする。

②防湿・乾燥

巻綿花を用いて塗布する歯を孤立させ、綿球で唾液をぬぐった後、圧縮空気で乾燥する。

③薬液の塗布

薬液（2mL 以下）に浸した脱脂綿、ガーゼ等で歯面をなるべく長く薬液に浸潤させる。塗布後約 30 分間は洗口させないで唾液を吐かせる程度にとどめる。

b．トレー法
①歯面の清掃

一般的方法と同様に行う。

②トレーの選択および適合

歯（列）弓に適合するトレーを選び、このトレーの大きさに合ったゴム袋および塗布紙をセットする。

③薬液の浸潤

塗布紙にスポイトで薬液（2mL 以下）を浸み込ませる。

④トレーの装着

トレーを口腔内に挿入し、軽く歯列に圧縮して約 4 分間かませる。

⑤トレーの除去

トレーをはずし、塗布紙を除去する。塗布後約 30 分間は洗口させないで唾液を吐かせる程度にとどめる。

［副作用］

過敏症

［適用上の注意］

う蝕の予防（歯面塗布）にのみ使用すること。pH が低いため酸味があるから、あらかじめ被処置者に説明しておくこと。腐蝕性があるので、できるだけ口腔粘膜に薬液が触れないように注意すること。塗布後約 30 分間は、洗口させないこと。ただし、薬液の残留する唾液は吐き出させ、飲み込まないように指示すること。誤って飲用し、嘔吐、腹痛、下痢などの急性中毒症状を起こした場合には、牛乳、グルコン酸カルシウム等のカルシウム剤を応急的に服用させ、医師の診断を受けさせること。歯科医師またはその指導下で歯科衛生士が行うこと。

［薬効・薬理］

いかにして歯質へのフッ素の取り込みを効率よく行うかについて種々の方法が試みられている。そのうちの一つとして、pH を低下させるとフッ素の取り込みが増加することが報告されている。しかし酸を加えた場合には $Ca_{10}(PO_4)_6(OH)_2 + 8H^+ \rightarrow 6HPO_4^{2-} + 10Ca^{2+} + 2H_2O$ の反応がおこり、歯質の崩壊によるリン酸イオンの遊離が生じてしまう。ところが、フローデン A のようにリン酸で酸性にしたものは、リン酸イオンが歯と十分接触する溶液中に存在しているため、他の酸を加えたときに比べ、この反応が起こりにくく歯質を痛めることなくして、フッ素を歯質に十分取り込ませることが可能になる。

【規制区分】普通薬
【貯法】ガラス容器は避けて、プラスチック容器に入れ、遮光して室温保存

---

column
［ 開発の経緯および概要 ］

1962年にBrudevoldとWellockらが、オルソ燐酸でpH3の酸性にした2％のフッ化ナトリウム溶液を、歯面塗布に用いると、歯質構成成分であるアパタイトをほとんど脆弱させることなく、歯の表層に最も効果的にフッ素が取り込まれ、う蝕予防性が増大することが報告されている。この発表を基に開発された製剤である。

2）フッ化ジアンミン銀製剤

ch.1

フッ化ジアンミン銀
diammine silver fluoride

［商品名］
サホライド（東洋製化）［外用液剤］

［組成］
1mL 中、フッ化ジアンミン銀 380mg

［効能または効果］
初期う蝕の進行抑制、二次う蝕の抑制、象牙質知覚過敏症の抑制

［用法・用量］
歯面の清掃：歯牙沈着物を完全に除去したのちオキシドールで歯面を十分清拭する。

防湿乾燥：塗布する歯を中心として巻綿花を用い歯を孤立させる。唾液の多い場合には排唾管を挿入する。綿球で唾液をぬぐった後、圧搾空気で歯面を乾燥する。

薬剤の塗布：小綿球に薬液数滴（0.15 ～ 0.2mL）を浸ませ 3 ～ 4 分間塗布する。患歯数、症状により適宜増減する。

塗布後の処置：防湿除去—巻綿花を取り除く。

洗口—水または希食塩水で洗口する。

塗布の回数：通常、3 ～ 4 回上記の術式を数日間隔で行う。

〈一般的使用方法〉

a. 乳歯う蝕の進行抑制
う蝕部の遊離エナメル質をスプーンエキスカベーター等を用いて除去し、通法により局部の清掃乾燥を行った後、上記【用法・用量】に従ってサホライドを 3 ～ 4 分間作用させて第 1 回目の処置とする。この塗布を 2 ～ 7 日間隔で計 3 回繰り返し行う。以後 3 ～ 6 カ月に 1 回宛経過を観察（たとえば硬さなど）することが望ましい。その際の状態により要すれば塗布を行う。特に前歯部などにおいては、隣接面をスライスカットし自浄作用をよくしてサホライドを塗布することにより効果的である。時期をみて必要に応じて修復処置を行う。

b. 二次う蝕の抑制
窩洞形成または支台歯形成完了後【用法・用量】に従って 1 ～ 2 回サホライドを塗布する。

c. 象牙質知覚過敏症の抑制
2 ～ 3 日間隔で【用法・用量】に従ってサホライドを塗布し経過を観察しつつ 3 ～ 4 回まで繰り返す。窩洞形成または支台歯形成の際【用法・用量】に従ってサホライドを塗布し知覚鈍麻をまって翌日または翌日以後軟化象牙質の除去、または形成を行う。

［副作用］
副作用頻度報告を含む総調査症例 58,615 歯中、一過性疼痛（0.11％、66 歯）、持続性疼痛（0.05％、28 歯）、歯髄障害（0.12％、69 歯）

歯髄への影響：本品は歯質への浸透性があるので、う窩の状態によって、一時的に歯髄に影響を与える場合がある（塗布直後、痛みを覚えればただちに水、食塩水またはオキシドールで洗浄する。なお、痛みが持続するときは歯科用フェノール・カンフルを塗布する）。

［適用上の注意］
本品は誤って歯肉、口腔粘膜に付着すると腐蝕する。歯肉に近い部分に塗布する場合、歯肉への付着を防ぐために、ラバーダムを用いるか、用いえぬ場合は歯肉にワセリン、またはココアバターを前もって塗布して薬液との接触を防ぐようにすること（誤って付着したときは速やかに水または食塩水あるいはオキシドールで洗浄するか、洗口させること）。

［薬効・薬理］
本品は各種実験で銀製剤（硝酸銀）およびフッ化物製剤（フッ化ナトリウム等）の両作用を有することが報告されている。すなわち、ハイドロキシアパタイトとフッ化ジアンミン銀 $Ag(NH_3)_2F$ が反応して、F^- と Ag^+ が供給される。Ag^+ は歯質のタンパク質と結合して「タンパク銀」を生成し、歯質が分解されにくくなる。歯質が黒変するために審美性に難点があり、永久歯には用いない。

【規制区分】劇薬
【貯法】遮光したポリエチレン製気密容器で冷暗所保存

column

[開発の経緯および概要]

　硝酸銀にはタンパク凝固作用があり、フッ化ナトリウムには不溶性塩の生成作用があり、象牙質の有機性進入路を閉鎖するので腐蝕抑制と象牙質知覚過敏症の治療に有効である。この性質を利用して、古くからう蝕の抑制や、象牙質知覚過敏症の治療に硝酸銀溶液およびフッ化ナトリウムなど各種のフッ化物が用いられてきている。この両剤の作用を併せもつ薬剤として、山賀らによりフッ化ジアンミン銀が開発された。

column

[歯磨剤への配合]

　家庭で歯質にフッ化物を毎日供給できる点で優れた方法である。本邦では薬事法により歯磨剤のフッ化物濃度は1,000ppm以下と規定されている。最近ではブラッシング後少量の水で口をすすぎ、なるべく歯磨剤に含まれているフッ化物を口腔に長く滞在される方法が推奨されている。

4 歯周療法薬

歯周疾患は歯の支持組織である歯周組織（歯肉、歯根膜、セメント質および歯槽骨）に起こる種々の疾患の総称である。通常は歯肉炎や歯周炎（一般的には慢性歯周炎）などを指し、根尖性歯周炎は歯周疾患から除外されている。これらの歯周疾患の治療には、プラークコントロール（ブラッシングによるプラークの除去）、歯石除去、歯周ポケット搔爬術、歯肉切除術、歯肉弁剥離搔爬手術などの外科的療法および咬合調整、さらにメインテナンス治療（SPT）が主として行われ、医薬品はその補助的な目的で使用される場合もある。しかし、歯周疾患の症状によっては全身的疾患として治療する場合もあるので、抗菌薬、ビタミン薬、ホルモン薬などの全身性の薬剤も使用されることもある。特に最近は、抗菌薬を歯周ポケット内に注入し、持続的にポケット内細菌の環境を変える薬物送達法（DDS）が取り上げられている。

歯周疾患に使用される医薬品は多岐にわたり、統一された明確な分類はなされていないが、本書では次の5項目に分類した。

歯周療法薬一覧

1. 歯科用腐蝕薬

一般名、商品名（販売元）	効能・効果	ページ
歯科用ヨード・グリセリン 歯科用ヨード・グリセリン（ヨーグリ）（アグサジャパン） 歯科用ヨード・グリセリン（日本歯科薬品、昭和薬化工）	口腔粘膜（歯肉）および根管の消毒	54～55
ヨード・グリセリン ネオグリセロール（ネオ）	口腔粘膜（歯肉）および根管の消毒	55
ヨードグリコールパスタ ヨードグリコールパスタ「ネオ」（ネオ）	歯肉および髄腔の消毒	55～56
ヨードチンキ ヨードチンキ（各社）	歯肉および口腔粘膜の消毒、根管の消毒、皮膚表面の一般消毒、創傷・潰瘍の殺菌・消毒	56～57
希ヨードチンキ 希ヨードチンキ（各社）		57～58
ヨードホルム ヨードホルム（アグサジャパン）	1. 歯牙根管の防腐 2. 創傷・潰瘍の殺菌・消毒	58

2. 歯科用軟膏剤

一般名、商品名（販売元）	効能・効果	ページ
オキシテトラサイクリン塩酸塩・ヒドロコルチゾン テラ・コートリル軟膏（ジョンソン・エンド・ジョンソン）	急性歯肉炎、慢性剥離性歯肉炎、辺縁性歯周炎、びらんまたは潰瘍を伴う難治性口内炎および舌炎。また、湿潤、びらん、結痂を伴うか、または二次感染を併発している皮膚疾患および湿疹様変化を伴う膿皮症	59〜60
テトラサイクリン塩酸塩・ヒドロコルチゾン酢酸エステル テトラ・コーチゾン軟膏（山崎帝國堂）		60
ヒノキチオール歯科用軟膏 ヒノポロン口腔用軟膏（昭和薬化工）、ヒノポロン口腔用軟膏キット（昭和薬化工）	急性歯肉炎、辺縁性歯周炎	61〜62
クロルヘキシジン塩酸塩 **ヒドロコルチゾン酢酸エステル** **ベンザルコニウム塩化物液** **ジフェンヒドラミンサリチル酸塩** **歯科用軟膏** デスパコーワ口腔用クリーム（興和）	孤立性アフタ、アフタ性口内炎、褥瘡性歯肉潰瘍、辺縁性歯周炎	62〜63
テトラサイクリン塩酸塩・エピジヒドロコレステリン歯科用軟膏 テトラサイクリン・プレステロン歯科用軟膏（日本歯科薬品）	歯周組織炎、抜歯創・口腔手術創の二次感染、感染性口内炎	63〜64

3. 歯周ポケット内徐放性製剤

一般名、商品名（販売元）	効能・効果	ページ
歯科用ミノサイクリン塩酸塩軟膏 ペリオクリン歯科用軟膏（サンスター） ペリオフィール歯科用軟膏（昭和薬化工）	歯周炎（歯周組織炎）	65〜66

4. 歯周包帯剤

一般名、商品名（販売元）	効能・効果	ページ
ユージノール系 サージカルパック口腔用（昭和薬化工）	歯肉切除などの歯周外科領域における患部の包填	67〜68
非ユージノール系 コーパック（レギュラー）・（ハード＆ファースト）（ヨシダ）	歯周組織の被覆・保護に用いる	68

5. その他の歯周療法薬

一般名、商品名（販売元）	効能・効果	ページ
塩化リゾチーム アクディーム（あすか） ノイチーム（エーザイ） レフトーゼ（日本新薬）	歯槽膿漏症（炎症型）の緩解、小手術時の術中術後出血（歯科、泌尿器科領域）、慢性副鼻腔炎、呼吸器疾患に伴う喀痰喀出困難	69〜70

1）歯科用腐蝕薬

　腐蝕薬とは適用部位の細胞タンパクを沈殿・凝固または溶解して、組織の壊死をもたらす薬剤である。

　本書に該当するものは、以下のように分類される。

①組織タンパク質と沈殿・凝固を起こす薬物：無機酸類（塩酸、硫酸、硝酸）、重金属塩（硝酸銀、塩化亜鉛）、トリクロル酢酸

②タンパク質を溶解する薬物：強アルカリ（水酸化ナトリウム、水酸化カリウム）

③酸化作用により細胞を破壊する薬物：塩素、ヨウ素

④原形質毒により細胞を破壊する薬物：三酸化ヒ素

　この中で、現在歯周ポケット内壁の腐蝕や病的肉芽組織の除去などの目的で歯周疾患に使用されているのは、すべてヨウ素化合物である。ヨウ素化合物の組織破壊作用は比較的弱く、組織表層のタンパク変性に限局される。したがって、歯周組織に適用するにしても歯肉表皮組織を収縮する程度で、作用は収れん的である。また、歯肉表皮組織に対する腐蝕・収れん作用とともに、歯周疾患の原因となる病原微生物を殺菌消毒する作用を有する。

歯科用ヨード・グリセリン
dental iodine glycerin

［商品名］

歯科用ヨード・グリセリン（ヨーグリ）（アグサジャパン）、歯科用ヨード・グリセリン（日本歯科薬品、昭和薬化工）［液剤］

［組成］

100mL 中、ヨウ素 10g、ヨウ化カリウム 8g、硫酸亜鉛水和物 1g、グリセリン 35mL

［効能または効果］

口腔粘膜（歯肉）および根管の消毒

［用法・用量］

適量を綿球または綿繊維につけ、局所に貼付する。

🈲［禁忌］

本剤またはヨウ素に対し過敏症の既往

❗［重大な副作用］

過敏症、発疹、口腔粘膜びらんなどの過敏症状の発現することがあるので、このような場合は即時中止する。

［副作用］

過敏症（頻度不明）

［併用禁忌］

水銀剤。ヨウ化水銀が発生し、誤飲した場合には吐き気、嘔吐の可能性がある。

［適用上の注意］

歯科用のみに使用すること。

［薬効・薬理］

本剤の主成分ヨウ素の殺菌消毒作用は、強力で速効性で、細菌（黄色ブドウ球菌 *Staphylococcus aureus*、う蝕原因菌 *Streptococcus mutans*、大腸菌 *Escherichia coli*）、ウイルス、真菌（糸状菌 *Candida albicans*）、原虫などに有効で芽胞も死滅させる。しかも強力な殺菌作用に比較して局所作用は弱い。かなりの組織浸透性を発揮する。

ヨウ化カリウムは、ヨウ素の溶解補助剤である。

硫酸亜鉛水和物は、収れん作用と緩和な防腐作用を有する。

グリセリンは、不乾性と甘味による刺激緩和作用を有する。

【規制区分】劇薬

【貯法】遮光、気密容器、室温保存

【開発の経緯および概要】

[開発の経緯および概要]

ヨウ素は1811年フランスのB.Courtoisによって海草灰から抽出されて以来、種々の殺菌消毒薬の主成分として繁用されている。本剤は、ヨウ素の殺菌消毒作用と硫酸亜鉛の防腐・収れん作用を期待した製剤である。本剤の「開発の経緯」は明確ではないが、1914年発行の歯科薬物学（歯科学報社）には、Talbotの処方が記述されている。この処方は、ヨウ素25％、ヨウ化亜鉛15％、水10％、グリセリン50％で現在とはやや異なっている。その後Talbot、Buckleyらによって処方が改良され、1952年発行の最新歯科学全集（第15巻歯科調剤学）に記載されているヨードグリセリン（国民薬歯科用薬剤）の処方は、現在使用されている本剤の組成とほぼ一致している。また、第20次再評価結果（1982年）により効能・効果は「口腔粘膜（歯肉）および根管の消毒」となり、第14改正日本薬局方にも収載されている。

ヨード・グリセリン
iodine glycerin

［商品名］
ネオグリセロール（ネオ）［液剤］

［組成］
100mL 中、ヨウ素 10g、ヨウ化ナトリウム 8g、硫酸亜鉛水和物 1g、グリセリン 40mL

［効能または効果］
口腔粘膜（歯肉）および根管の消毒

［用法・用量］
適量を綿球または綿繊維につけ、局所に貼付する。

［副作用］
過敏症（頻度不明）
発疹、口腔粘膜びらん等の過敏症状が現れることがあるので、このような場合には、使用を中止し、適切な処置を行うこと。

［併用禁忌］
水銀剤

［妊婦・産婦・授乳婦等への投与］
妊婦または妊娠している可能性のある女性および授乳中の女性には長期にわたる使用は避ける。

［適用上の注意］
本剤が手指、衣服等に付着した場合には、チオ硫酸ナトリウム溶液（ハイポ）等で脱色し、十分に水洗すること。万一眼に入った場合は、ただちに多量の水で洗浄する等の適切な処置を行うこと。歯科用にのみ使用すること。

［薬効・薬理］
ヨウ素には、その酸化作用により細胞機能を阻害して、強力で速やかな殺菌作用があり、フェノール係数は溶媒と菌の種類により異なるが、180～237 である。その作用は塩素に比べやや劣るが、グラム陽性菌、結核菌、ウイルス、カビ菌に有効である。
本剤は、ヨウ素のもつこの殺菌作用の他に、硫酸亜鉛の収れん作用、グリセリンの局所刺激緩和作用を併せもっている。

【規制区分】劇薬
【貯法】遮光、密栓して室温保存

[開発の経緯および概要]

日本薬局方「歯科用ヨード・グリセリン」のグリセリン濃度を濃くすることにより、ヨウ素の局所刺激を緩和した製剤で、1955年に発売された。

ヨードグリコールパスタ
iodo-glycol paste

［商品名］
ヨードグリコールパスタ「ネオ」（ネオ）［液剤］

［組成］
100g 中、ヨウ素 5g、添加物としてヨウ化カリウム、マクロゴール 400、マクロゴール 4000

［効能または効果］
歯肉および髄腔の消毒

［用法・用量］
適量を患部に塗布または貼付する。

［副作用］
過敏症（頻度不明）

［併用禁忌］
水銀剤

［高齢者への投与］
甲状腺機能異常、熱傷、腎不全などの疾患を有する高齢者には適用を避ける。

［妊婦・産婦・授乳婦等への投与］
妊婦または妊娠している可能性のある女性および授乳中の女性には長期にわたる使用は避ける。

［適用上の注意］
本剤が手指、衣服等に付着した場合には、チオ硫酸ナトリウム溶液（ハイポ）等で脱色し、十分に水洗すること。万一眼に入った場合は、ただちに多量の水で洗浄する等の適切な処置を行うこと。歯科用にのみ使用すること。

［薬効・薬理］
薬理作用：ヨウ素には、その酸化作用により細胞機能を阻害して、強力で速やかな殺菌作用があり、フェノール係数は溶媒と菌の種類により異なるが、180〜237である。その作用は塩素に比べやや劣るが、グラム陽性菌、結核菌、ウイルス、カビ菌に有効である。
本剤は、ヨウ素のもつこの殺菌作用を損なうことなく有している。
局所作用：本剤は歯髄、歯根膜に対し刺激的に作用しない。

【規制区分】劇薬
【貯法】遮光、密栓して室温保存

column

［ 開発の経緯および概要 ］

　歯科用ヨード・グリセリンは液剤であるため、局所における滞留性に乏しく、部位によっては適用することが困難であるという操作性の欠点を有する。本剤はヨウ素を局所に滞留させる目的で開発された適度な稠度を有する軟膏（パスタ）剤で、1957年に発売された。なお、本剤は局所への貼薬をさらに容易にするため専用のシリンジに填入されている。

ヨードチンキ
iodine tincture

［商品名］
ヨードチンキ（各社）［外用液剤］

［組成］
100mL中、ヨウ素6g、ヨウ化カリウム4g、70％エタノール溶液

［効能または効果］
歯肉および口腔粘膜の消毒、根管の消毒
皮膚表面の一般消毒、創傷・潰瘍の殺菌・消毒

［用法・用量］
5〜10倍に希釈し、1日2〜3回患部および皮膚に適量塗布する。

［原則禁忌］
ヨウ素過敏症

［重大な副作用］
アナフィラキシー様症状（呼吸困難、潮紅、蕁麻疹など）が他のヨウ素製剤で現れることがあるので、このような症状の発現の場合はただちに中止する。

［副作用］
過敏症状、刺激症状

［配合禁忌］
マーキュロクロム液等の水銀製剤と混合すると沈殿を生ずる。

［高齢者への投与］
甲状腺機能異常、過敏症のある高齢者には使用を避ける。

［妊婦・産婦・授乳婦等への投与］
他のヨウ素製剤において、先天性甲状腺機能低下症の乳児に対する報告があるので、妊娠中および授乳中の女性では、長期にわたる使用は避ける。

［適用上の注意］
ヨウ素過敏症の患者に使用しない。濫用すると表皮の剥離を伴う急性の皮膚炎を起こすことがある。口腔内で使用するときは、患部を乾燥させて塗布する。アルカリ性物質と混和すると殺菌、消毒効果は減殺される。
血漿タンパク結合ヨード（PBI）および甲状腺放射性ヨード摂取率の検査値に影響を及ぼすことがある。
①外用にのみ使用し、内服しないこと。

②眼に入らないよう注意すること。入った場合には水でよく洗い流すこと。

③粘膜、創傷面または炎症部位に長期間または広範囲に使用しないこと。

④深い創傷に使用する場合の希釈液としては注射用蒸留水か滅菌精製水を用い、水道水や精製水を用いないこと。

⑤同一部位に反復使用した場合には、表皮の剥離を伴う急性の皮膚炎を起こすことがあるので注意すること。

⑥口腔内に使用するときは、患部を乾燥させて塗布すること。

［薬効・薬理］

強力な殺菌作用を有するヨウ素を消毒用エタノールに溶解してあり、拡散性、浸透性および揮散性に優れ、抗菌作用に選択性がなく、広範囲な抗菌スペクトル（グラム陽性菌・陰性菌、結核菌、ウイルス、カビ類に有効）を有し、強力で速やかな、かつ持続性のある殺菌力を示す。しかし、ヨウ素含量が多く、エタノール溶液であるため、局所刺激作用が強い。したがって、開放性創傷に適用することは好ましくない。しかし、表皮欠損のない皮膚の殺菌消毒にはきわめて有用で、手術部位の皮膚消毒などに用いられている。

【規制区分】劇薬
【貯法】気密容器、火気を避けて室温保存

column
［ 開発の経緯および概要 ］

　本剤は、水にきわめて溶けにくいヨウ素に溶解補助剤ヨウ化カリウムを加え消毒用エタノールに溶解させた製剤である。本剤は、1830年にUPS（米国薬局方）にすでに収載されているが、繁用されるようになったのはアメリカ南北戦争（1861〜1865年）で使用されて消毒効果が評価されてからである。有効性と経済性の面から今日でも用いられている消毒薬であるが、皮膚に塗布すると表皮細胞を壊死させ、徐々に吸収されて内部組織にまで及ぶため、同一部位に反復使用した場合には、表皮の剥離を伴う急性の皮膚炎を起こすことがある。口腔内の一般的な殺菌消毒にはヨードチンキよりヨウ素含量の低い希ヨードチンキが用いられている。

希ヨードチンキ
dilute iodine tincture

［商品名］
希ヨードチンキ（各社）［外用液剤］

［組成］
100mL 中、ヨウ素 3g、ヨウ化カリウム 2g、70%エタノール

［効能または効果］
歯肉および口腔粘膜の消毒、根管の消毒
皮膚表面の一般消毒、創傷・潰瘍の殺菌・消毒

［用法・用量］
そのまままたは 2〜5 倍に希釈し、1日2〜3回患部および皮膚に塗布する。

［原則禁忌］
外用に使用し、内服しないこと。目のまわりには使用しないこと。

［重大な副作用］
発赤、腫脹、かゆみ、灼熱感、水疱が皮膚粘膜に生じたときはただちに中止する。

［副作用］
過敏症状、刺激症状

［配合禁忌］
マーキュロクロム液と同時に使用しないこと。

［併用注意・相互作用］
マーキュロクロム液等の水銀製剤と混合すると沈殿を生ずる。

［妊婦・産婦・授乳婦等への投与］
妊娠中および授乳中の女性では、長期にわたる使用は避ける。

［薬効・薬理］
強力な殺菌作用を有するヨウ素を消毒用エタノールに溶解してあり、拡散性、浸透性および揮散性に優れ、抗菌作用に選択性がなく、広範囲な抗菌スペクトル（グラム陽性菌・陰性菌、結核菌、ウイルス、カビ類に有効）を有し、強力で速やかな、かつ持続性のある殺菌力を示す。しかし、ヨウ素含量が多く、エタノール溶液であるため、局所刺激作用が強い。したがって、開放性創傷に適用することは好ましくない。しかし、表皮欠損のない皮膚の殺菌消毒にはきわめて有用で、手術部位の皮膚消毒などに用いられている。

【規制区分】普通薬
【貯法】気密容器、火気を避けて室温保存

column

［ 開発の経緯および概要 ］

ヨードチンキを同量の70v/v%エタノールで希釈した製剤で、皮膚、粘膜に対する作用はヨードチンキより緩和である。

ヨードホルム
iodoform

［商品名］

ヨードホルム（アグサジャパン）［粉末］

［組成］

ヨードホルムを99.0%以上含む。

［効能または効果］

1．歯牙根管の防腐
2．創傷・潰瘍の殺菌・消毒

［用法・用量］

1．歯牙の根管充填剤に配合する。特にオイゲノールセメント等に適宜配合して乳歯に充填する。
2．少量の原末を1日1回散布する。また、消毒性包帯材料として10%のヨードホルムガーゼを用いる。

危 ［禁忌］

ヨード過敏症の患者
腎障害のある患者（本剤の主たる排泄臓器は腎臓であり、腎機能低下患者では血中総ヨウ素濃度が著しく上昇することがある。）
心障害のある患者（経皮吸収により、心毒性を現すことがある。）

！ ［慎重投与］

甲状腺機能に異常のある患者（甲状腺機能に異常がある場合はヨードホルムの使用により血中ヨウ素の調節ができず、甲状腺ホルモン関連物質に影響を与えるおそれがある。）

！ ［重大な副作用］

ヨード中毒
以下のような症状のヨード中毒を起こすことがあるので、血中総ヨウ素濃度の測定を行うなど、十分な観察を行い、異常が認められた場合には使用を中止し、十分洗浄して適切な処置を行うこと。
1）精神神経系：興奮、せん妄、不穏、見当識障害、記憶障害、抑うつ、昏睡、失神、傾眠、不眠（睡眠障害）等
2）消化器：食欲不振等
3）その他：頭痛、全身倦怠感、頻脈等。

［その他の副作用］

過敏症（0.1%未満）：そう痒感、ヨード疹、じんま疹様発疹、口腔粘膜びらん、紅斑、丘疹、水疱等
皮膚（0.1%未満）：そう痒感、灼熱感等。

［併用禁忌］

硝酸銀、水銀塩、過酸化水素、酸化剤（分解するため）

［妊婦・産婦・授乳婦等への投与］

授乳婦に使用する場合は授乳を避けさせること。（ヒト母乳中へ移行し、新生児に一過性の甲状腺機能低下を起こしたとの報告がある。）

［薬効・薬理］

本剤は、防腐、制臭、分泌抑制、粘膜に対しては局所麻酔作用などがあるが、ヨードホルムそのものに殺菌作用はなく、血清や分泌液に溶けて徐々に分解し、ヨウ素を遊離して殺菌作用を現すといわれている。特に還元性物質を生成する破傷風菌、結核菌などには鋭敏である。

［適用上の注意］

投与経路：外用にのみ使用すること。
使用時：原末または溶解液が眼に入らないように注意すること。眼に入った場合には大量の水でよく洗い流すこと。長期間または広範囲に使用しないこと。石けん類は、本剤の殺菌作用を弱めるので、石けん分を洗い落としてから使用すること。

【規制区分】劇薬
【貯法】遮光、気密容器、室温保存

column

［【歯磨剤への配合】］

ヨードホルムは1822年Serullaによって発見され、ヨード炭素と命名され、その後、1843年Dumasが組成を明らかにし、1880年Bouchardatが初めて薬用に供した。日本薬局方には第1版以来収載されていたが第9改正時に削除された。しかし、第11改正から再収載され現在に至っている。

ch. 1

2）歯科用軟膏剤

> 歯周ポケット内に注入したり、歯肉に塗擦することにより歯周ポケット内や歯肉の殺菌消毒、消炎、鎮痛などを行い、歯肉炎や慢性歯周炎（辺縁性歯周炎）の症状を改善し、治癒の促進を図る目的に使用する軟膏剤である。なお、歯科では他に口腔用軟膏剤と呼ばれる口腔粘膜に付着性をもった軟膏剤が使用されているが、これと歯科用軟膏剤は区別する必要がある（口腔用軟膏剤の項p.97参照）。

オキシテトラサイクリン塩酸塩・ヒドロコルチゾン
oxytetracycline hydrocortisone

［商品名］

テラ・コートリル軟膏（ジョンソン・エンド・ジョンソン）［軟膏剤］

［組成］

1g 中　オキシテトラサイクリン塩酸塩 30mg、（日局）ヒドロコルチゾン 10mg

［効能または効果］

急性歯肉炎、慢性剥離歯肉炎、辺縁性歯周炎、びらんまたは潰瘍を伴う難治性口内炎および舌炎湿潤、びらん、結痂を伴うか、または二次感染を併発している皮膚疾患および湿疹様変化を伴う膿皮症

［用法・用量］

口腔内疾患：毎日または隔日に少量患部に注入または塗擦する。

皮膚疾患：1日1～数回直接患部に塗布または塗擦するかあるいは無菌ガーゼ等にのばして貼付する。

［副作用］

オキシテトラサイクリン耐性菌または非感染菌による感染症、真菌症（白癬、カンジダ症等）ウイルス感染症が現れることがある。

皮膚の刺激感、発疹等の過敏症状が現れることがある。

長期連用によりステロイド座瘡（尋常性座瘡に似るが、白色の面が多発する傾向がある）、ステロイド皮膚（皮膚萎縮、毛細血管拡張）、また、ときに魚鱗様皮膚変化、紫斑、多毛および色素脱失が現れることがある。

大量、長期にわたる広範囲の使用、密封法（ODT）により、下垂体・副腎皮質系機能の抑制をきたすことがある。

眼瞼皮膚への使用に際しては、眼圧亢進、緑内障を起こすことがある。大量または長期にわたる広範囲の使用、密封法（ODT）により、後嚢白内障、緑内障等の症状が現れることがある。

［高齢者への投与］

オキシテトラサイクリン耐性菌または皮膚感染のある高齢者、また真菌症、皮膚結核単純疱疹、水痘、抗菌薬に過敏症のある高齢者には長期使用を避ける。

［妊婦・産婦・授乳婦等への投与］

妊娠中の投与に関する安全性は確立していないので、妊婦または妊娠している可能性のある婦人に対しては大量または長期にわたる広範囲の投与を避けること。

［小児への投与］

長期・大量投与または密封法（ODT）により発育障害をきたすという報告がある。

［薬効・薬理］

オキシテトラサイクリン塩酸塩は、グラム陽性・陰性菌、レピトスピラ、リケッチア、クラミジアに強い作用を示し、その作用機序はタンパク合成阻害であり静菌的である。

ヒドロコルチゾンは強力な抗炎症、抗アレルギー作用を有する糖質副腎皮質ホルモンで、炎症に伴って起こる局所の熱感、発赤、腫脹などを防止・抑制する。

【規制区分】普通薬

【貯法】室温保存

column

［ 開発の経緯および概要 ］

　副腎皮質ホルモン外用療法は1952年Sulzbergerの諸種炎症性皮膚疾患に対する有効性の報告に始まった。炎症を起こした皮膚は細菌による二次感染を併発し症状が悪化することがよく知られており、この副腎皮質ホルモンの局所投与による免疫機能の低下から二次感染を起こす危険性も考えられる。そこで炎症に対して副腎皮質ホルモンを局所投与するとともに二次感染症の予防・治療の目的で抗菌薬を併用することが必須であると考えられ、1955年Strizlerはヒドロコルチゾンと広範囲抗菌薬オキシテトラサイクリンの複合軟膏を臨床に応用し、良好な治療成績を報告した。このような経緯により副腎皮質ホルモンであるヒドロコルチゾンと1950年に米国ファイザー社研究所で発見された広範囲抗菌薬であるオキシテトラサイクリンの合成が開発されるに至り、本邦では1957年9月に本剤が発売された。

テトラサイクリン塩酸塩・ヒドロコルチゾン酢酸エステル
tetracycline hydrocortisone
hydrocortisone acetate

［商品名］
テトラ・コーチゾン軟膏（山崎帝國堂）［軟膏剤］

［組成］
1g中　（日局）テトラサイクリン塩酸塩 30mg、（日局）ヒドロコルチゾン酢酸エステル 10mg、パラオキシ安息香酸ブチル 1mg

［効能または効果］
急性歯肉炎、慢性剥離性歯肉炎、辺縁性歯周炎、びらんまたは潰瘍を伴う難治性口内炎および舌炎。また、湿潤、びらん、結痂を伴うか、または二次感染を併発している皮膚疾患および湿疹様変化を伴う膿皮症。

［用法・用量］
口腔内疾患：毎日または隔日に少量患部に注入または塗擦する。

皮膚疾患：1日1～数回直接患部に塗布または塗擦するかあるいは無菌ガーゼ等にのばして貼付する。

［副作用］
皮膚の感染症。テトラサイクリン耐性菌または非感性菌による感染症、真菌症ウイルス感染症、ステロイド坐瘡、ステロイド皮膚など。
過敏症。皮膚の刺激感、発疹。
下垂体・副腎皮質系の抑制。
眼。眼圧抗進、緑内障、白内障。

［併用注意・相互作用］
カルシウム、マグネシウム、アルミニウムまたは鉄製剤により、本薬の吸収が低下し、効果の減弱するおそれがある。

［薬効・薬理］
テトラサイクリン塩酸塩は、グラム陽性・陰性菌、レプトスピラ、リケッチア、マイコプラズマ、クラミジアに強く作用し、放線菌、抗酸菌にも作用するが、真菌に作用しない。細菌のリボソーム70Sに特異的に作用し、動物のリボソーム80Sに作用しないことから、選択毒性を示す。作用秩序は、タンパク合成阻害で、静菌的に作用する。
ヒドロコルチゾン酢酸エステルは、炎症作用、抗アレルギー作用をもち、糖・タンパク・脂質などの代謝、生体の免疫反応などを抑制する。炎症による持続性血管透過性抗進を抑制し、白血球遊走を抑制する。

【規制区分】普通薬
【貯法】室温保存

column

［ 開発の経緯および概要 ］

　テトラサイクリン塩酸塩にヒドロコルチゾン酢酸エステルを配合した軟膏剤で、前記のテラ・コートリル軟膏と同様、皮膚疾患だけでなく口腔粘膜の炎症疾患にも有効である。
　本剤は等量の水を混合しても、なお軟膏稠度を保つことのできる親水ワセリンを基剤としている。

ヒノキチオール歯科用軟膏
hinokitiol dental ointment

［商品名］

ヒノポロン口腔用軟膏（昭和薬化工）［軟膏剤］、
ヒノポロン口腔用軟膏キット（昭和薬化工）［軟膏剤］

［組成］

1g 中　ヒノキチオール 1mg、（日局）ヒドロコルチゾン酢酸エステル 5mg、（日局）アミノ安息香酸エチル 15mg、添加物としてプロピレングリコール、マクロゴール 1500、マクロゴール 4000、ステアリルアルコール、ゲル化炭化水素、dl- メントール

［効能または効果］

急性歯肉炎、辺縁性歯周炎

［効能または効果］

十分清拭乾燥した患部に 1 日 1 回適量を注入する。または、塗布する場合、患部を清拭したのち、通常 1 日 1 〜 3 回適量を使用する。

⚠ ［禁忌］

本剤に対し過敏症の既往歴のある患者。メトヘモグロビン血症のある患者［症状を悪化させるおそれがある］。

❗ ［重大な副作用］

眠気、不安、興奮、霧視、眩暈、悪心、嘔吐などの発現する場合があるので、観察を十分に行い、症状が発現した場合は、ただちに中止し、適切な処置を行う（アミノ安息香酸エチルによる）。

［副作用］

a. ショック

ショックが現れることがあるので観察を十分に行い、血圧降下、顔面蒼白、脈拍の異常、呼吸抑制等の症状が現れた場合には、ただちに投与を中止し、適切な処置を行うこと（アミノ安息香酸エチルによる）。

b. 中枢神経

①振戦、痙攣等の中毒症状が現れることがあるので、観察を十分に行い、このような症状が現れた場合には、ただちに投与を中止し、ジアゼパムまたは超短時間作用型バルビツール酸製剤（チオペンタールナトリウム等）の投与等の適切な処置を行うこと（アミノ安息香酸エチルによる）。

②眠気、不安、興奮、霧視、眩暈、悪心・嘔吐等が現れることがあるので、観察を十分に行い、ショックあるいは中毒への移行に注意し、必要に応じて適切な処置を行うこと（アミノ安息香酸エチルによる）。

c. 過敏症

過敏症状が現れた場合には、投与を中止すること。

d. 下垂体・副腎皮質系

大量または長期にわたる使用により、下垂体・副腎皮質系機能の抑制をきたすことがあるので注意すること。

e. メトヘモグロビン血症（アミノ安息香酸エチルによる）

投与を中止し、適切な処置を行うこと。

［併用注意・相互作用］

ヨード製剤、その他の金属塩を含む薬剤

［妊婦・産婦・授乳婦等への投与］

妊娠中の投与による安全性は確立されていないので、妊娠または妊娠している可能性のある女性には、長期使用を避ける。

［薬効・薬理］

a. 抗菌作用

ヒノキチオールは歯周病の炎症や化膿に関与するアクチノマイセス（*Actinomyces*）や溶血性ストレプトコッカス（*Streptococcus*）などの好気性菌には 100 万分の 3 〜 100 の濃度で、また症状が進み歯周ポケットが深くなるに従い歯周組織の崩壊に大きく関与するとみられるバクテロイデス（*Bacteroides*）や、フゾバクテリウム（*Fusobacterium*）などの嫌気性菌には、100 万分の 3 〜 50 の濃度で発育を阻止する。

b. 抗炎症作用

酢酸ヒドロコルチゾンを含む糖質コルチゾンは抗炎症作用、抗アレルギー作用をもち、また、糖・タンパク・脂質などの代謝、生体の免疫反応などを抑制する。また、ヒト健常皮膚貼付で血管収縮作用を示し、炎症による持続性血管透過性亢進を抑制し、白血球遊走（滲出性炎症）を抑制する。また、滲出性炎症に続く毛細血管の新生と肉芽組織の形成（増殖性炎症）を強く抑制することにより抗炎症作用を現す。抗アレルギー作用もある。

c．鎮痛作用

アミノ安息香酸エチルは、刺激性が少なく、神経末端部に作用し、粘膜の知覚神経を麻痺させることにより、炎症に伴う疼痛の緩和作用を示す。歯、口腔軟組織の除痛に最もよく用いられる局所麻酔薬の一つである。本剤は急性歯肉炎、辺縁性歯周炎などの原因菌の排除と、炎症々状の抑制作用、および炎症に伴う疼痛の緩和作用とが相まって治療効果が期待できるものである。

【規制区分】普通薬
【貯法】室温保存

---

column

[開発の経緯および概要]

　台湾ヒノキの精油から、特異の化学構造をもつ抗菌物質として発見（1936年）されたヒノキチオールに強力な抗炎症作用を有する酢酸ヒドロコルチゾンと局所麻酔薬であるアミノ安息香酸エチルを配合した歯周疾患治療薬である。基剤にプロピレングリコール、マクロゴール、プラスチベースを使用しており、歯周ポケット内注入や歯肉塗擦に特に適した粘稠性を有する軟膏剤である。

クロルヘキシジン塩酸塩
ヒドロコルチゾン酢酸エステル
ベンザルコニウム塩化物液
ジフェンヒドラミンサリチル酸塩
歯科用軟膏
Chlorhexidine Hydrochloride
Hydrocortisone Acetate
Benzalkonium Chloride Solution
Diphenhydramine Salicylate

[商品名]

デスパコーワ口腔用クリーム（興和）［軟膏剤］

[組成]

1g 中　クロルヘキシジン塩酸塩 3mg、ジフェンヒドラミンサリチル酸塩 1mg、ヒドロコルチゾン酢酸エステル 5mg、ベンザルコニウム塩化物

液（50%）0.4mg、添加物としてグリセリン、流動パラフィン、セタノール、ジメチルポリシロキサン、ポリオキシエチレン硬化ヒマシ油、ステアリン酸ソルビタン、カルボキシビニルポリマー、マクロゴール、水酸化 Na、グリチルリチン酸2K、パラベン、香料、基剤として吸水軟膏

[効能または効果]

孤立性アフタ、アフタ性口内炎、褥瘡性歯肉潰瘍、辺縁性歯周炎

[用法・用量]

適量を 1 日 3 ～ 4 回炎症部位に塗布する。

危 [原則禁忌]

口腔に結核性、ウイルス性、その他化膿性感染症のある場合（感染症を悪化するおそれがある）、本剤の成分またはクロルヘキシジンに対して、過敏症の既症

[副作用]

a．口腔の感染症

口腔の真菌性および細菌性感染症（頻度不明）が現れることがある。このような症状が現れた場合には適切な抗真菌薬、抗菌薬等を併用し、症状が速やかに改善しない場合には使用を中止すること。

b．過敏症

過敏症（頻度不明）が現れた場合には使用を中止すること。

c．下垂体・副腎皮質系機能

長期連用により下垂体・副腎皮質系機能の抑制をきたすおそれがある。

d．口腔

舌のしびれ、味覚異常、口内炎、黒舌症等（0.1～5%未満）が現れることがある。

e．消化器

胃部不快感、胃部膨満感、嘔吐、下痢等（0.1～5%未満）が現れることがある。

[併用注意・相互作用]

クロルヘキシジンは陽イオン性化合物で、グルコン酸塩は水に溶けやすいが、他のイオンが存在すると、難溶性の塩を形成して、沈殿を生じ、抗菌力を低下させる可能性がある。

[妊婦・産婦・授乳婦等への投与]

妊娠または妊娠している可能性のある女性には長

期使用は避ける。

［薬効・薬理］

単一の殺菌消毒薬を高濃度に配合するより、作用点の異なるものを併用するほうが、作用増強、刺激などの副作用を防止する上で有用であると考えられ、塩酸クロルヘキシジンと塩化ベンザルコニウムの２種の殺菌消毒薬が併用されている。また、本剤には強力な消炎作用を有する副腎皮質ホルモン（ヒノポロンの項 p.61 参照）が使用されているが、より強力な抗炎症作用を示すことを期待して抗ヒスタミン薬であるサリチル酸ジフェンヒドラミンが配合されている。なお、本剤には、Ｗ／Ｏ型乳剤性軟膏基剤であり、比較的吸着性の良い吸水軟膏が基剤として使用されている。

【規制区分】普通薬
【貯法】室温保存

---

column

［ 開発の経緯および概要 ］

殺菌消毒作用を有するクロルヘキシジン塩酸塩、ベンザルコニウム塩化物液に副腎皮質ホルモンで強力な抗炎症作用をもつヒドロコルチゾン酢酸エステルと抗アレルギー作用を有するジフェンヒドラミンサリチル酸塩を配合し、歯槽膿漏、口腔粘膜の各種炎症、口腔創傷の感染防止、治癒促進に有効な口腔用軟膏で 1963 年に発売された。なお、第30次再評価結果（1989年）により、効能・効果は前述のように改められた。

テトラサイクリン塩酸塩・エピジヒドロコレステリン 歯科用軟膏

tetracycline hydrochloride
epidihydrocholesterin

［商品名］

テトラサイクリン・プレステロン歯科用軟膏（日本歯科薬品）［軟膏剤］

［組成］

1g 中　テトラサイクリン塩酸塩 30mg、エピジヒドロコレステリン 20mg、添加物としてカルボキシメチルセルロースナトリウム、白色ワセリン、サラシミツロウ、ハッカ油

［効能または効果］

歯周組織炎、抜歯創・口腔手術創の二次感染、感染性口内炎

［用法・用量］

1 日数回患部に適量を塗布または塗擦する。

［副作用］

過敏症：発疹等の過敏症状が現れることがあるので、このような場合は中止する。
菌交代症（頻度不明）：テトラサイクリン非感性菌による感染症を起こすことがあるので、このような場合には中止する。

［併用注意・相互作用］

ハロゲン剤（ヨード、次亜塩素酸）、金属の塩類

［妊婦・産婦・授乳婦等への投与］

妊娠している可能性のある女性への経口投与は、胎生期に歯の着色・形成障害がみられるので注意を要する。

［小児等への投与］

テトラサイクリン系抗菌薬の長期経口投与（胎生・乳幼児・小児期での連用）により、歯の着色・形成障害がみられるという報告がある。

［高齢者への投与］

一般に高齢者では副作用が現れやすいので、大量または長期にわたる使用に際しては特に注意する。

［適用上の注意］

1. 使用の際は患部の唾液等を脱脂綿等で拭き取り、患部をなるべく乾燥させる。
2. 歯科用にのみ使用する。

［薬効・薬理］

a. テトラサイクリン塩酸塩
①抗菌作用
　塩酸テトラサイクリンは、グラム陽性・陰性菌、レプトスピラ、リケッチア、クラミジアに強く作用し、放線菌、抗酸菌にも作用するが、真菌には作用しない。
②作用機序
　作用機序はタンパク合成阻害で静菌性に作用する。細菌のリボソーム 70S に特異的に作用し、

アミノアシル -t-RNA のリボソーム上の A 部位への結合を阻害する。動物のリボソーム 80S には作用しないことから選択毒性を示すと考えられている。

b. エピジヒドロコレステリン（プレステロン）

化膿性疾患に対して個体に抵抗を与える。細網内皮系機能に抑制的に働く（抗炎症作用）。雌マウスの円形切創治癒、またラットの皮膚欠損および熱傷創治癒で対象群との間に差異を認め、その効果が確認されている。マウス、ラットに腹腔内投与すると早期に疼痛を消失させる。ハムスターの頬嚢で透過性（＋抗炎症効果）が認められている。また歯肉毛細管壁の抵抗性を高める。

【規制区分】 普通薬
【貯法】 室温保存

column

[開発の経緯および概要]

　テトラサイクリン・プレステロン歯科用軟膏は、プレステロン歯科用軟膏とほぼ同一組成の粘着性基剤に、広域抗菌薬であるテトラサイクリンを3%、副腎皮質ホルモンの前駆物質であるエピジヒドロコレステリンを2%配合した歯科用軟膏剤で、1965年に発売された。

　エピジヒドロコレステリンはコレステロールから性ホルモンを合成する過程で発見された副腎皮質ホルモンの前駆物質で、鎮痛、消炎、化膿菌に対する組織の抵抗性を高めるなどの作用がある。

　プレステロン「歯科用軟膏」は、カルボキシメチルセルロースナトリウムと白色ワセリンを等量混合した粘着性の基剤に10%のエピジヒドロコレステリンを含有する軟膏剤で、口内炎にも使用されるが、主に急性歯肉炎、辺縁性歯周炎等の歯周疾患に用いられた。1957年に発売されたが、発売中止となった。

3）歯周ポケット内徐放性製剤

ch.1

歯肉縁下プラークを効果的に抑制する方法として、drug delivery system（DDS）の概念に基づいて開発された歯周ポケット内徐放性製剤が注目されている。歯周ポケット内徐放性製剤は、HPC（hydroxy propylcellulose）やコラーゲンなどの水溶性高分子を含む基剤にテトラサイクリン系抗菌薬などを含有させたストリップス状または軟膏剤の製剤で、一般的には歯周ポケット内に、週に一度程度挿入して用いる。この方法は、全身投与に比べて、投与量がきわめて少ないことから副作用発現の危険性は少なく、かつ局所的に用いる徐放性製剤であるため、少ない投与量でも最小有効濃度を連続して保つことが可能であるとされている。

一般にDDSの目的は、製剤技術により、必要な量の薬物を必要な場所に送り、必要な時間そこで滞留させ、その生物学的利用を高めること、そして、薬物のさらなる安全性と有効性の増大を図ることにある。

歯科用ミノサイクリン塩酸塩軟膏
minocycline hydrochloride

［商品名］
ペリオクリン歯科用軟膏（サンスター）［軟膏剤］、
ペリオフィール歯科用軟膏（昭和薬化工）［軟膏剤］

［組成］
1シリンジ（0.5g）中 ミノサイクリン塩酸塩10mg、その他添加物としてヒドロキシエチルセルロース、塩化マグネシウム、アミノアルキルメタアクリレートコポリマー RS、トリアセチン、濃グリセリンなど

［効能または効果］
歯周炎（歯周組織炎）

［用法・用量］
通常1週に1回、患部歯周ポケット内に充満する量を注入する。

［原則禁忌］
テトラサイクリン系抗菌薬に対して、過敏症の既往

［副作用］
口腔・粘膜障害：疼痛、刺激（発赤等）、知覚異常（歯の挺出感）
その他：片頭痛、発疹

［併用注意・相互作用］
カルシウム、マグネシウム、アルミニウムまたは鉄剤は本剤の吸収が低下し、効果を減弱させるおそれがある。

［薬効・薬理］
ミノサイクリン塩酸塩は、グラム陽性菌、グラム陰性菌、リケッチア、クラミジアに対し優れた抗菌作用を有する。他のテトラサイクリンとの間には交叉耐性を認める。作用は細菌のタンパク合成阻害により静菌的に作用する。作用機序は、細菌のタンパク合成系の阻害で aminoacylt RNA が mRNA・リボソーム複合物と結合するのを避ける。動物のリボソーム 80S には作用せず、細菌のリボソーム 70S に特異的に作用する。

a．抗菌作用
ミノサイクリン塩酸塩は、ブドウ球菌、肺炎球菌などのグラム陽性菌および大腸菌、クレブシェラ、エンテロバクターなどのグラム陰性菌に対して広範な抗菌作用を示す。作用機序は、細菌のタンパク合成阻害により抗菌作用を発揮する。歯科領域におけるミノサイクリン塩酸塩の抗菌作用については、中島ら、上田ら、石川らの報告があり、ポルフィロモナス属等の歯周炎の病原菌ならびに歯肉縁下プラーク中の細菌に対する抗菌力が強いことが認められている。また実験的イヌ歯周炎モデルにおいて、ペリオクリン歯科用軟膏の投与により、臨床的および微生物学的効果が認められた。

b. その他の薬理作用（コラゲナーゼ活性阻害作用）

　ミノサイクリン塩酸塩は、歯周組織破壊や歯周ポケット形成に関与するコラゲナーゼ活性を阻害した（*in vitro*）。ミノサイクリン塩酸塩 50 μg/mL の濃度でポルフィロモナス・ジンジバリス（*Porphyromonas gingivalis*）由来のコラゲナーゼ活性を約 50％、100 μg/mL の濃度でヒト好中球由来コラゲナーゼ活性を約 65％阻害した。

【規制区分】 指定医薬品、要指示医薬品
【貯法】 冷所、遮光保存

column

［ 開発の経緯および概要 ］

　1979年にLindheらが、多孔性のセルロース・アセテート繊維にテトラサイクリンを組み込んで、歯周ポケット内で徐々に薬物が放出するように工夫した局所投与法を報告して以来、歯周ポケットに持続的に抗菌薬を作用させる試みが活発に行われるようになった。本剤はポルフィロモナス属等の歯周炎の病原菌ならびに歯肉縁下プラーク中の細菌に対する抗菌力が強いことが認められているテトラサイクリン系抗菌薬であるミノサイクリン塩酸塩を、きわめて優れた局所停留性を有する軟膏基剤に含有する歯周炎治療薬で、本邦で最初（1990年）に発売された歯周ポケット内徐放性製剤である。

4）歯周包帯剤

　歯周組織の外科的手術を行った後、創面の保護、止血、外来刺激による疼痛の防止、感染の防止、歯の暫間的な固定、歯頸部知覚過敏症の防止、新生肉芽組織の保護と肉芽組織の過剰増殖の抑制などを目的として歯肉創面に施す薬剤である。歯周包帯剤はこれまで歯周組織の外科的手術に不可欠な薬剤とされてきたが、最近の研究では歯周外科治療の内容にかかわらず、その有用性は認められないという報告もある。歯肉包帯剤、歯周包填剤、歯肉包填剤、歯頸部包帯剤、歯周パック剤、歯科用包帯剤などとも呼ばれている。

　現在よく使用される歯周包帯剤はユージノール系と、非ユージノール系の2つに分けることができる。ユージノール系を含むものは、ユージノールによる殺菌効果や鎮静効果を期待できる半面、特に露出骨面や開窓面に用いた場合、過敏反応を起こすことがある。また、ユージノールによる味覚や臭覚に対する刺激もある。ユージノール系の代表はサージカルパック口腔用で処方せん医薬品であるのに対し、非ユージノール系の代表であるコーパックは添付文書によると「歯科材料5 歯科用接着充填材料」に分類される。

ユージノール系
eugenol

[商品名]

サージカルパック口腔用（昭和薬化工）[散剤および液剤の組み合わせ]

[組成]

散剤：1g 中　（日局）酸化亜鉛 480mg 添加物として脱脂綿短繊維、ロジン、カルボキシピニルトリマー、ケイソウ土

液剤：1mL 中　（日局）チョウジ油 0.65mL、添加物としてプロビオン酸、オリーブ油

[効能または効果]

歯肉切除などの歯周外科領域における患部の包填

[用法・用量]

用時、適量の散剤と液剤を練和して使用する。

[副作用]

口腔粘膜：本剤の貼付（装着）部位直下に潰瘍や本剤表面と接触する粘膜面に荒れを生ずることがある。

[適用上の注意]

軟組織に対し局所作用を現すことがあるので、口腔粘膜等へ付着させないように配慮する。過敏症状が現れたときは、軟組織に付着した場合はただちに拭き取り、消毒用エタノール、グリセリン、植物油で清拭するかまたは多量の水で洗うなど適切な処置を行う。

[薬効・薬理]

サージカルパック口腔用の散剤の成分である酸化亜鉛は、局所収れん作用、保護作用および軽度の防腐作用を有している。液剤の成分であるチョウジ油は局所麻酔作用と弱い鎮痛作用がある。また数種の細菌、真菌に対して試験管内増殖阻止作用を示す。

本剤は散剤と液剤を練合すると、亜鉛とチョウジ油が結合し、硬化する性質を利用した酸化亜鉛ユージノールセメントの一種で、これに繊維を配合して靭性を賦与したものである。これによって創面を覆い、口腔内の物理的、化学的な種々の外部刺激から手術創を保護するので、歯周用包帯剤といわれている。

酸化亜鉛ユージノールのみの混合物では、硬度、硬化速度、X 線造影性に難点があるので、それぞれの用途に適合させるために可塑剤、反応促進剤および造影剤などであるロジン硫酸バリウム、酢

酸亜鉛および次炭酸ビスマスなどが添加されている。

【規制区分】普通薬、処方せん医薬品
【貯法】散剤は室温保存、液剤は遮光して室温保存

---

column
[開発の経緯および概要]

　1956年に発売されたサージカルパックR にはアスベストが含有されていたため、施用者の安全性を考慮してアスベストを含まないサージカルパックNが開発され 1988 年に発売された。その後、2008年にサージカルパックNからサージカルパック口腔用に販売名変更が行われた。本剤は室温などによる硬化時間の変動も少なく、歯面にも良好に付着し、練和後の硬化は緩徐で、適当な柔軟性を有しているため歯間腔にも容易にかつ緊密に填入でき、破損や脱落が少ないなどの特徴を有する。

非ユージノール系
non-eugenol

[商品名]

コーパック（レギュラー）・（ハード＆ファースト）（ヨシダ）［散剤および液剤の組み合わせ］

[組成]

キャタリスト：酸化亜鉛、植物油、鉱油、酸化マグネシウム、他
ベース材：ロジン、ラウリン酸、天然ゴム、エチルセルロース、他

[効能または効果]

歯周組織の被覆・保護に用いる。

[用法・用量]

用時、適温のキャタリストとベース材を練和して使用する。
粘着性保有時間：1 分以内。成形可能時間：練和開始後 1 分後から 5 ～ 8 分まで。

[副作用]

本品の使用により感作またはアレルギー反応が起きる可能性がある。

[適用上の注意]

発疹などの過敏症状を起こす場合があり、本品または練和物が適応部位以外の粘膜組織に付着しないように注意すること。万一付着した場合には、ただちにアルコール綿等で拭いた後、多量の流水で洗浄すること。

5）その他の歯周療法薬

塩化リゾチーム
lyzozyme chloride

［商品名］

アクディーム（あすか）［30mg錠剤（G302）、90mgカプセル（G304）、10%細粒剤、45%細粒剤、0.5%シロップ、1%シロップ］

ノイチーム（エーザイ）［10mg錠剤（EIZAI・NZ010）、30mg錠剤（EIZAI・NZ030）、90mg錠剤（EIZAI・NZ090）、10%顆粒剤、20%細粒剤、0.5%シロップ］

レフトーゼ（日本新薬）［10mg錠剤（303）、30mg錠剤（304）、50mg錠剤（308）、10%顆粒剤、0.5%シロップ］

［効能または効果］

慢性副鼻腔炎の腫脹の緩解。

痰の切れが悪く、喀出回数の多い下記疾患の喀痰喀出困難（気管支炎、気管支喘息、気管支拡張症）。

注：以前記載のあった、［歯槽膿漏症（炎症型）の緩解（ただし、症状に応じ投与前または投与中に歯石除去、洗浄あるいは薬物局所投与等の局所処置を施すこと）と、小手術時の術中術後出血（歯科、泌尿器科領域）］に関しては削除され、これらの適応として使用できなくなっている。

［用法・用量］

1日60〜270mg（力価）を3回に分割経口投与する。本剤の体内での作用機序はなお解明されない点も多く、また、用量・効果の関係も必ずしも明らかにされていない。したがって漫然と投与すべきではない。

［禁忌］

1. 本剤の成分に対し過敏症の既往歴のある患者
2. 卵白アレルギーのある患者

　本剤の成分は卵白由来のタンパク質で、卵白アレルギーを有する患者においてアナフィラキシー・ショックを含む過敏症状の報告がある。

［副作用］

次の患者には慎重に投与すること
①アトピー性皮膚炎、気管支喘息、薬剤アレルギー、食物アレルギー等のアレルギー性素因のある患者［アレルギー性素因のある患者は薬剤を含む各種アレルゲンに対して感作を受けやすく、アナフィラキシー様反応を起こすおそれがある。］
②両親、兄弟等がアレルギー症状の既往歴のある患者［アレルギー性素因が遺伝子、アレルギー症状を起こすおそれがある。］

　アクディーム（錠剤、カプセル、細粒）の場合、使用成績調査等の副作用発現頻度が明確となる調査を実施していないため、発現頻度については文献、自発報告等を参考に集計している。その他の過敏症に関しては、過敏症が0.1〜5%未満、消化器症状が0.1%未満、口内炎、肝機能障害、めまいが頻度不明となっている。

　ノイチーム（錠剤、顆粒、細粒）の場合、総症例8,653例中、42例（0.49%）の副作用が報告されている。（市販後臨床調査）

　レフトーゼ（錠剤、顆粒）の場合、総症例3,059例中副作用が報告されたのは58例（1.90%）であり、そのほとんどが消化器症状33例（1.08%）であった。

❗［重大な副作用（頻度不明）］

a. ショック、アナフィラキシー様症状（頻度不明）

ショック、アナフィラキシー様症状を起こすことがあるので、観察を十分に行い、顔面蒼白、四肢冷感、血圧低下、チアノーゼ、意識喪失、潮紅、蕁麻疹、顔面浮腫、喉頭浮腫、呼吸困難等が現れた場合には、投与を中止し、適切な処置を行うこと。

b. 中毒性表皮壊死融解症（Toxic Epidermal Necrolysis：TEN）、皮膚粘膜眼症候群（Stevens-Johnon症候群）（頻度不明）

中毒性表皮壊死融解症、皮膚粘膜眼症候群が現れることがあるので、観察を十分に行い、発熱、紅斑、そう痒感、眼充血、口内炎等の症状が現れた場合には投与を中止し、適切な処置を行うこと。

［高齢者への投与］

一般に高齢者では生理的機能が低下しているので、減量するなど注意をする。

［薬効・薬理］レフトーゼの例

1. 抗炎症作用

　足蹠浮腫（ラット）および肉芽腫の増殖（ラット）を抑制する。また熱傷（ウサギ皮膚）による血管透過性亢進とうっ血を改善する。

2. 瘢痕形成・組織修復作用

　ウサギ切傷の瘢痕化を促進し、化膿および壊死を抑制する。また脱脂綿球、ゲル様寒天の投与により形成された結節実験（ラット）において、組織障害の修復を促進する。

3. 膿粘液の分解と排出作用

　慢性副鼻腔炎や、呼吸器疾患患者の膿汁あるいは痰の粘稠度を低下すると同時に、線毛上皮細胞の線毛運動を賦活することにより、分泌物排出を促進する。

【規制区分】普通薬
【貯法】室温保存

---

column

［ 開発の経緯および概要 ］

　リゾチームはペニシリンの発見者Flemingにより1922年に発見された溶菌作用を有する酵素である。涙液、鼻汁、白血球等の生体内に広く分布し、生理的防御機構に関与する酵素として重要な役割を果たしている。
　日本では風邪薬、副鼻腔炎の薬などに広く用いられている。

5 口腔用薬

感染症、炎症、口腔粘膜疾患および全身疾患に起因する口腔病変などの疾患では、薬物療法が治療の主体となり、医科で使用されている全身性の薬物も繁用されている。

本書では口腔外科領域で繁用されている医薬品の中で、口腔内に直接適応するものを、使用目的または剤形から次のように分類した。

口腔用薬一覧

1. 口腔粘膜殺菌消毒薬

一般名、商品名（販売元）	効能・効果	ページ
ヨードチンキ （各社）	歯肉および口腔粘膜の消毒・根管の消毒、皮膚表面の一般消毒、創傷・潰瘍の殺菌・消毒	75〜76
希ヨードチンキ （各社）	歯肉および口腔粘膜の消毒・根管の消毒、皮膚表面の一般消毒、創傷・潰瘍の殺菌・消毒	76
歯科用ヨード・グリセリン 歯科用ヨード・グリセリン（ヨーグリ）（アグサジャパン）、歯科用ヨード・グリセリン（日本歯科薬品、昭和薬化工）	口腔粘膜（歯肉）および根管の消毒	77
複方ヨード・グリセリン（ザイフェルト液） （各社）	咽頭炎、喉頭炎、扁桃炎	78
ポビドンヨード イソジン液（Meiji Seika ファルマ）、ネオヨジン外用液（岩城）、イオダイン M 消毒液（健栄）、ヒポジン消毒液（シオエ）、他各社	手術部位の皮膚・粘膜の消毒、皮膚・粘膜の創傷部位の消毒、熱傷皮膚面の消毒	78〜79
ヨードホール プレポダインソリューション（丸石）	手術部位の皮膚・粘膜の消毒、皮膚・粘膜の創傷部位の消毒、熱傷皮膚面の消毒	79
ベンザルコニウム塩化物 オスバン液（日本製薬）、ザルコニン液（健栄）、ヂアミトール（丸石）、トリゾン液.YI（岩城）、塩化ベンザルコニウム液（各社）、逆性石けん液（各社）	手術部位の皮膚・粘膜の消毒、皮膚・粘膜の創傷部位の消毒、感染皮膚面の消毒、手指・皮膚の消毒、膣洗浄、結膜嚢の洗浄、その他	80〜81
ベンゼトニウム塩化物 ハイアミン液 10%（第一三共エスファ）	手術部位の皮膚・粘膜の消毒、皮膚・粘膜の創傷部位の消毒、感染皮膚面の消毒、手指・皮膚の消毒、膣洗浄、結膜嚢の洗浄、その他	81
アルキルジアミノエチルグリシン塩酸塩 テゴー51 消毒液（アルフレッサ ファーマ）	手術部位の粘膜・皮膚の消毒、皮膚・粘膜の創傷部位の消毒、手指・皮膚の消毒、その他	82
アクリノール水和物 （各社）	口腔領域における化膿局所の消毒	82〜83
オキシドール （3%過酸化水素水） オキシフル液 3%（第一三共）、オキシドール（各社）	口腔粘膜の消毒、う窩および根管の清掃・消毒、歯の清浄、口内炎の洗口、外耳・中耳の炎症、鼻炎、咽喉頭炎、扁桃炎などの粘膜の炎症	83

2. 含嗽・洗口剤

一般名、商品名（販売元）	効能・効果	ページ
アズレンスルホン酸ナトリウム（水溶性アズレン） アズレン錠（各社）、含嗽用アズレン（各社）、アズレン顆粒（各社）、アズノール錠（日本新薬）、アズノールST（日本新薬）、アズノール・ガーグル（日本新薬）、アズノールうがい液4%（日本新薬）、アズノール細粒（日本新薬）、アズレイうがい液（昭和薬化工）	咽頭炎、扁桃炎、口内炎、急性歯肉炎、舌炎、口腔創傷	84〜85
アズレンスルホン酸ナトリウム・炭酸水素ナトリウム 含嗽用ハチアズレ顆粒（東洋製化）、AZ含嗽用配合細粒「NP」（ニプロファーマ）	含嗽用ハチアズレ：扁桃炎、喉頭炎、口内炎、急性歯肉炎、舌炎、口腔創傷	85
ポビドンヨード イソジンガーグル液（Meiji Seika ファルマ）、イオダインガーグル液（健栄）、ネオヨジンガーグル（岩城）、ポビヨドンガーグル（吉田）、ポピロンガーグル（シオエ＝日本新薬）、他	咽頭炎、扁桃炎、口内炎、抜歯創を含む口腔感染症の感染予防、口腔内の消毒	85〜86
ベンゼトニウム塩化物 ネオステリングリーンうがい液0.2%（日本歯科薬品）、ベンゼトニウム塩化物うがい液0.2%「KYS」（昭和薬化工）	口腔内の消毒、抜歯創の感染予防	86〜87
フラジオマイシン硫酸塩 デンターグル含嗽用散（昭和薬化工）	抜歯創を含む口腔創傷の感染予防	87

3. 局所止血薬

一般名、商品名（販売元）	効能・効果	ページ
塩化アルミニウム 歯科用TDゼット液（東洋製化） 歯科用TDゼット・ゼリー（東洋製化）	TDゼット：歯肉縁下の支台歯形成・窩洞形成時または印象採得時の歯肉圧排および歯肉整形時の出血の止血 TDゼット・ゼリー：口腔粘膜損傷の小出血の止血	88〜89
酸化セルロース サージセル・アブソーバブル・ヘモスタット（ジョンソン・エンド・ジョンソン）	手術時の止血および創腔の充填	89〜90
吸収性ゼラチン スポンゼル（アステラス）	各種外科領域における止血、褥瘡潰瘍	90
トロンビン（局所） トロンビン液モチダ（持田） トロンビン"化血研"（化血研）	通常の結紮によって止血困難な小血管、毛細血管および実質臓器からの出血、抜歯後の出血	90〜92

4. デンタルコーン（歯科用円錐）

一般名、商品名（販売元）	効能・効果	ページ
オキシテトラサイクリン塩酸塩・テトラカイン塩酸塩 オキシテトラコーン歯科用挿入剤 5mg（昭和薬化工）	オキシテトラサイクリン感受性菌による抜歯窩の感染治療および予防	93

5. トローチ剤

一般名、商品名（販売元）	効能・効果	ページ
テトラサイクリン塩酸塩 アクロマイシントローチ（科薬）	感染性口内炎、口腔外科手術後の感染予防	94
デカリニウム塩化物 SP トローチ 0.25mg「明治」(Meiji Seika ファルマ) ノードマントローチ 0.25mg（テバ）	咽頭炎、扁桃炎、口内炎、抜歯創を含む口腔感染症の感染予防	94 ～ 95
ドミフェン臭化物 オラドールトローチ（ノバルティス ファーマ） オラドール S トローチ（ノバルティス ファーマ）	咽頭炎、扁桃炎、口内炎、抜歯創を含む口腔創傷の感染予防	95
セチルピリジニウム塩化物水和物 スプロールトローチ（岩城）	咽頭炎、扁桃炎、口内炎	95 ～ 96
アズレンスルホン酸ナトリウム アズノール ST 錠口腔用（日本新薬）	顎炎、扁桃炎、口内炎、急性歯肉炎、舌炎、口腔創傷	96

6. 口腔用軟膏剤

一般名、商品名（販売元）	効能・効果	ページ
デキサメタゾン アフタゾロン口腔用軟膏（昭和薬化工） デキサルチン口腔用軟膏（日本化薬） デルゾン口腔用軟膏（池田薬品）	びらんまたは潰瘍を伴う難治性口内炎および舌炎	97 ～ 98
トリアムシノロンアセトニド ケナログ口腔用軟膏（ブリストル・マイヤーズ） オルテクサー口腔用軟膏（福地）	慢性剥離性歯肉炎、びらんまたは潰瘍を伴う難治性口内炎および舌炎	98
テトラサイクリン塩酸塩 テトラサイクリン塩酸塩パスタ「昭和」（昭和薬化工）	急性歯肉炎、びらんまたは潰瘍を伴う口内炎、ドライソケット、抜歯創および口腔手術創の二次感染予防またはその治療	98 ～ 99

7. その他の口腔用薬

一般名、商品名（販売元）	効能・効果	ページ
トリアムシノロンアセトニド アフタッチ口腔用貼付剤（帝人ファーマ）	アフタ性口内炎	100 〜 101
ベクロメタゾンプロピオン酸エステル サルコートカプセル外用（帝人ファーマ）	びらんまたは潰瘍を伴う難治性口内炎	101 〜 102
人口唾液 サリベートエアゾール（帝人ファーマ）	シェーグレン症候群による口腔乾燥症、頭頸部の放射線照射による唾液腺障害に基づく口腔乾燥症	102

1）口腔粘膜殺菌消毒薬

口腔粘膜の創面あるいは手術野などを消毒する目的で口腔粘膜に塗布される薬剤である。本質的には皮膚に適用する一般の消毒薬とほとんど同じであるが、口腔内の粘膜に用いるため刺激性、悪味・悪臭の少ないものが使用される。現在、咽・喉頭部を含む口腔粘膜に消毒の目的で塗布することが適応症として認められているのは希ヨードチンキ、複方ヨード・グリセリン、アクリノール、オキシドールの4製剤のみである。しかし、「手術部位の粘膜の消毒」の適応が認められている製剤も多数あり、歯科の臨床ではこうした製剤も口腔粘膜の殺菌消毒に繁用されている。

古くから口腔内の殺菌消毒に繁用されていたグルコン酸クロルヘキシジンは、口腔内の粘膜消毒に使用しショックを起こしたことが報告（医薬品副作用情報 No.67 昭和59年（1984年）6月）され、第24次医薬品再評価結果（昭和60年（1985年）7月）により粘膜殺菌消毒に使用することが制限されるようになった（消毒薬の項p.283参照）。

ヨードチンキ
iodine tincture

［商品名］

ヨードチンキ（各社）［外用液剤］

［組成］

100mL 中、ヨウ素 6g、ヨウ化カリウム 4g（70%エタノール溶液）

［効能または効果］

歯肉および口腔粘膜の消毒、根管の消毒、皮膚表面の一般消毒、創傷・潰瘍の殺菌・消毒

［用法・用量］

5〜10倍に希釈し、1日2〜3回患部および皮膚に適量塗布する。

危 ［禁忌］

ヨード過敏症の患者

［副作用］

過敏症状、刺激症状

危 ［配合禁忌］

マーキュロクロム液などの水銀製剤と混合するとヨウ化水銀の沈殿を生ずる。銀塩およびある種のアルカロイドとは沈殿を生じる。
アルカリ性物質と混和すると殺菌、消毒効果は減殺される。

［薬効・薬理］

強力な殺菌作用を有するヨウ素を消毒用エタノールに溶解してあり、拡散性、浸透性および揮散性に優れ、抗菌作用に選択性がなく、広範囲な抗菌スペクトル（グラム陽性菌・陰性菌、結核菌、ウイルス、カビ類に有効）を有し、強力で速やかな、かつ持続性のある殺菌力を示す。しかし、ヨウ素含量が多く、エタノール溶液であるため、局所刺激作用が強い。本剤は創傷の治癒を遅延させることもあり、開放性創傷に適用することは好ましくない。しかし、表皮欠損のない皮膚の殺菌消毒にはきわめて有用で、手術部位の皮膚消毒などに用いられている。

【規制区分】劇薬
【貯法】気密容器に入れ、室温保存

1
2
3
4
5
6

column
[開発の経緯および概要]

　ヨウ素は1811年フランスのB.Courtoisによって海草灰から発見された。刺激性は強いが、抗菌作用に選択性がなく、広範囲な抗菌スペクトルを有し、強力で速やかな殺菌作用を有することから、種々の殺菌消毒薬の主成分として用いられている。ヨウ素は水に溶けにくいので溶解補助剤としてヨウ化カリウムを用いた製剤（ヨードチンキ、希ヨードチンキ、歯科用ヨード・グリセリン）やポリビニルピロリドン、シクロデキストリン、界面活性剤などをcarrierとし、ヨウ素を可溶化したヨードホール（phor：支える）製剤が皮膚や口腔粘膜または根管消毒などに使用されている。ヨウ素は劇薬であるが、遊離ヨウ素3.2%以下の外用製剤については劇薬指定から除外される。

　本剤は、水にきわめて溶けにくいヨウ素に溶解補助剤であるヨウ化カリウムを加え、消毒用エタノールに溶解させた製剤である。本剤は、1830年にUSP（米国薬局方）にすでに収載されているが、繁用されるようになったのはアメリカ南北戦争（1861～1865年）で使用されて消毒効果が評価されてからである。有効性と経済性の面から今日でも用いられている消毒薬であるが、皮膚に塗布すると表皮細胞を壊死させ、徐々に吸収されて内部組織にまで及ぶため、同一部位に反復使用した場合には、表皮の剥離を伴う急性の皮膚炎を起こすことがある。口腔内の一般的な殺菌消毒には本剤は刺激性が強すぎる傾向があり、ヨードチンキよりヨウ素含量が半分になっている希ヨードチンキが用いられることが多い。

希ヨードチンキ
dilute iodine tincture

［商品名］
希ヨードチンキ（各社）［外用液剤］

［組成］
100mL 中、ヨウ素 3g、ヨウ化カリウム 2g（70%エタノール溶液）

［効能または効果］
歯肉および口腔粘膜の消毒、根管の消毒、皮膚表面の一般消毒、創傷・潰瘍の殺菌・消毒

［用法・用量］
そのまままたは 2 ～ 5 倍に希釈し、1 日 2 ～ 3 回患部および皮膚に塗布する。

危［禁忌］
ヨード過敏症

［副作用］
過敏症状、刺激症状

危［配合禁忌］
マーキュロクロム液等の水銀製剤と混合すると沈殿を生ずる。

［薬効・薬理］
強力な殺菌作用を有するヨウ素を消毒用エタノールに溶解してあり、拡散性、浸透性および揮散性に優れ、抗菌作用に選択性がなく、広範囲な抗菌スペクトル（グラム陽性菌・陰性菌、結核菌、ウイルス、カビ類に有効）を有し、強力で速やかな、かつ持続性のある殺菌力を示す。しかし、ヨウ素含量が多く、エタノール溶液であるため、局所刺激作用が強い。したがって、開放性創傷に適用することは好ましくない。しかし、表皮欠損のない皮膚の殺菌消毒にはきわめて有用で、手術部位の皮膚消毒などに用いられている。

【規制区分】普通薬
【貯法】気密容器に入れ、室温保存

column
[開発の経緯および概要]

　ヨードチンキを同量の消毒用（70v/v%）エタノールで希釈した製剤で、皮膚、粘膜に対する作用はヨードチンキより緩和である。

歯科用ヨード・グリセリン
dental iodine glycerin

[商品名]

歯科用ヨード・グリセリン（ヨーグリ）（アグサジャパン）、歯科用ヨード・グリセリン（日本歯科薬品、昭和薬化工）［外用液剤］

[組成]

100mL 中、ヨウ素 10g、ヨウ化カリウム 8g、硫酸亜鉛水和物 1g、グリセリン 35mL

[効能または効果]

口腔粘膜（歯肉）および根管の消毒

[用法・用量]

適量を綿球または綿繊維につけ、局所に貼付する。

危 [禁忌]

本剤またはヨウ素に対し過敏症の既往

[副作用]

過敏症（頻度不明）

[適用上の注意]

歯科用のみに使用すること。

危 [併用禁忌]

水銀剤（ヨウ化水銀が発生するおそれがある）

[薬効・薬理]

本剤の主成分ヨウ素の殺菌消毒作用は、強力で速効性で、細菌、ウイルス、真菌、原虫などに有効で芽胞も死滅させる。しかも強力な殺菌作用に比較して局所作用は弱い。かなりの組織浸透性を発揮する。

ヨウ化カリウムは、ヨウ素の溶解補助剤である。硫酸亜鉛は、収れん作用と緩和な防腐作用を有する。グリセリンは、不乾性と甘味による刺激緩和作用を有する。

【規制区分】劇薬
【貯法】遮光、気密容器に入れ、密栓して室温保存

---

column

[開発の経緯および概要]

ヨウ素は1811年フランスのB.Courtoisによって海草灰から抽出されて以来、種々の殺菌消毒薬の主成分として繁用されている。本剤は、ヨウ素の殺菌消毒作用と硫酸亜鉛の防腐・収れん作用を期待した製剤である。本剤の「開発の経緯」は明確ではないが、1914年発行の歯科薬物学（歯科学報社）には、Talbotの処方が記述されている。この処方は、ヨウ素25%、ヨウ化亜鉛15%、水10%、グリセリン50%で現在とはやや異なっている。その後Talbot、Buckleyらによって処方が改良され、1952年発行の最新歯科学全集（第15巻歯科調剤学）に記載されているヨードグリセリン（国民薬歯科用薬剤）の処方は、現在使用されている本剤の組成とほぼ一致している。また、第20次再評価結果（1982年）により効能・効果は「口腔粘膜（歯肉）および根管の消毒」となり、第11改正日本薬局方にも収載されている。

1
2
3
4
5
6

複方ヨード・グリセリン（ザイフェルト液）
compound iodine glycerin

［商品名］
複方ヨード・グリセリン（各社）［外用液剤］

［組成］
1mL 中、ヨウ素 12mg、液化フェノール 0.005mL、グリセリン 0.09mL

［効能または効果］
咽頭炎、喉頭炎、扁桃炎

［用法・用量］
症状に応じ、適宜適量を患部に塗布する。

危 ［禁忌］
本剤またはヨウ素に対し過敏症の既往

［副作用］
本剤は使用成績調査等の副作用発現頻度が明確となる調査を実施していない。

! ［重大な副作用］
アナフィラキシー様症状：他のヨード製剤において、アナフィラキシー様症状（呼吸困難、潮紅、蕁麻疹等）（頻度不明）が現れることがあるとの報告があるので、このような症状が現れた場合には使用を中止すること。

［その他の副作用］
次の症状が現れた場合には使用を中止すること。
過敏症として発疹、口腔粘膜びらん等（頻度不明）。
甲状腺に対して血中甲状腺ホルモン値（T3、T4 等）の上昇あるいは低下など甲状腺機能異常（頻度不明）

［妊婦・産婦・授乳婦等への投与］
他のヨード製剤において、先天性甲状腺機能低下症の乳児の報告があるので妊娠中および授乳中の婦人には、長期にわたる広範囲の使用を避けること。

危 ［併用禁忌］
水銀剤（ヨウ化水銀が発生するおそれがある）

［薬効・薬理］
ハッカの清涼作用と、グリセリンの不乾性と甘味による刺激緩和作用を発揮させるよう考案された処方である。

【規制区分】普通薬
【貯法】遮光気密容器に入れ、直射日光を避けて

室温保存

ポビドンヨード
povidone-iodine

［商品名］
イソジン液（Meiji Seika ファルマ）［外用液剤］、ネオヨジン外用液（岩城）［外用液剤］、イオダイン M 消毒液（健栄）［外用液剤］、ヒポジン消毒液（シオエ）［外用液剤］、他各社

［組成］
1mL 中、ポビドンヨード 100mg（有効ヨウ素として 10mg）

［効能または効果］
手術部位（手術野）の皮膚・粘膜の消毒、皮膚・粘膜の創傷部位の消毒、熱傷皮膚面の消毒

［用法・用量］
適用部位に塗布する。

危 ［禁忌］
本剤またはヨウ素に対し過敏症の既往

! ［慎重投与］
甲状腺機能に異常のある場合［血中ヨウ素の調節ができず甲状腺ホルモン関連物質に影響を与えるおそれがある。］
重症の熱傷［ヨウ素の吸収により、血中ヨウ素値が上昇することがある。］

［副作用］
重大な副作用としてショック、アナフィラキシー様症状（呼吸困難、不快感、浮腫、潮紅、蕁麻疹等）（0.1％未満）が現れることがあるので、観察を十分に行い異常が認められた場合には、ただちに使用を中止し、適切な処置を行うこと。

[妊婦・産婦・授乳婦等への投与]

妊娠中および授乳中の婦人には、長期にわたる広範囲の使用を避けること。

[薬効・薬理]

短時間の接触により広範囲の臨床分離菌に殺菌効果を現す。*Serratia* や *Pseudomonas* 等の院内感染菌、*Clostridium tetani* 等の嫌気性菌および真菌に強い殺菌作用を示す。

【規制区分】普通薬
【貯法】気密容器に入れ、直射日光を避けて室温保存

ヨードホール
iodo phor

[商品名]

プレポダインソリューション（丸石）[外用液剤]

[組成]

1mL 中、有効ヨウ素 10mg、添加物としてポリオキシエチレンポリオキシプロピレングリコール、ヨウ化ナトリウム、pH 調整剤　含有

[効能または効果]

手術部位（手術野）の皮膚・粘膜の消毒、皮膚・粘膜の創傷部位の消毒、熱傷皮膚面の消毒

[用法・用量]

適用部位に塗布する。

[禁忌]

本剤またはヨウ素に対し過敏症の既往歴のある患者。

[慎重投与]

甲状腺機能異常［血中ヨウ素の調節ができず甲状腺ホルモン関連物質に影響を与えるおそれがある。］
重症の熱傷［ヨウ素の吸収により、血中ヨウ素値が上昇することがある。］

[副作用]

ヨードホール製剤の使用により、アナフィラキシー様症状（呼吸困難、潮紅、蕁麻疹等）、過敏症、そう痒感、灼熱感、甲状腺機能異常（0.1％未満）が現れることがあるので、このような症状が現れた場合には使用を中止すること。

[妊婦・産婦・授乳婦等への投与]

妊娠中および授乳中の婦人には、長期にわたる広範囲の使用を避けること。［妊娠中および授乳中の婦人へのヨードホール製剤の使用に関連した先天性甲状腺機能低下症の乳児の報告がある。］

[薬効・薬理]

本剤は使用濃度において、栄養型細菌（グラム陽性菌、グラム陰性菌）、結核菌、真菌、一部のウイルスに殺菌効果を現す。

【規制区分】普通薬
【貯法】気密容器に入れ、直射日光を避けて室温保存

ベンザルコニウム塩化物
benzalkonium chloride

［商品名］

オスバン消毒液（日本製薬）［外用液剤］、**ザルコニン液（健栄）**［外用液剤］、**ヂアミトール消毒用液（丸石）**［外用液剤］、**トリゾン液.YI（岩城）**［外用液剤］、**ベンザルコニウム塩化物液（各社）**［外用液剤］、**逆性石けん液（各社）**［外用液剤］

［組成］

ベンザルコニウム塩化物 10%

［効能または効果］

手術部位（手術野）の粘膜の消毒、皮膚・粘膜の創傷部位の消毒：0.01〜0.025%（数字はベンザルコニウム塩化物の濃度を示す。以下同じ）に希釈して用いる。

感染皮膚面：0.01%溶液を用いる。

手指・皮膚の消毒：通常石けんで十分に洗浄し、水で石けん分を十分洗い落した後、0.05〜0.1%に希釈した本剤に浸して洗い、滅菌ガーゼあるいは布片で清拭する。術前の手洗の場合には5〜10分間ブラッシングする。

術部位（手術野）の皮膚の消毒：手術前局所皮膚面を0.1%溶液で約5分間洗い、その後0.2%溶液を塗布する。

医療用具の消毒：0.1%溶液に10分間浸漬する。厳密に消毒する場合は、器具をあらかじめ2%炭酸ナトリウム水溶液で洗い、その後本剤の0.1%溶液中で15分間煮沸する。

手術室・病室・家具・物品等の消毒：0.05〜0.2%溶液を布片で塗布・清拭するか、または噴霧する。

膣洗浄：0.02〜0.05%溶液を用いる。

結膜嚢の洗浄・消毒：0.01〜0.05%溶液を用いる。

［用法・用量］

【効能または効果】に含む。

［副作用］

本剤は使用成績調査等の副作用発現頻度が明確となる調査を実施していない（再審査対象外）。

過敏症：発疹、そう痒感等の過敏症状（頻度不明）が現れることがあるので、このような場合には使用を中止し、適切な処置を行うこと。

［適用上の注意］

a．人体

①投与経路：経口投与しないこと。浣腸には使用しないこと。

②使用時：

ア．原液または濃厚液が眼に入らないように注意すること。眼に入った場合には水でよく洗い流すこと。

イ．濃厚液の使用により、皮膚・粘膜の刺激症状が現れることがあるので、注意すること。

ウ．粘膜、創傷面または炎症部位に長期間または広範囲に使用しないこと（全身吸収による筋脱力を起こすおそれがある）。

エ．密封包帯、ギプス包帯、パックに使用すると刺激症状が現れることがあるので、使用しないことが望ましい。

b．その他

使用時

ア．血清、膿汁等の有機性物質は殺菌作用を減弱させるので、これらが付着している医療器具等に用いる場合は、十分に洗い落としてから使用すること。

イ．石けん類は本剤の殺菌作用を減弱させるので、石けん分を洗い落としてから使用すること。

ウ．皮膚消毒に使用する綿球、ガーゼ等は滅菌保存し、使用時に溶液に浸すこと。

［重要な基本的注意］

本剤は必ず希釈し、濃度に注意して使用すること。炎症または易刺激性の部位（粘膜、陰股部等）に使用する場合には、通常の部位に使用するよりも低濃度とすることが望ましい。

深い創傷または眼に使用する場合の希釈液としては、注射用水か滅菌精製水を用い、水道水や精製水を用いないこと。

［薬効・薬理］

中程度の作用持続時間を有する速攻型の殺菌消毒薬で、芽胞のない細菌、カビ類、すなわちグラム陽性菌、陰性菌のみならず真菌類にも有効であるが、結核菌および大部分のウイルスに対する作用は期待できない。作用機序の詳細は不明であるが、細胞膜に作用して膜透過性に影響を与え、細胞内成分の漏出を引き起こすとする説が有力である。

【規制区分】普通薬

【貯法】遮光した気密容器に入れ、室温保存

[開発の経緯および概要]

　界面活性剤は、分子中に疎水性原子団と親油性原子団を有し、境界面でのエネルギー状態を変化させて界面張力を低下させる物質である。界面活性剤は、洗浄剤、乳化剤、分散剤等として多方面に活用されているが、消毒薬として用いられているのは陽イオン界面活性剤（逆性石けん）と一部の両性界面活性剤である。界面活性剤は、消毒に使用する濃度では、毒性が低く、刺激も少ないため、現在最も繁用されている消毒薬の一つである。一般に陽イオン界面活性剤の中では第4級アンモニウム塩の殺菌作用が最も強力で、日本ではベンザルコニウム塩化物とベンゼトニウム塩化物が市販され、いずれも薬局方に収載されている。

　逆性石けんの殺菌性については、1915年にJacobsと Heidelbergerによって初めて報告されたが、その後何ら注目されなかった。1935年Domagkが第4級アンモニウム塩のある種のものに強力な殺菌力があることを報告し、ベンザルコニウム塩化物がZephirolの名で市販された。1940年Kuhnは多数の界面活性化合物について詳細な研究を行い、陰電荷を帯びる細菌に陽電荷を帯びる逆性石けんが吸着され、菌体表面に集積し、菌体タンパクを変性させると報告した。

ベンゼトニウム塩化物
benzethonium chloride

[商品名]
ハイアミン液 10%（第一三共エスファ）［外用液剤］

[組成]
ベンゼトニウム塩化物 10%

[効能または効果]
手指・皮膚の消毒、手術部位（手術野）の皮膚の消毒、手術部位（手術野）の粘膜の消毒、皮膚・粘膜の創傷部位の消毒、感染皮膚面の消毒、膣洗浄、結膜嚢の洗浄・消毒医療用具の消毒、手術室・病室・家具・器具・物品などの消毒

[用法・用量]
【効能または効果】に含む。

[副作用]
過敏症：発疹（頻度不明）、そう痒感（頻度不明）が現れることがあるので、このような場合には使用を中止すること

[重要な基本的注意]
ベンザルコニウム塩化物（p.80）に同じ

[薬効・薬理]
本剤は中程度の作用持続時間を有する速攻型の殺菌消毒薬で、芽胞のない細菌、カビ類、すなわちグラム陽性菌、陰性菌のみならず真菌類にも有効であるが、結核菌および大部分のウイルスに対する作用は期待できない。作用機序の詳細は不明であるが、細胞膜に作用して膜透過性に影響を与え、細胞内成分の漏出を引き起こすとする説が有力である。

【規制区分】普通薬
【貯法】遮光した気密容器に入れ、室温保存

[開発の経緯および概要]

　本剤は前記のベンザルコニウム塩化物と同じ一般式$[C_6H_5CH_2N(CH_3)_2R]^+Cl^-$で示されるが、Rが異なり、$C_2H_4OC_2H_4OC_6H_4C(CH_3)_2CH_2C(CH_3)_3$である。ベンザルコニウム塩化物と同様に毒性が低く、作用等も類似し、効果、使い方、注意点もほぼ同様である。

アルキルジアミノ エチルグリシン塩酸塩
alkylpolyamino ethylglycine

［商品名］
テゴー 51 消毒液（アルフレッサ ファーマ）［粘性外用液剤］

［組成］
アルキルジアミノエチルグリシン塩酸塩 10%

［効能または効果］
医療用具の消毒：0.05 ～ 0.2%溶液に 10 ～ 15 分間浸漬する。

手術室・病室・家具・器具・物品などの消毒：0.05 ～ 0.2%溶液を布片で塗布・清拭するか、または噴霧する。

手指・皮膚の消毒：0.05 ～ 0.2%溶液で約 5 分間洗った後、滅菌ガーゼあるいは布片で清拭する。

手術部位（手術野）の皮膚の消毒：0.1%溶液で約 5 分間洗った後、0.2%溶液を塗布する。

手術部位（手術野）の粘膜の消毒、皮膚・粘膜の創傷部位の消毒：0.01 ～ 0.05%溶液を用いる。

なお、結核領域において、上記 1、2 に用いる場合は 0.2 ～ 0.5%溶液を用いる。

［用法・用量］
【効能または効果】に含む。

［副作用］
発疹、そう痒感等の過敏症状

［薬効・薬理］
グラム陽性菌および陰性菌に広い抗菌スペクトルを示し、結核菌、緑膿菌にも有効であるが、ウイルスに対して効果は期待できない。また、陽イオン界面活性剤と比較して、①血液、リンパ液、タンパク質、脂質等の有機物による沈殿生成、殺菌力低下が少ないこと、②硬水中または金属イオン存在下での効力低下が少ないこと、③各種樹脂および金属製品にはほとんど影響を与えないなどの利点を有する。

【規制区分】普通薬
【貯法】気密容器に入れ、室温保存

---

column
［ 開発の経緯および概要 ］

陰イオン界面活性剤（通常の石けん、洗剤）は洗浄力に優れているが、殺菌力が非常に弱い欠点がある。一方、陽イオン界面活性剤（逆性石けん）は、強い殺菌力を有しているが、洗浄力が弱いこと、および殺菌力の低下をもたらす配合変化が多いことが欠点である。両性界面活性剤はこれらの欠点を補うものとして注目されていたが、1953年Schmitzによって両性界面活性剤である本剤に殺菌作用があることが報告された。本剤には強い脱脂作用があるため、長期連用したり、濃厚液を用いると肌荒れを起こすことがあるため注意する必要がある。しかし、殺菌消毒薬として多くの利点をもち、さらに強力な洗浄作用も有することから、器具や環境の消毒に対して有用性が高いと考えられている。

アクリノール水和物
acrinol hydrate

［商品名］
アクリノール末（各社）［外用散剤］、アクリノール液 0.1、0.2、0.5%（各社）［外用液剤］

［効能または効果］
口腔外科領域における化膿局所の消毒：0.05 ～ 0.1%の液で含嗽する。

化膿局所の消毒（泌尿器・産婦人科術中術後、化膿性疾患（せつ、よう、扁桃炎、副鼻腔炎、中耳炎）：0.05 ～ 0.2%

［用法・用量］
【効能または効果】に含む。

［副作用］
塗布部の疼痛、発赤、腫脹等が現れ、さらに潰瘍、壊死を生じることがある。過敏症状。

［薬効・薬理］
グラム陰性・陽性菌に有効で、特にレンサ球菌、ウェルシュ菌、ブドウ球菌、淋菌に対し殺菌作用を示す。作用機序は、生体内でイオン化して、その陽イオン部分が細胞の呼吸酵素を阻害するといわれている。生体内組織に対する刺激性は、ほとんどなく、血清やタンパク質の存在下でも殺菌力は低下しないという特徴を有する。

【規制区分】普通薬
【貯法】遮光気密容器に入れ、室温保存

column
[開発の経緯および概要]

　1912年 Ehrlichはアクリノールの母体である
アクリジンが抗トリパノゾーマ作用を有するこ
とを発見し、さらに彼の弟子Browningは色素
の抗菌性について研究を続け、1917年にアク
リフラビンを発見した。これは毒性が強いので
Morgenroth、Schnitzerらが改良し、1919年アク
リノールを発表した。1921年Bayer社が塩酸塩を
Rivanolの名で市販したが、後に水に易溶性の乳
酸塩に変えられ今日に至っている。日本薬局方
には第5改正（昭和14年（1939年）臨時改正）
から原末（別名：乳酸エタクリジン）が収載さ
れているが、これ以外に0.1、0.2、0.5%の溶液
が市販されている。

オキシドール
（3%過酸化水素水）
oxydol

［商品名］
オキシフル液 3%（第一三共）［外用液剤］、オキ
シドール（各社）［外用液剤］

［組成］
過酸化水素 3%

［効能または効果］
口腔粘膜の消毒、う窩および根管の清掃・消毒、
歯の清浄：原液または 2 倍に希釈して洗浄・拭
掃する。
口内炎の洗口：10 倍に希釈して洗口する。
創傷・潰瘍の殺菌・消毒：原液のまま、あるいは
2 〜 3 倍に希釈して塗布・洗浄する。
外耳・中耳の炎症、鼻炎、咽喉頭炎、扁桃炎など
の粘膜の炎症：原液のまま塗布、滴下あるいは 2
〜 10 倍（耳科の場合、ときにグリセリン、アルコー
ルで希釈する）に希釈して洗浄、噴霧、含嗽に用
いる。

［用法・用量］
【効能または効果】に含む。

⚠ ［重大な副作用］
空気塞栓

［副作用］
連用により口腔粘膜を刺激することがある。

［薬効・薬理］
過酸化水素は、細菌、組織細胞、血液、膿汁など
に含まれている酵素カタラーゼによって水と酸素
とに分解される。この発生期の酸素が殺菌作用を
示すため速効性であるが、フェノール係数は黄色
ブドウ球菌に対して 0.012、大腸菌に対して 0.014
で弱く、また持続性に乏しく、浸透性も弱い。し
かし、発泡により創面を機械的に清浄化する効果
がある。
歯科領域の適応としては、「口腔粘膜の消毒、う
窩および根管の清掃・消毒、歯の清浄、口内炎の
洗口」が認められている。しかし、長期大量投与
によりマウスの十二指腸に腫瘍の発生が認められ
ていることから、口腔内の洗口に使用することは
できるだけ避け、口腔粘膜の洗浄・拭掃に使用す
る場合も原液でなく 2 倍希釈液を使用すること
が望ましいといわれている。

【規制区分】普通薬
【貯法】遮光気密容器に入れて直射日光を避け、
なるべく冷所（30℃以下）に保存

column
[開発の経緯および概要]

　1818年に過酸化バリウムに塩酸を作用させて
初めて作られた。医薬品として使用されはじめ
たのはいつごろか明らかではないが、1913年頃
Heinemannによる報告がある。通常臨床で使用
される濃度で栄養型細菌に有効であるが、その
作用は緩和で持続性がない。しかし、発泡によ
る機械的清浄化作用があり、歯科領域では口腔
粘膜の消毒、う窩および根管の清掃・消毒、歯
の清浄および口内炎の洗口に使用されている。

2）含嗽・洗口剤

含嗽剤とは、口腔内および咽喉頭内を洗浄し、清掃、殺菌、除臭、収れん、止痛の目的で使用する薬剤、いわゆる"うがい薬"をいうが、歯科では口腔粘膜や歯を対象とすることが多く、"洗口剤"とも称している。剤形には散剤、錠剤および水剤があり、一般に用時溶かしたり希釈して使用する。

現在市販されている含嗽・洗口剤は、抗炎症作用を有するアズレンスルホン酸ナトリウム製剤と殺菌・消毒薬、抗菌薬などを含有する製剤に分類される。

アズレンスルホン酸ナトリウム（水溶性アズレン）

azulene sodium sulfonate,
water soluble azulene

［商品名］

アズレン錠（各社）［錠剤］、**含嗽用アズレン（各社）**［顆粒剤］、**アズレン顆粒（各社）**［顆粒剤］、**アズノール（日本新薬）**［2mg 錠剤（203）、0.4％細粒剤、1％細粒剤、ST 錠（234）、ガーグル（顆粒剤）、4％うがい液］、**アズレイうがい液（昭和薬化工）**［うがい液 4％］

［組成］

錠剤：1錠中　アズレンスルホン酸ナトリウム 2mg
顆粒剤・細粒剤：1g 中　アズレンスルホン酸ナトリウム 4mg
外用液剤：1mL 中　アズレンスルホン酸ナトリウム 40mg

［効能または効果］

咽頭炎、扁桃炎、口内炎、急性歯肉炎、舌炎、口腔創傷

［用法・用量］

アズレンスルホン酸ナトリウムとして、1 回 4 〜 6mg を適量（約 100mL）の水または微温湯に溶解し、1 日数回含嗽する。なお、年齢、症状により適宜増減する。

［副作用］

ときに（0.1 〜 5％未満）口腔、咽頭の刺激感、またまれに（0.1％未満）口中の荒れ等の症状が現れることがある。

［適用上の注意］

抜歯後等の口腔創傷の場合、血餅の形成が阻害されると思われる時期には、激しい洗口を避けさせること。

［薬効・薬理］

a．抗炎症作用

口腔粘膜に適用される抗炎症薬の実験的評価法は少ないが、ハムスターの頬袋を用い、フェノール溶液を塗布することによる刺激で青色色素の血管透過性が亢進する。このハムスターの頬袋に、あらかじめ薬物を投与したのちにフェノール溶液を塗布する予防効果と、初めにフェノール溶液を塗布したのちに薬物を投与する治療効果とを、生理食塩液を対照として検討した結果、それぞれ 43.6％、35.3％と強い抑制を示した。

b．抗アレルギー用薬

起炎物質のデキストランを投与して起こるラットの皮膚ヒスタミンの遊離、およびシノメニン投与による尿中ヒスタミン量の増加を抑制する。また卵白アルブミン感作モルモット肺の細片に、抗原を添加して生ずるヒスタミンの遊離を抑制する。牛血清感作モルモットの能動および被動性過敏症に対して防御効果を有する。

c．肉芽新生および上皮形成促進作用

人工的に剥脱させたウサギの角膜上皮再生促進や、アルカリ腐蝕炎症の上皮形成促進作用が認められる。

【規制区分】普通薬
【貯法】高温を避け、できるだけ 30℃以下の室温に保存する。本剤は空気、紫外線により徐々に退色することがあるので開封後は冷暗所に保存する。

[開発の経緯および概要]

カミツレは南および東ヨーロッパ原産の菊科植物で、有効成分として特有の7員環構造をもつアズレンを含有し、古くから民間薬として諸種の炎症疾患に使用されてきた。この消炎作用を有するアズレンを単離して水溶化し、安定化を図った薬物がアズレンスルホン酸ナトリウムである。1960年に発売されたアズノールをはじめ、水溶性アズレンは内服薬などにも応用されて、いくつかの製品では、胃潰瘍、胃炎の適応も認められている。

本剤は、この水溶性アズレンを含有する含嗽剤である。

アズレンスルホン酸ナトリウム・炭酸水素ナトリウム
azulene sodium sulfonate sodium bicarbonate

［商品名］
含嗽用ハチアズレ顆粒（東洋製化）［顆粒剤］、AZ含嗽用配合細粒「NP」（ニプロファーマ）［細粒剤］

［組成］
1g 中、アズレンスルホン酸ナトリウム 1mg、炭酸水素ナトリウム 985mg

［効能または効果］
咽頭炎、扁桃炎、口内炎、急性歯肉炎、舌炎、口腔創傷

［用法・用量］
通常 1 回 1 包（2g）を、適量（約 100mL）の水または微温湯に溶解し、1 日数回含嗽する。なお、年齢、症状により適宜増減する。

［副作用］
口中の荒れ、口腔・咽頭の刺激感等

［適用上の注意］
抜歯後等の口腔創傷の場合、血餅の形成が阻害されると思われる時期には、激しい洗口を避けさせること。

［薬効・薬理］
アズレンスルホン酸ナトリウム（p.84）に同じ。

【規制区分】普通薬

【貯法】高温を避け、できるだけ 30℃以下の室温に保存する。本剤は空気、紫外線により徐々に退色することがあるので開封後は冷暗所に保存する。

【開発の経緯および概要】
アズレンスルホン酸ナトリウム（p.84）に同じ。

ポビドンヨード
povidone-iodine

［商品名］
イソジンガーグル液（Meiji Seika ファルマ）［外用液剤］、イオダインガーグル液（健栄）［外用液剤］、ネオヨジンガーグル（岩城）［外用液剤］、ポピヨドンガーグル（吉田）［外用液剤］、ポピロンガーグル（シオエ＝日本新薬）［外用液剤］、他

［組成］
1mL 中、ポビドンヨード 70mg（有効ヨウ素として 7mg）

添加物としてエタノール、l-メントール、サリチル酸メチル、濃グリセリン、サッカリンナトリウム、リン酸水素ナトリウム、クエン酸、ユーカリ油、チモール

性状としては黒褐色・澄明の液で、特異な芳香がある。

［効能または効果］
咽頭炎、扁桃炎、口内炎、抜歯創を含む口腔創傷の感染予防、口腔内の消毒

［用法・用量］
用時 15 〜 30 倍（本剤 2 〜 4mL を約 60mL の水）に希釈し、1 日数回含嗽する。

危 ［禁忌］
本剤またはヨウ素に対し過敏症の既往

! ［慎重投与］
甲状腺機能に異常のある場合［血中ヨウ素の調節ができず甲状腺ホルモン関連物質に影響を与えるおそれがある。］

［副作用］
まれにショック、アナフィラキシー様症状（呼吸

困難、潮紅、蕁麻疹)、また、発疹等の過敏症状が現れる。

ときに口腔、咽頭の刺激感、また、まれに口腔粘膜びらん、口中の荒れ等の症状が現れることがある。

ときに悪心等の症状が現れることがある。

まれに不快感が現れることがある。

［薬効・薬理］

a. 細菌に対する効果 (*in vitro*)

① 30 倍希釈液で短時間の接触により広範囲の臨床分離菌に殺菌効果を現す。*Serratia* や *Pseudomonas* 等の院内感染菌、*Clostridium tetani* 等の嫌気性菌および真菌に強い殺菌作用を現す。

②本剤のうがい効果を判定する目的で、口腔内疾患のないもの 10 例、口腔内に疾患のあるもの 10 例にブイヨンを用いた試験を行った。チオグリコレートブイヨンに被験者のうがい液を注入 37℃ 24 時間培養したところ菌の発育阻止効果が認められた。

b. ウイルスに対する効果 (*in vitro*)

イソジンガーグルには殺ウイルス効果があり、原液および希釈液で殺ウイルス時間は次のとおりであった。

・コクサッキーウイルス

原液：30 秒、10 倍希釈液：5 分、100 倍希釈液：5 分

・エコーウイルス

原液：30 秒、10 倍希釈液：1 分、100 倍希釈液：5 分

・エンテロウイルス（AHC)

原液：30 秒、10 倍希釈液：30 秒、100 倍希釈液：30 秒

・ヒト免疫不全ウイルス（HIV)

30 倍希釈液：30 秒以内

【規制区分】普通薬
【貯法】直射日光を避け、室温保存

［ 開発の経緯および概要 ］

ヨウ素は強力な殺菌作用を有するが、刺激性が強く、不安定で水に不溶であるため、エタノールやグリセリンに溶解した製剤（ヨードチンキ、ルゴール液、ヨード・グリセリン）として古くから用いられてきたが、含嗽に用いることはできなかった。1949年にShelanskiらによって作られたポビドンヨードは、代用血漿剤として用いられていたポリビニルピロリドン（PVP；ポビドン）とヨウ素の錯化合物であり、容易に水に溶けることから、含嗽剤として用いることが可能で、口腔内の殺菌消毒に繁用されている。また、皮膚および粘膜に対する刺激性がきわめて少なく、経口投与したときの毒性も低いことから、含嗽剤の他に皮膚粘膜消毒用の液剤、ゲル、産科用クリームおよび手指消毒用の液剤が開発された。これらは、それぞれの用途に応じ異なった添加剤を含有している。含嗽剤にはエタノール0.37v/v%とウイキョウ水が含まれている。

ベンゼトニウム塩化物
benzethonium chloride

［商品名］

ネオステリングリーンうがい液 0.2%（日本歯科薬品）［液剤］、ベンゼトニウム塩化物うがい液 0.2%「KYS」（昭和薬化工）［液剤］

［組成］

100g 中、ベンゼトニウム塩化物 0.2g

［効能または効果］

口腔内の消毒、抜歯創の感染予防

［用法・用量］

口腔内の消毒には、ベンゼトニウム塩化物として、0.004%（50 倍希釈）溶液として洗口する。抜歯創の感染予防には、ベンゼトニウム塩化物として 0.01 ～ 0.02%（10 ～ 20 倍希釈）溶液として洗浄する。

［副作用］

過敏症、ときに刺激感

［薬効・薬理］

本剤の主成分ベンゼトニウム塩化物は、陽イオン界面活性剤で、芽胞のない細菌、カビ類に広く抗菌性を有し、低濃度で強い殺菌効果を示す。しか

も、毒性が低く、刺激が少なく、洗浄作用も有する。

【規制区分】普通薬
【貯法】遮光気密容器に入れ、室温保存

column

[開発の経緯および概要]

　皮膚、粘膜および医療用具の殺菌消毒薬として広く使用されているベンゼトニウム塩化物に、着色剤（銅クロロフィリンナトリウム）と矯味剤（チモール）を配合した口腔洗浄・含嗽剤で、1954年に発売された。

フラジオマイシン硫酸塩
fradiomycin sulfate

[商品名]

デンターグル含嗽用散（昭和薬化工）［散剤］

[組成]

1g 中、硫酸フラジオマイシン 20mg

[効能または効果]

抜歯創を含む口腔創傷の感染予防

[用法・用量]

硫酸フラジオマイシンとして、通常 60mg（力価）を用時約 500mL の水または微温湯に溶解し、1日数回に分けて洗口する。なお、症状により適宜増減する。

[禁忌]

ストレプトマイシン、カナマイシン、ゲンタマイシン、フラジオマイシン等のアミノグリコシド系抗菌薬、バシトラシンまたはベンゼトニウム塩化物に対し過敏症の既往（本剤は保存剤としてベンゼトニウム塩化物を含有している。）

[副作用]

過敏症

[薬効・薬理]

フラジオマイシンはグラム陽性球菌、グラム陰性桿菌、抗酸菌などに強い抗菌作用をもち、ストレプトマイシン、バイオマイシンとの間には部分的交叉耐性を示すが、他の抗菌薬との間には交叉耐

性を示さない。作用は殺菌的で、作用機序はタンパク合成阻害による。なおフラジオマイシンは、経口投与によってほとんど吸収されず約 97 〜 98％が糞便中に排泄され、一方重篤な副作用のため注射剤としても使用できないので、臨床的には主として外用剤として用いられる。

【規制区分】普通薬、処方せん医薬品
【貯法】室温保存

column

[開発の経緯および概要]

　アミノグリコシド系抗菌薬であるフラジオマイシン硫酸塩の含嗽剤で1956年頃発売され、口腔創傷の感染予防に用いられている。

3）局所止血薬

ch.1

> この項には口腔内の局所に直接適応する止血薬を記載した。
>
> 口腔内局所出血に直接適応する止血薬としては、収れん作用のある塩化アルミニウム製剤、吸収性止血薬および血液凝固促進薬が用いられている。従来使用されていたアドレナリン製剤（アドレナリン含浸綿球、含浸綿糸および液）は口腔粘膜に適用すると吸収され、心・血管系に作用し、組織障害を起こすことが指摘されていることから、第20次医薬品再評価結果（昭和57年（1982年）8月）で歯科適応については有効性は認められるが、有効性と副作用とを対比したとき、有用性は認められないと判定され、抜歯後の止血、歯肉圧排時の歯肉出血などに止血の目的で使用できなくなった。

塩化アルミニウム（液剤）
aluminium chloride

［商品名］

歯科用 TD ゼット液（東洋製化）［液剤］

［組成］

100mL 中　塩化アルミニウム 25g、塩化セチルピリジニウム 0.5g、リドカイン 5.25g

［効能または効果］

歯肉縁下の支台歯形成・窩洞形成時または印象採得時の歯肉圧排における出血の止血。歯肉整形の止血。

［用法・用量］

本品の適量を取り、出血部に塗布する。

［禁忌］

リドカインまたはアミド型局所麻酔薬に対し、過敏症の既往

［副作用］

悪心、歯肉退縮、発赤、歯肉部疼痛、刺激感、ショック、中枢神経（振戦、痙攣）、過敏症

［重要な基本的注意］

a. 過量の液を塗布しないこと。

b. 出血部以外の粘膜に塗布すること。

c. 飲み込まぬようにすること。

d. 本剤にはリドカインが配合されているので、次のことに注意すること。

①まれにショックを起こすことがあるので、使用に際しては、常時、ただちに応急処置のとれる準備が望ましい。

②ショック様症状をできるだけ避けるために、患者の全身状態の観察を十分に行うこと。

［薬効・薬理］

a. 止血作用

①血液凝固試験

モルモットの血液を用いた実験で、本品の血液凝固時間は 60 秒以内で 25%塩化アルミニウム水溶液に比較し凝固時間は 1/15 に短縮された。（岐阜歯科大（現 朝日大）　第 2 保存）

②実験口腔創傷に対する止血作用

ラットを用いた実験で、本品の止血時間は 10 秒と 25%塩化ベンザルコニウム水溶液の 30 ～ 60 分に比較して優れた即効性を示した。（九州大歯学部　第 1 保存）

b. 局麻作用

家兎眼粘膜による瞬膜反射試験で本品は 6%塩酸リドカイン水溶液と同程度の麻酔作用を示した。（岐阜歯科大（現 朝日大）　第 2 保存）

c. 抗菌作用

①本品の *Staphylococcus aureus* を使用して測定した石炭酸係数は 13 であった。（岐阜歯科大（現 朝日大）　第 2 保存）

②口腔内常在菌（嫌気・好気）に対する抗菌性試験で本品は希ヨードチンキのほぼ 80%の抗菌性を示した。（岐阜歯科大（現 朝日大）　第 2 保存）

【規制区分】劇薬・処方せん医薬品

【貯法】遮光気密容器に入れ、室温保存

column
[開発の経緯および概要]
TDゼットは歯肉整形時や歯肉圧排時等に遭遇する歯肉小出血に適応すべく収れん作用のある塩化アルミニウムを主成分として開発された速効性のある局所止血薬である。

column
[開発の経緯および概要]
TDゼットは歯肉整形時や歯肉圧排時等に遭遇する歯肉小出血に適応すべく収れん作用のある塩化アルミニウムを主成分として開発された速効性のある局所止血薬である。TDゼット・ゼリーはTDゼットの口腔粘膜の付着性を高め、口腔粘膜損傷の小出血の止血薬として開発された製剤である。

塩化アルミニウム（ゼリー）
aluminium chloride

［商品名］
歯科用TDゼット・ゼリー（東洋製化）［ゼリー］

［組成］
100g中 塩化アルミニウム25g、塩化セチルピリジニウム0.5g、リドカイン5.25g

［効能または効果］
歯科領域における口腔粘膜損傷の小出血の止血

［用法・用量］
本品の適量を取り、出血部に塗布する。

危 ［禁忌］
リドカインまたはアミド型局所麻酔薬に対し、過敏症の既往

［副作用］
歯肉退縮、発赤、歯肉部疼痛、ショック、中枢神経（振戦、痙攣）、過敏症

［重要な基本的注意］
塩化アルミニウム（液剤）（p.88）に同じ。

［薬効・薬理］
止血作用
①血液凝固試験
モルモットの血液を用いた実験で、60～90秒にて血液は凝固した。
②実験口腔創傷に対する止血作用
ラットを用いての実験で30秒以内で止血した。

【規制区分】劇薬・処方せん医薬品
【貯法】遮光気密保存に入れ、室温保存

酸化セルロース
oxidised cellulose, cellulosic acid

［商品名］
サージセル・アブソーバブル・ヘモスタット（ジョンソン・エンド・ジョンソン）［外用剤（綿型）（ガーゼ型）］

［組成］
綿またはガーゼを二酸化窒素で酸化して酸化セルロースとしたもので、カルボキシル基16～24%を含む。

各種手術時の止血および創腔充填

［用法・用量］
出血創面に適当量を直接適用するか、創腔に充填する。

危 ［禁忌］
骨孔の周り、骨の境界、骨髄周辺、視神経や視束交叉の周囲、骨折面または椎弓切除術創、大動脈の出血部、非出血性の多量の漿液浸出部

［副作用］
骨再生抑制、神経障害、視力障害、鼻粘膜壊死、鼻中隔穿孔、腸閉塞、尿管閉塞等の異物反応が起こったとの報告がある。頭痛、刺激痛、焼成、くしゃみが現れることがある。

［併用注意・相互作用］
トロンビンを併用するとトロンビン活性が阻害されるので、併用する場合には失活化を避けるため溶液をアルカリ性にして使用すること。

［薬効・薬理］
血液に接触すると膨張し、暗褐色～黒色の粘着性の塊となり、出血表面に速やかに密着して止

血作用を現す。この止血作用は、Polyanhydro-glucuronic acid がヘモグロビンとの親和性をもち、これと塩を作って凝血塊を形成することによる。

【規制区分】処方せん医薬品
【貯法】遮光気密容器に入れ、なるべく 25℃以下で保存

> column
> ## [開発の経緯および概要]
> 　本剤は第7改正日本薬局方に収載されていた製剤で、縫合あるいは結紮のできない毛細血管およびその他の小血管の出血または実質臓器の切除あるいは損傷からの微出血に、さらに縫合部出血のラップとして使用されている。

吸収性ゼラチン
absorbable gelatin

スポンゼル（アステラス）［外用スポンジ］

［組成］
外用スポンジ：1,000cm^3 中、日局ゼラチン 10g を含有

［効能または効果］
各種外科領域における止血、褥瘡潰瘍

［用法・用量］
スポンゼル：適当量を乾燥状態のまま、または生理食塩液かトロンビン溶液に浸し、皮膚あるいは臓器の創傷面に貼付し、出する血液を吸収させ固着する。

危 ［禁忌］
本剤の成分に対し過敏症の既往歴のある患者
血管内［塞栓を起こすおそれがある。］

！ ［慎重投与］
視神経および視束交叉の周囲［圧迫により視力障害を起こすことがある。］

！ ［重大な副作用］
ショック、アナフィラキシーが現れることがある

ので、観察を十分に行い、全身発赤、呼吸困難、血圧低下等の異常が認められた場合には使用を中止し、適切な処置を行うこと。

［薬効・薬理］
創傷の表面に強く付着し、フィブリンとほぼ同程度の止血効果を現す。また、組織内や体腔内に包理したとき、スポンゼルで約 1 カ月以内、ゼルフォームで 4 ～ 6 週間で吸収される。

【規制区分】普通薬
【貯法】室温保存。乾燥した場所に汚染を避けて保管すること。

> column
> ## [開発の経緯および概要]
> 　滅菌したゼラチンの手術用スポンジで、毛細血管出血および単純出血を局所的に抑えるのに用いる。中性、非抗原性であり、組織に及ぼす影響はきわめて少なく、組織に容易に吸収されるので体内に包埋して瘢痕組織を形成することなく液化吸収される。

トロンビン（局所）
thrombin

トロンビン液モチダ（持田）［液剤］、トロンビン "化血研"（化血研）［散剤］

［組成］
日局トロンビン

通常の結紮によって止血困難な小血管、毛細血管および実質臓器からの出血（たとえば、外傷に伴う出血、手術中の出血、骨性出血、膀胱出血、抜歯後の出血、鼻出血および上部消化管からの出血など）

［用法・用量］
通常、出血局所に生理食塩液で溶かした溶液（トロンビンとして 50 ～ 1,000 単位 /mL）を噴霧もしくは灌注するか、または、粉末のまま散布する。

［用法関連注意］

トロンビンの至適 pH は 7 付近であり、酸により酵素活性が低下するので、本剤を上部消化管出血に用いる場合には、事前に緩衝液等により胃酸を中和させること。

危［警告］

本剤を注射しないこと［静脈内に誤って注入すると、血液を凝固させ致死的な結果を招くおそれがある。また、アナフィラキシー様症状を起こすおそれがあるので、静脈内はもちろん皮下・筋肉内にも注射しないこと］

危［禁忌］

本剤または牛血液を原料とする製剤（フィブリノリジン、幼牛血液抽出物等）に対し過敏症の既往、凝血促進薬（ヘモコアグラーゼ）、抗プラスミン薬（イプシロンアミノカプロン酸、トラネキサム酸）、アプロチニン製剤を投与中

！［慎重投与］

重篤な肝障害、播種性血管内凝固症候群（DIC）等網内系活性の低下が考えられる病態を有する場合、溶血性・失血性貧血、免疫不全・免疫抑制状態

［副作用］

ショック症状、過敏症状、発熱、嘔吐、頭痛

［薬効・薬理］

トロンビンは一種のタンパク分解酵素で、フィブリノーゲンを加水分解して 2 種のポリペプチドを遊離し、生成したフィブリンモノマーは自動的に重合・凝集しフィブリン塊となる。このフィブリン塊にさらに、活性化された血液凝固第Ⅷ因子が作用してフィブリン分子を共有結合で結びつけ、安定したフィブリゲンを形成する。したがって血液中にフィブリノーゲンが存在すれば出血局所の血液を急速に凝結して損傷血管端を閉塞し、血小板の存在のもとに凝結塊は収縮して血管断端を完全に止血する。

凝血の速度はトロンビン溶液の濃度に依存する。たとえば 1,000 単位 /mL の溶液 5mL は同量の血液を 1 秒以内に、また 1,000mL の血液を 1 分以内に凝固させる。

【規制区分】普通薬、処方せん医薬品

【貯法】密封容器に入れ、凍結を避け 10℃以下で保存

column

［ 開発の経緯および概要 ］

　血液凝固におけるトロンビンの存在と意義については Morawitz の古典的凝固学説（1904年）に示されているように古くから知られており、米国薬局方には1950年から、英国薬局方には1951年から収載されている。日本薬局方には第7改訂（1961年）から収載され、通常の結紮によって止血できない小血管、毛細血管および実質臓器からの出血を止めるのに有効で、外傷創や病的出血の他、特に各種手術時の出血に広く用いられている。

　第11改正日本薬局方によると「トロンビンはヒトまたはウシの血液から製したプロトロンビンに、カルシウムイオン存在下でトロンボプラスチンを作用させて製し、滅菌して凍結乾燥したものである」とされており、ヒト、ウシいずれの血漿を用いてもよいことになっている。したがって、市販品にもウシ血漿由来トロンビン（トロンビンモチダ、トロンビン局所用）とヒト血漿由来トロンビン（トロンビン―ヨシトミ）がある。

◆薬剤ではなく材料であるが、臨床に使用する場合があるため、本項に含めた。なお、特定生物由来製品に関する解説を付録（p.418）に掲載した。

コラーゲン使用吸収性局所止血材

［商品名］

インテグラン（日本臓器―高研）

［組成・形状］

ウシ真皮より得られたアテロコラーゲン。白色から単黄色の乾燥した綿状あるいはシート状で、滅菌済み。

［効能・使用目的］

結紮または通常の処置による止血が無効または実施できない場合の各種手術時の止血。

［使用方法］

出血創面の血液をできるだけ取り除いた後、適当量を乾燥状態のまま出血面に適応し、上から圧迫

する。止血後、余剰部分はできる限り除去する。

⚠ [禁忌]

患者：既往にウシ由来製剤（インシュリン、グルカゴンなど）に対する過敏症のある患者。
適応部位：血管内（塞栓を起こす可能性がある）。皮膚切開部（皮膚創縁の癒合を妨げる可能性がある）。汚染あるいは感染した創傷部位。

[重要な基本的注意]

止血後余剰分は可能な限り除去する。縫合あるいは結紮などの外科的手術操作の代用となるものではない。本品を使用した患者にウシ由来製剤（インシュリン、グルカゴンなど）を投与する場合には慎重に行う。本品にはわずかの抗原性が認められるので、再使用にあたっては注意し、十分な観察をする。本品は1回限りの使用とし、再使用しない。

[重大な有害事象]

発熱、感染症の増強、胸水、アレルギー反応。血腫、創面口多開、膿瘍形成

[その他の有害事象]

局所の炎症、発疹、異物肉芽腫、CRP 陽性

[妊婦・産婦・授乳婦等への投与]

妊娠または、妊娠の可能性のある婦人には治療上有益性が危険性を上回る場合にのみ投与する。

[小児への投与]

小児等に対する安全性は確立していない。治療上有益性が危険性を上回る場合にのみ投与する。

[薬効・薬理]

止血効果：酸化セルロースなどと同程度の止血。
血小板粘着作用：血小板吸着率は 91%。
血小板凝集作用：血小板活性化約 10 倍。

＊保険適応：保険医療材料としての歯科領域における保険適応はない。

4）デンタルコーン（歯科用円錐）

ch. 1

抗菌薬を適当な基剤と配合して抜歯創の感染防止に用いる試みは、古くから（1937年サルファ剤、1947年ペニシリン）行われてきた。初めは粉末、錠剤型が用いられていたが、抜歯創に使用しやすいように円錐状のものとなり、添加剤も油性基剤から抜歯創の治癒を傷害することのない、乳糖、ブドウ糖、メチルセルロース等の水溶性基剤に改良され、現在使用されているデンタルコーン（歯科用円錐）となった。

なお、テトラサイクリンコーンおよびオキシテトラコーンに配合されている局所麻酔薬は、いずれも抜歯創に挿入したコーンの機械的刺激による疼痛を軽減するためのものである。

オキシテトラサイクリン塩酸塩・テトラカイン塩酸塩
oxytetracycline hydrochloride

[商品名]
オキシテトラコーン歯科用挿入剤 5mg（昭和薬化工）［錠剤（小円錐型挿入剤）］

[組成]
1個中、塩酸オキシテトラサイクリン 5mg、塩酸テトラカイン 1mg

[効能または効果]
オキシテトラサイクリン感受性菌による抜歯窩の感染治療および抜歯窩の感染予防

[用法・用量]
抜歯窩に1〜数個を挿入する。

[用法関連注意]
本剤の使用にあたっては、耐性菌の発現等を防ぐため、原則として感受性を確認し、疾病の治療上必要な最小限の期間の投与にとどめること。

[禁忌]
テトラサイクリン系抗菌薬、またはテトラカインに対する過敏症

[副作用]
ショック、中枢神経、過敏症、菌交代現象

[併用注意・相互作用]
ハロゲン剤（ヨウ素、次亜塩素酸）、金属の塩類

[重要な基本的注意]
感作されるおそれがあるので、観察を十分に行い、感作されたことを示す徴候（そう痒、発赤等）が現れた場合には使用を中止すること。

[薬効・薬理]
塩酸オキシテトラサイクリンはグラム陽性球菌、グラム陰性桿菌に優れた抗菌作用を示す。作用は静菌的で、作用機序はタンパク合成阻害を一次作用点とする。クロルテトラサイクリン、テトラサイクリンとは完全な交叉耐性を示す。

一方、山田は動物（10kg前後の成犬）を用い、塩酸オキシテトラサイクリンを抜歯窩に挿入し、血餅、抜歯窩周囲骨および歯肉内の濃度を測定したところ、血餅内濃度は挿入後2時間まで高濃度（32〜37mg/g）を示し、48時間後最高濃度の約1/8となり、また抜歯窩周囲骨内濃度は2時間でピーク（0.72mg/g）に達し、48時間後には0.102mg/gになったと報告している。

【規制区分】劇薬・処方せん医薬品
【貯法】室温保存

column
[開発の経緯および概要]
オキシテトラサイクリン塩酸塩はグラム陽性球菌、グラム陰性桿菌に優れた抗菌作用を有する。歯科用円錐として抜歯窩挿入すると血餅内、抜歯窩周囲骨へ薬剤が高濃度に移行するので、抜歯窩の感染治療および予防の目的に優れた効果を期待できることから開発された。

ch.1

5）トローチ剤

トローチ剤は、医薬品を一定の形状に製したもので、口中で徐々に溶解または崩壊させて、口腔、咽頭などに適用する製剤である。甘味、芳香性を有する添加剤と抗菌薬、抗炎症薬などの主薬を含み、唾液に溶かした主薬の粘膜に対する局所作用を期待するもので、作用部位は口腔粘膜および咽頭粘膜局所である。したがって、口腔粘膜から薬物を吸収させ肝臓を経ず直接血行中に移行するのを目的としたバッカル剤buccals（口腔錠）とは異なる。

テトラサイクリン塩酸塩
tetracycline hydrochloride

［商品名］

アクロマイシントローチ（科薬）［錠剤（口中錠）］

［組成］

1錠中、テトラサイクリン塩酸塩 15mg（力価）

［効能または効果］

ブドウ球菌、レンサ球菌、大腸菌、クレブシエラ、プロテウス属、インフルエンザ菌による感染性口内炎および口腔外科手術後の感染予防

［用法・用量］

1日4～9錠を数回に分けて口中、舌下、頬腔で溶かしながら使用する。

［用法関連注意］

本剤の使用にあたっては、耐性菌の発現等を防ぐため、原則として感受性を確認し、疾病の治療上必要な最少限の期間の使用にとどめること。

危 ［禁忌］

テトラサイクリン系薬剤に対する過敏症の既往

［副作用］

過敏症状、舌炎、口内炎、黒毛舌、咽頭炎

［薬効・薬理］

テトラサイクリンはグラム陽性・陰性菌、レストスピラ、リケッチア、クラミジアに強く作用し、放線菌、抗酸菌、ある種の原虫にも作用するが、真菌には作用しない。細菌のタンパク合成系において、aminoacyl t-RNA が m-RNA・リボソーム複合物と結合するのを妨げ、タンパク合成を阻止させることにより抗菌作用を発揮する。なお、動物のリボソーム 80S には作用せず、細菌のリボソーム 70S に特異的に作用することから、選択

毒性を有すると報告されている。

【規制区分】普通薬

【貯法】室温保存（開栓後は湿気を避けて保存）

column
［ 開発の経緯および概要 ］

広域抗菌スペクトルを有し、歯科・口腔外科領域の感染症の局所療法に種々の剤形で用いられているテトラサイクリン塩酸塩のトローチ剤である。国内では1955年に発売され、感染性口内炎や口腔外科手術後の感染予防薬として使用されている。

デカリニウム塩化物
dequalinium chloride

［商品名］

SPトローチ0.25mg「明治」（Meiji Seika ファルマ）［錠剤（口中錠）］、ノードマントローチ0.25mg（テバ）［錠剤（口中錠）］

［組成］

1錠中、塩化デカリニウム 0.25mg

［効能または効果］

咽頭炎、扁桃炎、口内炎、抜歯創を含む口腔創傷の感染予防

1回1錠を1日6回、口中で徐々に溶解させる。

［副作用］

過敏症状

臭化ドミフェンや塩化セチルピリジニウムと同じ第4級アンモニウム化合物で、広い抗菌スペクトルを有し、グラム陽性菌・陰性菌、真菌および原虫に強い抗菌作用を示す。クロルヘキシジンと比較すると、グラム陽性菌・陰性菌ではほぼ同等、真菌ではやや優れている。MICの1～5倍で殺菌的に作用するが、作用機序は細菌細胞の原形質タンパクを変形するためと考えられている。唾液、血清による抗菌力の低下は他の第4級アンモニウム化合物に比べ少ない。

【規制区分】普通薬
【貯法】室温保存

> column
> ### ［ 開発の経緯および概要 ］
>
> グラム陽性・陰性菌、抗酸菌、真菌に対して広く殺菌的に作用する塩化デカリニウムの製剤である。塩化デカリニウムは英国薬局方に収載されており、国内では1970年に本剤が発売された。

ドミフェン臭化物
domiphen bromide

［商品名］

オラドールトローチ（ノバルティス ファーマ）［錠剤］、オラドール S トローチ（ノバルティス ファーマ）［錠剤］

1錠中、臭化ドミフェン 0.5mg

［効能または効果］

咽頭炎、扁桃炎、口内炎、抜歯創を含む口腔創傷の感染予防

［用法・用量］

1回1錠を1日3～6回、口中で徐々に溶解させる。

［副作用］

過敏症状、腹痛、胃重圧感、腹部重圧感、悪心、下痢等、舌のしびれ感

［薬効・薬理］

臨床分離株の MIC は、グラム陽性菌および陰性球菌に対して 0.75 ～ 3.1 μg/mL、*Pseudomonas*（0.37 μg/mL）を除くグラム陰性桿菌に対して 6.2 ～ 12.5 μg/mL、*Candida* に対して 1.5 ～ 3.1 μg/mL である。また、各種抗菌薬耐性ブドウ球菌に対しても低濃度で殺菌的に作用する。

第4級アンモニウム化合物で陽イオン界面活性剤である臭化ドミフェンの作用機序は、細菌の細胞膜の脂質に対して親和性を示し、細胞膜の透過性を変え、原形質の漏出を起こし、また細菌の酸素消費量を減少させることと考えられている。

【規制区分】普通薬
【貯法】遮光して防湿、室温保存

> column
> ### ［ 開発の経緯および概要 ］
>
> 各種の細菌や真菌（*Candida albicans* 等）に対して殺菌的作用を有する第4級アンモニウム化合物臭化ドミフェンの製剤で、オラドール口中錠は白色でハッカ様の芳香を有し、オラドールS口中錠は淡紅色でいちご様の芳香を有する。オラドール製剤は1953年にイタリアで初めて発売された。国内では1960年にオラドール口中錠と含嗽剤が、また1972年にオラドールS口中錠が市販されている。

セチルピリジニウム塩化物水和物
cetylpyridinium chloride

スプロールトローチ（岩城）［錠剤］

［組成］

1錠中、セチルピリジニウム塩化物水和物 2mg

［効能または効果］

咽頭炎、扁桃炎、口内炎

［用法・用量］

1回1錠を1日3〜4回、かまずに口中で徐々に溶解して使用する。

［副作用］

発疹等の過敏症状、口腔、咽頭の刺激感

［薬効・薬理］

口中で頻繁に遭遇する病原性細菌である溶血性レンサ球菌や黄色ブドウ球菌またカンジダ等の真菌にも強力な殺菌作用を現す。健康成人男子10名に本剤を使用させ、使用前に対する細菌数を比較したが、減少率は30分で約80%、120分で約50%であった。

【規制区分】普通薬
【貯法】室温保存

---

column

［ 開発の経緯および概要 ］

臭化ドミフェンと同じ第4級アンモニウム化合物で陽イオン界面活性剤である塩化セチルピリジニウムの製剤である。

アズレンスルホン酸ナトリウム
sodium azulene sulfonate

［商品名］

アズノール ST 錠口腔用（日本新薬）［錠剤］

［組成］

1錠中、アズレンスルホン酸ナトリウム 5mg

［効能または効果］

咽頭炎、扁桃炎、口内炎、急性歯肉炎、舌炎、口腔創傷

［用法・用量］

1回1錠を1日4回左右いずれかの上顎の歯肉口唇移行部に挿入する。

［副作用］

悪心、胃部不快感、胃部膨満感、食欲不振、便秘、下痢等

［薬効・薬理］

a. 創傷治癒促進作用

ハムスター口腔粘膜に酢酸を注入し惹起させた実験的口内炎に対し、アズレンスルホン酸ナトリウムは 40 μg/mL 以上の濃度で創傷治癒促進作用を示すことが認められている。また、家兎の前歯部歯肉頬部に生成した火傷創傷に対し、0.05 または 0.5%アズレンスルホン酸ナトリウム塗布群（1日5回連日）は対照群に比して治癒日数を短縮することが認められている。

b. 消炎作用

in vitro 実験で白血球遊走阻止作用を認めるとともに、肥満細胞からのヒスタミン遊離抑制作用を示し、種々の実験的炎症を抑制することが知られている。

c. 口腔内薬物濃度

1錠を上顎の歯肉口唇移行部に挿入した場合の唾液中アズレンスルホン酸ナトリウム濃度は有効濃度と考えられている 40 μg/mL を投与後約90分間以上持続する。

【規制区分】普通薬
【貯法】湿気を避け、室温保存

---

column

［ 開発の経緯および概要 ］

消炎作用を有するアズレンを水溶化し、安定化を図ったアズレンスルホン酸ナトリウムを含有する徐放性の口腔内挿入錠であり、一般的に使用されているトローチや含嗽剤に比べ、有効成分が長時間にわたって口腔内・咽頭領域の炎症部位に徐放的かつ直接的に作用するように製剤学的工夫を施した製剤で、1986年に発売された。消炎作用を有する唯一のトローチ剤である。

ch.1

6）口腔用軟膏剤

　　口腔内に使用する軟膏は、患部の口腔粘膜に塗布するものと、主として歯周疾患に対して盲嚢に注入するものとに分けられる。前者は口腔用軟膏剤と称し、口腔粘膜、歯肉への付着性があり、唾液の自浄化に抵抗して特効性を有し、患部の保護作用を期待する製剤である。後者は歯科用軟膏剤と称し、付着性を必ずしも必要としない製剤である。本項では口腔用軟膏剤について述べ、歯科用軟膏剤は歯周療法薬の項（p.52）で別に解説する。

　　口腔用軟膏剤は、消炎、鎮痛、殺菌、潰瘍面・創傷の保護などの目的で口腔粘膜局所に適応する軟膏剤で、口腔内の特殊性（常に唾液で湿潤していること、可動部が多いこと、咀嚼などによる粘膜面の機械的自浄作用が強いことなど）を考慮し、浸潤粘膜に付着・滞留性を付与するため水溶性高分子が添加されている。

　　また、軟膏剤ではないが、口腔内に付着するように設計されたアフタッチ（p.100参照）、サルコート（p.101〜102参照）が近年市販され、口腔用軟膏剤と同様の目的に使用されている。

デキサメタゾン
dexamethasone

［商品名］

アフタゾロン口腔用軟膏（昭和薬化工）［軟膏剤］、
デキサルチン口腔用軟膏（日本化薬）［軟膏剤］、
デルゾン口腔用軟膏（池田薬品）［軟膏剤］

［組成］

1g 中、（日局）デキサメタゾン 1.0mg

［効能または効果］

びらんまたは潰瘍を伴う難治性口内炎および舌炎

［用法・用量］

通常、適量を 1 日 1 〜数回患部に塗布する。なお、症状により適宜増減する。

危［禁忌］

本剤に対する過敏症の既往

危［原則禁忌］

口腔内に感染を伴う場合［感染症の増悪を招くおそれがあるので、これらの患者には原則として使用しないがやむをえず使用する場合には、あらかじめ適切な抗菌薬、抗真菌薬による治療を行うか、またはこれらとの併用を考慮すること］

［副作用］

口腔の真菌性および、細菌性感染症、過敏症、長期連用により下垂体・副腎皮質機能の抑制

［小児への投与］

長期連用により発育障害をきたすおそれがある。

［薬効・薬理］

デキサメタゾンはプレドニゾロンの C-9 位にフッ素と C-16 位にメチル基が導入された化合物であるが、このフッ素原子の存在により抗炎症作用が増強される。デキサメタゾン 0.75mg と同等の抗炎症効果を上げるには、コルチゾン 25mg、ヒドロコルチゾン 20mg、プレドニン 5mg、プレドニゾロン 5mg、トリアムシノロン 4mg、ベタメタゾン 0.6mg を必要とするといわれている。

本剤の基剤は、口腔内の特殊性（常に唾液により湿潤していること、可動部が多いこと、咀嚼などによる粘膜面の機械的自浄作用が強いことなど）を考慮して、湿潤粘膜に対する付着性と口腔内滞留性が付与されている。本剤の局所塗布により患部をスムースな被膜で長時間保護するとともにデキサメタゾンの効果を助長する。

【貯法】 遮光気密容器に入れ、直射日光を避けて室温保存

column
[開発の経緯および概要]

　デキサメタゾンは合成副腎皮質ホルモンとして強力な抗炎症作用をもち、副作用の少ないコルチコイドとして1958年に米国で開発された。国内では1959年に製造が許可され、1970年の第8改正日本薬局方に収載され現在に至っている。デキサメタゾン製剤の医薬品再評価において、歯科用・口腔用薬の判定は1980年8月に公示されたが、評価判定中に「粘着性基剤を含有しない製剤については有用性は認められない」との意見があり、口腔粘膜疾患に適用される軟膏剤は粘着性が必須とされた。現在市販されている3製剤はいずれも口腔粘膜に対する付着性を有し、びらんまたは潰瘍を伴う難治性口内炎および舌炎に適応が認められているが、軟膏基剤はそれぞれ異なっている。

トリアムシノロンアセトニド
triamcinolone acetonide

［商品名］
ケナログ口腔用軟膏（ブリストル・マイヤーズ）［軟膏剤］、オルテクサー口腔用軟膏（福地）［軟膏剤］

［組成］
1g 中、トリアムシノロンアセトニド 1.0mg

［効能または効果］
慢性剥離性歯肉炎、びらんまたは潰瘍を伴う難治性口内炎および舌炎

［用法・用量］
適量を1日1～数回患部に塗布する。なお、症状により適宜増減する。

危［禁忌］
本剤に対し過敏症の既往

危［原則禁忌］
口腔内に感染を伴う場合

［副作用］
口腔の真菌性および細菌性感染症、過敏症状、長期連用により下垂体・副腎皮質系機能の抑制、口腔内にしびれ感などの軽度の不快感、味覚異常または減衰

［薬効・薬理］
トリアムシノロンアセトニドは糖質代謝作用、抗

炎症、抗アレルギー作用が強く、しかも鉱質代謝作用が弱いため、ナトリウム、水分の体内貯留に基づく浮腫などが少ないという特徴を有する。
本剤はプラスチベースとゼラチン、プルラン、カルボキシメチルセルロースナトリウムを混合した基剤により、湿潤した粘膜に付着性を有し、トリアムシノロンアセトニドの作用を発揮させるとともに、患部を保護する。

【貯法】気密容器に入れ、室温保存

column
[開発の経緯および概要]

　トリアムシノロンは1956年Bernsteinらによって創製された副腎皮質ホルモンで糖質代謝作用、抗炎症、抗アレルギー作用が強く、しかも鉱質代謝作用が弱いので浮腫などの副作用が、この種のコルチコステロイドの中で少ないという特徴を有する。本剤は、浸潤した歯肉、口腔内粘膜に付着性を有する軟膏基剤に、トリアムシノロンに比べ作用の持続時間、皮膚透過性に優れたトリアムシノロンアセトニドを含有する製剤である。

テトラサイクリン塩酸塩
tetracycline hydrochloride

［商品名］
テトラサイクリン塩酸塩パスタ「昭和」（昭和薬化工）［軟膏剤］

［組成］
1g 中、テトラサイクリン塩酸塩 30mg

［効能または効果］
テトラサイクリン感性菌による疾患の治療
急性歯肉炎、びらんまたは潰瘍を伴う口内炎、ドライソケット抜歯創および口腔手術創の二次感染予防またはその治療

［用法・用量］
通常、適量を1日1～数回患部に塗布する。

危［禁忌］
テトラサイクリン系抗菌薬に対する過敏症の既往

[副作用]

過敏症、菌交代現象

[併用注意・相互作用]

ハロゲン剤（ヨウ素、次亜塩素酸）、金属の塩類（本剤の作用が減弱されることがある）

[薬効・薬理]

テトラサイクリン塩酸塩は、グラム陽性球菌、グラム陰性球菌、および桿菌、リケッチア、クラミジアに対し優れた抗菌作用を有する。他のテトラサイクリン類との間には完全な交叉耐性を認め、クロラムフェニコールとの間にも不完全な交叉耐性を認めるが、他の抗菌薬との間には交叉耐性はない。作用は静菌的で、作用機序はタンパク合成阻害を一次作用点とする。歯科領域におけるテトラサイクリン塩酸塩の細菌に対する感受性については、山村、Tzamouranis らの報告があり、いずれも塩酸テトラサイクリンは口腔内細菌に優れた感受性を示すことが認められている。

【規制区分】普通薬・処方せん医薬品
【貯法】室温保存

column
[開発の経緯および概要]

　疎水性軟膏基剤にCMCを配合した、口腔粘膜に付着性を示す軟膏基剤に広域抗菌スペクトルを有する塩酸テトラサイクリンを配合した製剤で、1957年に発売された。

7）その他の口腔用薬

トリアムシノロンアセトニド
triamcinolone acetonide

[商品名]

アフタッチ口腔用貼付剤（帝人ファーマ）［錠剤（二層錠）］

[組成]

1錠中、トリアムシノロンアセトニド 0.025mg

[効能または効果]

アフタ性口内炎

[適用関連注意]

投与経路：本剤は、口腔内粘膜付着剤（外用剤）であるので、本剤を内服しないこと。

使用方法：本剤は、使用法を間違えると付着しないことがあるので、次の諸点に注意し、正しく使用すること。

①正しい使い方

指先を唾液でぬらし、錠剤の着色面（淡黄赤色支持層）に指先をつけ、指先に錠剤を付着させ、そのまま錠剤で患部をできるだけ被覆するように患部粘膜に白色面を軽く当て、2〜3秒指先で押さえたのち指先を離す。

②白色面が唾液でぬれると粘膜への付着性が悪くなるので、注意すること。

③患部粘膜が唾液などで著しくぬれている場合は、付着しないことがあるので、あらかじめティッシュペーパーやガーゼなどで軽く拭き取ってから付着させること。

④本剤をしっかり患部粘膜に付着させるために、貼付後数分間は舌などで本剤に触れないこと。

⑤使用部位によっては、付着しにくいことがある。

⑥貼付後数時間で本剤は徐々に溶解し口腔内から消失する。

⑦付着している本剤を無理にはがさないこと。無理にはがすと患部を傷つけるおそれがある。

乳幼児への使用時：乳幼児への使用においては、貼付後指ではがし取るおそれがあるので注意すること。

[用法・用量]

通常、1患部に1回1錠ずつを、1日1〜2回、白色面を患部粘膜に付着させて用いる。なお、症状により適宜増減する。

[禁忌]

本剤の成分に対する過敏症の既往

[原則禁忌]

口腔内に感染を伴う場合［感染症の増悪を招くおそれがあるので、やむをえず使用する必要のある場合は、あらかじめ適切な抗菌薬、抗真菌薬による治療を行うか、またはこれらとの併用を考慮すること］

[副作用]

口腔の感染症（カンジダ症）、過敏症

[高齢者への投与]

一般に高齢者では生理機能が低下しているので、患者の状態を観察しながら慎重に投与すること。

[薬効・薬理]

a．主薬トリアムシノロンアセトニドの薬効

トリアムシノロンアセトニドは糖質コルチコイド作用を主とする作用持続性のトリアムシノロン誘導体であり、抗炎症作用、抗アレルギー作用を有する。

b．基剤の特性

本剤の基剤は、ヒドロキシプロピルセルロース、カルボキシビニルポリマーを主成分とする高分子基剤からなり、口腔内などの粘膜に対する付着性が大で、かつ唾液により膨潤し、柔軟な薄層となって病巣患部を被覆保護（患部被覆保護性）し、接触痛を緩和する。しかも、物理的な摩擦によっても容易に剥離せず（創面付着性）、徐々に溶解し長時間局所に付着滞留する（局所徐放性）という特性を有している。

【規制区分】普通薬

【貯法】遮光気密容器に入れ、室温保存

[開発の経緯および概要]

アフタッチは新しい剤形のアフタ治療薬で、優れた抗炎症作用が認められているトリアムシノロンアセトニドを含有する白色付着層と、付着後容易に溶解消失する淡黄赤色指示層とからなる円形の薄い 2 層錠型の貼付剤である。この付着層は、口腔内の粘膜面に容易に付着し、唾液により膨潤して薄い柔軟な皮膜を形成することによって、患部を被覆保護するとともにトリアムシノロンアセトニドを少量ずつ持続的に患部に浸透させるよう設計された製剤で1982年に発売された。

ベクロメタゾンプロピオン酸エステル
beclomethasone dipropionate

[商品名]
サルコートカプセル外用（帝人ファーマ）[カプセル剤]

1 カプセル中、ベクロメタゾンプロピオン酸エステル 50 μg

[効能または効果]
びらんまたは潰瘍を伴う難治性口内炎

[用法・用量]
通常 1 回 1 カプセル（ベクロメタゾンプロピオン酸エステルとして 50μg）を 1 日 2 〜 3 回、専用の小型噴霧器を用いて患部に均一に噴霧する。なお、症状により適宜増減する。

[用法関連注意]
約 3 週間使用しても効果が認められない場合は、本剤の投与を中止すること。

⚠ [禁忌]
本剤の成分に対する過敏症の既往

⚠ [原則禁忌]
口腔内に感染を伴う場合［症状を増悪するおそれがあるので、やむをえず使用する必要のある場合は、あらかじめ適切な抗菌薬、抗真菌薬による治療を行うか、またはこれらとの併用を考慮すること］

⚠ [慎重投与]
本剤によるカンジダ症の既往［カンジダ症が発生するおそれがある］、免疫機能の低下している場合［カンジダ症が発生するおそれがある］、生検直後のごとき創面のある場合［創面より出血することがある］

[副作用]
過敏症：蕁麻疹等の発疹、紅斑、そう痒、浮腫
口腔の感染症：カンジダ症
消化器：腹部不快感

[過量投与・中毒]
過量投与により、下垂体・副腎皮質系機能抑制が現れることがある。この抑制が長期にわたった場合、副腎皮質ステロイドを全身投与した場合と同様な症状が現れることがある。このような場合には、全身性ステロイド療法を中止する手順で本剤を徐々に減量すること。

[小児への投与]
長期・大量使用により発育障害をきたすおそれがある。安全性は確立していない。

[薬効・薬理]
a. 主薬プロピオン酸ベクロメタゾンの薬効
プロピオン酸ベクロメタゾンは、ヒト皮膚における血管収縮試験においてトリアムシノロンアセトニドの 5 倍、デキサメタゾンの約 600 倍の局所抗炎症作用を示した。

b. 基剤の特性
本剤の基剤はヒドロキシプロピルセルロースを主成分とする高分子基剤からなり、口腔内などの粘膜に対する付着性が大で、かつ唾液により膨潤し、柔軟な薄層となって病巣患部を被覆保護（患部被覆保護性）し、接触痛を緩和する。しかも、物理的な摩擦によっても容易に剥離せず（創面付着性）、徐々に溶解し長時間局所に付着滞留する（局所徐放性）、特性を有している。

【貯法】遮光気密容器に入れ、室温保存

[開発の経緯および概要]

　本剤はトリアムシノロンやデキサメタゾンより優れた局所抗炎症作用が認められているプロピオン酸ベクロメタゾンと粘膜付着性基剤であるヒドロキシプロピルセルロースの配合粉末を含有するカプセル剤で、小型噴霧器（パブライザーR）を用いて口腔内に噴霧し、口腔粘膜における主薬の付着・滞留性を増加させることにより、優れた臨床効果を発揮する。

生理食塩液の細胞形態に対する影響の比較試験を行った。生理食塩液は、細胞萎縮をきたし細胞活性を著しく低下させたのに対し、本剤ではまったくそのような細胞萎縮は認められなかった。その結果、本剤は口腔粘膜上皮細胞の乾燥を防ぎ、かつ正常な細胞機能を保持することが示唆された。

【規制区分】普通薬
【貯法】室温保存

人工唾液
artifical saliva

［商品名］
サリベートエアゾール（帝人ファーマ）［噴霧式エアゾール剤］

［組成］
1缶（50g）中、塩化ナトリウム 42.2mg、塩化カリウム 60.0mg、塩化カルシウム 7.3mg、塩化マグネシウム 2.6mg、リン酸二カリウム 17.1mg、カルボキシメチルセルロースナトリウム、その他

［効能または効果］
シェーグレン症候群による口腔乾燥症、頭頸部の放射線照射による唾液腺障害に基づく口腔乾燥症

［用法・用量］
通常1回に1〜2秒間口腔内に1日4〜5回噴霧する。なお、症状により適宜増減する。

［副作用］
過敏症（蕁麻疹、そう痒）、消化器（嘔気、味覚変化、腹部膨満感、腹部不快感、腹鳴、口内痛等）、その他（咽頭不快感）

［適用上の注意］
缶をよく振ってから、使用すること。 缶を垂直に立てて、噴霧すること。 使用後は噴射口付近をよく拭き取り、清浄に保存すること。
1回1秒間の噴霧を30回以上行うと、1回あたりの噴霧液量が少なくなるので、噴霧時間を適宜延長すること。

［薬効・薬理］
培養系の確立しているヒト肝細胞を用い、本剤と

[開発の経緯および概要]

　1971年、西ドイツにおいて、Prof.Dr.J.Matzker（ケルン大学）は、ヒトの唾液の成分・組成および物理的性質などについて研究し、無機電解質成分組成およびpH、粘度等の物理的性質がヒトの唾液に類似した人工唾液を開発した。続いてDr.E.Fresenius社との共同研究により、この人工唾液の製剤化に成功し1977年よりGrandosaneの販売名で西ドイツにて製造販売が開始され、種々の口腔乾燥症に広く用いられるようになった。
　日本においては、帝人が、1978年9月に西ドイツのDr.E.Fresenius社より本剤を入手、国内での開発を開始し、1985年1月31日にシェーグレン症候群による口腔乾燥症、頭頸部の放射線照射による唾液腺障害に基づく口腔乾燥症に対して有用性が確認され承認を得た。サリベートは、先の2疾患における唾液分泌障害に基づく口腔乾燥症に対して、最も自然な状態に口腔、咽頭を浸潤させ、口腔および咽頭の機能を正常化する対症療法薬である。

1）唾液潜血検査薬

唾液中や洗口吐出液中の潜血（ヘモグロビン）を検出することによって、歯科医院や集団検診、歯科保健指導の場で歯周病のスクーリングや初期段階の診断を簡便・迅速に行う検査薬。

［商品名］

サリバスター潜血用（昭和薬化工）［試験紙（プラスチック支持体、個包装）］

［組成］

3，3'，5，5'- テトラメチルベンジジン 1.8mg、クメンヒドロペルオキシド 4.5mg

［使用目的］

唾液中の潜血の測定

［測定方法］

a．唾液の採取法

　紙製採唾容器に唾液を採取し、ただちに試験する。

b．試験紙の浸し方

　発色部分表面を下に向け、採取した唾液に 2 〜 3 秒間浸す。

c．比色判定法

　30 秒後に採唾容器に印刷してある標準比色表により判定する。

！［留意事項］

発色部分が唾液に完全に浸らないと誤差を生じるので、十分に浸すこと。また、浸す時間が所定の時間（2 〜 3 秒間）より短いと十分な発色が得られず、長すぎると判定に誤差を与えることがあるので注意すること。

余分な唾液を試験紙から除去する必要はない。紙で除去したりすると、試験片中の発色成分が取れ、判定に誤差を与えることがあるので注意すること。

規定の時間（30 秒間）を超えると判定に誤差を与えることがあるので注意すること。なお、判定は明るいところで行うこと。

［測定原理］

試験紙中に含まれる有機過酸化物クメンヒドロペルオキシドが、唾液中のヘモグロビンの触媒作用によって、3，3'，5，5'- テトラメチルベンジジンを酸化して発色させる原理による。

発色の強度は、ヘモグロビン濃度に対し、黄色〜暗緑色の 3 段階（0mg/dL、1.0mg/dL、2.5mg/dL）を採唾容器に印刷してある標準比色表と照合して判定する。

！［取り扱い上の注意］

室温に保存すること。

発色部分に直接手を触れないこと。

唾液を紙製採唾容器へ採取してから試験紙を浸すこと。直接発色部分をなめないこと。

外箱に記載された使用期限内に使用すること。

唾液採取は、飲食および歯磨き後 2 時間以上経過した時点で行うこと。

【貯法】室温保存（1 〜 30℃）
有効期間：3 年（外箱に表示）

---

column

［ 開発の経緯および概要 ］

　歯肉からの出血の有無およびその程度は、歯周疾患診断の有力な指標となる。本剤は尿用潜血試験紙に応用されている 3，3'，5，5'- テトラメチルベンジジンの呈色反応を利用し、粘性の高い唾液中でも潜血の程度が判定できるように開発された唾液潜血検査専用試験紙である。

[商品名]

ペリオスクリーン「サンスター」（サンスター）[反応試験紙]

[組成]

試験紙 1 枚あたり

抗ヒトヘモグロビン・モノクローナル抗体（マウス）結合金コロイド　5.7μg

抗ヒトヘモグロビン・モノクローナル抗体（マウス）　0.7μg

[使用目的]

唾液または洗口吐出液中のヘモグロビンの検出

[測定方法]

a. 測定用試料の調整方法

・検体が唾液の場合

①唾液を 1mL 採取する。

②採取した唾液を水で 5 倍に希釈し、測定用試料とする。

・検体が洗口吐出液の場合

①紙コップに付属のスプーンで水 3mL（スプーン 1 杯分）を採取する。

②唾液を嚥下した後、水 3mL を口に含み、口腔内全体にいきわたるように 10 秒間軽くすすぐ。

③紙コップ等に吐出し、測定用試料とする。

b. 試薬の調整方法

反応試験紙は、そのまま用いる。

c. 操作方法（判定方法も含む）

①反応試験紙下端の試料添加部（パッド部分）を測定用試料に浸す。

②室内温度（20 ～ 30℃）で反応させ、5 分後に、反応試験紙の抗体固定化部を観察し、判定見本と比較して、次のように判定する。

③判定方法

　陽性（＋）：抗体固定化部に判定見本と同等、または濃い赤紫色のラインが認められたとき。

　陰性（－）：抗体固定化部に、赤紫色のラインが認められなかったとき。または判定見本より明らかに薄い赤紫色のラインの場合。

[留意事項]

a. 検体および測定用試料の性質・採取方法

①唾液または洗口吐出液を検体とすることができるが、唾液の場合は水で 5 倍希釈したものを測定用試料とし、唾液を直接測定用試料とすることはできない。

②洗口吐出液を採取する場合は、唾液を嚥下した後、水 3mL を口に含み、口腔内全体にいきわたるように 10 秒間軽くすすぎ、紙コップ（底面の直径：2.5 ～ 5cm）に採取する。

③試験紙下端の試料添加部（パッド部分）が完全に試料中に浸ってしまった場合は、正確な反応が行われないので、試料の液量を減らして、再検査すること。

④飲食または歯磨き後 2 時間以上経過してから、検体の採取を行うこと。

⑤採取した検体を室温（20 ～ 30℃）に放置した場合、経時的に陰性化する傾向が認められており、採取後は速やかに検査すること。ただちに試験できない場合は、検体を 2 ～ 10℃で保存し、24 時間以内に検査すること。なお、2 ～ 10℃で保存した検体は、室温に戻してからただちに使用する。

⑥試料中のヘモグロビン濃度が高濃度（500μg/mL 以上）の場合、プロゾーン現象のため、陰性と判定される場合がある。このような検体は、ヘモグロビンにより、赤～赤褐色を呈しているので、水で希釈して再検査を行う。

b. 妨害物質

①コーヒー、緑茶など飲食物や殺菌剤等を配合した口腔内洗浄剤を試料に 10v/v％添加した場合では、本品の判定結果への影響は認められなかった。また、アスコルビン酸 1mg/mL、歯科用塩酸ミノサイクリン軟膏 200μg（力価）/mL まで影響は認められなかった。

②本品について交差反応性を調べた結果、ウシ、ブタ、ウマ、ヤギ、ヒツジ、ウサギのヘモグロビンとの交差反応性は認められない。その他の試料中に共存するタンパク質に対する交差反応性は不明である。

[測定原理]

イムノクロマトグラフィー法が原理となっている。

本品（反応試験紙）は、展開部および試料添加部（パッド部分）から構成され、抗体固定化部に抗ヒトヘモグロビン・モノクローナル抗体（マウス）を固定化し、下部に抗ヒトヘモグロビン・モノクローナル抗体（マウス）結合金コロイドを塗布乾

燥した短冊状の試験紙である。

反応試験紙下端の試料添加部（パッド部分）を試料に浸すと、抗ヒトヘモグロビン・モノクローナル抗体（マウス）結合金コロイドが溶解し、試料中のヘモグロビンと免疫複合体を形成する。この免疫複合体は毛細管現象により展開部を移動し、抗体固定化部に固定化された抗ヒトヘモグロビン・モノクローナル抗体（マウス）に捕捉され、赤紫色に着色する。この着色を目視で観察して判定を行う。

ヘモグロビン＋抗体結合金コロイド
→ヘモグロビン・抗体結合金コロイド複合体

ヘモグロビン・抗体結合金コロイド複合体＋固定化抗体
→ヘモグロビン・抗体結合金コロイド複合体・固定化抗体

［抗体固定化部：赤紫色ライン］

［取り扱い上の注意］

a. 使用上の注意

①添付文書に記載された操作法に従って使用すること。

②品質の低下を防ぐため、2～10℃で保存すること。

③使用時、冷蔵庫（2～10℃）から出した後、十分に室温に戻してから反応試験紙を取り出すこと。

④反応試験紙は必要枚数だけ取り出し、取り出し後、ただちにしっかりキャップを閉めること。

⑤反応試験紙を他の容器に移し替えたり、容器中の乾燥剤を取り出さないこと。

⑥反応試験紙は吸湿により劣化するので、取り出し後は、速やかに使用すること。また、一旦取り出した反応試験紙は容器に戻さないこと。

⑦反応試験紙下端の試料添加部（パッド部分）および展開部を直接手などで触れないこと。

⑧判定は所定の時間に行うこと。判定時間を過ぎた反応試験紙については乾燥などにより結果が変化する場合があるので、判定に使用しないこと。

⑨ボトルの中の詰め物はキャップを開けた後は捨てること。

b. 廃棄上の注意

使用後の試薬などを廃棄する場合には、廃棄物の処理に関する規定に従い、医療用廃棄物または産業廃棄物など区別して処理すること。

【貯法】冷所保存（2～10℃）

有効期間：製造後18カ月

---

column

［ 開発の経緯および概要 ］

　本剤は抗ヒトヘモグロビン・モノクローナル抗体（マウス）を使用しているので、ヒトヘモグロビンとのみ特異的に反応し、食餌由来の他動物種ヘモグロビンの影響を受けない。免疫クロマトグラフィー法を測定原理としており、操作が簡便、迅速（約5分）に結果が得られる、などの特徴をもつ。

［商品名］

OC- ヘモディアオート III「栄研」（栄研化学）

OC- ヘモディアオート S「栄研」（栄研化学）

1. ヘモグロビンラテックス乳液

抗ヒト Hb 抗体感作ラテックス液 *1　20vol％

（オート S は 10vol％）

2. 希釈液

HEPES*2 11.92 mg/mL

*1 抗ヒトヘモグロインウサギポリクロナール抗体感作ラテックス液

*2 N-2- ヒドロキシエチルピペラジン -N′-2- エタンスルホン酸

［使用目的］

唾液中のヘモグロビンの検出

［測定方法］

1．測定試料

採取した唾液を別売の OC 検体希釈液を用いて 21 倍に希釈して検体とする。検体は速やかに検査しなければならないが、冷凍保存する場合は -20℃以下で保存する。なお、解凍する際は室温で融解後、転倒混和したものを用いる。なお、検体は専用の測定器（Hb キャリブレーター‘栄研’）を用いて吸光度を測定する。

2．測定結果の判定

あらかじめ作成した検量線と各検体の反応を相対的に比較し、ヘモグロビン濃度（ng/mL）で求める。なお、カットオフ値は 400ng/mL（21 倍希釈）とする。

3．妨害物質

ヒト以外の動物ヘモグロビンとはほとんど反応せず、歯科用抗菌剤（ミノサイクリン 0.4mg/mL）、ビタミンC（アスコルビン酸 2.0mg/mL）、口腔洗浄剤なども測定値に影響しない。

［測定原理］

ラテックス表面に結合させた抗ヒトヘモグロインウサギポリクロナール抗体と検体中のヘモグロビンが反応して凝集するラテックス粒子の免疫比濁法を測定原理としている。これは、機知濃度標準の検量線によって検体中のヘモグロビン濃度を求める。

！［取り扱い上の注意］

1．危険防止

①試料（検体）は感染の危険があるものとして取り扱い、検査時は使い捨て手袋を着用する。なお、口によるピペッティングはしない。

②希釈液には保存剤として微量のアジ化ナトリウムが含まれているので、目や口に入らないよう、また皮膚に付着しないよう注意する。なお、誤って目や口、皮膚に付着した場合はただちに大量の水で十分洗い流し、必要であれば医師の手当てを受ける。

2．使用上の注意

①各試薬は指定の貯蔵法で保存し、使用期限を過ぎた試薬は使用しない。

②試薬のつぎ足しはたとえ同一の製造番号でも行わない。

③本製品中の容器、付属品等を再利用または他の目的に転用しない。

3．廃棄上の注意

①試料に接触した器具や廃液などは、次亜塩素酸ナトリウム溶液（有効塩素濃度 1,000ppm 以上、1 時間以上浸漬）、またはグルタールアルデヒド（2％、1 時間以上浸漬）による消毒処理、あるいはオートクレーブ（121℃、20 分以上）による滅菌処理を行う。

②検体が飛散したときは 80％エタノールなどで拭き取り消毒する。

③アジ化ナトリウムは鉛管や銅管と反応して爆発性の金属アジドを生成することがあるので、廃棄の際は大量の水とともに流す。

【貯法】2 〜 10℃

有効期限：1 年間

---

column

［ 開発の経緯および概要 ］

体外診断用医薬品である便潜血検査用試薬「LZテスト‘栄研’HbAo」、「OC－ヘモディアオートIII‘栄研’」および「OC－ヘモディアオートS‘栄研’」が、唾液中のヘモグロビンの検出の使用目的の追加承認を得て（平成22年3月）、唾液ヘモグロビン検査キットとして本邦の検査会社で使用されている。

［商品名］

ネスコートサリバヘモ Plus（アルフレッサファーマ）

［組成］

1. R1 緩衝液　43mL
   緩衝剤他
2. R2 金コロイド液　13mL
   金コロイド標識抗ヒトヘモグロビンポリクロナール抗体（ウサギ）267 μ g/mL

［使用目的］

唾液中ヒトヘモグロビンの検出

［測定方法］

1．測定試料・測定方法

新鮮な唾液を唾液採取容器に採取し、別売の唾液溶解液を用いて20倍に希釈して検体とする。検体は速やかに検査しなければならないが、保存する場合は2〜8℃で冷所保存する。なお、唾液は飲食または歯磨き後2時間以上経過してから採取する。

2．測定方法

検体 15 μ L に R 1 緩衝液 200 μ L を加えた後、R 2 金コロイド液 50 μ L を加え混和し、反応開始直後と約 5 分後に主波長 450 〜 570nm、副波長 650 〜 750nm での吸光度を測定し、2点間の吸光度変化量を求める。

3．測定結果の判定

あらかじめ作成した検量線と各検体の反応を相対的に比較し、ヘモグロビン濃度（ng/mL）で求める。検体の吸光度変化量がヘモグロビン濃度 500ng/mL 以上を陽性、500ng/mL 未満を陰性とする。

4．妨害物質

ヒト以外の動物ヘモグロビンとはほとんど反応せず、コーヒー、お茶、殺菌剤などを配合した口腔洗浄剤やビタミンCなども測定値に影響しない。

［測定原理］

金コロイド標識抗ヒトヘモグロビンポリクロナール抗体（ウサギ）を唾液中のヒトヘモグロビンと反応させ、抗原抗体反応で凝集する金コロイド粒子の色調変化を吸光度測定し、そのヘモグロビン濃度で陰性、陽性を判定する。

❗［取り扱い上の注意］

1．危険防止

①試料（検体）は感染の危険があるものとして取り扱い、検査時は使い捨て手袋を着用する。

②検体に接触した器具、試薬および試験容器などは感染の危険があるものとし、廃棄物処理法などに従い適切な処理を行う

2．使用上の注意

①各試薬は指定の貯蔵法で保存し、使用期限を過ぎた試薬は使用しない。

②標準および検体希釈液は所定の製品を使用する。

③R 2 金コロイド液は保存中、金コロイドが沈殿する可能性があるので、必ずよく混和した後に使用する。

④R 1 緩衝液と R 2 金コロイド液は、必ず同じ製造番号のものを組み合わせて使用する。

⑤本製品中の容器、付属品等を再利用または他の目的に転用しない。

3．廃棄上の注意

①R 2 金コロイド液には、エチレンジアミン四酢酸二ナトリウム銅（II）0.22g/L を含有するので、廃液は水質汚濁法などの関連法規に従って処理する。

②本品に含まれるアジ化ナトリウムは鉛管や銅管と反応して爆発性の金属アジドを生成することがあるので、廃棄の際は大量の水とともに流す。

③試薬および容器などを廃棄するときは、廃棄物の処理および清掃に関する法律、水質汚濁防止法などの規定に従って処理する。

【貯法】 2〜8℃
有効期限：1年間（使用期限は外装などに記載）

---

column

［ 開発の経緯および概要 ］

出血性消化器疾患の診断、特に大腸癌のスクリーニングのための免疫学的便中ヘモグロビンを測定する検査キットとして、ネスコートヘモ Plus が平成17年に体外診断用医薬品の承認を得た。その後、平成21年に歯周病のスクリーニングなどに用いる唾液中ヘモグロビン検出用キットとして本品が承認された。金コロイド比色法による色調変化を光学的に測定することで、正確性および感度に優れる。

ch.1

２）根管用細菌培養試験薬

感染根管の治療後の根管充填の時期決定については、細菌学的検査の判定に基づくことが望ましい。しかし、これらの培養には種々の複雑な準備と無菌操作を有することから、日常の診療で簡単に行うことのできる培養法が望まれていた。次に述べるプラディアとレサズリン試験紙は、根管内無菌判定システム（プラディア「昭和」セット）で使用される診断用医薬品である。前者は無菌判定試験を簡単に行うことができるように調製したアンプル入りの液体培地であり、後者はプラディアによる無菌判定が確定できないとき、培地に投入する無菌判定補助剤である。

１

［商品名］
プラディア「昭和」（昭和薬化工）［液剤（アンプル入り）］

［組成］
１アンプル（2mL）中
総合アミノ酸（1.5％）、心臓浸出液（0.4％）、L－シスチン（0.005％）、L－トリプトファン（0.005％）、ビチオン（0.0000005％）、チオグリコール酸ナトリウム（0.05％）

［効能または効果］
嫌気性菌を含む一般細菌（抗酸菌は除く）の培養

［用法・用量］
通常、病巣等より採取した膿、浸出液等を本剤中に入れ、37℃にて１夜（16〜24時間）放置する。
〈培地試験の手技〉

a．準備する器具
プラディア「昭和」セット
レサズリン試験紙（25枚）
ペーパーポイント（100本）
プラディア「昭和」（50アンプル）
アルミキャップ（20個）
アルミキャップ大（１個）
小型フラン器、綿栓滅菌器、等

b．操作
①ラバーダム防湿を行い、患歯およびその周囲のラバーシートをヨードチンキ等で消毒する。次に滅菌したピンセットを用いペーパーポイントで根管内を清拭して残存する消毒液を除去する。
②プラディアのアンプル頸部を消毒し、カットす

る。次に、炎でアルミキャップ内外を滅菌し、カットしたプラディアにかぶせる。
③滅菌したペーパーポイントをピンセットで取り出し、根管内深く挿入し約１分間放置する。根管内が乾燥しているときは、根管内に１〜２滴の滅菌生理食塩液を滴下してからペーパーポイントを挿入する。
④②で準備したプラディアに、根管内に挿入したペーパーポイントを雑菌が入らないよう注意し投入する。
⑤ポイントの入ったプラディアを37℃に保たれているフラン器に入れ、16〜24時間培養する。
⑥培養後、プラディアの混濁の有無を調べる。混濁しているときは（陽性）、混濁してないときは（陰性）で無菌と判定する。
⑦肉眼で混濁の変化が判定しにくいときは、プラディアを５回倒立回転させた後、レサズリン試験紙を１枚入れ、37℃で10分間以上放置する。
⑧青紫色の試験紙が赤色または無色に変わったときは陽性と判定し、青紫色のままであれば無菌と判定する。検査は数日の間隔をおいて２回行うのが常法とされている。
なお、嫌気性菌の培養・検出にはプラディアおよび嫌気培養器具を用いる。

❗［取り扱い上の注意］
①冷所に保存すると成分が析出して混濁することがあるが、熱湯に浸せば容易に溶解する。
②使用時は感染の危険を避けるため使い捨て手袋を着用する。

③アンプルカット時は、アンプルのカット部分をエタノール綿等で清拭してからカットする。その際、カット部分で手指を傷つけないよう注意する。
④試験終了後の本剤を廃棄するときは、3 〜 5％クレゾール石けん液に培地をあけるようにしながら浸漬し、消毒してから廃棄すること。

【貯法】室温保存、有効期限：5 年（外箱に表示）

---

column
[開発の経緯および概要]

本剤は好気性菌、嫌気性菌の多くを増殖させることのできる液体培地で、日常の診療でも根管内の無菌判定試験が簡単にできるようにアンプルに封入してある。

［商品名］
レサズリン試験紙「昭和」（昭和薬化工）［試験紙］

［組成］
濾紙中にレサズリンナトリウムを含有する。

［効能または効果］
プラディア「昭和」使用時の判定補助

［用法・用量］
被検物をプラディア「昭和」に入れ、37℃で 1 夜（16 時間）程度放置した後、本剤をその培養液中に入れ、37℃で 10 分間以上放置する。このとき、本剤は菌量に応じて青紫色が赤色を経て無色となる。

［判定方法］
青紫色の試験紙が赤色または無色に変わったときは陽性と判定し、青紫色のままであれば無菌と判定する。これは細菌の存在により、レサズリン（青紫色の色素）が還元されて、赤色を経て無色に至る変化（青紫→赤紫→赤→桃→白）を示す原理を応用したもので培地中の変色は、およそ 2 〜 3 分で判定できる。

❗［取り扱い上の注意］
本剤は滅菌してあるので、開封後の汚染、吸湿に注意すること。
プラディア培養後に肉眼で混濁の変化が判定しにくいときは、必ずアンプルを 5 回倒立回転（アンプルの開口部は小さいので液の流出はない）してから本剤を投入すること。培地を均一化するとともに酸素を混入させることによりレサズリンの変色を明確にさせる。

---

column
[開発の経緯および概要]

本剤はレサズリンの色調が酸化還元反応により変化することを利用した無菌判定試験紙である。細菌の増殖、代謝によりレサズリンは還元され、色調が変化する。
本剤はプラディア使用時の細菌の有無を明確にする判定補助薬である。

ch.1

3）歯周病原菌検査薬

> 歯肉縁下プラーク中の歯周病原菌と特異的に酵素反応する検査キットで、歯肉炎の陽性率や治療効果などを客観的に判断できる。

1

［商品名］

ペリオチェック（サンスター）［キット（酵素剤、基質・色源体剤、酵素剤溶解液）］

［組成］

①酵素剤

アスコルビン酸オキシターゼ

②基質・色源体剤

N- ベンジルオキシカルボニル - グリシル -L- アルギニン、3,5- ジブロモ -4- ヒドロキシアニリド、10-N- メチルカルバミル -3,7- ジメチルアミン -10H- フェノチアジン

③酵素剤溶解液

［使用目的］

歯肉縁下プラーク中の N- ベンジルオキシカルボニル -グリシル -L-アルギニンペプチダーゼ活性の検出

［判定方法］

a．試薬の調製

酵素剤（試薬 1）に酵素剤溶解液を加え溶解し、酵素液を準備する。

b．操作方法

①検体採取

検査対象歯の歯肉縁上プラークを滅菌綿球で除去し、唾液除去の目的で簡易防湿後、歯周ポケット最深部にペーパーポイント 3 本を 30 秒間挿入し歯肉縁下プラークを採取する。

②反応方法

歯肉縁下プラークを採取したペーパーポイント 3 本をただちに基質・色源体剤（試薬 2）に投入し、あらかじめ a で調整済みの酵素液 1mL を加え、手で強く混和後ただちに 37℃で 15 分間反応させる。（専用恒温槽ペリオボックスを別売している。）

③判定

15 分反応後、標準色調と反応液を比較し、陽性、陰性を判断する。

⚠ ［操作上の留意事項］

a．検体の採取法

歯周ポケット最深部にペーパーポイント 3 本を 30 秒間挿入し歯肉縁下プラークを採取する。

b．測定試料の性質

検体採取後は、ただちに測定に供する。

c．妨害物質・妨害薬剤

1 回測定中に混入する血液 0.5μL、血清 10μL、唾液 0.5μL、塩酸ミノサイクリン 10μg まで影響しない。

⚠ ［取り扱い上の注意］

a．一般的注意事項

①期限切れの試薬は使用しないこと。

② 2 ～ 8℃保存（凍結厳禁）、基質・色源体剤（試薬 2）は 2 ～ 8℃、遮光保存

③酵素剤を溶かした溶液は 2 ～ 8℃に保存し、測定時のみ取り出すこと。

有効期間は溶解後 3 カ月

b．測定に際しての注意

1）操作は反応時間、温度を守り、直射日光を避け、反応（15 分）終了後ただちに判定する。

［特徴］

歯周病原菌 *Porphyromonas gingivalis*、*Bacteroides forsythus*、*Treponema denticola* の酵素に特異的に反応し、その他の口腔内細菌には反応しない。

歯周炎に陽性を示し、有病正診率 94％の高い診断率を示す。

歯周炎の治療効果は従来の臨床所見より早期、鋭敏かつ客観的に判断でき、歯周病原菌の存在が確認できることから、より精度の高い治療計画が可能となる。

歯周病原菌の存在を標準色調を用いて 15 分で確認できることから、チェアーサイドで簡便に判定できる。

【貯法】冷蔵保存（2 ～ 8℃保存、凍結厳禁）、基質・色源体剤は冷蔵、遮光保存

第2章

歯科で多く使用される薬剤

1　抗菌薬
2　消炎鎮痛薬
3　消炎酵素薬
4　副腎皮質ステロイド
5　抗ウイルス薬
6　ビタミン
7　消化器用薬
8　精神神経用薬
9　止血薬
10　骨格筋弛緩薬

11　抗ヒスタミン薬
12　抗悪性腫瘍薬
13　漢方薬
14　全身麻酔薬
15　救急薬品
16　麻薬
17　消毒薬
18　抗凝血薬・抗血
　　小板薬
19　骨粗鬆症治療薬
20　糖尿病用薬

1）歯科適応のある抗菌薬（内服薬）

（1）ペニシリン系

アンピシリン水和物
ampicillin hydrate（ABPC）

［商品名］

ビクシリン（Meiji Seika ファルマ）［250mg カプセル剤（MSP-02）、ドライシロップ 10%］

［歯科の適応］

歯周組織炎、歯冠周囲炎、顎炎、抜歯創・口腔手術創の二次感染

［用法・用量］

1 回量 250 〜 500mg（力価）、1 日 4 〜 6 回、小児では、1 日 25 〜 50mg（力価）/kg の量を 4 回に分服（要増減）。ドライシロップは服用直前に溶解。

［禁忌］

本剤の成分でショックの既往、伝染性単核球症

［原則禁忌］

本剤の成分やペニシリン系抗菌薬に過敏症の既往

［慎重投与］

セフェム系抗菌薬に過敏症の既往、アレルギー体質（気管支喘息、発疹、蕁麻疹）（本人、家族）、高度な腎障害、高齢、経口摂取の不良、非経口栄養中、全身状態不良

［重大な副作用］

ショック、皮膚粘膜眼症候群（Stevens-Johnson 症候群）、中毒性表皮壊死症（Lyell 症候群）、無顆粒球症、溶血性貧血、腎障害（急性腎不全等）、偽膜性大腸炎（0.1%未満）

［副作用］

過敏症（発熱、発疹、蕁麻疹）の発現率は 5%以上、または頻度不明、消化器症状（下痢、悪心、食欲不振）0.1 〜 5%未満

［併用注意・相互作用］

経口避妊薬：効果が減弱するおそれ（腸内細菌叢の変化で、経口避妊薬は腸・肝循環により再吸収が抑制）。

アロプリノール：発疹の発現増加のおそれあり。

［臨床検査結果に及ぼす影響］

尿糖検査で偽陽性を示すことあり。

［高齢者への投与］

生理機能の低下している場合には、副作用が発現しやすい。ビタミン K 欠乏による出血傾向発現の可能性あり。

［妊婦・産婦・授乳婦等への投与］

妊婦または妊娠の可能性のある女性には、治療による臨床効果が本剤の危険性を上回ると判断される例にのみ投与。授乳中の女性には投与しないことが望ましいが、やむをえない投与時には授乳中止を指示。

［一般的注意］

耐性菌の発現を防ぐため、原則的に感受性の確認。疾病の治療に必要な最小限の量と期間の投与。ショックの可能性から、問診を十分に行う。

［服用上の注意］

ドライシロップは、シロップ剤にして冷蔵庫中で保存すると、力価は 10 日間保持。使用はなるべく早く、よく振り使用。

［薬剤の特徴］

グラム陰性桿菌にまで適応拡大された最初のペニシリン系薬剤である。今日でも広範囲スペクトル半合成ペニシリン系の標準的薬剤であるが、内服時の吸収性が悪い。

［薬効・薬理］

ベンジルペニシリン感性ブドウ球菌、レンサ球菌（腸球菌を含む）、肺炎球菌などのグラム陽性菌および赤痢菌、大腸菌、変形菌、インフルエンザ菌、淋菌などのグラム陰性菌にも抗菌力が強い。作用機序は、細菌細胞壁の合成阻害である。penicillinase に不安定。

［薬物動態］

カプセル剤：腎機能の正常者では 250mg の経口服用時の 1 時間後の血中濃度のピークは 3.3mg/mL で、尿中排泄率は 6 時間後で 21%。

ドライシロップ：250mg 経口投与時の 1 時間後

血中濃度のピークは 2.24mg/mL で、尿中排泄率は 6 時間後で 30%。

【規制区分】処方せん医薬品
【貯法】室温保存
【文献】
1. 医薬品インタビューフォーム 2014 年 5 月改訂（第 4 版）.

アモキシシリン水和物
amoxicillin hydrate（AMPC）

［商品名］
サワシリン（アステラス）［125mg カプセル剤（125 サワシリン）、250mg カプセル剤（250 サワシリン）、250mg 錠剤（250SAW）］、**アモリン（武田）**［125mg カプセル剤（639）、250mg カプセル剤（640）、細粒剤 10%］、**パセトシン（協和発酵キリン）**［125mg カプセル剤（KH806）、250mg カプセル剤（KH807）、250mg 錠剤（KH816）、細粒剤 10%］、**ジェネリック医薬品各社**

［歯科の適応］
歯周組織炎、歯冠周囲炎、顎炎

［用法・用量］
1 回 250mg（力価）、1 日 3 〜 4 回服用（増減）、小児 1 日 20 〜 40mg（力価）/kg を 3 〜 4 回に分服（増減）

［用法関連注意］
耐性菌の発現等を防ぐため原則として感受性を確認し、疾病の治療上必要な最小限の期間の投与。高度の腎障害では、血中濃度が持続するので、腎障害の程度に応じて投与量を減量し、投与の間隔をあけて使用。

［禁忌］
本剤の成分によるショックの既往、伝染性単核球症

［原則禁忌］
本剤の成分またはペニシリン系抗菌薬に過敏症の既往

［慎重投与］
セフェム系抗菌薬に過敏症の既往、アレルギー体質（気管支喘息、発疹、蕁麻疹等）（本人、家族）、高度の腎障害、高齢、経口摂取不良、非経口栄養中、全身状態不良

［重大な副作用］
ショック、アナフィラキシー、皮膚粘膜眼症候群（Stevens-Johnson 症候群）、中毒性表皮壊死融解症（Toxic Epidermal Necrolysis：TEN）、血液障害（顆粒球減少症）、肝障害（黄疸等）、腎障害（急性腎不全等）、大腸炎（偽膜性大腸炎、出血性大腸炎）（0.1%未満）。多形紅斑、急性汎発性発疹性膿疱症、間質性肺炎、好酸球性肺炎（発現頻度不明）

［副作用］
下痢・軟便 2.0%、食欲不振 1.7%、発疹 1.6%、悪心・嘔吐 1.2%

［併用注意・相互作用］
ワルファリンカリウム：併用でワルファリンの作用増強のおそれ（ビタミン K 欠乏による出血性素因）

経口避妊薬：経口避妊薬の効果が減弱（経口避妊薬の腸肝循環による再吸収を抑制）

［高齢者への投与］
生理機能が低下しているので、副作用が発現しやすい。ビタミン K 欠乏による出血傾向が現れることがある。

［妊婦・産婦・授乳婦等への投与］
妊娠中の投与に関する安全性は確立していない。授乳中の女性には投与しないことが望ましいが、やむをえず投与する場合には授乳を中止させる。

［小児への投与］
低出生体重児、新生児に対する安全性は確立していない（使用経験がない）。

［重要な基本的注意］
ショックが現れるおそれがあるので、十分な問診を行う。

［薬剤の特徴］
経口投与により消化管からの吸収が優れ、高い血清中および組織内濃度を示す。歯周組織炎 78.6%、歯冠周囲炎 78.6%、顎炎 66.7%の有効率

［薬効・薬理］
ブドウ球菌、溶血性レンサ球菌、肺炎球菌、腸球菌等のグラム陽性菌、および大腸菌、変形菌、インフルエンザ菌、淋菌等のグラム陰性菌に抗菌作用する。ヘリコバクター・ピロリに対しても抗菌作用を示す。殺菌的に作用し、アンピシリンより

強い。

［薬物動態］

カプセル剤 250mg を空腹時単回投与後の血中濃度は 1 時間 $3.44\,\mu g/mL$、2 時間 $3.68\,\mu g/mL$。250mg 経口投与時の尿中排泄率は 52.7%。

【規制区分】処方せん医薬品
【貯法】湿気を避けて室温保存
【文献】

1. 医薬品インタビューフォーム 2015 年 1 月改訂（第 22 版）.

バカンピシリン塩酸塩
bacampicillin hydrochloride（BAPC）

［商品名］

ペングッド（日医工）［250mg 錠剤（n-PG250）］

［歯科の適応］

歯周組織炎、歯冠周囲炎、抜歯創・口腔手術創の二次感染

［用法・用量］

1 日量は 500 ～ 1000mg（力価）、3 ～ 4 回の分服投与。小児の 1 日量は 15 ～ 40mg（力価）/kg で算出し、3 ～ 4 回に分服。年齢や症状によって適宜増減する。

危 ［禁忌］

本剤にショックの既往、伝染性単核球症

危 ［原則禁忌］

本剤の成分やペニシリン系抗菌薬に過敏症の既往

！ ［慎重投与］

セフェム系抗菌薬に過敏症の既往歴、アレルギー体質（気管支喘息、発疹、蕁麻疹）（本人、家族）、高度な腎障害、高齢、経口摂取不良、非経口栄養中、全身状態不良

！ ［重大な副作用］

ショック、アナフィラキシー様症状（0.1%未満）。皮膚粘膜眼症候群（Stevens-Johnson 症候群）、中毒性表皮壊死症（Lyell 症候群）、急性腎不全、偽膜性大腸炎、出血性大腸炎、肝機能障害、黄疸（発現頻度不明）

［副作用］

発疹 0.78%、下痢 0.48%、悪心 0.35%、食欲不振 0.23%、嘔吐 0.15%

［併用注意・相互作用］

アンピシリンとアロプリノールの併用で、発疹の発現増加のおそれあり。経口避妊薬との併用で経口避妊薬の効果が減弱する。

［臨床検査結果に及ぼす影響］

本剤の投与は、尿糖検査に偽陽性を示すことがあり。

［高齢者への投与］

生理機能が低下しやすく、副作用の発現が生じやすい。ビタミン K 欠乏により出血傾向を示すことがある。

［妊婦・産婦・授乳婦等への投与］

妊娠中の投与に関する安全性は確立していない。授乳中の女性には投与しないことが望ましいが、やむをえない場合には授乳の中止を指示（母乳中への移行がある）。

［小児への投与］

年齢や症状により適宜増減する。

［重要な基本的注意］

ショックが現れるおそれがあるので、十分な問診を行うこと。

［一般的注意］

耐性菌発現を防ぐため、原則的に感受性の確認と疾病の治療に必要な最少の投与量と期間にする。高度な腎障害には、投与量・投与間隔に注意。

［薬剤の特徴］

アンピシリンのエステル化合物は、酸に安定で高い脂溶性があり、経口投与後速やかに吸収される、非特異的エステラーゼで加水分解し、アンピシリンとなり高い血中濃度を示す。歯槽膿瘍、抜歯後感染、智歯周囲炎を合わせた有効率 87.1%

［薬効・薬理］

インフルエンザ菌、大腸菌、*Proteus mirabilis* および淋菌などのグラム陰性菌ならびに肺炎球菌、腸球菌、化膿レンサ球菌、表皮ブドウ球菌および黄色ブドウ球菌などのグラム陽性菌に優れた抗菌作用を示す。

［薬物動態］

空腹時または食後に 250mg（力価）の経口投与で、投与後 1 時間の血清中濃度は最高値に達し、その濃度は各々 $6.23\,\mu g/mL$ または、$4.22\,\mu g/mL$ で、食物の影響はほとんど受けない。腎機能障害患者

にバカンピシリン 500mg（力価）の経口投与時には、腎機能低下患者で、T 1/2 は延長し、血中濃度 - 時間曲線下面積（AUC）の上昇がみられる。空腹時の小児患者（4 〜 12 歳）にバカンピシリン 10mg/kg または 20mg/kg（力価）を経口投与すると、血中濃度は投与 1 〜 2 時間後に最高値に達する。最高血中濃度および AUC には年齢差はない。

【規制区分】処方せん医薬品
【貯法】室温保存、防湿保存
【文献】
1. 医薬品インタビューフォーム 2014 年 4 月改訂（第 13 版）.

（2）セフェム系

セファレキシン
cefalexin （CEX）

［商品名］
ケフレックス（塩野義）[250mg カプセル剤（H69）、シロップ用細粒剤 100mg（10%、1g/ 包）、シロップ用細粒剤 200mg（10%、1g/ 包）]、L- ケフレックス（塩野義）[小児用 200mg 顆粒剤（1g/ 包）、500mg 顆粒剤（1g/ 包）]、ジェネリック医薬品各社

［歯科の適応］
歯周組織炎、顎炎、抜歯創・口腔手術創の二次感染、歯冠周囲炎（カプセル剤、顆粒剤のみ）、上顎洞炎（カプセル剤のみ）

［用法・用量］
カプセル剤：成人および体重 20kg 以上の小児には 1 回 250mg（力価）を 6 時間ごと分割投与、重症の場合や分離菌の感受性が比較的低い症例には 1 回 500mg（力価）を 6 時間ごと（適宜増減）。
シロップ用細粒剤：幼小児には 25 〜 50mg（力価）/kg を分割して 6 時間ごと分割投与、重症の場合や分離菌の感受性が比較的低い症例には 50 〜 100mg（力価）/kg を分割して 6 時間ごと（適宜増減）。
小児用顆粒剤：幼小児には 25 〜 50mg（力価）/kg を 2 回に分割、朝・夕食後に経口投与。重症の場合や分離菌の感受性が比較的低い症例には 50 〜 100mg（力価）/kg を 2 回に分割して、朝・夕食後に（適宜増減）。
顆粒剤：成人および体重 20kg 以上の小児には 1 回 1g（力価）を 2 回に分割、朝・夕食後に経口投与、重症の場合や分離菌の感受性が比較的低い症例には 1 回 2g（力価）を 2 回に分割、朝・夕食後に（適宜増減）。

［禁忌］
本剤の成分によるショックの既往

［原則禁忌］
本剤の成分またはセフェム系抗菌薬に過敏症の既往

［慎重投与］
ペニシリン系抗菌薬に過敏症の既往、アレルギー体質（気管支喘息、発疹、蕁麻疹）（本人、家族）、高度の腎障害、経口摂取不良、非経口栄養中、全身状態不良、高齢

［重大な副作用］
ショック、アナフィラキシー様症状、急性腎不全、溶血性貧血、偽膜性大腸炎、皮膚粘膜眼症候群（Stevens-Johnson 症候群）、中毒性表皮壊死融解症（Toxic Epidermal Necrolysis：TEN）、間質性肺炎、PIE 症候群（0.1%未満）

［副作用］
副作用発現率 0.67%、軟便・下痢 0.32%、胃不快感・腹部膨満感等 0.11%、食欲不振 0.08%、皮疹・そう痒感 0.07%等

［併用注意・相互作用］
制酸剤を配合したり、同時に服用すると、本剤の腸溶性が損なわれるおそれがあるので避けることが望ましい。やむをえず併用するときは十分に服用間隔をあけること。

［臨床検査結果に及ぼす影響］
尿糖検査にて偽陽性、直接クームス試験陽性を呈することがある。

［高齢者への投与］
生理機能が低下していることが多く、副作用が発現しやすい。ビタミン K 欠乏による出血傾向が現れることがある。

［妊婦・産婦・授乳婦等への投与］
妊婦または妊娠している可能性のある女性には、

治療上の有益性が危険性を上回ると判断される場合のみ投与。

[小児への投与]

添付文書に記載なし。

[重要な基本的注意]

ショックが現れるおそれがあるので、十分な問診を行うこと。

[一般的注意]

耐性菌の発現等を防ぐため、原則として感受性を確認し、治療上必要最小限の期間の投与にとどめる。小児用顆粒剤、顆粒剤：原則、SP 包装のまま調剤する。SP 包装を開封して調剤すると 2 種類の顆粒が偏析を起こし、混合比率が変化するので注意。牛乳、ジュース等に懸濁したまま放置しない。腸溶顆粒のため、かまずに服用する。

[薬剤の特徴]

生体内で代謝を受けず、経口投与後速やかに吸収され、投与量に比例して高い血中濃度、尿中濃度が得られる。歯科・口腔外科領域感染症に94.4％の有効率

[薬効・薬理]

グラム陽性・陰性菌に広い抗菌スペクトルを有し、試験管内で黄色ブドウ球菌、レンサ球菌（腸球菌を除く）、肺炎球菌、淋菌、大腸菌、*Klebsiella*、*Proteus mirabilis* に抗菌力を示す。細菌の細胞壁合成を阻害することにより抗菌作用を発揮し、その作用は殺菌的である。

[薬物動態]

250mg カプセル剤を食後単回経口投与したときの血中濃度の最高値は、3 時間後 5.5μg/mL。250mg、500mg を食後経口投与したときの 6 時間までの平均尿中回収率は、約 90％。

【規制区分】処方せん医薬品
【貯法】カプセル剤：気密容器、室温保存
シロップ用細粒剤：遮光・気密容器、室温保存
小児用顆粒剤、顆粒剤：室温保存
【文献】
1. 医薬品インタビューフォーム 2013 年 7 月改訂（第 12 版）.

セファクロル
cefaclor（CCL）

[商品名]

ケフラール（塩野義）[250mg カプセル剤 (3061)、細粒剤小児用 10%（1g/ 包）]、ジェネリック医薬品各社

[歯科の適応]

歯周組織炎、歯冠周囲炎、顎炎

[用法・用量]

カプセル剤：成人および体重 20kg 以上の小児には、1 日 750mg（力価）を 3 回に分割して経口投与、重症の場合や分離菌の感受性が比較的低い症例には 1 日 1500mg（力価）（適宜増減）。
細粒剤小児用：幼小児には 1 日 20 〜 40mg（力価）/kg を 3 回に分割して経口投与（適宜増減）。

[禁忌]

本剤の成分によるショックの既往

[原則禁忌]

本剤の成分またはセフェム系抗菌薬に過敏症の既往

[慎重投与]

ペニシリン系抗菌薬に過敏症の既往、アレルギー体質（気管支喘息、発疹、蕁麻疹）（本人、家族）、高度の腎障害、経口摂取不良、非経口栄養中、全身状態不良、高齢

[重大な副作用]

ショック、アナフィラキシー、偽膜性大腸炎（0.1％未満）。急性腎不全、汎血球減少、無顆粒球症、血小板減少、皮膚粘膜眼症候群（Stevens-Johnson 症候群）、中毒性表皮壊死融解症（Toxic Epidermal Necrolysis：TEN）、間質性肺炎、PIE 症候群、肝機能障害、黄疸（発現頻度不明）

[重大な副作用（類薬）]

溶血性貧血（他のセフェム系抗菌薬で報告）

[副作用]

副作用発現率 1.85％（カプセル、細粒小児用合算）。消化器障害（軟便・下痢、胃痛・腹痛、悪心・嘔吐、胃不快感など）1.12％、皮膚・皮膚付属器官障害（皮疹・そう痒感、発疹など）0.37％、肝臓・胆管系障害（AST、ALT 上昇など）0.18％

[併用注意・相互作用]

添付文書に記載なし。

[臨床検査結果に及ぼす影響]

尿糖検査にて偽陽性、直接クームス試験陽性を呈することがある。

［高齢者への投与］
生理機能が低下していることが多く、副作用が発現しやすい。ビタミンK欠乏による出血傾向が現れることがある。

［妊婦・産婦・授乳婦等への投与］
妊婦または妊娠している可能性のある女性には、治療上の有益性が危険性を上回ると判断される場合のみ投与。授乳中の女性には投与を避けることが望ましい。やむをえず投与する場合は授乳中止。

［小児への投与］
添付文書に記載なし。

［重要な基本的注意］
ショックが現れるおそれがあるので、十分な問診を行うこと。

［一般的注意］
耐性菌の発現等を防ぐため、原則として感受性を確認し、治療上必要最小限の期間の投与にとどめる。
細粒剤：牛乳、ジュース等に懸濁したまま放置しない。

［薬剤の特徴］
経口投与後速やかに吸収され、投与量に比例して高い血中濃度、尿中濃度が得られ、各種細菌に対して殺菌作用を示す。セファレキシンより低濃度・短時間で殺菌に至らしめる。歯周組織炎94％、歯冠周囲炎77.3％、顎炎90％の有効率

［薬効・薬理］
試験管内で好気性グラム陽性菌のブドウ球菌、レンサ球菌属（腸球菌を除く）、肺炎球菌、グラム陰性菌のインフルエンザ菌、大腸菌、クレブシェラ、プロテウス・ミラビリスに対して抗菌力を示す。細菌の細胞壁合成を阻害することにより抗菌作用を発揮し、その作用は殺菌的である。細菌が産生する不活化酵素セファロスポリナーゼに対して安定性を示す。

［薬物動態］
250mg・500mgカプセル剤を空腹時単回経口投与したときのCmax：9.4・15.3μg/mL、Tmax：43・55min、T1/2：27・31min。口腔組織（嚢胞壁、歯肉、顎骨）への移行は良好。主として腎より排泄され、250mg・500mg空腹時投与時の尿中回収率は6時間以内でいずれも70％以上。

【規制区分】処方せん医薬品
【貯法】カプセル剤：遮光・気密容器・室温保存
細粒剤：遮光・気密容器・室温保存
【文献】
1. 医薬品インタビューフォーム2013年6月改訂（第22版）.

セフジニル
cefdinir（CFDN）

［商品名］
セフゾン（アステラス）[50mgカプセル剤（セフゾン50mg）、100mgカプセル剤（339）]、ジェネリック医薬品各社

［歯科の適応］
歯周組織炎、歯冠周囲炎、顎炎

［用法・用量］
1回100mg（力価）、1日3回（増減）

［用法関連注意］
高度の腎障害では血中濃度が持続するので、腎障害の程度に応じて投与量を減量し、投与の間隔をあけて使用すること。血液透析患者では1日100mg 1回投与が望ましい。
錠剤との併用は避けることが望ましい。やむをえず併用する場合には、本剤の投与後3時間以上間隔をあけて投与する。

危 ［禁忌］
本剤の成分によるショックの既往

危 ［原則禁忌］
本剤の成分またはセフェム系抗菌薬に過敏症の既往

！ ［慎重投与］
ペニシリン系抗菌薬に過敏症の既往、アレルギー体質（気管支喘息、発疹、蕁麻疹）（本人、家族）、高度の腎障害

！ ［重大な副作用］
ショック、アナフィラキシー様症状、皮膚粘膜眼症候群（Stevens-Johnson症候群）、中毒性表皮壊死症（Lyell症候群）、汎血球減少、無顆粒球症、血小板減少、溶血性貧血、偽膜性大腸炎、間質性肺炎、PIE症候群、腎障害（急性腎不全等）、劇症肝炎、肝機能障害、黄疸（0.1％未満）

[副作用]

下痢、腹痛等の消化器症状 0.80%、発疹、そう痒感等の皮膚症状 0.23%、ALT（GPT）上昇 0.92%、AST（GOT）上昇 0.65%、好酸球増多 0.30%

[併用注意・相互作用]

鉄製剤：併用でセフジニルの吸収 1/10 まで低下。3 時間以上あける。

ワルファリン：併用でワルファリンの作用増強のおそれ（ビタミン K 欠乏による出血性素因）。

制酸剤（アルミニウムまたはマグネシウム含有）併用でセフジニルの吸収低下。2 時間以上あける。

[臨床検査結果に及ぼす影響]

尿糖検査にて偽陽性、直接クームス試験陽性を呈することがある。

[高齢者への投与]

生理機能が低下しているので、副作用が発現しやすい。ビタミン K 欠乏による出血傾向が現れることがある。

[妊婦・産婦・授乳婦等への投与]

妊娠中の投与に関する安全性は確立していない。乳汁中への移行は認められない。

[小児への投与]

安全性は確立していない（使用経験が少ない）。

[重要な基本的注意]

ショックが現れるおそれがあるので、十分な問診を行うこと。

[一般的注意]

耐性菌の発現などを防ぐため原則として感受性を確認し、疾病の治療上必要な最小限の期間の投与。

[薬剤の特徴]

食後投与で吸収やや低下。歯周組織炎 91.5%、歯冠周囲炎 87.5%、顎炎 92% の有効率

[薬効・薬理]

グラム陽性菌および陰性菌に広範囲な抗菌スペクトルをもち、特にブドウ球菌、レンサ球菌属などに対して従来の経口用セフェム薬よりも優れた抗菌力を示し、殺菌的。

β-ラクタマーゼ産生菌にも優れた抗菌力。細菌細胞壁の合成阻害で、作用点は菌種により異なるが、ペニシリン結合タンパク（PBP）の 1（1a、1b）、2 および 3 に親和性が高い。

[薬物動態]

100mg カプセル剤を空腹時および食後に投与時の最高値は約 4 時間後 1.25、0.79μg/mL で、食後投与では吸収がやや低下。口腔組織への移行あり。主として腎から排泄。

【規制区分】処方せん医薬品
【貯法】室温保存
【文献】
1. 医薬品インタビューフォーム 2014 年 4 月改訂（第 13 版）.

セフロキシム アキセチル
cefuroxime axetil（CXM-AX）

[商品名]

オラセフ（グラクソ・スミスクライン）[250mg 錠剤（GX ES7）]、オラセフ（グラクソ・スミスクライン―第一三共）[250mg 錠剤（GX ES7）]

[歯科の適応]

歯周組織炎、歯冠周囲炎、顎炎

[用法・用量]

通常、1 回 250mg（力価）を 1 日 3 回食後経口投与、重症または効果不十分の症例には 1 回 500mg（力価）を 1 日 3 回食後経口投与（適宜増減）。

危 [禁忌]

本剤の成分またはセフロキシムナトリウムによるショックの既往

危 [原則禁忌]

本剤の成分またはセフェム系抗菌薬に過敏症の既往

! [慎重投与]

ペニシリン系抗菌薬に過敏症の既往、アレルギー体質（気管支喘息、発疹、蕁麻疹）（本人、家族）、高度の腎障害、経口摂取不良、非経口栄養中、全身状態不良、高齢

! [重大な副作用]

ショック、アナフィラキシー様症状、急性腎不全、偽膜性大腸炎、皮膚粘膜眼症候群（Stevens-Johnson 症候群）、中毒性表皮壊死症（Lyell 症候群）

! [重大な副作用（類薬）]

汎血球減少、無顆粒球症、溶血性貧血、間質性肺炎、PIE 症候群（他のセフェム系抗菌薬で報告）

[副作用]

副作用発現率 1.99％（臨床検査値の変動を含む）。消化器症状（下痢、悪心等）1.01％、肝機能異常（AST、ALT 上昇など）0.48％、血液像異常（好酸球増多、白血球減少等）0.24％、皮膚・皮膚付属器官障害（発疹、蕁麻疹等）0.18％

[併用注意・相互作用]

経口避妊薬の効果減弱

[臨床検査結果に及ぼす影響]

酵素反応を除くベネディクト試薬、フェーリング試薬、クリニテストによる尿糖検査にて偽陽性、直接クームス試験陽性を呈することがある。

[高齢者への投与]

生理機能が低下していることが多く、副作用が発現しやすい。ビタミン K 欠乏による出血傾向が現れることがある。

[妊婦・産婦・授乳婦等への投与]

妊婦または妊娠している可能性のある女性には、治療上の有益性が危険性を上回ると判断される場合のみ投与。授乳中の女性には慎重投与。

[小児への投与]

安全性は確立していない。

[重要な基本的注意]

ショックが現れるおそれがあるので、十分な問診を行うこと。

[一般的注意]

耐性菌の発現等を防ぐため、原則として感受性を確認し、治療上必要最小限の期間の投与にとどめる。腎機能障害では、障害の程度に応じて、投与量、投与間隔の調節が必要。

[用法関連注意]

耐性菌の発現等を防ぐため、原則として感受性を確認し、疾病の治療上必要な最小限の期間の投与にとどめる。

腎機能障害患者では、血中濃度半減期の延長および尿中排泄率の低下が認められ、血中濃度が増大するので、腎機能障害の程度に応じて投与量、投与間隔の調節が必要。左下表に投与法の一例を示す。

[薬剤の特徴]

腸管壁のエステラーゼにより脱エステル化されてセフロキシムとして吸収されるが、本剤のセフロキシムとしての吸収は空腹時より食後投与のほうが高く、その血中濃度は用量依存性を示す。β-ラクタマーゼに安定で、各種グラム陽性菌および陰性菌に対して幅広い抗菌スペクトルを示す。歯科・口腔外科領域感染症に対する有効率 85.8％

[薬効・薬理]

セフロキシムはグラム陽性菌およびグラム陰性菌に対し広い抗菌スペクトルを有し、レンサ球菌属、肺炎球菌、インフルエンザ菌、ペニシリナーゼ産生株を含む淋菌、ペプトストレプトコッカス属、プロピオニバクテリウム・アクネスに対しては特に強い抗菌力を示す。さらに、ブドウ球菌属（メチシリン・セフェム耐性株を除く）、大腸菌、クレブシェラ属、プロテウス・ミラビリスに対して優れた抗菌力を示す。作用は殺菌的で、マクロファージと協力的食菌・殺菌作用を示す。

[薬物動態]

250mg、500mg 単回経口投与（空腹時：食後）時の Cmax：2.98・3.77、4.61・5.48 μg/mL、Tmax：1.50・1.71、1.70・1.70hr、T1/2：0.91・0.90、0.98：1.11hr と食後投与のほうが吸収良好。口腔組織（歯肉）に移行。主として腎より排泄され、250mg、500mg 食後投与時の6時間までの尿中排泄率はいずれも 50％以上。

【規制区分】処方せん医薬品
【貯法】室温保存、吸湿注意
【文献】
1. 医薬品インタビューフォーム 2013 年 12 月改訂（第6版）.

クレアチニンクリアランス（Ccr：mL/min）	略号	商品名
	投与量[mg（力価）]	投与間隔（時間）
50 ≦	250 または500	8
30～49		12
10～29		24
＜10		48

セフテラム ピボキシル
cefteram pivoxil（CFTM-PI）

［商品名］
トミロン（富山化学―大正富山）［50mg 錠剤（202）、100mg 錠剤（トミロン 100）、小児用細粒剤 10%（0.25g・0.5g/ 包）］、**トミロン（富山化学―昭和薬化工）**［100mg 錠剤（トミロン 100）］、**セフテラムピボキシル細粒（日医工）**［小児用細粒剤 10%］、**テラセフロン細粒（日医工）**［小児用細粒剤 10%］、**テラミロン細粒（東和）**［小児用細粒剤 10%］

［歯科の適応］
歯周組織炎、歯冠周囲炎、顎炎

［用法・用量］
通常、成人 1 日 300 〜 600mg（力価）、3 回分割して食後経口投与（適宜増減）。

［用法関連注意］
高度の腎障害には、投与量・投与間隔の適切な調節をするなど慎重に投与する。

危 ［禁忌］
本剤の成分によるショックの既往

危 ［原則禁忌］
本剤の成分またはセフェム系抗菌薬に過敏症の既往

！ ［慎重投与］
ペニシリン系抗菌薬に過敏症の既往、アレルギー体質（気管支喘息、発疹、蕁麻疹）（本人、家族）、高度の腎障害、経口摂取不良、非経口栄養中、全身状態不良、高齢

！ ［重大な副作用］
ショック、アナフィラキシー様症状（呼吸困難等）、急性腎不全、無顆粒球症、血小板減少、偽膜性大腸炎、皮膚粘膜眼症候群（Stevens-Johnson 症候群）、中毒性表皮壊死融解症（Toxic Epidermal Necrolysis：TEN）、肝機能障害、黄疸（発現頻度不明）

！ ［重大な副作用（類薬）］
溶血性貧血、間質性肺炎、PIE 症候群（他のセフェム系抗菌薬で報告）

［副作用］
副作用発現率：錠剤 1.90%、細粒剤 1.96%（再審査終了時）。主な副作用（細粒剤）：下痢 0.32%（1.16%）、発疹 0.14%、AST 上昇 0.42%（0.21%）、ALT 上昇 0.48%（0.18%）、好酸球増多 0.17%（0.21%）、食欲不振 0.11%

［併用注意・相互作用］
添付文書に記載なし。

［臨床検査結果に及ぼす影響］
尿糖検査にて偽陽性、直接クームス試験陽性を呈することがある。

［高齢者への投与］
生理機能が低下していることが多く、副作用が発現しやすい。ビタミン K 欠乏による出血傾向が現れることがある。

［妊婦・産婦・授乳婦等への投与］
安全性は確立していないので、妊娠または妊娠している可能性のある女性には、治療上の有益性が危険性を上回ると判断される場合のみ投与。妊娠後期にピボキシル基を有する抗生物質を投与された妊婦と、その出生児において低カルニチン血症の発現が報告されている。

［小児への投与］
安全性は確立していない。小児（特に乳幼児）においてピボキシル基を有する抗生物質（小児用製剤）の投与により、低カルニチン血症に伴う低血糖が現れることがある。

［重要な基本的注意］
ショックを起こすおそれがあるので、十分な問診を行うこと。

［一般的注意］
耐性菌の発現等を防ぐため、原則として感受性を確認し、治療上必要最小限の期間の投与にとどめる。高度の腎障害では投与量、投与間隔の調節が必要。

［薬剤の特徴］
経口投与後、腸管より吸収され、腸管壁のエステラーゼにより分解され活性体のセフテラムとなる。肺炎球菌などのグラム陽性菌に対しては、アンピシリンと同等で、従来のセフェム系経口薬よりも強い抗菌力を示し、グラム陰性菌に対しては、従来のペニシリン系、セフェム系経口薬よりも強い抗菌力を示す。β - ラクタマーゼ産生耐性菌にも強い抗菌力を示す。歯科・口腔外科領域感染症に対する有効率は、歯周組織炎 90.2%、歯冠周囲炎 91.1%、顎炎 85.1%

［薬効・薬理］

グラム陽性菌・陰性菌に対し広い抗菌スペクトルを有し、特にレンサ球菌属（腸球菌を除く）、肺炎球菌、大腸菌、クレブシェラ属、淋菌、インフルエンザ菌およびペプトストレプトコッカス属に対して強い抗菌力を示す。さらに、従来の経口セフェム薬で感受性の低いセラチア属、インドール陽性プロテウス、エンテロバクター属、シトロバクター属に対しても優れた抗菌力を示す。作用は細菌の細胞壁合成阻害で、ペニシリン結合タンパクの 3、1A、1Bs に強く結合して殺菌的に作用。

［薬物動態］

200mg を食後経口投与時の最高血中濃度 2.9 μg/mL（3 時間後）、半減期 0.9 時間。食後投与のほうが吸収率高い。抜歯創に移行良好。主として尿中に排泄され、200mg 食後投与時の 8 時間までの尿中排泄率は 32.8％。

【規制区分】処方せん医薬品
【貯法】室温保存、吸湿注意
注：嚥下困難等により錠剤の使用が困難な場合には、成人へ小児用細粒剤を使用することができる。
【文献】
1. 医薬品インタビューフォーム 2012 年 4 月改訂（第 10 版）.

セフポドキシム プロキセチル
cefpodoxime proxetil（CPDX-PR）

［商品名］

バナン（第一三共）［100mg 錠剤（SANKYO 676）］、バナン（第一三共―グラクソ・スミスクライン）［100mg 錠剤（SANKYO 676）］、ジェネリック医薬品各社

［歯科の適応］

歯周組織炎、歯冠周囲炎、顎炎

［用法・用量］

通常、成人 1 回 100mg（力価）を 1 日 2 回食後経口投与、重症または効果不十分と思われる症例には、1 回 200mg（力価）を 1 日 2 回食後投与（適宜増減）

危 ［禁忌］

本剤の成分によるショックの既往

危 ［原則禁忌］

本剤の成分またはセフェム系抗菌薬に過敏症の既往

！ ［慎重投与］

ペニシリン系抗菌薬に過敏症の既往、アレルギー体質（気管支喘息、発疹、蕁麻疹）（本人、家族）、高度の腎障害、経口摂取不良、非経口栄養中、全身状態不良、高齢

！ ［重大な副作用］

ショック、アナフィラキシー様症状、急性腎不全、血小板減少、偽膜性大腸炎、皮膚粘膜眼症候群（Stevens-Johnson 症候群）、中毒性表皮壊死症（Lyell 症候群）、間質性肺炎、PIE 症候群、肝機能障害、黄疸（頻度不明）

！ ［重大な副作用（類薬）］

汎血球減少症、無顆粒球症、溶血性貧血、痙攣（他のセフェム系抗菌薬で報告）

［副作用］

副作用発現率 2.51％（再審査終了時および効能追加時）。主な副作用は、消化器症状（下痢・軟便 0.40％、胃部不快感 0.10％、嘔気・悪心・嘔吐 0.09％）、発疹・皮疹 0.14％、AST 上昇 0.52％、ALT 上昇 0.61％

［併用注意・相互作用］

添付文書に記載なし。

［臨床検査結果に及ぼす影響］

尿糖検査にて偽陽性、直接クームス試験陽性を呈することがある。

［高齢者への投与］

生理機能が低下していることが多く、副作用が発現しやすい。ビタミン K 欠乏による出血傾向が現れることがある。

［妊婦・産婦・授乳婦等への投与］

安全性は確立していないので、妊娠または妊娠している可能性のある女性には、治療上の有益性が危険性を上回ると判断される場合のみ投与。授乳中は授乳させないよう注意。

［小児への投与］

安全性は確立していない。

［重要な基本的注意］

ショックを起こすおそれがあるので、十分な問診

を行うこと。

［一般的注意］

耐性菌の発現等を防ぐため、原則として感受性を確認し、治療上必要最小限の期間の投与にとどめる。高度の腎障害では投与量、投与間隔の調節が必要。

［薬剤の特徴］

腸管壁エステラーゼにより速やかに加水分解されてセフポドキシムとして吸収され、その吸収は空腹時より食後投与のほうが高く、血中濃度は用量依存性を示す。

β-ラクタマーゼに安定、歯科・口腔外科領域感染症に対する有効率89.6%

［薬効・薬理］

グラム陽性菌・陰性菌に対し広い抗菌スペクトルを有し、特にグラム陽性菌ではブドウ球菌属、レンサ球菌属、グラム陰性菌では大腸菌、クレブシェラ属、プロテウス属、淋菌、インフルエンザ菌に対し優れた抗菌力を示す。また嫌気性菌では、ペプトストレプトコッカス属に優れた抗菌力を示す。さらに生体防御機構との協力的殺菌作用を示す。作用は細菌の細胞壁合成阻害で殺菌的に働き、その作用点は菌種により異なるが、ペニシリン結合タンパクの1、3に親和性が高い。

［薬物動態］

100mg、200mgを食後経口投与時の最高血中濃度はそれぞれ1.5〜1.8、3.0〜3.6μg/mL（3〜4時間後）、半減期いずれも約2時間。食後投与のほうが吸収良好。抜歯創に移行良好。腎を介して尿中に排泄され、食後投与時の8時間までの尿中回収率は40〜50%。

【規制区分】処方せん医薬品
【貯法】室温保存
【文献】
1. 医薬品インタビューフォーム2013年2月改訂（第7版）.

セフジトレンピボキシル
cefditoren pivoxil （CDTR-PI）

［商品名］

メイアクトMS（Meiji Seikaファルマ）［100mg錠剤（MS M27）、小児用細粒100mg］、ジェネリック医薬品各社

［歯科の適応］

歯周組織炎、歯冠周囲炎、顎炎

［用法・用量］

成人：1回100mg（力価）1日3回食後（増減）。難治性または効果不十分と思われる症例には1回200mg（力価）、1日3回食後。最大1日600mgまで。小児：1回3mg（力価）/kg、1日3回食後（増減）。成人での上限用量の1回200mg（力価）1日3回（1日600mg（力価））を超えないこと。

［用法関連注意］

耐性菌の発現を防ぐため、原則として感受性を確認し、疾病の治療上、必要最小限の期間に限る。高度の腎障害では、投与間隔をあけて使用する。

［禁忌］

本剤の成分によるショックの既往

［原則禁忌］

本剤の成分またはセフェム系抗菌薬に過敏症の既往

［慎重投与］

ペニシリン系抗菌薬に過敏症の既往、アレルギー体質（気管支喘息、発疹、蕁麻疹）（本人、家族）高度の腎障害、経口摂取不良、非経口栄養中、全身状態不良

［重大な副作用］

ショック、アナフィラキシー様症状、偽膜性大腸炎、皮膚粘膜眼症候群（Stevens-Johnson症候群）、中毒性表皮壊死症（Lyell症候群）、間質性肺炎、PIE症候群、肝機能障害、急性腎不全等の重篤な腎障害、無顆粒球症、溶血性貧血など（0.1%未満）

［副作用］

市販後使用成績調査の結果、副作用発現率は0.71%。主な副作用は、消化管障害（下痢、嘔気、悪心、胃不快感等）0.51%、肝臓・胆管系障害（肝機能異常、肝機能障害、AST（GOT）上昇、ALT（GPT）上昇）0.10%等であった。

［併用注意・相互作用］

添付文書に記載なし。

［臨床検査結果に及ぼす影響］

テステープ反応を除くベネディクト試薬、フェーリング試薬、クリニテストによる尿糖検査では偽陽性を呈することがあるので注意する。
直接クームス試験陽性を呈することがあるので注意する。

［高齢者への投与］

一般的に生理機能が低下しているので、用量に留意するなど慎重投与する。高齢に伴う腎機能低下により、血中濃度半減期の延長が起こる。下痢や軟便により全身状態の悪化。ビタミン K 欠乏による出血が生じる。

［妊婦・産婦・授乳婦等への投与］

妊娠中の投与に関する安全性は確立していない。妊婦または妊娠している可能性のある女性には、治療上の有益性が危険性を上回ると判断される場合にだけ投与する。ヒト母乳中への移行はなし。妊娠後期にピボキシル基を有する抗生物質を投与された妊婦と、その出生児において低カルニチン血症の発現が報告されている。

［小児への投与］

安全性は確立していない。小児（特に乳幼児）においてピボキシル基を有する抗生物質（小児用製剤）の投与により、低カルニチン血症に伴う低血糖が現れることがある。

［重要な基本的注意］

ショックが現れることがあるので、十分な問診が必要。

［薬剤の特徴］

セフジトレンピボキシルが吸収時に腸管壁でセフジトレンとなり、幅広い抗菌活性をもつと同時に、各種細菌の産生する β - ラクタマーゼにも安定である。本剤の吸収は空腹時より食後のほうが良好である。歯周組織炎、歯冠周囲炎、顎炎合わせて85.4%の有効率

［薬効・薬理］

本剤は活性体セフジトレンとして抗菌力をもつ。活性体は好気性および嫌気性のグラム陽性菌からグラム陰性菌までに幅広く効果を示す。抗菌作用は殺菌作用。活性体は細菌の細胞壁合成を阻害する。

［薬物動態］

血中濃度（健康成人、空腹時に 100 錠剤を 1 錠、2 錠を単回投与時の血中濃度および薬物動態パラメータ：Cmax は 1.4h 後に 1.66、2h 後 3.44 μg/mL、T1/2 は 2.25h、1.68h、AUC は 7.16、11.9 μg・h/mL であった。
組織内移行：抜歯創内、上顎洞粘膜組織などへ移行。
代謝・排泄：吸収時に代謝され、抗菌活性をもつセフジトレンとピバリン酸になる。
ピバリン酸はカルニチン抱合され、ピバロイルカルニチンとして尿中排泄。
注：嚥下困難等により錠剤の使用が困難な場合には、成人へ小児用細粒剤を使用することができる。

【規制区分】処方せん医薬品
【貯法】錠剤：防湿・室温保存、小児用細粒：防湿・遮光・室温保存
【文献】
1. 医薬品インタビューフォーム 2012 年 6 月改訂（第 8 版）.

セフカペンピボキシル塩酸塩
cefcapene pivoxil hydrochloride(CFPN-PI)

［商品名］

フロモックス（塩野義）［100mg 錠剤（654 100）、75mg 錠剤（654 75）、小児用細粒剤（10%）］、ジェネリック医薬品各社

［歯科の適応］

歯周組織炎、歯冠周囲炎、顎炎

［用法・用量］

1 回 100mg（力価）1 日 3 回食後（増減）。
難治性または効果不十分と思われる症例には 1 回 150mg（力価）、1 日 3 回食後。

［用法関連注意］

耐性菌の発現を防ぐため、原則として感受性を確認し、疾病の治療上、必要最小限の期間に限る。

危 ［禁忌］

本剤の成分によるショックの既往

危 ［原則禁忌］

本剤の成分またはセフェム系抗菌薬に過敏症の既往

❗[慎重投与]

ペニシリン系抗菌薬に過敏症の既往、アレルギー体質（気管支喘息、発疹、蕁麻疹）（本人、家族）、高度の腎障害、経口摂取不良、非経口栄養中、全身状態不良

❗[重大な副作用]

ショック、アナフィラキシー様症状、急性腎不全、無顆粒球症、血小板減少、溶血性貧血、偽膜大腸炎、出血性大腸炎、皮膚粘膜眼症候群（Stevens-Johnson 症候群）、中毒性表皮壊死融解症（Toxic Epidermal Necrolysis : TEN）、紅皮症、間質性肺炎、好酸球性肺炎、劇症肝炎、肝機能障害、黄疸、黄紋筋融解症（発現頻度不明）

[副作用]

錠剤における承認時の副作用は 3.46％。主なものは、発疹 0.16％、蕁麻疹 0.09％等の過敏症状と下痢 1.28％、軟便 0.31％、胃不快感 0.34％等の消化器症状であった。臨床検査値の異常変動は 8.10％。主なものは、ALT（GPT）上昇 3.93％、AST（GOT）上昇 3.25％、好酸球増多 2.05％等であった。

[併用注意・相互作用]

添付文書に記載なし。

テステープ反応を除くベネディクト試薬、フェーリング試薬、クリニテストによる尿糖検査では偽陽性を呈することがあるので注意する。

直接クームス試験陽性を呈することがあるので注意する。

[高齢者への投与]

一般的に生理機能が低下しているので、用量に留意するなど慎重投与する。高齢に伴う腎機能低下により、血中濃度半減期の延長が起こる。ビタミンK欠乏による出血が生じる。

[妊婦・産婦・授乳婦等への投与]

妊娠中の投与に関する安全性は確立していない。妊婦または妊娠している可能性のある女性には、治療上の有益性が危険性を上回ると判断される場合にだけ投与する。ヒト母乳中への移行はなし。妊娠後期にピボキシル基を有する抗生物質を投与された妊婦と、その出生児において低カルニチン血症の発現が報告されている。

[小児への投与]

安全性は確立していない。小児（特に乳幼児）においてピボキシル基を有する抗生物質（小児用製剤）の投与により、低カルニチン血症に伴う低血糖が現れることがある。

[重要な基本的注意]

ショックが現れることがあるので、十分な問診が必要。

[薬剤の特徴]

セフカペンピボキシル塩酸塩が腸管内で加水分解を受け、活性体セフカペンとして効果を示す。幅広い抗菌活性をもつと同時に、各種細菌の産生する β - ラクタマーゼにも安定である。歯科・口腔外科領域感染症に対する有効率は 90.4％

[薬効・薬理]

本剤は吸収時に腸管壁のエステラーゼにより加水分解を受け、活性体セフカペンとして抗菌力をもつ。活性体は好気性および嫌気性のグラム陽性菌からグラム陰性菌までに幅広く効果を示す。抗菌作用は殺菌作用。活性体は細菌の細胞壁合成を阻害する。

[薬物動態]

血漿中濃度（健康成人、空腹時に 100、150 錠剤・1 錠単回投与時の血漿中濃度および薬物動態パラメータ：1.3 ± 0.5h 後に 1.28 ± 0.33、2.2 ± 0.5h 後に 1.82 ± 0.1 μg/mL、T1/2 は 1.01 ± 0.11、1.09 ± 0.21h、AUC は 3.86 ± 0.52、5.79 ± 0.66 μg・h/mL で用量依存性。抜歯創貯留液、扁桃組織、上顎洞粘膜組織、口腔内嚢胞壁などへ移行。吸収された本剤はほとんど代謝を受けずに尿中排泄。

【規制区分】処方せん医薬品
【貯法】錠剤：防湿・室温保存　小児用細粒：防湿・遮光・室温保存
注：嚥下困難等により錠剤の使用が困難な場合には、成人へ小児用細粒剤を使用することができる。
【文献】

1. 医薬品インタビューフォーム 2012 年 12 月改訂（第 11 版）.

（3）ペネム系

ファロペネムナトリウム水和物
faropenem sodium hydrate（FRPM）

［商品名］
ファロム（マルホ）［150mg 錠剤（F15）、200mg 錠剤（F20）、ドライシロップ小児用（10%）］

［歯科の適応］
歯周組織炎、歯冠周囲炎（錠剤のみ）、顎炎（錠剤のみ）

［用法・用量］
錠剤：1 回 150 〜 200mg（力価）1 日 3 回（適宜増減）

ドライシロップ小児用：小児に対して1回5mg（力価）/kg を 1 日 3 回、用時溶解して経口投与（適宜増減）。増量の場合は 1 回 10mg（力価）/kg を上限とする。

［用法関連注意］
耐性菌の発現を防ぐため、原則として感受性を確認し、疾病の治療上、必要最小限の期間に限る。

危 ［禁忌］
本剤の成分にショックの既往

危 ［原則禁忌］
本剤の成分に過敏症の既往

！ ［慎重投与］
ペニシリン系、セフェム系またはカルバペネム系薬剤に対する過敏症の既往、アレルギー体質（気管支喘息、発疹、蕁麻疹）（本人、家族）、高度の腎障害、高齢、経口摂取不良、非経口栄養中、全身状態不良

！ ［重大な副作用］
ショック、肝機能障害、黄疸（0.1%未満）。アナフィラキシー様症状、急性腎不全、偽膜大腸炎等の血便を伴う重篤な大腸炎、皮膚粘膜眼症候群（Stevens-Johnson 症候群）、中毒性表皮壊死症（Lyell 症候群）、間質性肺炎、無顆粒球症、横紋筋融解症（発現頻度不明）

［副作用］
使用後の市販成績調査等において報告された副作用のうち、錠剤では主に下痢・軟便 2.1%、腹痛 0.2%、発疹 0.1%であった。ドライシロップでは主に下痢・軟便 9.7%、発疹 0.3%、嘔吐 0.1%、蕁麻疹 0.1%であった。

［併用注意・相互作用］
イミペネム・シラスタチンナトリウムとの併用で、本剤の血中濃度が上昇する。

フロセミドとの併用で、本剤の腎毒性が増強される。バルプロ酸ナトリウムとの併用で、バルプロ酸の血中濃度が低下し、てんかんの発作が再発することがある。

［臨床検査結果に及ぼす影響］
テステープ反応を除くベネディクト試薬、フェーリング試薬、クリニテストによる尿糖検査では偽陽性を呈することがあるので注意する。
直接クームス試験陽性を呈することがあるので注意する。

［高齢者への投与］
一般的に生理機能が低下しているので、1 回 150mg から投与を開始するなど、患者の状態を観察しながら慎重に投与する。高齢に伴う腎機能低下により、血中濃度半減期の延長が起こる。下痢や軟便により全身状態の悪化。ビタミンＫ欠乏による出血が生じる。

［妊婦・産婦・授乳婦等への投与］
妊娠中の投与に関する安全性は確立していない。妊婦または妊娠している可能性のある女性には、治療上の有益性が危険性を上回ると判断される場合にだけ投与する。ヒト母乳中への移行が認められており、投与中の授乳は避けさせる。

［小児への投与］
添付文書に記載なし。

［重要な基本的注意］
ショックが現れることがあるので、十分な問診が必要。
副作用の最も発現頻度の高いのは、下痢、軟便である。

［服用上の注意］
ドライシロップ剤は用時調製の製剤のため、調製後の保存は避け、水に溶解後は速やかに使用すること。やむをえず保存を必要とする場合は、冷蔵庫内に保存し、できる限り速やかに使用すること。市販飲料により調製する場合は、用時調製し、速やかに使用すること。

［薬剤の特徴］

各種細菌の産生する β - ラクタマーゼに安定、β - ラクタマーゼ産生菌にも優れた抗菌力を示す。作用機序は細菌の細胞壁合成阻害により、殺菌作用。各種ペニシリン結合タンパクとの親和性は高く、特に細菌の増殖に必須である高分子 PBP との親和性が高い。歯周組織炎 86.5%、歯冠周囲炎 88.9%、顎炎 86% の有効率

［薬効・薬理］

基本骨格にペネム環をもつペネム系抗菌薬。
抗菌作用としては、好気性グラム陽性菌、好気性グラム陰性菌および嫌気性菌に対して広汎な抗菌スペクトルをもつ。
特に、好気性グラム陽性菌のブドウ球菌属、連鎖球菌属、肺炎球菌、腸球菌、好気性グラム陰性菌のシトロバクター属、エンテロバクター属、および嫌気性のペプトストレプトコッカス属、バクテロイデス属等に強い抗菌力をもつ。

［薬物動態］

血漿中濃度（健康成人、空腹時に 150、300、600 錠 1 錠 1 回投与後 1 〜 1.5 時間）：Cmax2.4、6.2、7.4 μg/mL、T1/2 は 1 時間。AUC にほとんど差がない。
組織内移行：抜歯創浸出液、扁桃組織、上顎洞粘膜組織などへ移行。
代謝・排泄：吸収された本剤は代謝を受けずに尿中排泄。

【規制区分】処方せん医薬品
【貯法】錠剤：防湿・室温保存　小児用細粒：防湿・遮光・室温保存
【文献】
1. 医薬品インタビューフォーム 2014 年 10 月改訂（第 20 版）.

（4）テトラサイクリン系

テトラサイクリン塩酸塩
tetracycline hydrochloride（TC）

［商品名］

アクロマイシン V カプセル（ポーラファルマ）[50mg（KY10）、250mg（KY11）]、**アクロマイシン末（ポーラファルマ）**[原末]

［歯科の適応］

歯周組織炎

［適応関連注意］

胎児・小児に一過性の骨発育不全、歯の着色・エナメル質形成不全を起こすことがある。また、動物実験（ラット）で胎児毒性が認められている。

［用法・用量］

1 日 1g（力価）、小児 30mg（力価）/kg、4 回に分服（適宜増減）

危 ［禁忌］

テトラサイクリン系薬剤に過敏症の既往

！［慎重投与］

肝障害、腎障害、食道通過障害、経口摂取不良、非経口栄養中、全身状態不良、高齢

［副作用］

過敏症（発熱、発疹、蕁麻疹）、皮膚（光線過敏症）、肝臓（AST、ALT の上昇等）、消化器（食欲不振、悪心、嘔吐、腹痛、下痢、口内炎、舌炎、肛門周囲炎、膵炎）、血液（顆粒球減少、好酸球増多、血小板減少）、菌交代症、ビタミン欠乏症（ビタミン K、ビタミン B 群）、頭蓋内圧上昇（頭蓋内圧上昇に伴う症状）

［併用注意・相互作用］

カルシウム、マグネシウム、アルミニウム、鉄剤、ランタン：本剤の吸収が低下。抗凝血薬（ワルファリンカリウム等）：血漿プロトロンビン活性を抑制することがある。SU 系血糖降下薬：血糖降下作用が増強することがある。メトトレキサート：メトトレキサートの作用が増強されることがある。ポルフィマーナトリウム：光線過敏症を起こすおそれ。ジゴキシン：本剤がジゴキシンの作用を増強することがある。黄体・卵胞ホルモン配合薬・経口避妊薬：黄体・卵胞ホルモン配合薬の効果の減弱化および不正性器出血の発現率が増大するおそれ。ボツリヌス毒素製剤：過剰な筋弛緩作用が現れるおそれあり。アトバコン：血漿中アトバコン濃度が約 40%低下。

［高齢者への投与］

生理機能が低下していることが多く副作用が発現しやすい。ビタミン K 欠乏による出血傾向が現

れることがある。

[妊婦・産婦・授乳婦等への投与]

妊婦または妊娠している可能性のある女性には治療上の有益性が危険性を上回ると判断される場合にだけ投与する。授乳中の女性には投与しないことが望ましいが、やむをえず投与する場合には授乳を中止させる（母乳中へ移行することが報告されている）。

[小児への投与]

他の薬剤が使用できないか、無効の場合にだけ適用を考慮する。

[一般的注意]

使用にあたっては、耐性菌の発現等を防ぐため、原則として感受性を確認し、疾病の治療上必要な最小限の期間の投与にとどめる。

[服用上の注意]

食道に停留し、崩壊すると食道潰瘍を起こすことがあるので、多めの水で服用。特に就寝直前の服用は注意。

[薬剤の特徴]

グラム陽性菌、グラム陰性菌、マイコプラズマ、クラミジア等に至るまで、幅広い抗菌スペクトルをもつ。

[薬効・薬理]

細菌のタンパク合成系で、aminoacyl t-RNA が m-RNA・リボソーム複合物と結合するのを妨げ、タンパク合成を阻止させ抗菌作用を発揮。動物のリボソーム 80S には作用せず、細菌の内服ではリボソームの 30S サブユニットに作用する選択毒性を有する。

[薬物動態]

健常成人男子に 250mg 単回経口投与時、最高血中濃度は投与 3.6 時間後に 1.2 μ g/mL であった。8 時間までの尿中排泄率は 13.5％であった。

【規制区分】処方せん医薬品
【貯法】カプセル：防湿・室温保存　粉末：防湿・遮光・室温保存
【文献】
1. 医薬品インタビューフォーム 2013 年 5 月改訂（第 7 版）.

ミノサイクリン塩酸塩
minocycline hydrochloride（MINO）

[商品名]

ミノマイシン（ファイザー）［50mg カプセル剤（LL320）、100mg カプセル剤（LL324）、50mg 錠剤（LL315）、100mg 錠剤（LL316）、20mg 顆粒剤］、ジェネリック医薬品各社

[歯科の適応]

錠剤・カプセル剤：歯周組織炎、歯冠周囲炎、上顎洞炎、顎炎
顆粒剤：歯周組織炎、感染性口内炎

[適応関連注意]

胎児・小児に一過性の骨発育不全、歯の着色・エナメル質形成不全を起こすことがある。また、動物実験（ラット）で胎児毒性が認められている。

[用法・用量]

初回投与量 100 〜 200mg、以後 12 時間ごとまたは 24 時間ごとに 100mg（増減）。小児には顆粒剤 1 日 2 〜 4mg/kg、12 時間ごとまたは 24 時間ごとに投与（増減）。

危 [禁忌]

テトラサイクリン系薬剤に過敏症の既往

! [慎重投与]

肝障害、腎障害、食道通過障害（錠剤・カプセル剤）、経口摂取不良、非経口栄養中、全身状態不良、高齢

! [重大な副作用]

ショック、アナフィラキシー様症状、全身性紅斑性狼瘡（SLE）様症状の増悪、結節性多発動脈炎、顕微鏡的多発血管炎、自己免疫性肝炎、皮膚粘膜眼症候群（Stevens-Johnson 症候群）、中毒性表皮壊死融解症（Toxic Epidermal Necrolysis：TEN）、多形紅斑、剥奪製皮膚炎、薬剤性過敏症症候群、血液障害（汎血球減少、無顆粒球症、顆粒球減少、白血球減少、血小板減少、貧血）、重篤な肝機能障害、急性腎不全、間質性腎炎、呼吸困難、間質性肺炎、PIE 症候群、膵炎、痙攣、意識障害等の精神神経障害、出血性腸炎、偽膜性大腸炎（発現頻度不明）

[副作用]

カプセル剤における副作用として、その主に腹痛（3.07％）、悪心（3.04％）、食欲不振（1.88％）、

胃腸障害（1.13％）等の消化器症状、めまい感（2.85％）などが報告されている。

［併用注意・相互作用］

カルシウム、マグネシウム、アルミニウム、鉄剤、ランタン：本剤の吸収が低下。抗凝血薬（ワルファリンカリウム等）：血漿プロトロンビン活性を抑制することがある。SU 系血糖降下薬：血糖降下作用が増強することがある。メトトレキサート：メトトレキサートの作用が増強されることがある。ポルフィマーナトリウム：光線過敏症を起こすおそれ。ジゴキシン：本剤がジゴキシンの作用を増強することがある。黄体・卵胞ホルモン配合薬・経口避妊薬黄体・卵胞ホルモン配合薬の効果の減弱化および不正性器出血の発現率が増大するおそれ。外用剤を除くビタミン A 製剤、レチノイド製剤：頭蓋内圧上昇が現れることがある。

［高齢者への投与］

生理機能が低下していることが多く副作用が発現しやすい。ビタミン K 欠乏による出血傾向が現れることがある。

［妊婦・産婦・授乳婦等への投与］

妊婦または妊娠している可能性のある女性には治療上の有益性が危険性を上回ると判断される場合にだけ投与する。授乳中の女性には投与しないことが望ましいが、やむをえず投与する場合には授乳を中止させる（母乳中へ移行することが報告されている）。

［小児への投与］

他の薬剤が使用できないか、無効の場合にだけ適用を考慮する。

［重要な基本的注意］

めまい感が現れることがあるので、危険を伴う機械の操作および高所での作業等に従事させないように注意する。

［一般的注意］

使用にあたっては、耐性菌の発現等を防ぐため、原則として感受性を確認し、疾病の治療上必要な最小限の期間の投与にとどめる。

［服用上の注意］

食道に停留し、崩壊すると食道潰瘍を起こすことがあるので、多めの水で服用。特に就寝直前の服用は注意。

［薬剤の特徴］

グラム陽性菌およびグラム陰性菌に広範な抗菌作用を有する。歯冠周囲炎、歯根膜炎、感染上顎嚢胞、歯肉炎、歯性上顎炎、顎下腺炎等に 75.7％ の有効率であった。

［薬効・薬理］

細菌のタンパク合成系で、aminoacyl t-RNA が m-RNA・リボソーム複合物と結合するのを妨げ、タンパク合成阻止により抗菌作用。動物のリボソームには作用せず、細菌のリボソームの 30S サブユニットに特異的に作用する選択毒性。

［薬物動態］

100mg 錠剤を単回経口投与時の最高血中濃度は 2 時間後に 1.2μg/mL に達した。

【規制区分】処方せん医薬品
【貯法】遮光・防湿・室温保存（顆粒剤・錠剤）、防湿・室温保存（カプセル剤）
【文献】
1. 医薬品インタビューフォーム 2013 年 9 月改訂（第 12 版）.

ドキシサイクリン塩酸塩水和物
doxycycline hydrochloride hydrate（DOXY）

［商品名］

ビブラマイシン（ファイザー）[50mg 錠剤（PT096）、100mg 錠剤（PT097）]

［歯科の適応］

歯冠周囲炎

［適応関連注意］

胎児・小児等に一過性の骨発育不全、歯の着色・エナメル質形成不全を起こすことがある。また、動物実験（ラット）で胎児毒性が認められている。

［用法・用量］

初日 1 日 200mg（力価）1 ～ 2 回に分服、2 日目から 1 日 1 回 100mg（力価）（増減）

危 ［禁忌］

本剤またはテトラサイクリン系抗菌薬に過敏症の既往

❗［慎重投与］

肝障害、食道通過障害、経口摂取不良、非経口栄

養中、全身状態不良、高齢

![!] [重大な副作用]

ショック、アナフィラキシー様症状（呼吸困難、血管神経性浮腫等）、皮膚粘膜眼症候群（Stevens-Johnson 症候群）、中毒性表皮壊死症（Lyell 症候群）、剥脱性皮膚炎、偽膜性大腸炎、肝炎、肝機能障害、黄疸（発現頻度不明）

[副作用]

肝臓（AST、ALT の上昇等）、消化器（食道潰瘍、食道炎、嚥下障害、消化不良、腸炎、肛門周囲炎等）、血液（顆粒球減少、血小板減少、溶血性貧血、好酸球増多等）、循環器（潮紅、低血圧、心膜炎、末梢性浮腫、頻脈等）、腎臓（BUN 上昇等）、過敏症（発熱、蕁麻疹、光線過敏症、多形紅斑等）、筋・骨格系（関節痛、筋肉痛等）、その他（頭蓋内圧上昇に伴う症状、ビタミン K 欠乏症状、ビタミン B 群欠乏症状、全身性エリテマトーデスの悪化、血清病、耳鳴り等）

[併用注意・相互作用]

カルシウム、マグネシウム、アルミニウム、鉄剤、ビスマス塩：本剤の吸収が低下するおそれ。
抗凝血薬（ワルファリン等）：血漿プロトロンビン活性が抑制されることがある。
カルバマゼピン、フェニトイン、リファンピシン、バルビツール酸誘導体：本剤の血中濃度半減期が短縮することがある。
スルホニル尿素系血糖降下薬：血糖降下作用が増強することがある。
経口避妊薬：経口避妊薬の効果を減弱させるおそれ。

[臨床検査結果に及ぼす影響]

尿中カテコールアミン測定で、実際よりも臨床検査値上高値を呈することがある。

[高齢者への投与]

一般的に生理機能が低下していることが多く副作用が発現しやすい。ビタミン K 欠乏による出血傾向が現れることがある。

[妊婦・産婦・授乳婦等への投与]

妊婦または妊娠している可能性のある女性には、治療上の有益性が危険性を上回ると判断される場合にだけ投与する。母乳中へ移行することが報告されているので、授乳中の女性には投与しないことが望ましいが、投与する場合には授乳を中止させる。

[小児への投与]

他の薬剤が使用できないか、無効の場合にだけ適用を考慮する。

[一般的注意]

使用にあたっては、耐性菌の発現等を防ぐため、原則として感受性を確認し、疾病の治療上必要な最小限の期間の投与にとどめる。

[服用上の注意]

食道に停留し、崩壊すると食道潰瘍を起こすことがあるので、多めの水で服用。特に就寝直前の服用は注意。

[薬剤の特徴]

経口投与で速やかに吸収、有効血中濃度を長時間持続。1 日 1 回投与で他のテトラサイクリン系薬剤に効果が匹敵。ミルクや食物の同時摂取により血中濃度のピークが遅れるものの吸収が妨げられることはない。

[薬効・薬理]

グラム陽性菌、グラム陰性菌等に優れた抗菌力。その作用は細菌のタンパク合成阻害による。抗菌スペクトルは他のテトラサイクリン系抗菌薬とほぼ同様。抗菌力は黄色ブドウ球菌を含むグラム陽性菌に、より強力。

[薬物動態]

健常成人に 200mg 経口投与時の最高血中濃度は 2〜4 時間後に約 3μg/mL。半減期は 11〜13 時間。尿中排泄率は 24 時間以内で 15 〜 30%。

【規制区分】処方せん医薬品
【貯法】室温保存
【文献】
1. 医薬品インタビューフォーム 2014 年 8 月改訂（第 9 版）.

（5）マクロライド系

エリスロマイシン
erythromycin（EM）

［商品名］
エリスロマイシン錠「サワイ」（沢井）［200mg
錠剤（SW-325）］

［歯科の適応］
歯冠周囲炎

［用法・用量］
1日800～1,200mg（力価）、小児1日25～
50mg（力価）/kg、1日4～6回（増減）。

［適応関連注意］
耐性菌の発現を防ぐため、原則として感受性を確
認し、疾病の治療上、必要最小限の期間に限る。

危［禁忌］
本剤の成分に過敏症の既往。エルゴタミン含有製
剤、ピモジドを投与中の患者（相互作用）。

！［慎重投与］
肝機能障害（血中濃度が上昇するおそれがある）、
心疾患のある患者（QT延長、心室頻拍（Torsades
de pointes を含む）を起こすことがある）

！［重大な副作用］
偽膜大腸炎等の血便を伴う重篤な大腸炎、心室
頻拍（Torsades de pointes を含む）、QT延長、
ショック、アナフィラキシー、皮膚粘膜眼症候群
（Stevens-Johnson 症候群）、中毒性表皮壊死融解
症（Toxic Epidermal Necrolysis：TEN）、急性腎不
全（急性間質性腎炎）AST（GOT）、ALT（GPT）、
Al-P の上昇等を伴う肝機能障害や黄疸（発現頻
度不明）

［副作用］
過敏症（発疹）、消化器症状（食欲不振、悪心・嘔吐、
胃痛、下痢、鼓腸、胃部不快感、便秘、腹部痙攣）

危［併用禁忌］
エルゴタミン含有製剤、ピモジド

［併用注意・相互作用］
テオフィリン、アミノフィリン水和物、ブロモク
リプチンメシル酸塩、ドセタキセル水和物、パク
リタキセル、セレギリン塩酸塩、シルデナフィル
クエン酸塩、バルデナフィル塩酸塩水和物、タダ
ラフィル、シロスタゾール、シンバスタチン、ア
トルバスタチンカルシウム水和物、ピタバスタチ
ンカルシウム、ジソピラミド、キニジン硫酸塩水
和物、フェロジピン、ベラパミル塩酸塩、ミダゾ
ラム、トリアゾラム、カルバマゼピン、コルヒチン、
バルプロ酸ナトリウム、シクロスポリン、タクロ
リムス水和物、イリノテカン塩酸塩水和物、ビン
ブラスチン硫酸塩、ワルファリンカリウム、ブロ
ナンセリン、エプレレノン、エレトリプタン臭化
水素酸塩、エベロリムス、サキナビルメシル酸塩、
副腎皮質ステロイド（メチルプレドニゾロン等）、
エバスチン、シメチジン、リトナビル：併用で本
剤がこれらの薬剤の代謝を抑制することがある。
ジゴキシン：併用で本剤の腸内細菌叢への影響に
より、ジゴキシンの代謝が抑制される。
ザフィルルカスト：ザフィルルカストの血中濃度
が低下する。

［高齢者への投与］
生理機能が低下しているので、用量に留意するな
ど慎重投与する。

［妊婦・産婦・授乳婦等への投与］
妊娠中の投与に関する安全性は確立していない。
妊婦または妊娠している可能性のある女性には、
治療上の有益性が危険性を上回ると判断される場
合にだけ投与する。ヒト母乳中への移行が報告さ
れている。授乳中の女性に投与する場合は注意する。

［小児への投与］
新生児、乳児で肥厚性幽門狭窄が現れたとの報告
があるので、嘔吐等の症状に注意すること。

［薬剤の特徴］
マクロライド抗菌薬の基本となる薬剤である。腸
溶錠なので、かまずに服用する。

［薬効・薬理］
抗菌作用は試験管内で、ブドウ球菌、レンサ球菌、
肺炎球菌、梅毒トレポネーマに効果。抗菌作用は
静菌的であるが、高濃度では殺菌的に抗菌作用を
発揮する。作用機序は細菌のタンパク合成阻害。

［薬物動態］
血中濃度（健康成人、空腹時に200mg錠2錠を
1回投与）：Tmax3.8±0.6時間、Cmax1.29±
0.31mg/mL、T1/22.0±0.7時間。血清タンパク
結合率：84%。肝代謝。主として胆汁中に排泄
され、一部は尿中排泄。

【規制区分】処方せん医薬品
【貯法】室温保存
【文献】
1. 医薬品インタビューフォーム 2014 年 9 月改訂（第 6 版）.

エリスロマイシンステアリン酸塩
erythromycin strearate

[商品名]

エリスロシン（アボット ジャパン）[100mg 錠剤（112）、200mg 錠剤（P113）]

[歯科の適応]

歯冠周囲炎

[用法・用量]

1 日 800 〜 1,200mg（力価）、小児 1 日 25 〜 50mg（力価）/kg、1 日 4 〜 6 回（増減）

[適応関連注意]

本剤の使用にあたっては、耐性菌の発現等を防ぐため、原則として感受性を確認し、疾病の治療上必要な最小限の期間の投与にとどめる。

[禁忌]

本剤の成分に過敏症の既往。エルゴタミン含有製剤、ピモジドを投与中の患者（相互作用）。

[慎重投与]

肝機能障害、心疾患

[重大な副作用]

偽膜大腸炎等の血便を伴う重篤な大腸炎、心室頻拍、QT 延長、ショック、アナフィラキシー、皮膚粘膜眼症候群（Stevens-Johnson 症候群）、中毒性表皮壊死融解（Toxic Epidermal Necrolysis : TEN）、急性腎不全（急性間質性腎炎）、肝機能障害、黄疸（発現頻度不明）

[副作用]

主な症状は消化器症状。悪心・嘔吐（1.2%）、下痢（0.9%）、胃痛（0.8%）、鼓腸（0.8%）等

[併用禁忌]

エルゴタミン含有製剤、ピモジド：併用でこれらの薬剤の代謝を抑制することがある。

[併用注意・相互作用]

ジソピラミド、キニジン硫酸塩、シクロスポリン、タクロリムス水和物、ワルファリンカリウム、イリノテカン塩酸塩水和物、ビンブラスチン硫酸塩、バルプロ酸ナトリウム、フェロジピン、ベラパミル塩酸塩、ミダゾラム、トリアゾラム、カルバマゼピン、コルヒチン、シンバスチン、アトルバスタチンカルシウム水和物、ピタバスタチンカルシウム、テオフィリン、アミノフィリン水和物、ブロモクリプチンメシル酸塩、ドセタキセル水和物、パクリタキセル、セレギリン塩酸塩、シルデナフィルクエン酸塩、バルデナフィル塩酸塩水和物、タダラフィル、シロスタゾール、ブロナンセリン、エプレレノン、エレトリプタン臭化水素酸塩、エベロリムス、サキナビルメシル酸塩、副腎皮質ホルモン剤（メチルプレドニゾロン等）、エバスチン、シメチジン、リトナビル：併用で本剤がこれらの薬剤の代謝を抑制することがある。
ジゴキシン：併用で本剤の腸内細菌叢への影響により、ジゴキシンの代謝が抑制される。
ザフィルルカスト：ザフィルルカストの血中濃度が低下する。

[高齢者への投与]

生理機能が低下しているので、用量に留意するなど慎重投与する。

[妊婦・産婦・授乳婦等への投与]

妊娠中の投与に関する安全性は確立していない。妊婦または妊娠している可能性のある女性には、治療上の有益性が危険性を上回ると判断される場合にだけ投与する。ヒト母乳中への移行が報告されていることから、授乳を避けさせること。

[小児への投与]

新生児、乳児で肥厚性幽門狭窄が現れたとの報告があるので、嘔吐等の症状に注意すること。

[薬剤の特徴]

マクロライド抗菌薬をエステル化したものであるため、脂溶性が高まり、血中濃度や組織内濃度が高まった。

[薬効・薬理]

抗菌作用は体内で解離しエリスロマイシンとして作用する。主として、ブドウ球菌、レンサ球菌、肺炎球菌などのグラム陽性菌に強い抗菌力を有する。グラム陰性菌、一部のグラム陰性桿菌、梅毒トレポネーマにも作用。抗菌作用は細菌により静菌的ないし殺菌的。作用機序は細菌のタンパク合

成阻害。

［薬物動態］

血漿中濃度（健康成人、空腹時に 200mg 錠剤 1 錠 1 回投与）：Tmax2.8 時間、Cmax0.82μg/mL、T1/2 のデータはない。血漿タンパク結合率は 64.5％上顎洞粘膜などに移行がみられた。主に胆汁中に排泄され、尿中排泄は経口投与量の 5％以下。

【規制区分】処方せん医薬品
【貯法】室温保存
【文献】
1.　医薬品インタビューフォーム 2010 年 8 月改訂（第 3 版）.

ジョサマイシン
josamycin（JM）

［商品名］

ジョサマイシン（アステラス）［50mg 錠剤（205）、200mg 錠剤（206）］、**ジョサマイ（アステラス）**［ドライシロップ（10％）、シロップ（3％）］、**ジョサマイ（アステラス―日医工）**［ドライシロップ（10％）、シロップ（3％）］

［歯科の適応］

歯周組織炎、歯冠周囲炎、上顎洞炎、顎炎

［用法・用量］

1 日 800 〜 1,200mg（力価）1 日 3 〜 4 回（増減）、小児 1 日 30mg（力価）/kg を 3 〜 4 回に分服

危［禁忌］

本剤の成分に過敏症の既往。酒石酸エルゴタミンを含有する製剤またはメシル酸ジヒドロエルゴタミンを投与中の患者

！［慎重投与］

本剤の成分またはマクロライド系薬剤に過敏症の既往、肝障害

！［重大な副作用］

ショック、アナフィラキシー、皮膚粘膜眼症候群（Stevens-Johnson 症候群）、偽膜大腸炎（発現頻度不明）

［副作用］

副作用発現率は 5.6％（調査症例 10,779 例中、605 例）。主な症状は消化器症状（食欲不振、胃部不快感、悪心、嘔気）

危［併用禁忌］

エルゴタミン酒石酸塩含有製剤

［併用注意・相互作用］

免疫抑制薬（シクロスポリン等）、トリアゾラム、ブロモクリプチンメシル酸塩：併用で各薬剤の血中濃度を上昇させる。

［高齢者への投与］

生理機能が低下しているので、用法ならびに投与間隔などに留意し、慎重投与する。

［妊婦・産婦・授乳婦等への投与］

妊娠中の投与に関する安全性は確立していない。乳汁中へ移行するため、本剤投与中の授乳を避けること。

［小児への投与］

添付文書に記載なし。

［一般的注意］

耐性菌の発現などを防ぐため、原則として感受性を確認し、疾病の治療上必要な最小限の期間の投与。

［服用上の注意］

ドライシロップ剤：調製後は冷所に保存し、できるだけ速やかに使用すること。また、軽く振とうしてから服用するよう指示すること。
シロップ剤：軽く振とうしてから服用するよう指示すること。

［薬剤の特徴］

歯周組織炎、歯冠周囲炎など歯科・口腔外科領域で 81.3％の有効率

［薬効・薬理］

ブドウ球菌、レンサ球菌、肺炎球菌などのグラム陽性菌、一部のグラム陰性菌、嫌気性菌ならびにマイコプラズマに対して抗菌力を有する。ブドウ球菌のマクロライド耐性を誘導しない耐性非誘導型抗菌薬である。作用機序は細菌のリボソームに作用し、タンパク合成阻害。

［薬物動態］

血中濃度（成人男子に 1g の経口単回投与）は 1 時間後に最高 2.86 μg/mL。組織内分布は 1g の経口単回投与で、血中濃度の 8 〜 9 倍。経口投与後の尿中排泄率は健常人の微生物学的測定法で、24 時間以内に 10％以下。

【規制区分】処方せん医薬品

【貯法】錠剤：室温保存　ドライシロップ：防湿・室温保存　シロップ：遮光・防湿・室温保存

【文献】

1. 医薬品インタビューフォーム 2014 年 6 月改訂（第 13 版）.

クラリスロマイシン
clarithromycin（CAM）

［商品名］

クラリス（大正富山）［200mg 錠剤（クラリス 200）］、**クラリシッド**（アボット ジャパン）［200mg 錠剤（12）］、ジェネリック医薬品各社

［歯科の適応］

歯周組織炎、歯冠周囲炎、顎炎

［用法・用量］

1 日量 400mg（力価）を 2 回に分けて投与（増減）。

危 ［禁忌］

本剤に過敏症の既往。エルゴタミン含有製剤、ピモジド、タダラフィルを投与中（相互作用の項目参照）。肝臓または腎臓に障害があり、コルヒチンを投与中（相互作用の項目参照）。

！ ［慎重投与］

他のマクロライド系薬剤に過敏症の既往、肝機能障害、腎機能障害、心疾患、低カリウム血症、高齢

！ ［重大な副作用］

ショック、アナフィラキシー、QT 延長、心室性頻脈（Torsades de pointes を含む）、劇症肝炎、肝機能障害、黄疸、肝不全、血小板減少、汎血球減少、溶血性貧血、白血球減少、無顆粒球症、中毒性表皮壊死融解症（Toxic Epidermal Necrolysis : TEN）、皮膚粘膜眼症候群（Stevens-Johnson 症候群）、PIE 症候群・間質性肺炎、偽膜性大腸炎、出血性大腸炎、横紋筋融解症、痙攣、急性腎不全、尿細管間質性腎炎、アレルギー性紫斑病、薬剤性過敏症症候群（発現頻度不明）

［副作用］

頻度の高い副作用としては、発疹 0.18％、下痢 0.14％。他に ALT（GPT）、AST（GOT）の上昇、好酸球増多等の臨床検査値異常。

危 ［併用禁忌］

ピモジド、エルゴタミン含有製剤、タダラフィル

［併用注意・相互作用］

ジゴキシン、テオフィリン、アミノフィリン水和物、コリンテオフィリン、ジソピラミド、エプレレノン、エレトリプタン臭化水素酸塩、カルシウム拮抗剤（ニフェジピン、ベラパミル塩酸塩）、ジエノゲストホスホジエステラーゼ 5 阻害剤（シルデナフィルクエン酸塩、タダラフィル等）、ベンゾジアゼピン系薬剤（トリアゾラム、ミダゾラム等）、カルバマゼピン、シクロスポリン、タクロリムス水和物、ワルファリンカリウム、オキシコドン塩酸塩水和物、フェンタニル、フェンタニルクエン酸塩、抗凝固剤（アピキサバン、リバーロキサバン）、ダビガトランエテキシラート、HIV プロテアーゼ阻害剤（サキナビルメシル酸塩、リトナビル）、デラビルジンメシル酸塩、イトラコナゾール、シンバスタチン、アトルバスタチンカルシウム水和物、ロバスタチン、コルヒチン、スルホニル尿素系血糖降下剤（グリベンクラミド等）：CYP3A4 で代謝される薬剤、あるいは P- 糖タンパクにより排出される薬剤については作用増強による副作用のおそれ。

リファブチン、エトラビリン、リファンピシン、エファビレンツ、ネビラピン：CYP3A4 に対する酵素誘導作用により本剤の代謝が促進される。

［高齢者への投与］

生理機能が低下しており、高い血中濃度が持続するおそれがあるので慎重に投与。

［妊婦・産婦・授乳婦等への投与］

動物実験で母動物に毒性が現れる高用量において、胎児毒性（心血管系の異常、口蓋裂、発育遅延等）が報告されているので、妊婦または妊娠の可能性のある女性には治療上の有益性が危険性を上回ると判断される場合のみ投与すること。また、ヒト母乳中へ移行するため、授乳中の女性には本剤投与中の授乳を避けさせること。

［小児への投与］

低出生体重児、新生児に対する安全性は確立されていない（使用経験がない）。

［一般的注意］

耐性菌の発現などを防ぐため、原則として感受性

を確認し、疾病の治療上必要な最小限の期間の投与にとどめること。

［薬剤の特徴］

歯科・口腔外科領域感染症（歯周組織炎、歯冠周囲炎、顎炎）に 83.0％の有効率（306 例中）。

［薬効・薬理］

グラム陽性菌、インフルエンザ菌、モラクセラ（ブランハメラ）・カタラーリス、マイコプラズマ属、クラミジア属をカバーする広い抗菌スペクトルを有する。作用機序は細菌の 70S リボソームの 50S サブユニットと結合し、タンパク合成を阻害。

［薬物動態］

200mg および 400mg 投与時、それぞれ 1.9 時間および 2.7 時間後に最高血中濃度 1.16μg/mL および 2.7μg/mL に達した。血中半減期はいずれも 4 時間程度。食事による影響はほとんど認められない。

【規制区分】処方せん医薬品
【貯法】室温保存
【文献】
1. 医薬品インタビューフォーム 2013 年 11 月改訂（第 18 版）.

ロキシスロマイシン
roxithromycin（RXM）

［商品名］

ルリッド（サノフィ）［150mg 錠剤（RU164D）］、ジェネリック医薬品各社

［歯科の適応］

歯周組織炎、歯冠周囲炎、顎炎

［用法・用量］

1 日量 300mg（力価）を 2 回に分けて投与（増減）。

危 ［禁忌］

本剤に過敏症の既往。エルゴタミン含有製剤投与中の患者。

！ ［慎重投与］

過敏症の既往、肝障害、高齢

！ ［重大な副作用］

ショック、アナフィラキシー、出血性大腸炎、間質性肺炎、血小板減少症、肝機能障害、黄疸、皮膚粘膜眼症候群（Stevens-Johnson 症候群）（発現頻度不明）

［副作用］

本剤との因果関係が不明な心室性頻拍、QT 延長を含む不整脈の報告あり。頻度の高い副作用としては、ALP（GPT）上昇 0.47％、AST（GOT）上昇 0.36％、好酸球増多 0.27％、下痢 0.16％、胃不快感 0.15％。

危 ［併用禁忌］

エルゴタミンを含有する製剤（エルゴタミンの作用を増強させ、四肢の虚血を起こすことがある）

［併用注意・相互作用］

テオフィリン、ワルファリンカリウムの作用を増強させるおそれ。天然ケイ酸アルミニウムと併用した場合、本剤の吸収が低下したとの報告あり。

［高齢者への投与］

生理機能が低下しているので減量するなど注意すること。

［妊婦・産婦・授乳婦等への投与］

妊娠中の投与に関する安全性は確立されていない。妊婦または妊娠の可能性のある女性には治療上の有益性が危険性を上回ると判断される場合のみ投与すること。また、ヒト母乳中へ移行するため、授乳中の女性には本剤投与中の授乳を避けさせること。

［小児への投与］

安全性は確立されていない（使用経験がない）。

［一般的注意］

耐性菌の発現などを防ぐため、原則として感受性を確認し、疾病の治療上必要な最小限の期間の投与にとどめること。

［薬剤の特徴］

レンサ球菌（腸球菌属を除く）等による急性歯性感染症に有効率 82.9％（316 例中）。また、二重盲検比較試験により有用性確認。

［薬効・薬理］

ブドウ球菌、レンサ球菌、プロピオニバクテリウムなどのグラム陽性菌、マイコプラズマ等に抗菌作用を示す。貪食細胞に取り込まれ、貪食細胞の食菌・殺菌作用を促進する。作用機序はリボソームに結合し、タンパク合成阻害。

［薬物動態］

150mgを空腹時に投与した際、2.5時間後に血中最高濃度6.8μg/mLに達し、半減期は6.2時間。歯肉および顎骨組織への移行は良好。主として肝から糞中に排泄され、尿中には48時間で6～8%。

【規制区分】処方せん医薬品
【貯法】室温保存
【文献】
1. 医薬品インタビューフォーム2013年7月改訂（第9版）.

アジスロマイシン水和物
azithromycin hydrate（AZM）

［商品名］

ジスロマック（ファイザー）[250mg錠剤（Pfizer ZTM 250）、SR成人用ドライシロップ2g]、ジェネリック医薬品各社

［歯科の適応］

歯周組織炎、歯冠周囲炎、顎炎

［用法・用量］

錠剤は、500mg（力価）を1日1回、3日間合計1.5gを投与。成人用ドライシロップは、2g（力価）を用時水で懸濁し、空腹時に1回経口投与する。

［禁忌］

本剤の成分に過敏症の既往

［慎重投与］

他のマクロライド系またはケトライド系薬剤に過敏症の既往、高度な肝機能障害、心疾患のある患者
ドライシロップのみ、遺伝性フルクトース不耐症、グルコース・ガラクトース吸収不全症またはスクラーゼ・イソマルターゼ欠損症の患者（白糖（約20g）を含むため）

［重大な副作用］

ショック、アナフィラキシー、皮膚粘膜眼症候群（Stevens-Johnson症候群）、中毒性表皮壊死融解症（Toxic Epidermal Necrolysis：TEN）、肝炎、肝機能障害、黄疸、肝不全、急性腎不全、偽膜性大腸炎、出血性大腸炎、間質性肺炎、好酸球性肺炎、QT延長、心室性頻脈（Torsades de pointesを含む）、白血球減少・顆粒球減少・血小板減少、横紋筋融解症（発現頻度不明）

［副作用］

副作用等の発現率は6.99%（カプセル剤、細粒剤を含む）。主な副作用は、下痢・軟便1.92%、腹痛0.44%、悪心0.38%、嘔吐0.34%、発疹0.31%。臨床検査値異常は、好酸球数増加1.15%、ALT（GPT）増加1.11%、AST（GOT）増加0.72%等であった。

［併用注意・相互作用］

制酸薬（水酸化マグネシウム、水酸化アルミニウム）により本剤の血中濃度が低下。ワルファリン、シクロスポリンの作用増強。メシル酸ネルフィナビルやジゴキシンの血中濃度上昇。

［高齢者への投与］

生理機能が低下しているので一般状態に注意して投与すること。

［妊婦・産婦・授乳婦等への投与］

妊娠中の投与に関する安全性は確立されていない。妊婦または妊娠の可能性のある女性には治療上の有益性が危険性を上回ると判断される場合のみ投与すること。また、授乳中の女性には本剤投与を避け、投与がやむをえない場合には授乳を中止させること。

［小児への投与］

低出生体重児、新生児に対する安全性は確立されていない（使用経験がない）。

［重要な基本的注意］

アナフィラキシー・ショックが現れるおそれがあるので、アレルギー既往歴、薬物過敏症等について十分な問診を行うこと。
意識障害等が現れることがあるので、自動車の運転等、危険を伴う機械の操作に従事する際には注意が必要。
本剤は組織内半減期が長いことから、投与終了数日後においても副作用が発現する可能性があるので、観察を十分に行うなど注意すること。

［一般的注意］

耐性菌の発現などを防ぐため、原則として感受性を確認し、治療に必要な投与期間は3日間。その後臨床症状の改善がない場合には適切な他の薬剤に変更すること。

［服用上の注意］

ドライシロップ剤は、食後 2 時間以上の空腹時に服用する。服用後は、次の食事を 2 時間以上控えること。懸濁する際は、容器の目盛りを目安に適量の水（約 60mL）で十分に振とうした後、速やかに服用すること。また、完全に服用すること。

［薬剤の特徴］

半減期が長く、1 日 1 回、3 日間投与で 7 日間の有効組織内濃度が持続する（錠剤の場合）。歯科・口腔外科領域感染症（歯周組織炎、歯冠周囲炎、顎炎）に対する有効率は 85.9%（85 例中）。また、二重盲検比較試験によりこの領域における有効性確認。

［薬効・薬理］

ブドウ球菌、レンサ球菌、ペプトストレプトコッカス等のグラム陽性菌、モラクセラ、インフルエンザ菌、マイコプラズマ、クラミジアに有効。食細胞に取り込まれやすい性質を有しているため、食細胞の遊走により感染病巣へ集中的に移行し、長時間持続する。作用機序は 70S リボソームの 50S サブユニットと結合し、細菌のタンパク合成を阻害。

［薬物動態］

500mg（力価）投与時、2.5 時間後付近に最高血中濃度 0.58 μg/mL。血中からの多相性の消失を示し、投与後 48 〜 168 時間の半減期は 61.9 時間。

【規制区分】処方せん医薬品
【貯法】室温保存
【文献】
1. 医薬品インタビューフォーム 2014 年 6 月改訂（第 18 版）.

（6）リンコマイシン系

クリンダマイシン塩酸塩
clindamycin hydrochloride（CLDM）

［商品名］

ダラシン（ファイザー）[75mg カプセル剤（UPJOHN 331）、150mg カプセル剤（UPJOHN 225）]

［歯科の適応］

顎骨周辺の蜂巣炎、顎炎

［用法・用量］

通常、成人には 1 回 150mg（力価）を 6 時間ごとに、小児には 1 日量 15mg（力価）/kg を 3 〜 4 回に分けて経口投与。重症感染症の場合、成人には 1 回 300mg（力価）を 8 時間ごとに、小児には 1 日量 20mg（力価）/kg を 3 〜 4 回に分けて経口投与する。ただし、年齢、体重、症状等に応じて適宜増減する。

［用法関連注意］

本剤の使用にあたっては、耐性菌の発現を防ぐため、原則として感受性を確認し、疾病の治療上必要な最小限の期間の投与にとどめる。

危 ［禁忌］

本剤の成分またはリンコマイシン系抗菌薬に過敏症の既往

！［慎重投与］

高齢および衰弱、大腸炎等の既往、肝障害、腎障害、アトピー性体質、食道通過障害、重症筋無力症

！［重大な副作用］

ショック、アナフィラキシー、偽膜性大腸炎等の血便を伴う重篤な大腸炎、皮膚粘膜眼症候群（Stevens-Johnson 症候群）、中毒性表皮壊死融解症（Toxic Epidermal Necrolysis：TEN）、急性汎発性発疹性膿疱症、剥脱性皮膚炎、薬剤性過敏症症候群、無顆粒球症（発現頻度不明）。

！［重大な副作用（類薬）］

クリンダマイシンリン酸エステルで以下の重大な副作用が報告されている。
間質性肺炎、PIE 症候群、汎血球減少、血小板減少、肝機能障害、黄疸、急性腎不全。

［副作用］

（以下頻度不明）消化器症状（食道潰瘍、下痢、

軟便、食欲不振、悪心・嘔吐、腹痛、舌炎)、過敏症(そう痒、発疹、浮腫)、血液(白血球減少、顆粒球減少、血小板減少、好酸球増多)、肝臓(黄疸、Al-P、AST(GOT)ALT(GPT)の上昇、腎臓(クレアチニン、BUN、NPN の上昇、窒素血症、乏尿、タンパク尿)、神経系(耳鳴、めまい)、菌交代症(口内炎、カンジダ症)、その他(発熱、頭痛、倦怠感、膣炎、小水疱性皮膚炎、多発性関節炎)等

危 [併用禁忌]
エリスロマイシン

[併用注意・相互作用]
末梢性筋弛緩薬(塩化スキサメトニウム、塩化ツボクラリン等)

[高齢者への投与]
一般的に生理的機能が低下しているので慎重に投与する。

[妊婦・産婦・授乳婦等への投与]
妊娠中の投与に関する安全性は確立していない。授乳中の女性には投与しないことが望ましいが、やむをえず投与する場合には授乳を避けさせること。

[小児への投与]
未熟児、新生児に対する安全性は確立していない(使用経験がない)。

[一般的注意]
まれに発熱、腹痛、白血球増多、粘液・血液便を伴う激症下痢を主症状とする重篤な大腸炎で、内視鏡検査により偽膜斑等の形成をみる偽膜性大腸炎が現れることがある。
本剤の使用にあたっては、耐性菌の発現等を防ぐため、原則として感受性を確認し、疾病の治療上必要な最小限の期間の投与にとどめること。

[服用上の注意]
食道に停留し、崩壊すると食道潰瘍を起こすことがあるので、水または牛乳で服用。特に就寝直前の服用は注意。

[薬剤の特徴]
扁桃組織(口蓋扁桃、下鼻甲介、上顎洞粘膜)への移行性が認められている。

[薬効・薬理]
ブドウ球菌、溶血性連鎖球菌、肺炎球菌等のグラム陽性球菌に対して抗菌作用を示す。作用機序は、細菌のリボソーム 50S Subunit に作用し、ペプチド転移酵素反応を阻止しタンパク合成を阻害する。

[薬物動態]
健康成人に 1 回 300mg(力価)を経口投与したときの血中濃度は投与後 1 時間でピークに達する。1 回 150mg(力価)を経口投与したときの 24 時間までの尿中排泄率は平均 17.7%である。

【規制区分】処方せん医薬品
【貯法】室温保存
【文献】
1. 医薬品インタビューフォーム 2013 年 11 月改訂(第 4 版).

(7) ニューキノロン系

トスフロキサシントシル酸塩水和物
tosufloxacin tosilate hydrate(TFLX)

[商品名]
オゼックス(富山化学―大正富山)[75mg 錠剤(OZX)、150mg 錠剤(オゼックス 150)]、トスキサシン(アボット ジャパン)[75mg 錠剤(a 621)、150mg 錠剤(a 622)]、ジェネリック医薬品各社

[歯科の適応]
歯周組織炎、歯冠周囲炎、顎炎

[用法・用量]
1 日 300 〜 450mg(力価)、2 〜 3 回に分服

危 [禁忌]
本剤の成分に過敏症の既往、妊娠または妊娠している可能性のある女性、小児期

! [慎重投与]
高度の腎障害、てんかん等の痙攣性疾患またはこれらの既往、重症筋無力症、高齢

! [重大な副作用]
ショック、アナフィラキシー様症状、中毒性皮膚壊死融解症(Toxic Epidermal Necrolysis:TEN)、皮膚粘膜眼症候群(Stevens-Johnson 症候群)、痙攣、意識障害、急性腎不全、間質性腎炎、肝機能障害、黄疸、無顆粒球症、血小板減少、偽膜性

大腸炎、間質性肺炎、好酸球性肺炎、横紋筋融解症、低血糖（発現頻度不明）

⚠ ［重大な副作用（類薬）］

アキレス腱炎、腱断裂等の腱障害、重症筋無力症の悪化

［副作用］

副作用発現率は 1.13 ％。主な副作用は、発疹 0.12 ％、胃部不快感 0.15 ％、下痢 0.13 ％。臨床検査異常は、ALT（GPT）上昇 0.78 ％、AST（GOT）上昇 0.67 ％、γ -GTP 上昇 0.48 ％。

［併用注意・相互作用］

テオフィリン：併用でテオフィリンの血中濃度上昇。フェニル酢酸系、プロピオン酸系非ステロイド性抗炎症薬：併用で痙攣が現れることがある。制酸薬（アルミニウムまたはマグネシウム含有）、鉄製剤、カルシウム含有製剤：本剤の消化管からの吸収低下。

［高齢者への投与］

腎機能が低下していることが多いため、高い血中濃度が持続するおそれがあるので用量ならびに投与間隔に留意し、慎重に投与すること。

［妊婦・産婦・授乳婦等への投与］

妊娠中の投与に関する安全性は確立していない。授乳中の女性には本剤投与中は授乳を避けさせること（母乳中へ移行することがある）。

［小児への投与］

安全性は確立していないので、投与しないこと。

［一般的注意］

耐性菌の発現などを防ぐため、原則として感受性を確認し、疾病の治療上必要な最小限の期間の投与にとどめること。

［薬剤の特徴］

歯周組織炎 81.4 ％、歯冠周囲炎 83.7 ％、顎炎 85.4 ％の有効率

［薬効・薬理］

グラム陽性菌、グラム陰性菌および嫌気性菌に幅広い抗菌スペクトラムを有し、特にメチシリン耐性ブドウ球菌（MRSA）等のグラム陽性菌や、グラム陰性菌および嫌気性菌に強い抗菌力を示す DNA ジャイレース活性阻害で細菌の DNA 複製を妨げる。

［薬物動態］

150mg、300mg 食後単回投与時の最高血中濃度は約 2 時間後に 0.54、1.06 μg/mL。半減期は 4.85hr、4.44hr。150mg 食後単回投与時の尿中排泄率は 24 時間で 45.8 ％。大部分が未変化体として尿中または糞中に排泄。

【規制区分】処方せん医薬品
【貯法】室温保存
【文献】
1.　医薬品インタビューフォーム 2011 年 2 月改訂（第 14 版）.

オフロキサシン
ofloxacin tosilate（OFLX）

［商品名］

タリビッド（第一三共）［100mg 錠剤（D721）］、ジェネリック医薬品各社

［歯科の適応］

歯周組織炎、歯冠周囲炎、顎炎

［用法・用量］

1 日 300 〜 600mg（力価）、2 〜 3 回に分服

危 ［禁忌］

本剤の成分およびレボフロキサシンに過敏症の既往、妊娠または妊娠している可能性のある女性、小児期

⚠ ［慎重投与］

高度の腎障害、てんかん等の痙攣性疾患またはこれらの既往、キノロン系抗菌薬に過敏症、重症筋無力症、高齢

⚠ ［重大な副作用］

ショック、アナフィラキシー、中毒性皮膚壊死融解症（Toxic Epidermal Necrolysis：TEN）、皮膚粘膜眼症候群（Stevens-Johnson 症候群）、痙攣、QT 延長、心室頻拍（Torsades de pointes を含む）、急性腎不全、間質性腎炎、劇症肝炎、肝機能障害、黄疸、無顆粒球症、汎血球減少症、血小板減少、溶血性貧血、間質性肺炎、好酸球性肺炎、重篤な大腸炎、横紋筋融解症、低血糖、腱障害、錯乱・せん妄・抑うつ等の神経症状、過敏性血管炎、重症筋無力症の悪化（発現頻度不明）

［副作用］

承認後における使用成績調査（6 年間）17,670 例中報告された副作用は 2.6％。主な副作用は腹痛、嘔気等の消化器症状 1.4％、不眠等の精神神経系症状 0.5％であった。

［併用注意・相互作用］

フェニル酢酸系またはプロピオン酸系非ステロイド性消炎鎮痛薬（フェンブフェン等）：併用で痙攣を起こすおそれ。

アルミニウムまたはマグネシウム含有の制酸薬、鉄製剤：併用で本剤の吸収低下。

クマリン系抗凝固薬（ワルファリン）：併用でワルファリンの作用増強のおそれ。

［高齢者への投与］

腎機能が低下している高齢者では、高い血中濃度が持続するおそれがあるので用量に注意し、慎重に投与すること。

［妊婦・産婦・授乳婦等への投与］

妊娠中の投与に関する安全性は確立していない。授乳中の女性には本剤投与中は授乳を避けさせること（母乳中へ移行することがある）。

［小児への投与］

安全性は確立していないので、投与しないこと。

［一般的注意］

耐性菌の発現等を防ぐため、原則として感受性を確認し、疾病の治療上必要な最小限の期間の投与にとどめること。

［薬剤の特徴］

歯周組織炎 79.8％、歯冠周囲炎 86.5％、顎炎 81.6％の有効率

［薬効・薬理］

グラム陽性菌、グラム陰性菌および嫌気性菌に広範囲な抗菌スペクトラムを有する。抗菌作用は殺菌的で、MIC 濃度において溶菌が認められる。細菌の DNA ジャイレースに特異的に作用し DNA の複製を阻害、抗菌作用は殺菌的。

［薬物動態］

100mg、200mg 食後単回投与時の最高血中濃度は 1 〜 3 時間後に 1.00、1.65μg/mL。半減期 3.6 〜 4.5 時間。尿中には 48 時間までに 90％以上が未変化体のまま排泄。

【規制区分】処方せん医薬品
【貯法】室温保存
【文献】

1. 医薬品インタビューフォーム 2013 年 12 月改訂（第 14 版）.

ロメフロキサシン塩酸塩
lomefloxacin hydrochloride（LFLX）

［商品名］

バレオン（アボット ジャパン）［100mg カプセル剤（HC198）、200mg 錠剤（HC197）］、ロメバクト（塩野義）［100mg カプセル剤（782）］

［歯科の適応］

歯周組織炎、歯冠周囲炎、顎炎

［用法・用量］

1 回 100 〜 200mg（力価）、1 日 2 〜 3 回に分服

［禁忌］

本剤の成分に過敏症の既往、フルルビプロフェンアキセチル、フルルビプロフェンまたはフェンブフェンを投与中、妊婦または妊娠している可能性のある女性、小児期

［慎重投与］

高度の腎障害、てんかん等の痙攣性疾患またはこれらの既往、類似化合物（キノロン系抗菌薬）に過敏症の既往、高齢、重症筋無力症

［重大な副作用］

ショック、アナフィラキシー様症状、急性腎不全、偽膜性大腸炎、低血糖、痙攣、口蓋弓腫脹（0.1％未満）。横紋筋融解症、アキレス健炎、腱断裂等の腱障害、皮膚粘膜眼症候群（Stevens-Johnson 症候群）、中毒性皮膚壊死融解症（Toxic Epidermal Necrolysis：TEN）、QT 延長、心室頻拍（Torsades de pointes を含む）（発現頻度不明）

［重大な副作用（類薬）］

間質性肺炎、重症筋無力症の悪化

［副作用］

再審査終了時における安全性評価対象例 111,810 例中、臨床検査値の異常変動を含む副作用は 0.74％。主な副作用は、発疹 0.13％、下痢 0.1％、嘔気、胃不快感、腹痛ともに 0.07％、光線過敏性反応 0.05％。

☠ [併用禁忌]

フルルビプロフェンアキセチル、フェンブフェン

[併用注意・相互作用]

フェニル酢酸系またはプロピオン酸系非ステロイド性抗炎症薬、アルミニウムまたはマグネシウム含有の制酸薬

[高齢者への投与]

腎機能が低下していることが多いため、高い血中濃度が持続するおそれがあるので用量ならびに投与間隔に留意し、慎重に投与すること。

[妊婦・産婦・授乳婦等への投与]

妊娠または妊娠している可能性のある女性には投与しないこと。授乳中の女性には本剤投与中は授乳を避けること。

[小児への投与]

安全性は確立していないので、投与しないこと。

[一般的注意]

光線過敏症、全身発疹等の皮膚症状が現れることがあるので、投与にあたっては、日光曝露をできるだけ避け、発疹が現れた場合には服薬を中止し、適切な処置を行うこと。耐性菌の発現を防ぐため、原則として感受性を確認し、疾病の治療上必要な最小限の期間の投与にとどめること。

[薬剤の特徴]

1回200mg、1日2回の投与でも優れた臨床効果を示す。歯周組織炎86.5%、歯冠周囲炎82.6%、顎炎81.8%の有効率

[薬効・薬理]

細菌特有のDNAジャイレースに作用して、DNA合成を阻害することにより、殺菌的抗菌作用を示す。グラム陽性菌、緑膿菌を含むグラム陰性菌および嫌気性菌まで幅広い抗菌力を示し、作用は殺菌的。組織内移行は良好で、多くの体液、組織で血中濃度以上の濃度が得られる。

[薬物動態]

健康成人・空腹時における100mg、200mg単回投与時におけるCmax(μ g/mL)1.18 ± 0.15、1.89 ± 0.29、Tmax（hr）0.97 ± 0.02、1.23 ± 0.29。半減期は7〜8時間。大部分が未変化体として尿中に排泄。

【規制区分】処方せん医薬品

【貯法】室温保存
【文献】
1. 医薬品インタビューフォーム2010年9月改訂（第8版）.

レボフロキサシン水和物
Levofloxacin hydrate（LVFX）

[商品名]

クラビット（第一三共）[250mg 錠剤（クラビット250mg）、500mg 錠剤（クラビット500mg）、細粒剤10%]、ジェネリック医薬品各社

[歯科の適応]

歯周組織炎、歯冠周囲炎、顎炎

[用法・用量]

1回500mg（錠500mg：1錠、錠250mg：2錠、または細粒10%：5g）を1日1回経口投与する。

☠ [禁忌]

本剤の成分に過敏症の既往、妊婦または妊娠している可能性のある女性、小児期、等

❗ [慎重投与]

高度の腎障害、てんかん等の痙攣性疾患またはこれらの既往、高齢、キノロン系抗菌薬に過敏症の既往、重篤な心疾患（不整脈、虚血性心疾患等）、重症筋無力症

❗ [重大な副作用]

ショック、痙攣、急性腎不全、肝機能障害、血小板減少（0.01%未満）。アナフィラキシー、中毒性表皮壊死融解症（Toxic Epidermal Necrolysis : TEN）、皮膚粘膜眼症候群（Stevens-Johnson症候群）、QT延長、心室頻拍（Torsades de pointesを含む）、間質性腎炎、劇症肝炎、黄疸、無顆粒球症、汎血球減少症、溶血性貧血、間質性肺炎、好酸球性肺炎、偽膜性大腸炎等の血便を伴う重篤な大腸炎、横紋筋融解症、低血糖、アキレス腱炎・腱断裂等の腱障害、錯乱等の精神症状、過敏性血管炎、重症筋無力症の悪化（発現頻度不明）

[副作用]

副作用発現率は3.16%。主な副作用は、悪心0.36%、下痢0.31%、浮動性めまい0.26%、発疹0.10%。臨床検査値異常は、ALT（GPT）上昇0.19%、AST（GOT）上昇0.16%であった。

[併用注意・相互作用]

フェニル酢酸系またはプロピオン酸系非ステロイド性抗炎症薬：痙攣を起こすおそれがある。

アルミニウムまたはマグネシウムを含有する製剤（制酸薬等）、鉄製剤：本剤の効果が減弱されるおそれがある。

ワルファリン：ワルファリンの作用を増強したとの報告がある。

[高齢者への投与]

本剤は、主として腎臓から排泄されるが、高齢者では腎機能が低下していることが多いため、半減期が延長し高い血中濃度が持続するおそれがあるので、投与量ならびに投与間隔に留意し、慎重に投与すること。

[妊婦・産婦・授乳婦等への投与]

妊婦または妊娠している可能性のある女性には投与しないこと。授乳中の女性には本剤投与中は授乳を避けさせること。

[小児への投与]

安全性は確立していないので、投与しないこと。

[用法関連注意]

本剤の使用にあたっては、耐性菌の発現等を防ぐため、原則として感受性を確認し、疾病の治療上最小限の期間の投与にとどめること。長期投与が必要な場合は、経過観察を十分に行うこと。

本剤の500mg1日1回投与は、100mg1日3回投与に比べ耐性菌の出現を抑制することが期待できる。本剤の投与にあたり、用量調節時を含め錠250mgおよび細粒10%を用いる場合も分割投与は避け、必ず1日量を1回で投与すること。

腎機能低下患者では高い血中濃度が持続するので、下記の用法・用量を目安として、必要に応じて投与量を減じ、投与間隔をあけて投与することが望ましい。

クレアチニン クリアランス (Ccr：mL/min)	用法・用量
20 ≦ Ccr < 50	初日500mgを1回、2日目以降250mgを1日に1回投与する。
Ccr < 20	初日500mgを1回、3日目以降250mgを2日に1回投与する。

[薬剤の特徴]

すでに当該領域で広く使用されているオフロキサシンの活性本体であり、オフロキサシンの約2倍の抗菌活性を示す。2009年4月、PK-PD理論に基づき、従来の100mg1日3回投与（100mg製剤）から500mg1日1回投与（500mgおよび250mg製剤）へ投与方法が見直された。レンサ球菌属、ペプトストレプトコッカス属等による歯科・口腔外科領域感染症（歯周組織炎、歯冠周囲炎、顎炎）に対する有効率は83.4%（100mg製剤でのデータ）。

[薬効・薬理]

嫌気性菌を含むグラム陽性菌群およびグラム陰性菌群に広範囲な抗菌スペクトルを有し、クラミジア・トラコマティス、炭疽菌、ペスト菌、野兎病菌、ブルセラ属、Q熱リケッチアに強い抗菌活性を示す。作用機序は、DNAジャイレースおよびトポイソメレースIVを阻害し、殺菌的に作用する。

[薬物動態]

健康成人に500mgを単回投与時（空腹時）、Cmaxは $8.04 \pm 1.98 \mu \mathrm{g/mL}$、半減期は 7.89 ± 1.04 時間であった。また24時間までの尿中排泄率は79.6%であった。

【規制区分】処方せん医薬品
【貯法】錠剤・細粒剤（H.S.）：室温保存、細粒剤（バラ）：室温・遮光保存
【文献】
1）医薬品インタビューフォーム2014年2月改訂（第11版）.

シタフロキサシン水和物
Sitafloxacin hydrate（STFX）

[商品名]

グレースビット（第一三共）[50mg錠剤（DSC 741）、細粒剤10%]

[歯科の適応]

歯周組織炎、歯冠周囲炎、顎炎

[用法・用量]

1回50mg（錠：1錠、または細粒：0.5g）を1日2回、または1回100mg（錠：2錠、または細粒：

1g）を1日1回経口投与。効果不十分の場合、1回100mg（錠：2錠、または細粒：1g）を1日2回経口投与可能。

危 [禁忌]

本剤の成分に過敏症の既往、妊婦または妊娠している可能性のある女性、小児等

！ [慎重投与]

腎機能障害、てんかん等の痙攣性疾患またはこれらの既往、重症筋無力症、高齢

！ [重大な副作用]

肝機能障害、低血糖（0.01％未満）。ショック、アナフィラキシー、皮膚粘膜眼症候群（Stevens-Johnson症候群）、急性腎不全、偽膜性大腸炎（発現頻度不明）

！ [重大な副作用（類薬）]

中毒性表皮壊死融解症（Toxic Epidermal Necrolysis：TEN）、痙攣、QT延長、心室頻拍（Torsades de pointesを含む）、間質性肺炎、横紋筋融解症、腱障害、無顆粒球症、汎血球減少症、血小板減少、溶血性貧血、錯乱・せん妄・幻覚などの精神症状、重症筋無力症の悪化

[副作用]

副作用発現率は33.5％（国内臨床試験：総症例1,220例中409例）。主な副作用は、胃腸障害16.7％、下痢12.5％。臨床検査値異常は、ALT（GPT）上昇5.9％、AST（GOT）上昇4.8％、好酸球数増加3.9％等であった。

[併用注意・相互作用]

アルミニウムまたはマグネシウムを含有する製剤（制酸薬等）、鉄製剤：本剤の効果が減弱されるおそれがある。
フェニル酢酸系またはプロピオン酸系非ステロイド性消炎鎮痛薬：痙攣を起こすおそれがある。

[高齢者への投与]

高齢者では生理機能が低下しているので、患者の状態を十分に観察しながら慎重に投与すること。

[妊婦・産婦・授乳婦等への投与]

妊婦または妊娠している可能性のある女性には投与しないこと。授乳中の女性には本剤投与中は授乳を避けさせること。

[小児への投与]

安全性は確立していないので、投与しないこと。

[用法関連注意]

本剤の使用にあたっては、耐性菌の発現等を防ぐため、原則として感受性を確認し、疾病の治療上最小限の期間の投与にとどめること。腎機能が低下している患者では、本剤の血中濃度が上昇するため、下記の用法・用量を目安として、投与量、投与間隔を調節すること。

クレアチニンクリアランス（Ccr：mL/min）	用法・用量（体重60kgとした場合）
50 ≦ Ccr	50mg　1日2回
	100mg　1日1回
30 ≦ Ccr < 50	50mg　1日1回
10 ≦ Ccr < 30	1回50mgを48時間以上の間隔ごと

[薬剤の特徴]

キノロン耐性肺炎球菌に対しても抗菌力を示すことに加え、近年世界的に耐性化が問題となりつつあるキノロン耐性大腸菌に対しても強い抗菌力を示す。歯科・口腔外科領域感染症に対する有効率は、歯周組織炎100％、歯冠周囲炎100％、顎炎94.4％。

[薬効・薬理]

好気性または嫌気性のグラム陽性菌およびグラム陰性菌、非定型菌に対し、幅広い抗菌スペクトルを有し、特に肺炎球菌（ペニシリン耐性、マクロライド耐性および多剤耐性肺炎球菌を含む）および腸球菌属、緑膿菌および大腸菌（キノロン耐性大腸菌を含む）に対して、他のニューキノロン系抗菌薬に比べ強い抗菌活性を示す。細菌のDNA複製に必須の酵素であるDNAジャイレースおよびトポイソメラーゼIVの両酵素に対して高い阻害活性を示す。

[薬物動態]

健常成人に単回経口投与（50mg、100mg空腹時および100mg食後）した場合、C_{max}はそれぞれ0.51 ± 0.14、1.00 ± 0.14、0.88 ± 0.31 μg/mL、半減期はそれぞれ6.2 ± 0.4、5.7 ± 0.7、5.5 ± 0.5hr.。上顎洞粘膜、篩骨洞粘膜、口蓋扁桃、歯肉、抜歯創貯留液等、良好な組織移行性が確認されている。尿中排泄率は、投与後48時間で約70％が未変化体のまま排泄。

【規制区分】処方せん医薬品
【貯法】錠剤：室温保存、細粒剤：室温・遮光保存

【文献】

1. 医薬品インタビューフォーム 2014 年 11 月改訂（第 11 版）.

（8）クロラムフェニコール系

クロラムフェニコール
chloramphenicol（CP）

[商品名]

クロロマイセチン（第一三共）[50mg 錠剤（SANKYO 607）、250mg 錠剤（SANKYO 609）]

[歯科の適応]

歯周組織炎、歯冠周囲炎

[用法・用量]

通常成人 1 日 1.5 〜 2g（力価）を 3 〜 4 回に分割経口投与する。小児には 1 日 30 〜 50mg（力価）/kg を 3 〜 4 回に分割経口投与する。なお、年齢、症状により適宜増減する。

危 [禁忌]

造血機能低下、低出生体重児、新生児、本剤の成分に過敏症の既往、骨髄抑制を起こす可能性のある薬剤を投与中

❗[慎重投与]

肝・腎機能障害、経口摂取不良、非経口栄養中、全身状態不良（ビタミン K 欠乏症状が現れることがあるので観察を十分に行うこと）、高齢

❗[重大な副作用]

（以下頻度不明）再生不良性貧血、Gray syndrome、視神経炎、末梢神経炎

[副作用]

（以下頻度不明）血液（顆粒球減少、血小板減少症）、肝臓（肝障害）、消化器（胃部圧迫感、悪心、嘔吐、軟便、下痢、腸炎）、過敏症（過敏症状）、菌交代症（菌交代症）ビタミン欠乏症（ビタミン K 欠乏症状（低プロトロンビン血症、出血傾向等）、ビタミン B 群欠乏症状（舌炎、口内炎、食欲不振、神経炎等））等

危 [併用禁忌]

骨髄抑制を起こす可能性のある薬剤

[併用注意・相互作用]

クマリン系抗凝血薬（ワルファリン）、スルホニル尿素系経口血糖降下薬（トルブタミド、クロルプロパミド等）、スルホンアミド系経口血糖降下薬（グリブゾール等）、インスリン製剤、リファンピシン、シクロホスファミド、メトトレキサート、バルビツール酸誘導体（フェノバルビタール等）、シクロスポリン

[高齢者への投与]

次の点に注意し、用量ならびに投与間隔に留意するなど患者の状態を観察しながら慎重に投与すること。
①生理機能が低下していることが多く副作用が発現しやすい。
②ビタミン K 欠乏による出血傾向が現れることがある。

[妊婦・産婦・授乳婦等への投与]

妊婦または妊娠している可能性のある女性には、治療上の有益性が危険性を上回ると判断される場合にのみ投与すること。授乳期および妊娠末期の女性に投与する必要がある場合には、乳汁または胎児への移行を考慮すること。

[小児への投与]

低出生体重児、新生児には投与しないこと（Gray syndrome（腹部膨張に始まる嘔吐、下痢、皮膚蒼白、虚脱、呼吸停止等）が現れる）。

[一般的注意]

本剤の使用にあたっては、原則として感受性を確認し、疾病の治療上必要な最小限の期間の投与にとどめること。

[薬剤の特徴]

広範囲の抗菌スペクトルを有し、グラム陽性・陰性菌、リケッチア、クラミジアに作用するが、特にサルモネラ菌などのグラム陰性桿菌や発疹チフス・つつが虫などのリケッチアに強い作用を示す。

[薬効・薬理]

タンパク合成阻害で、静菌的に作用する。

[薬物動態]

健康成人 1 回 500mg（力価）を経口投与した場合、投与後 1.9 時間後に 7.2μg/mL に達した。血清タンパク結合率は 57％であった。

【規制区分】処方せん医薬品
【貯法】室温保存
【文献】

1. 医薬品インタビューフォーム 2012 年 11 月改訂（第 4 版）.

２）歯科適応のある抗菌薬（注射薬）

（１）ペニシリン系

アンピシリンナトリウム
ampicillin sodium（ABPC）

[商品名]

ビクシリン（Meiji Seika ファルマ）［注射用 250mg・500mg・1g・2g］

[歯科の適応]

歯周組織炎、歯冠周囲炎、顎炎、抜歯創・口腔手術創の二次感染。

[用法・用量]

成人は1日1〜4g（力価）を1〜2回に分けて1〜2時間で日局生理食塩液または日局ブドウ糖注射液に溶解し点滴静注、または、1日1〜2g（力価）を1〜2回に分けて静脈内注射。筋肉内注射では、成人は1回250〜1000mg（力価）を1日2〜4回注射。

小児は1日100〜200mg（力価）/kgを3〜4回に分けて日局生理食塩液または日局ブドウ糖注射液に溶解し点滴静注または静脈内注射。1日400mg（力価）/kgまで増量可。

新生児は1日50〜200mg（力価）/kgを2〜4回に分けて日局生理食塩液または日局ブドウ糖注射液に溶解し静脈内注射、点滴静注による場合は、輸液に溶解して用いる。

[用法関連注意]

耐性菌の発現等を防ぐため、原則として感受性を確認し、疾病の治療上必要な最小限の期間の投与にとどめること。高度の腎障害には、投与期間をあけて使用すること。

[禁忌]

本剤の成分によるショックの既往、伝染性単核症

[原則禁忌]

本剤の成分またはペニシリン系抗菌薬に過敏症の既往

[慎重投与]

セフェム系抗生物質に対し過敏症の既往、アレルギー体質（気管支喘息、発疹、蕁麻疹）（本人、家族）、高度な腎障害、高齢、経口栄養摂取不良、全身状態不良

[重大な副作用]

ショック、中毒性表皮壊死融解症（Toxic Epidermal Necrolysis：TEN）、皮膚粘膜眼症候群（Stevens-Johnson 症候群）、無顆粒球症、溶血性貧血、急性腎不全、偽膜性大腸炎（0.1％未満）

[副作用]

副作用は総症例 5,268 症例中 2.83％に認められた。そのうち主な副作用は、皮膚障害 1.63％、肝臓・胆管系障害 0.66％、消化管障害 0.47％であった。

[併用注意・相互作用]

経口避妊薬の効果を減弱させる。痛風治療薬アロプリノールとの併用で発疹の発現が増加する。

[臨床検査結果に及ぼす影響]

本剤の投与により、クリニテスト、ベネディクト試薬、あるいはフェーリング試薬による尿糖検査では偽陽性を呈することがあるので注意すること。事前に皮膚反応を行うことが望ましい。ショック発現時に救急処置のとれる準備をしておく。

[高齢者への投与]

ビタミンK欠乏による出血傾向が現れることがある。

[妊婦・産婦・授乳婦等への投与]

治療上の有益性が危険性を上回ると判断される場合のみ使用。やむをえず授乳婦に投与する場合は、授乳を中止させること。

[小児への投与]

早産の新生児に投与する場合は、患者の状態を十分に観察しながら慎重に投与すること（早産の新生児において血中濃度の半減期が延長するとの報告あり）。

[重要な基本的注意]

ショックを起こすおそれがあるので十分な問診を行う。

[薬剤の特徴]

歯性感染症から検出頻度の高い口腔レンサ球菌に

対して強い抗菌作用があり、歯科処置時の感染性心内膜炎に対する予防投与薬として重要である。しかし近年、レンサ球菌、肺炎球菌、インフルエンザ菌に耐性菌が増加している。

［薬効・薬理］

ベンジルペニシリン感性ブドウ球菌、レンサ球菌、肺炎球菌、大腸菌、インフルエンザ菌に抗菌力を発揮する。その作用は時間依存性殺菌作用である。しかしペニシリナーゼにより分解され失活する。

［薬物動態］

3g を 1 時間で点滴静注したときの最高血中濃度は点滴終了時に 150μg/mL となり、以後漸減し 6 時間後 3.45μg/mL、尿中排泄率 70.3％となる。血中半減期は 0.98 時間である。

【規制区分】処方せん医薬品
【貯法】室温保存
【文献】
1. 医薬品インタビューフォーム 2014 年 6 月改訂（第 6 版）.

（2）セフェム系

セフトリアキソンナトリウム水和物
ceftriaxone sodium hydrate（CTRX）

［商品名］

ロセフィン（中外）［静注用 0.5 g・1 g、点滴静注用 1g バッグ］、ジェネリック医薬品各社

［歯科の適応］

顎炎、顎骨周辺の蜂巣炎

［用法・用量］

成人は 1 日 1 〜 2g（力価）、小児は 1 日 20 〜 60mg（力価）/kg を 1 〜 2 回に分けて静脈内注射または点滴静注。難治性または重症感染症には症状に応じて、1 日量を成人は 4g（力価）まで、小児は 120mg（力価）/kg まで増量し、2 回に分割投与。未熟児・新生児は生後 0 〜 3 日齢には 1 回 20mg（力価）/kg を 1 日 1 回、また、生後 4 日齢以降には 1 回 20mg（力価）/kg を 1 日 2 回静脈内注射または点滴静注。難治性または重症感染症には症状に応じて、1 回量を 40mg（力価）/kg まで増量し、1 日 2 回静脈内注射または点滴静注。ただし、生後 2 週間以内の未熟児・新生児には 1 日 50mg（力価）/kg まで。

静脈内注射は、日局注射用水、日局生理食塩液または日局ブドウ糖注射液に溶解し緩徐に、点滴静注は補液に溶解し 30 分以上かけて静脈内に注射。

［用法関連注意］

耐性菌の発現等を防ぐため、原則として感受性を確認し、疾病の治療上必要な最小限の期間の投与にとどめること。

高度の腎機能障害患者は、本剤が過剰に蓄積する可能性があるので、血中濃度を頻回に測定できない場合には投与量が 1g/ 日を超えないよう投与。

⚠ ［禁忌］

本剤の成分によるショックの既往、高ビリルビン血症の未熟児、新生児

⚠ ［原則禁忌］

本剤の成分またはセフェム系抗菌薬に過敏症の既往

❗ ［慎重投与］

ペニシリン系抗菌薬に過敏症の既往、アレルギー体質（気管支喘息、発疹、蕁麻疹）（本人、家族）、高度な腎障害、高齢、経口栄養摂取不良、非経口栄養、全身状態不良
生理食塩液に関する注意：心臓・循環器系機能障害、腎障害

❗ ［重大な副作用］

ショック、急性腎不全（0.01％）。アナフィラキシー様症状、汎血球減少、無顆粒球症、血小板減少、溶血性貧血、間質性腎炎、偽膜性大腸炎、皮膚粘膜眼症候群（Stevens-Johnson 症候群）、中毒性表皮壊死融解症（Toxic Epidermal Necrolysis : TEN）、間質性肺炎、肺好酸球増多症（PIE 症候群）、胆石、胆嚢内沈殿物、腎・尿路結石、意識障害（発現頻度不明）

［副作用］

副作用発現率は 4.4％。主な副作用は、AST（GOT）上昇 1.6％、ALT（GPT）上昇 1.6％、Al-P 上昇 0.6％、発疹 0.6％、下痢 0.5％等であった。

［併用注意・相互作用］

フロセミドとの併用で腎障害が増強される。

［臨床検査結果に及ぼす影響］

テステープ反応を除くベネディクト試薬、フェー

1
2
3
4
5
6

リング検査、クリニテストによる尿糖検査では偽陽性を呈することがあるので注意すること。
直接クームス試験陽性を呈することがあるので注意すること。

［高齢者への投与］
ビタミンK欠乏による出血傾向が現れることがある。

［妊婦・産婦・授乳婦等への投与］
治療上の有益性が危険性を上回ると判断される場合のみ使用。やむをえず授乳婦に投与する場合は、乳児等の状態を観察しながら慎重に投与（母乳中へ低濃度移行）。

［小児への投与］
高ビリルビン血症の未熟児には投与しない。

［重要な基本的注意］
ショックを起こすおそれがあるので十分な問診を行う。なお、事前に皮膚反応を実施することが望ましい。ショック発現時に救急処置のとれる準備をしておくこと。また、投与後患者を安静の状態に保たせ、十分な観察を行うこと。

［薬剤の特徴］
顎炎に対する有効率は85.5%、顎骨周辺の蜂巣炎に対する有効率は88.9%である。
血中濃度半減期は7〜8時間と長いので1日1回投与による治療が可能。そのため外来治療、在宅治療に適している。

［薬効・薬理］
グラム陽性、陰性の好気性菌および嫌気性菌に広い抗菌力を示し、その作用は時間依存性殺菌作用である。特に肺炎球菌、インフルエンザ菌、大腸菌、クレブシエラ属、淋菌に強い抗菌力を示す。作用機序は細胞壁合成阻害。

［薬物動態］
血中半減期は7〜8時間と長く、1g静注で24時間後でも12 μg/mLの血中濃度を維持する。
血清タンパク結合率は血中濃度依存的であり、血中濃度が0.5〜300 μg/mLの範囲のとき、96.3〜83.3%である。組織、感染病巣に有効濃度が長時間持続する。上顎洞粘膜や口腔組織への移行が認められている。尿中に約55%、胆汁中に約45%排泄される。

［規制区分］処方せん医薬品
［貯法］室温保存
［文献］
1.　医薬品インタビューフォーム 2012年10月改訂（第19版）.

セフメタゾールナトリウム
cefmetazole sodium（CMZ）

［商品名］
セフメタゾン（第一三共）［静注用 0.25g・0.5g・1g・2g、キット点滴静注用 1g、筋注用 0.5g］、ジェネリック医薬品各社

［歯科の適応］
顎炎、顎骨周辺の蜂巣炎

［用法・用量］
成人は1日1〜2g（力価）を2回に分けて、小児は1日25〜100mg（力価）/kgを2〜4回に分けて静脈内注射または点滴静注。難治性または重症感染症には症状に応じて、1日量を成人は4g（力価）、小児は150mg（力価）/kgまで増量し、2〜4回に分割投与。静脈内注射に際しては、本剤1g（力価）あたり、日本薬局方注射用水、日本薬局方生理食塩液または日本薬局方ブドウ糖注射液 10mLに溶解し、緩徐に投与。補液に加えて点滴静注が可。
筋注の場合、成人に1日1〜2g（力価）を2回に分けて、添付の日本薬局方リドカイン注射液（0.5w/v%）に溶解し、筋肉内に投与。

［用法関連注意］
高度の腎障害には、下記の用法・用量を目安として、投与量・投与間隔の適切な調節をするなど慎重に投与すること。

クレアチニンクリアランス（Ccr：mL/min）	投与間隔による調節	
	用量（mg）	投与間隔（時間）
＞60	1000	12
30〜60	1000	24
10〜30	1000	48
＜10	1000	120

クレアチニンクリアランス(Ccr：mL/min)	用量による調節	
	用量(mg)	投与間隔(時間)
＞60	1000	12
30〜60	500	12
10〜30	250	12
＜10	100	12

耐性菌の発現等を防ぐため、原則として感受性を確認し、疾病の治療上必要な最小限の期間の投与にとどめること。

危 [禁忌]

本剤の成分によるショックの既往

危 [原則禁忌]

本剤の成分またはセフェム系抗菌薬に過敏症の既往

！ [慎重投与]

ペニシリン系抗菌薬に過敏症の既往、アレルギー体質（気管支喘息、発疹、蕁麻疹）（本人、家族）、高度な腎障害、高齢、経口栄養摂取不良、全身状態不良
生理食塩液に関する注意：心臓・循環器系機能障害、腎障害

！ [重大な副作用]

ショック、偽膜性大腸炎（0.01％未満）。アナフィラキシー様症状、皮膚粘膜眼症候群、中毒性表皮壊死症、無顆粒球症、溶血性貧血、血小板減少、肝機能障害、肝炎、黄疸、急性腎不全、間質性肺炎、PIE症候群（発現頻度不明）

[副作用]

副作用発現率3.07％で、その主なものは、AST（GOT）上昇0.94％、ALT（GPT）上昇0.9％、発疹0.82％、悪心・嘔吐0.2％等であった。

[併用注意・相互作用]

アルコールの摂取により血中アセトアルデヒド濃度の上昇をもたらしジスルフィラム様作用を示す。フロセミドとの併用で腎障害が増強される。

[臨床検査結果に及ぼす影響]

ベネディクト試薬、フェーリング試薬、クリニテストによる尿糖検査では偽陽性を呈することがある。ヤッフェ反応によるクレアチニン検査ではクレアチニン値がみかけ上、高値を示すことがある。直接クームス試験陽性を呈することがある。

[高齢者への投与]

ビタミンK欠乏による出血傾向が現れることがある。

[妊婦・産婦・授乳婦等への投与]

治療上の有益性が危険性を上回ると判断される場合のみ使用。

[小児への投与]

適応がない。添付文書への記載なし。

[重要な基本的注意]

ショックを起こすおそれがあるので十分な問診を行う。
なお、事前に皮膚反応を行うことが望ましい。ショック発現時に救急処置のとれる準備をしておくこと。また、投与後患者を安静の状態に保たせ、十分な観察を行うこと。投与期間中および投与後少なくとも一週間は飲酒を避けさせること。

[薬剤の特徴]

ペプトストレプトコッカス属等による顎骨周辺の蜂巣炎、顎炎に対する総有効率は83.8％（投与量は大部分1日2〜4g）。

[薬効・薬理]

グラム陽性、陰性の好気性菌および嫌気性菌に広い抗菌力を示し、その作用は時間依存性殺菌作用である。

[薬物動態]

1gを1時間で点滴静注したときの血中濃度は点滴終了時に76.2μg/mL、6時間後に2.7μg/mLとなる。
半減期は1.2時間。口腔組織内濃度の検討では歯肉17〜30.2μg/g、骨8.4〜66μg/g、口蓋粘膜22μg/g、顎下腺16μg/g、顎下リンパ節12.8μg/gであった。臓器移行性が良好であり、体内では代謝を受けず活性体のまま尿中に排泄される。

【規制区分】処方せん医薬品
【貯法】室温保存
【文献】
1. 医薬品インタビューフォーム2011年8月改訂（第7版）.

（3）カルバペネム系抗菌薬

パニペネム・ベタミプロン
panipenemu betamipron（PAPM/BP）

［商品名］
カルベニン（第一三共）［点滴用 0.25g・0.5g］

［歯科の適応］
顎炎、顎骨周囲の蜂巣炎

［用法・用量］
パニペネムとして 1 日 1g（力価）を 2 回に分け、小児には 1 日 30～60mg（力価）/kg を 3 回に分け、30 分以上かけて点滴静注。重症または難治性感染症には 1 回 1g（力価）を 60 分以上かけて点滴静注。小児には 1 日 100mg（力価）/kg まで増量し、3～4 回に分け、30 分以上かけて点滴静注。1 日 2g（力価）まで。点滴静注では、通常 100mL 以上の生理食塩液、5% ブドウ糖注射液等に溶解する。

［用法関連注意］
原則として感受性を確認し、疾病の治療上必要な最小限の期間の投与。

危 ［禁忌］
本剤の成分によるショックの既往、バルプロ酸ナトリウム投与中

危 ［原則禁忌］
本剤の成分に過敏症の既往

！ ［慎重投与］
カルバペネム系、ペニシリン系またはセフェム系抗菌薬に過敏症の既往、アレルギー体質（気管支喘息、発疹、蕁麻疹）（本人、家族）、高度の腎障害、肝障害、経口摂取不良、非経口栄養中、全身状態不良（ビタミン K 欠乏症状が現れる）、高齢

！ ［重大な副作用］
急性腎不全、痙攣、偽膜性大腸炎、肝障害（0.1% 未満）。ショック、意識障害、無顆粒球症、汎血球減少症、溶血性貧血、間質性肺炎は 0.01% 未満。アナフィラキシー様症状、皮膚粘膜眼症候群（Stevens-Johnson 症候群）、中毒性表皮壊死症（Lyell 症候群）、PIE 症候群（発現頻度不明）

！ ［重大な副作用（類薬）］
血栓性静脈炎

［副作用］
副作用発現率 10.46%。その主なものは ALT（GPT）上昇 3.24%、AST（GOT）上昇 2.97%、好酸球増多 1.13%、ALP 上昇 0.98%、γ-GTP 上昇 0.86%、LDH 上昇 0.82% 等であった。

［併用注意・相互作用］
バルプロ酸ナトリウム：併用でバルプロ酸の血中濃度が低下し、てんかんの発作が起きる。

［高齢者への投与］
腎排泄型薬剤なので、血中濃度が高く推移する傾向があり、副作用が発現しやすい。類薬でビタミン K 欠乏による出血傾向が現れることがある。

［妊婦・産婦・授乳婦等への投与］
妊娠中の投与に関する安全性は確立していない。治療上の有益性が危険性を上回ると判断した場合に投与する。授乳中の婦人への投与は避けることが望ましいが、やむをえず投与する場合は授乳を中止。

［小児への投与］
新生児に対する安全性は確立していない。

［重要な基本的注意］
ショックが現れるおそれがあるので、十分な問診を行う。ショック発現時に救急処置のとれる準備をしておく。事前に皮膚反応を実施する。

［薬剤の特徴］
パニペネムの腎毒性軽減のために腎取り込み抑制薬のベタミクロンが配合されている。顎炎および顎骨周囲の蜂巣炎に対して 79.6% の有効率

［薬効・薬理］
嫌気性菌を含むグラム陽性菌および陰性菌に幅広い抗菌スペクトルをもち、その抗菌力はイミペネムとほぼ同等。β-ラクタマーゼに安定。溶菌作用が早く、強い殺菌作用を有する。緑膿菌に対しても優れた効果を有する。作用機序は細菌細胞壁の合成阻害で、作用点は菌種により異なるが、ペニシリン結合タンパク（PBP）への親和性が高い。

［薬物動態］
0.5g、1g を 60 分点滴静注後、健康成人における半減期はパニペネムで約 70 分、ベタミプロンで約 40 分。口腔組織への移行あり。主として腎から排泄。500mg、60 分点滴静注後 24 時間までの尿中排泄率はパニペネムとして約 30%、β-

ラクタム環が開裂した状態で 50%。

【規制区分】処方せん医薬品
【貯法】室温保存
【文献】
1. 医薬品インタビューフォーム 2011 年 12 月
   改訂（第 6 版）.

メロペネム水和物
meropenem hydrate （MEPM）

［商品名］
メロペン（大日本住友）［点滴用 0.25g・0.5g、
点滴用キット 0.5g（生理食塩液 100mL）］、ジェ
ネリック医薬品各社

［歯科の適応］
顎炎、顎骨周囲の蜂巣炎

［用法・用量］
1 日 0.5 〜 1g（力価）を 2 〜 3 回に分け、小児
では 1 日 30 〜 60mg（力価）/kg を 3 回に分割し、
30 分以上かけて点滴静注。重症・難治性感染症
には 1 回 1g（力価）を上限として、1 日 3g（力
価）まで増量可。小児では 1 日 120mg（力価）/
kg まで増量できるが、成人の 1 日最大用量 3g（力
価）を超えない。使用に際しては、開始後 3 日
を目安として、継続、中止、他剤変更を検討する。

［用法関連注意］
腎障害のある患者では、下表を目安に投与量およ
び投与間隔を調節するなど、患者の状態を観察し
ながら慎重に投与すること。

クレアチニンクリアランス(Ccr：mL/min)	投与量、投与間隔
26 〜 50	1 回あたりの投与量を減量せず 12 時間ごとに投与
10 〜 25	1 回あたりの投与量を 1/2 に減量し 12 時間ごとに投与
＜ 10	1 回あたりの投与量を 1/2 に減量し 24 時間ごとに投与

血液透析日には、透析終了後に投与すること（本
剤は血液透析または血液濾過により除去される）。
原則として感受性を確認し、疾病の治療上必要な
最小限の期間の投与。

危［禁忌］
本剤の成分によるショックの既往、バルプロ酸ナ
トリウム投与中

危［原則禁忌］
本剤の成分に対する 過敏症の既往

！［慎重投与］
カルバペネム系、ペニシリン系またはセフェム系
抗菌薬に過敏症の既往、アレルギー体質（気管支
喘息、発疹、蕁麻疹）（本人、家族）、高度の腎障
害、高度の肝障害、経口摂取不良、非経口栄養中、
全身状態不良、てんかんの既往あるいは中枢神経
系障害、高齢
生理食塩液に関する注意：心臓・循環器系機能障
害、腎障害

！［重大な副作用］
肝機能障害は 0.1 〜 5％未満。ショック、アナフィ
ラキシー、急性腎不全、偽膜性大腸炎、間質性肺
炎、PIE 症候群、痙攣、意識障害などの中枢神経
症状、中毒性表皮壊死融解症（Toxic Epidermal
Necrolysis : TEN）、白血球減少、血小板減少、黄
疸は 0.1％未満。劇症肝炎、皮膚粘膜眼症候群
（Stevens-Johnson 症候群）、汎血球減少症、無顆
粒球症、溶血性貧血、血栓性静脈炎（発現頻度不明）

［副作用］
副作用発現率 12.59％。その主な副作用は、下
痢 0.29％、発疹 0.19％、嘔吐 0.06％。臨床検査
値異常は、ALT（GPT）上昇 4.76％、AST（GOT）
上昇 4.20％、Al-P 上昇 1.60％、好酸球増多 1.06％
など。

［併用注意・相互作用］
バルプロ酸ナトリウム：併用でバルプロ酸の血中
濃度が低下し、てんかんの発作が起きる。

［高齢者への投与］
生理機能が低下していることが多く、副作用が発
現しやすい。 ビタミン K 欠乏による出血傾向が
現れることがある。

［妊婦・産婦・授乳婦等への投与］
妊娠中の投与に関する安全性は確立していない。
治療上の有益性が危険性を上回ると判断した場合
に投与する。投与中は授乳を避けさせる（乳汁中
に移行）。

[小児への投与]

安全性は確立していない。国内の小児臨床試験では、軽度の AST（GOT）、ALT（GPT）上昇が多く報告あり。

[重要な基本的注意]

ショックが現れるおそれがあるので、十分な問診を行う。ショック発現時に救急処置のとれる準備をしておく。投与 3 ～ 5 日目までは発疹などの副作用の発現に注意する。投与開始後 3 日を目安に本剤に対する感受性を確認する。1 週間以上の使用に際しては肝機能検査を行う。

[薬剤の特徴]

単剤で使用可能となったカルバペネム系抗菌薬。顎炎（100%）および顎骨周囲の蜂巣炎（63.6%）に対して高い有効率を認める。他剤無効例に対して優れた効果を示す。腎障害に注意を要する。

[薬効・薬理]

グラム陽性菌、グラム陰性菌および嫌気性菌に幅広い抗菌スペクトルと強い抗菌活性を示す。グラム陰性菌に対する抗菌力が強く、緑膿菌を含むブドウ糖非発酵性グラム陰性菌に対しても優れた抗菌活性。β - ラクタマーゼに安定。作用機序は細菌細胞壁の合成阻害で、ペニシリン結合タンパク（PBP）への親和性が高い。

[薬物動態]

0.25g、0.5g、1g を 30 分点滴静注後、健康成人における最高血漿中の濃度は 15.8、26.9、53.1 μg/mL、半減期は 0.98、1.03、1.02 時間で、AUC は、16.3、26.9、53.1 μg・時 /mL。主として腎から排泄。30 分点滴静注後 8 時間までの尿中排泄率は 60 ～ 65%。

【規制区分】処方せん医薬品
【貯法】室温保存
【文献】
1.　医薬品インタビューフォーム 2014 年 10 月改訂（第 12 版）.

ドリペネム水和物
dripenem hydrate（DRPM）

[商品名]

フィニバックス（塩野義）[点滴静注用 0.25 g・0.5 g、キット点滴静注用 0.25g（生理食塩液 100mL）]

[歯科の適応]

顎骨周辺の蜂巣炎、顎炎

[用法・用量]

1 回 0.25g（力価）を 1 日 2 ～ 3 回、小児では 1 回 20mg（力価）/kg を 1 日 3 回、30 分以上かけて点滴静注。重症・難治性感染症には 1 回 0.5g（力価）を 1 日 3 回投与し、1 日 3g（力価）まで増量可。小児では 1 回 40mg（力価）/kg まで増量できるが、1 日最大用量 1g（力価）までとする。使用に際しては、開始後 3 日を目安として、継続、中止、他剤変更を検討する。

点滴静注では、通常生理食塩液 100mL を用いて、よく振とうして溶解。また、L- システインおよび L- システインを含むアミノ酸製剤と配合すると著しく力価が低下するので配合しない。

[用法関連注意]

高度の腎障害の患者では、投与量を減ずるか投与間隔をあける。腎機能障害患者への投与に際しては、下表を目安に投与量を調節すること。

クレアチニンクリアランス（Ccr：mL/min）	腎機能正常者（70≦Ccr）の1日投与量に対応する1日投与量（力価）	
	0.25g × 2 回	0.25g × 3 回
50≦Ccr<70	0.25g×2回	0.25g×2～3回
30≦Ccr<50	0.25g × 2 回	
Ccr<30	0.25g × 2 回[1]	

クレアチニンクリアランス（Ccr：mL/min）	腎機能正常者（70≦Ccr）の1日投与量に対応する1日投与量（力価）	
	0.5g × 3 回	1.0g × 3 回
50≦Ccr<70	0.5g×2～3回	1.0g×2回[2]
30≦Ccr<50	0.25g×3回または0.5g×2回	0.5g×3回
Ccr<30	0.25g×2回[1]	0.25g×3回[1]

※ 1：低体重患者では安全性に留意し、慎重に投与する。
※ 2：1.0g × 3 回投与は避けることが望ましい。

原則として感受性を確認し、疾病の治療上必要な

最小限の期間の投与。

本剤の使用に際しては、投与開始後3日を目安としてさらに継続投与が必要か判定し、投与中止または、より適切な他剤に切り替えるべきか検討を行うこと。

危 [禁忌]
本剤の成分によるショックの既往、バルプロ酸ナトリウム投与中

危 [原則禁忌]
本剤の成分に対する 過敏症の既往

! [慎重投与]
カルバペネム系、ペニシリン系またはセフェム系抗菌薬に過敏症の既往、アレルギー体質（気管支喘息、発疹、蕁麻疹）（本人、家族）、高度の腎障害、肝障害、経口摂取不良、非経口栄養中、全身状態不良、高齢、てんかんの既往あるいは中枢神経系障害
生理食塩液に関する注意：心臓・循環器系機能障害、腎障害

! [重大な副作用]
偽膜性大腸炎は0.1〜1%。ショック、アナフィラキシー、肝機能障害、黄疸、急性腎不全、汎血球減少症、無顆粒球症、白血球減少、血小板減少、中毒性表皮壊死融解症（Toxic Epidermal Necrolysis：TEN）、皮膚粘膜眼症候群（Stevens-Johnson症候群）、間質性肺炎、痙攣、意識障害（発現頻度不明）

! [重大な副作用（類薬）]
溶血性貧血、肺好酸球増加症（PIE症候群）、血栓性静脈炎

[副作用]
承認時における安全性評価対象例835例中、副作用発現率は4.4%。主なものは、下痢0.7%、発疹（0.6%）。臨床検査値異常は、検査を実施した安全性評価対象例818例中、23.8%。主なものは、ALT（GPT）上昇12.7%、AST（GOT）上昇9.7%。

[併用注意・相互作用]
バルプロ酸ナトリウム：併用でバルプロ酸の血中濃度が低下し、てんかんの発作が起きる。

[高齢者への投与]
生理機能が低下していることが多く、副作用が発現しやすい。 ビタミンK欠乏による出血傾向が現れることがある。

[妊婦・産婦・授乳婦等への投与]
妊娠中の投与に関する安全性は確立していない。治療上の有益性が危険性を上回ると判断した場合に投与する。投与中は授乳を避けさせる（乳汁中に移行）。

[小児への投与]
安全性は確立していない。

[重要な基本的注意]
ショックが現れるおそれがあるので、十分な問診を行う。ショック発現時に救急処置のとれる準備をしておく。投与開始から投与終了後まで患者を安静の状態に保たせ、十分な観察を行う。特に、投与開始直後は注意深く観察する。発疹等の副作用の発現には特に注意し、症状が発現したときには、他剤に切り替えるなど適切な処置を講じる。なお、継続使用にあたっても、引き続き副作用症状に注意する。

[臨床検査結果に及ぼす影響]
テステープ反応を除くベネジクト試薬、フェーリング検査、クリニテストによる尿糖検査では偽陽性を呈することがあるので注意すること。
直接クームス試験陽性を呈することがあるので注意すること。
ウロビリノーゲン検査では偽陽性を呈することがあるので注意すること。

[薬剤の特徴]
単剤で使用可能となったカルバペネム系抗菌薬。緑膿菌に対しては既存のカルバペネム系抗生物質に比べ強い抗菌力を有する。腎障害に注意を要する。歯科・口腔外科領域感染症に対する有効率は、顎骨周辺の蜂巣炎、顎炎ともに100%

[薬効・薬理]
好気性のグラム陽性菌、グラム陰性菌および嫌気性菌に対して、幅広い抗菌スペクトルを有し、緑膿菌を含む各種感染症の原因菌に対して高い菌消失率を示す。細菌の細胞壁合成酵素であるペニシリン結合タンパク（PBP）に結合し、細菌の細胞壁合成阻害により抗菌作用を発揮し、その作用は殺菌的である。

[薬物動態]
0.25g（力価）を単回点滴静注した場合、

Cmax18.1 ± 1.9 μg/mL、半減期 0.90 ± 0.08hr。口腔組織内（口蓋扁桃や歯肉）への移行性が認められた。累積尿中排泄率は投与量に関係なく、24 時間までに約 75%が尿中に未変化体として排泄され、β-ラクタム環が開裂したジカルボン酸体（主代謝物）を含めると約 90%であった。

【規制区分】処方せん医薬品
【貯法】室温保存
【文献】
1. 医薬品インタビューフォーム 2013 年 4 月改訂（第 13 版）.

（4）リンコマイシン系

クリンダマイシンリン酸エステル
clindamycin phosphate （CLDM）

［商品名］
ダラシン S（塩野義）［注射液 300mg・600mg］、ジェネリック医薬品各社

［歯科の適応］
顎骨周辺の蜂巣炎、顎炎

［用法・用量］
点滴静脈内注射の場合：1 日 600〜1200mg（力価）を 2〜4 回に分けて、小児では 1 日 15〜25mg（力価）/kg を 3〜4 回に分けて点滴静注。重症・難治性感染症には 1 日 2400mg（力価）まで増量し、2〜4 回に分けて投与。小児では 1 日 40mg（力価）/kg まで増量し、3〜4 回に分けて投与。点滴静注に際しては、300〜600mg（力価）あたり 100〜250mL の 5%ブドウ糖注射液、生理食塩液またはアミノ酸製剤等の補液に溶解し、30 分〜1 時間かけて投与する。
筋肉内注射の場合：成人には 1 日 600〜1200mg（力価）を 2〜4 回に分けて筋肉内注射する。

危 ［禁忌］
本剤の成分またはリンコマイシン系抗菌薬に過敏症の既往

！ ［慎重投与］
高齢、衰弱、大腸炎等の既往、肝障害、腎障害、アトピー性体質、重症筋無力症

！ ［重大な副作用］
ショック、アナフィラキシー、偽膜性大腸炎等の血便を伴う重篤な大腸炎、中毒性表皮壊死融解症（Toxic Epidermal Necrolysis：TEN）、皮膚粘膜眼症候群（Stevens-Johnson 症候群）、急性汎発性発疹性膿疱症、剥脱性皮膚炎、薬剤性過敏症症候群、間質性肺炎、PIE 症候群、心停止、汎血球減少、無顆粒球症、白血球減少、肝機能障害、黄疸、急性腎不全（発現頻度不明）

［副作用］
調査症例数 16,557 例中、副作用発現率は 2.54%。その主なものは、発疹 0.82%、下痢 0.38%、ALT（GPT）上昇 0.26%、AST（GOT）上昇 0.21%等であった。

危 ［併用禁忌］
エリスロマイシン

［併用注意・相互作用］
末梢性筋弛緩剤：筋弛緩作用が増強される。

［高齢者への投与］
生理機能が低下しているので慎重に投与する。。

［妊婦・産婦・授乳婦等への投与］
妊娠中の投与に関する安全性は確立していない。投与中は授乳を避けさせる（乳汁中に移行）。

［小児への投与］
安全性は確立していない。未熟児に使用する場合には十分注意すること（添加物としてベンジルアルコールを含有しており、ベンジルアルコールの大量投与により、Gasping 症候群が未熟児に発現したとの報告がある）。

［重要な基本的注意］
まれに発熱、腹痛、白血球増多、粘液・血液便を伴う激症下痢を主症状とする重篤な大腸炎で、内視鏡検査により偽膜斑等の形成をみる偽膜性大腸炎が現れることがある。
1）次の場合には投与しないことが望ましい。
①軽微な感染症
②他に有効な使用薬剤がある場合
2）投与患者に対し、投与中または投与後 2〜3 週間までに腹痛、頻回な下痢が現れた場合には、ただちに医師に通知するよう注意すること。また、症状が重篤な場合には輸液、バンコマイシンの経口投与等の適切な処置を行う。

静脈内投与を行う場合は、30分～1時間かけて点滴静注し、急速静注は行わない（心停止をきたすおそれがある）。

ショックが現れるおそれがあるので、十分な問診を行う。ショック発現時に救急処置のとれる準備をしておく。投与開始から投与終了後まで患者を安静の状態に保たせ、十分な観察を行う。特に、投与開始直後は注意深く観察する。

［薬剤の特徴］

リン酸エステルは体内で加水分解されて、クリンダマイシンとして抗菌力を示す。2014年2月に「顎骨周辺の蜂巣炎、顎炎」の効能・効果を取得。

［薬効・薬理］

グラム陽性球菌群（ブドウ球菌属、レンサ球菌属（腸球菌を除く）、肺炎球菌）、嫌気性菌（ペプトコッカス属、ペプトストレプトコッカス属、バクテロイデス属）およびマイコプラズマ属に感受性が認められ、また、それらの菌種に対して低い最小発育阻止濃度（MIC）を示すことが確認されている。細菌のリボゾーム50S Subunitに作用し、ペプチド転移酵素反応を阻止しタンパク合成を阻害する。

［薬物動態］

600mgを1時間かけて点滴静脈内投与した場合、点滴終了直後に10.5μg/mLのピーク値を示し、血清中濃度半減期は約30分であった。血漿タンパク結合率93.6%。口腔内組織（口蓋扁桃、上顎洞粘膜）への移行性が認められている。肝臓から胆汁中へ70～90%が排泄され、残りの10～30%が腎臓より排泄される。

【規制区分】処方せん医薬品
【貯法】室温保存
【文献】
1. 医薬品インタビューフォーム2014年2月改訂（第7版）.

（5）アミノグリコシド系

リボスタマイシン硫酸塩
ribostamycin sulfate（RSM）

［商品名］

ビスタマイシン（Meiji Seikaファルマ）［筋注500mg、1000 m g］

［歯科の適応］

顎炎

［実際の歯科領域の適応］

ビスタマイシンは歯科の適応が顎炎であるが、本剤は副作用の点から、第一選択すべき薬剤ではなく、実際使用することはほとんどない。
常時、ただちに救急処置のとれる準備をしておくこと。

（6）クロラムフェニコール系

クロラムフェニコールコハク酸エステルナトリウム
chloramphenicol sodium succinate

［商品名］

クロロマイセチンサクシネート（第一三共）［静注用1g］

［歯科の適応］

歯周組織炎、歯冠周囲炎（他の抗菌薬が無効の場合、あるいは他の抗菌薬が使用不能の場合に限り使用する）

［実際の歯科領域の適応］

クロロマイセチンサクシネートは歯科の適応が歯周組織炎、歯冠周囲炎に対して第二次選択薬の扱いなので、実際使用することはほとんどない。

［注意―その他］

アンプルカット時、異物の混入を避けるためエタノール綿等で清拭する。

表 1　歯科適応のある抗菌薬　内服薬

平成 27 年 3 月現在

系	一般名	略号	I 歯周組織炎	II 歯冠周囲炎	III 顎炎	IV 顎骨周辺の蜂巣炎	上顎洞炎	抜歯創・口腔手術創の二次感染	ドライソケット	感染性口内炎	舌炎	主な商品名・剤形・規格
ペニシリン系	アモキシシリン水和物	AMPC	●	●	●							サワシリン細粒 10%、錠 250、カプセル 125、250【100mg/g、250mg1 錠、125mg・250mg1 カプセル】
	アンピシリン水和物	ABPC	●	●	●			●				ビクシリンドライシロップ 10%【100mg/g】
			●	●	●			●				ビクシリンカプセル 250mg【250mg カプセル】
	バカンピシリン塩酸塩	BAPC	●	●				●				ペングッド錠 250mg【250mg1 錠】
セフェム系	セファレキシン	CEX	△		△			△				ケフレックスシロップ用細粒 100、200【100mg/g、200mg1g】
			●	●	●		●	●				ケフレックスカプセル 250mg【250mg1 カプセル】
	セファレキシン 徐放剤		△		△			△				L-ケフレックス小児用顆粒【200mg/g】
			●	●	●			●				L-ケフレックス顆粒【500mg/g】
	セファクロル	CCL	△	△	△							ケフラール細粒小児用 100mg【100mg/g】
			●	●	●							ケフラールカプセル 250mg【250mg1 カプセル】
	セフロキシム アキセチル	CXM-AX	◎	◎	◎							オラセフ錠 250mg【250mg1 錠】
	セフテラム ピボキシル	CFTM-PI	◎	◎	◎	成人：嚥下困難等により錠剤の使用が困難な場合						トミロン細粒小児用 10%【100mg/g】
			◎	◎	◎							トミロン錠 50、100【50mg、100mg1 錠】
	セフポドキシム プロキセチル	CPDX-PR	◎	◎	◎							バナン錠 100mg【100mg1 錠】
	セフジニル	CFDN	◎	◎	◎							セフゾンカプセル 50mg、100mg【50mg、100mg1 カプセル】
	セフジトレン ピボキシル	CDTR-PI	▲	○	▲	成人：嚥下困難等により錠剤の使用が困難な場合						メイアクト MS 小児用細粒 10%【100mg/g】
			◎	◎	◎							メイアクト MS 錠 100mg【100mg1 錠】
	セフカペン ピボキシル 塩酸塩水和物	CFPN-PI	◎	◎	◎	成人：嚥下困難等により錠剤の使用が困難な場合						フロモックス小児用細粒 100mg【100mg/g】
			◎	◎	◎							フロモックス錠 75mg、100mg【75mg、100mg1 錠】
ペネム系	ファロペネムナトリウム水和物	FRPM	●									ファロムドライシロップ小児用 10%【100mg/g】
			●	●	●							ファロム錠 150mg、200mg【150mg、200mg1 錠】
テトラサイクリン系	テトラサイクリン塩酸塩	TC	●									アクロマイシン末【1g】
			●									アクロマイシンVカプセル 50mg、250mg【50mg、250mg1 カプセル】
	ドキシサイクリン塩酸塩	DOXY		◎								ビブラマイシン錠 50mg、100mg【50mg、100mg1 錠】
	ミノサイクリン塩酸塩	MINO	△							△		ミノマイシン顆粒 2%【20mg/g】
			◎	◎	◎	◎						ミノマイシン錠 50mg、100mg、カプセル 50mg、100mg【50mg、100mg1 錠、50mg、100mg1 カプセル】
マクロライド系	エリスロマイシン	EM		●								エリスロマイシン錠 200mg「サワイ」【200mg1 錠】
	エリスロマイシンステアリン酸塩	EM		●								エリスロシン錠 100mg、200mg【100mg、200mg1 錠】
	ジョサマイシンプロピオン酸エステル	JM	△	△	△		△					ジョサマイシロップ 3%、ドライシロップ 10%【30mg/mL、100mg/g】
	ジョサマイシン	JM	●	●	●		●					ジョサマイシン錠 50mg、200mg【50mg、200mg1 錠】
	ロキシスロマイシン	RXM	◎	◎	◎							ルリッド錠 150【150mg1 錠】
	クラリスロマイシン	CAM	◎	◎	◎							クラリス錠 200、クラリシッド錠 200mg【200mg1 錠】
	アジスロマイシン水和物	AZM	◎	◎	◎							ジスロマック錠 250mg【250mg1 錠】
			◎	◎	◎							ジスロマック SR 成人用ドライシロップ 2g【2g1 瓶】
リンコマイシン系	クリンダマイシン塩酸塩	CLDM			●	●						ダラシンカプセル 75mg、150mg【75mg、150mg1 カプセル】
ニューキノロン系	オフロキサシン	OFLX	◎	◎	◎							タリビッド錠 100mg【100mg1 錠】
	ロメフロキサシン塩酸塩	LFLX	◎	◎	◎							バレオンカプセル 100mg、200mg【100mg、200mg1 カプセル】ロメバクトカプセル 100mg【100mg1 カプセル】
	トスフロキサシントシル酸塩水和物	TFLX	◎	◎	◎							オゼックス錠75、150、トスキサシン錠 75mg、150mg【75mg、150mg1 錠】
	レボフロキサシン水和物	LVFX	◎	◎	◎							クラビット細粒 10%、錠 250mg、500mg【100mg/g、250mg、500mg1 錠】
	シタフロキサシン水和物	STFX	◎	◎	◎							グレースビット細粒 10%、錠 50mg【100mg/g、50mg1 錠】
クロラムフェニコール系	クロラムフェニコール	CP	●	●								クロロマイセチン錠 50、250【50mg、250mg1 錠】

表2　歯科適応のある抗菌薬　注射薬　　　　　　　　　　　　　　　平成27年3月現在

	一般名	略号	I 歯周組織炎	II 歯冠周囲炎	III 顎炎	IV 顎骨周辺の蜂巣炎	その他 上顎洞炎	抜歯創・口腔手術創の二次感染	ドライソケット	感染性口内炎	舌炎	主な商品名・剤形・規格
ペニシリン系	アンピシリンナトリウム	ABPC	●	●	●			●				ビクシリン注射用0.25g、0.5g、1g、2g【0.25g、0.5mg、1g、2g1瓶】
セフェム系	セフメタゾールナトリウム	CMZ			●	●						セフメタゾン筋注用、セフメタゾン静注用、キット点滴静注用1g【筋注用0.5g1瓶、静注用0.25g1瓶、0.5g1瓶、1g1瓶、2g1瓶、1g1キット(生理食塩液100mL付)】
セフェム系	セフトリアキソンナトリウム	CTRX			●	●						ロセフィン静注用0.5g、1g、点滴静注用1gバッグ【0.5g1瓶、1g1瓶、1g1バッグ(生理食塩液100mL付)】
カルバペネム系	パニペネム・ベタミプロン	PAPM/BP			●	●						カルベニン点滴用0.25g、0.5g【0.25g、0.5g1瓶】
カルバペネム系	メロペネム水和物	MEPM			●	●						メロペン点滴用バイアル0.25g、0.5g、0.5gキット【0.25g、0.5g1瓶、0.5g1キット(生理食塩液100mL付)】
カルバペネム系	ドリペネム水和物	DRPM			●	●						フィニバックス点滴静注用0.25g、0.5g、キット点滴静注用0.25g【0.25g、0.5g1瓶、250mg1キット(生理食塩液100mL付)】
リンコマイシン系	クリンダマイシンリン酸エステル	CLDM			●	●						ダラシンS注射液300mg、600mg【300mg、600mg1管】
アミノグリコシド系	リボスタマイシン硫酸塩	RSM			●							ビスタマイシン筋注500mg、1000mg【500mg、1g1管】
クロラムフェニコール系	クロラムフェニコールコハク酸エステルナトリウム	CP	●	●								クロロマイセチンサクシネート静注用1g【1g1瓶(溶解液付)】

凡例（表1・表2）
●＝成人・小児とも適応がある
○＝成人（嚥下困難等により錠剤の使用が困難な場合）のみ適応がある
◎＝成人のみ適応がある
△＝小児のみ適応がある
▲＝成人（嚥下困難等により錠剤の使用が困難な場合）・小児に適応がある

* 審査情報提供事例で当該使用事例を審査上認められる薬剤として、以下のような薬剤がある。
・「スルタミシリントシル酸塩水和物」を「手術創などの二次感染、顎炎、顎骨周囲蜂巣炎」に対し処方した場合（平成19年9月21日新規）
・「スルバクタムナトリウム・アンピシリンナトリウム【注射薬】」を「顎骨周囲の蜂巣炎」に対して処方した場合（平成24年3月16日新規、平成26年9月22日更新）
・「ピペラシリンナトリウム【注射薬】」を「外傷・熱傷・手術創等の二次感染」に対して処方した場合（平成23年9月26日新規、平成26年9月22日更新）
・「クラリスロマイシン（小児用）【内服薬】」を「歯周組織炎、顎炎」に対し処方した場合（平成27年2月23日新規）

表3　歯科 小児適応のある抗菌薬　内服薬　　　　　平成 27 年 3 月現在

	一般名	略号	Ⅰ 歯周組織炎	Ⅱ 歯冠周囲炎	Ⅲ 顎炎	Ⅳ 顎骨周辺の蜂巣炎	その他 上顎洞炎	その他 抜歯創・口腔手術創の二次感染	その他 感染性口内炎	主な商品名・剤形・規格	小児の用法および用量（抜粋）
ペニシリン系	アモキシシリン水和物	AMPC	●	●	●					サワシリン細粒 10%、錠 250、カプセル 125、250【100mg/g、250mg1 錠、125mg・250mg1 カプセル】	小児：1 日 20 〜 40mg（力価）/kg を 3 〜 4 回分割経口投与。
ペニシリン系	アンピシリン水和物	ABPC	●	●	●			●		ビクシリンドライシロップ10%【100mg/g】	用時溶解、小児には 25 〜 50mg（力価）/kg を 1 日量とし、4 回に分割経口投与。
ペニシリン系	バカンピシリン塩酸塩	BAPC	●	●				●		ペングッド錠【250mg1 錠】	小児：1 日量 15 〜 40mg（力価）/kg、3 〜 4 回分割経口投与。
セフェム系	セファレキシン	CEX	△		△			△		ケフレックスシロップ用細粒 100・200【100mg/g、200mg1g】	幼児：1 日 25 〜 50mg（力価）/kg を分割して 6 時間ごとに、重症の場合や分離菌の感受性が比較的低い症例には、体重 kg あたり 1 日 50 〜 100mg（力価）/kg を分割して 6 時間ごとに経口投与。
セフェム系	セファレキシン	CEX	●	●	●	●	●			ケフレックスカプセル 250mg【250mg1 カプセル】	成人および体重 20kg 以上の小児…1 回 250mg（力価）を 6 時間ごとに、重症の場合や分離菌の感受性が比較的低い症例には 1 回 500mg（力価）を 6 時間ごとに経口投与。
セフェム系	セファレキシン 徐放剤	CEX	△		△			△		L−ケフレックス小児用顆粒【200mg/g】	幼児：1 日 25 〜 50mg（力価）/kg を 2 回に分割して、朝・夕食後に、重症の場合や分離菌の感受性が比較的低い症例には 1 日 50 〜 100mg（力価）/kg を 2 回に分割して、朝・夕食後に経口投与。
セフェム系	セファレキシン 徐放剤	CEX	●	●	●			●		L−ケフレックス顆粒【500mg/g】	成人および体重 20kg 以上の小児：1 日 1g（力価）を 2 回に分割して、朝・夕食後に、重症の場合や分離菌の感受性が比較的低い症例には 1 日 2g（力価）を 2 回に分割して、朝・夕食後に経口投与。
セフェム系	セファクロル	CCL	△	△	△					ケフラール細粒小児用100mg【100mg/g】	幼児：1 日 20 〜 40mg（力価）/kg を 3 回に分割して経口投与。
セフェム系	セファクロル	CCL	●	●	●					ケフラールカプセル 250mg【250mg1 カプセル】	成人および体重 20kg 以上の小児：1 日 750mg（力価）を 3 回に分割して、重症の場合や分離菌の感受性が比較的低い症例には 1 日 1500mg（力価）を 3 回に分割して経口投与。
セフェム系	セフジトレン ピボキシル	CDTR-PI	△	○	△					メイアクトMS小児用細粒10%【100mg/g】	小児：1 回 3mg（力価）/kg を 1 日 3 回食後に経口投与。
ペネム系	ファロペネムナトリウム水和物	FRPM	△							ファロムドライシロップ小児用 10%【100mg/g】	小児：1 回 5mg（力価）/kg を 1 日 3 回、増量の場合は 1 回 10mg（力価）/kg を上限とし用時溶解して経口投与。
テトラサイクリン系	テトラサイクリン塩酸塩	TC	●							アクロマイシン末【1g】	小児：1 日 30mg（力価）/Kg を 4 回に分割経口投与。
テトラサイクリン系	テトラサイクリン塩酸塩	TC	●							アクロマイシンＶカプセル 50mg・250mg【50mg、250mg1 カプセル】	小児：1 日 30mg（力価）/Kg を 4 回に分割経口投与。
テトラサイクリン系	ミノサイクリン塩酸塩	MINO	△					△		ミノマイシン顆粒2%【20mg/g】	小児：2〜4mg（力価）を1日量として、12 あるいは 24 時間ごとに粉末のまま経口投与。
マクロライド系	エリスロマイシン	EM		●						エリスロマイシン錠200mg「サワイ」【200mg1 錠】	小児：1 日 25〜50mg（力価）/Kg を 4〜6 回に分割経口投与。
マクロライド系	エリスロマイシンステアリン酸塩	EM		●						エリスロシン錠100mg・200mg【100mg、200mg1 錠】	小児：1 日 25〜50mg（力価）/Kg を 4〜6 回に分割経口投与。
マクロライド系	ジョサマイシンプロピオン酸エステル	JM	△	△	△	△				ジョサマイシロップ3%、ドライシロップ10%【30mg/mL、100mg/g】	幼小児：1日30mg(力価)/Kgを3〜4回に分けて経口投与。
マクロライド系	ジョサマイシン	JM	●	●	●	●				ジョサマイシン錠50mg・200mg【50mg、200mg1 錠】	小児：1日30mg(力価)/Kgを3〜4回に分けて経口投与。
リンコマイシン系	クリンダマイシン塩酸塩	CLDM			●	●				ダラシンカプセル75mg・150mg【75mg、150mg1 カプセル】	小児：1日量15mg(力価)を、重症感染症には20mg(力価)を3〜4回に分けて経口投与。
クロラムフェニコール系	クロラムフェニコール	CP	●	●						クロロマイセチン錠50・250【50mg、250mg1 錠】	小児：1日30〜50mg(力価)/Kgを3〜4回に分割経口投与。

表4　歯科　小児適応のある抗菌薬　注射薬　　　　　　　　　　　　　　　　　　　　　　　　平成27年3月現在

系	一般名	略号	I 歯周組織炎	II 歯冠周囲炎	III 顎炎	IV 顎骨周辺の蜂巣炎	その他 上顎洞炎の歯性感染	その他 手術創部の二次感染	その他 口内炎	主な商品名・剤形・規格	小児の用法および用量（抜粋）
ペニシリン系	アンピシリン	ABPC	●						●	ビクシリン注射用0.25g, 0.5g, 1g, 2g【0.25g1瓶, 0.5g1瓶, 1g1瓶, 2g1瓶】	小児：1日100～200mg（力価）/kgを3～4回に分けて日局生理食塩液または日局ブドウ糖注射液に溶解し静注、または点滴静注。投与量の上限は1日400mg（力価）/kgまで。 新生児：1日50～200mg（力価）/kgを2～4回に分けて日局生理食塩液または日局ブドウ糖注射液に溶解し静注。
セフェム系	セフメタゾールナトリウム	CMZ			●	●				セフメタゾン静注用1g【静注用1g1瓶】、キット点滴静注用1g【0.25g1瓶, 0.5g1瓶, 1g1瓶, 2g1瓶】（生理食塩液100mL付）	［静脈内注射の場合］小児：1日25～100mg（力価）/kgを、難治性または重症感染症には症状に応じて150mg（力価）/kgを1日2回分割静注。 未熟児、新生児：生後0～3日齢には1回20mg（力価）/kgを1日1回。また、生後4日齢以降には1回20mg（力価）/kgを1日2回、難治性または重症感染症には1回40mg（力価）/kgを1日2回投与。ただし、生後2週以内の未熟児、新生児は1日50mg（力価）/kgまで。
セフェム系	セフトリアキソンナトリウム	CTRX			●	●				ロセフィン静注用0.5g, 1g、点滴静注用バッグ【0.5g1瓶, 1g1瓶、点滴静注バッグ1g1バッグ（生理食塩液100mL付）】	小児：1日20～60mg（力価）/kgを2回に分けて静注し、または点滴静注。難治性または重症感染症には症状に応じて120mg（力価）/kgを3回に分けて投与し、30分以上かけて点滴静注。ただし、投与量の上限は1日2g（力価）まで。
カルバペネム系	パニペネム・ベタミプロン	PAPM/BP			●	●				カルベニン点滴用0.25g, 0.5g【0.25g, 0.5g1瓶】	小児：1日30～60mg（力価）/kgを3回に分割して点滴静注。難治性または重症感染症には症状に応じて100mg（力価）/kgを3～4回に分割して点滴静注。
カルバペネム系	メロペネム三水和物	MEPM			●	●				メロペン点滴用0.25g, 0.5g, 0.5gキット【0.25g1瓶, 0.5g1瓶, 0.5gキット（生理食塩液100mL付）】	小児：1日30～60mg（力価）/kgを、3回に分割して30分以上かけて点滴静注。難治性または重症感染症には症状に応じて120mg（力価）/kgを3回に分割し、30分以上かけて点滴静注。ただし、投与量の上限は1日2g（力価）まで。
カルバペネム系	ドリペネム水和物	DRPM			●	●				フィニバックス点滴用0.25g, 0.5g, 0.5gキット【0.25g1瓶, 0.5g1瓶, 0.25gキット（生理食塩液100mL付）】	小児：1日20mg（力価）/kgを3回に分割し、30分以上かけて点滴静注。難治性または重症感染症には症状に応じて40mg（力価）/kgを3回に分けて点滴静注する。
リンコマイシン系	クリンダマイシンリン酸エステル	CLDM			●	●				ダラシンS注射液300mg・600mg【300mg1管, 600mg1管】	小児：1日15～25mg（力価）/kgを、難治性または重症感染症には症状に応じて40mg（力価）/kgまで増量し、3～4回に分割して30分～1時間かけて点滴静注。
マクロライド系	リボスタマイシン硫酸塩	RSM				●				リボスタマイシン筋注500mg・1000mg【500mg1管】	小児：乳幼児：1日量20～40mg（力価）/kgを1日2回に分けて筋肉内注射。
クロラムフェニコール系	クロラムフェニコールコハク酸エステルナトリウム	CP	●	●						クロロマイセチンサクシネート静注用1g【1g1瓶（溶解液付）】	小児：1回15～25mg（力価）/kgを1日2回静脈内注射。

* 審査情報提供事例で当該使用が審査上認められる薬剤として、以下のような薬剤がある。「クラリスロマイシン（小児用）」を「歯周組織炎、顎炎」に対し処方した場合（平成27年2月23日新規）【内服薬】

凡例（表3・表4）
●＝成人・小児とも適応がある
○＝成人（嚥下困難等により錠剤の使用が困難な場合）のみ適応がある
◎＝成人のみ適応がある
△＝小児のみ適応がある
▲＝成人（嚥下困難等により錠剤の使用が困難な場合）・小児に適応がある

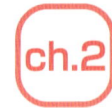

3）歯科適応のない抗菌薬

（1）内服薬

1. ペニシリン系

一般名	略号	商品名	販売元
アンピシリン水和物・クロキサシリンナトリウム水和物	（ABPC/MCIPC）	ビクシリンS配合錠250mg	Meiji Seikaファルマ
ピブメシリナム塩酸塩	（PMPC）	メリシン錠50mg	武田
ベンジルペニシリンベンザチン水和物	（DBECPCG）	バイシリンG顆粒40万単位1g	MSD

2. セフェム・セファマイシン系

一般名	略号	商品名	販売元
セフォチアムヘキセチル塩酸塩	（CTM-HE）	パンスポリンT錠100mg、200mg	武田
セフカペンピボキシル塩酸塩	（CFPN-PI）	フロモックス小児用細粒10%（**フロモックス錠75mg、100mgには歯科適応あり**）	塩野義
セフィキシム水和物	（CFIX）	セフスパン細粒50mg（分包1g）、セフスパンカプセル50mg、100mg	長生堂＝日本ジェネリック
セフジニル	（CFDN）	セフゾン細粒小児用10%（**セフゾンカプセル50mg、100mgには歯科適応あり**）	アステラス
セフチブテン水和物	（CETB）	セフテムカプセル100mg、200mg	塩野義
セフテラムピボキシル	（CFTM-PI）	トミロン細粒小児用10%（**トミロン錠50mg、100mgには歯科適応あり**）	大正富山
セフポドキシムプロキセチル	（CPDX-PR）	バナンドライシロップ5%（**バナン錠100mgには歯科適応あり**）	第一三共第一三共＝グラクソ・スミスクライン
セフロキサジン水和物	（CXD）	オラスポア小児用ドライシロップ10%	アルフレッサファーマ

3. カルバペネム系

一般名	略号	商品名	販売元
テビペネムピボキシル	（TBPM-PI）	オラペネム小児用細粒10%	Meiji Seikaファルマ

4. その他のβ-ラクタム系

一般名	略号	商品名	販売元
アモキシシリン水和物・クラブラン酸カリウム配合（2：1）	(AMPC/CVA)	オーグメンチン配合錠 125SS、250RS	グラクソ・スミスクライン
アモキシシリン水和物・クラブラン酸カリウム配合（14：1）		クラバモックス小児用配合ドライシロップ	グラクソ・スミスクライン
スルタミシリントシル酸塩水和物	(SBTPC)	ユナシン細粒小児用 10%、ユナシン錠 375mg	ファイザー

5. テトラサイクリン系

一般名	略号	商品名	販売元
デメチルクロルテトラサイクリン塩酸塩	(DMCTC)	レダマイシンカプセル 150mg	ポーラファルマ

6. アミノグリコシド系

一般名	略号	商品名	販売元
カナマイシン一硫酸塩	(KM)	カナマイシンシロップ 5%、カナマイシンドライシロップ 20%、カナマイシンカプセル 250mg	Meiji Seika ファルマ

7. マクロライド系

一般名	略号	商品名	販売元
アジスロマイシン	(AZM)	ジスロマック細粒小児用 10%、ジスロマックカプセル小児用 100mg、ジスロマック錠 600mg（**ジスロマック錠 250mg、SR 成人用ドライシロップ 2g には歯科適応あり**）	ファイザー
スピラマイシン酢酸エステル	(SPM)	アセチルスピラマイシン錠 100mg、200mg	協和発酵キリン
エリスロマイシンエチルコハク酸エステル	(EM)	エリスロシンドライシロップ 10%、エリスロシン W 顆粒 20%、エリスロシンドライシロップ W20%（**エリスロシン錠 100mg、200mg には歯科適応あり**）	アボットジャパン
クラリスロマイシン	(CAM)	クラリシッド・ドライシロップ 10%小児用、クラリシッド錠 50mg 小児用（**クラリシッド錠 200mg には歯科適応あり**）	アボットジャパン
		クラリスドライシロップ 10%小児用、クラリス錠 50mg 小児用（**クラリス錠 200mg には歯科適応あり**）	大正富山

8. リンコマイシン系

一般名	略号	商品名	販売元
リンコマイシン塩酸塩水和物	(LCM)	リンコシンカプセル 250mg	ファイザー

9. 合成抗菌薬

一般名	略号	商品名	販売元
塩酸シプロフロキサシン	(CPFX)	シプロキサン錠 100mg、200mg	武田
ナリジクス酸	(NA)	ウイントマイロン錠 250mg、500mg	第一三共
		ウイントマイロンシロップ 5%	ニプロパッチ＝第一三共
ノルフロキサシン	(NFLX)	バクシダール錠 100mg、200mg、小児用 50mg	杏林
ピペミド酸水和物	(PPA)	ドルコール錠 250mg	日医工
リネゾリド	(LZD)	ザイボックス錠 600mg	ファイザー
プルリフロキサシン	(PUFX)	スオード錠 132.1mg	Meiji Seika ファルマ
モキシフロキサシン塩酸塩	(MFLX)	アベロックス錠 400mg	富士フィルム
メシル酸ガレノキサシン水和物	(GRNX)	ジェニナック錠 200mg	富山化学＝アステラス

10. その他

一般名	略号	商品名	販売元
ホスホマイシンカルシウム水和物	(FOM)	ホスミシンドライシロップ 200mg、40 0mg、ホスミシン錠 250mg、500mg	Meiji Seika ファルマ
バンコマイシン塩酸塩	(VCM)	塩酸バンコマイシン散 0.5g	塩野義
ポリミキシン B 硫酸塩	(PL-B)	硫酸ポリミキシン B 錠 25 万単位、100 万単位、硫酸ポリミキシン散 50 万単位、300 万単位	ファイザー
コリスチンメタンスルホン酸ナトリウム	(CL)	コリマイシン S 散 200 万単位 /g、メタコリマイシン顆粒 200 万単位、メタコリマイシンカプセル 300 万単位	ポーラファルマ
スルファメトキサゾール・トリメトプリム	(ST)	バクタ配合顆粒、バクタ配合錠	塩野義
		バクトラミン配合錠、バクトラミン配合顆粒	中外
リファンピシン	(RFP)	リファジンカプセル 150mg	第一三共
スルファジメトキシン		アプシードシロップ 5%	第一三共

（2）注射薬

1. ペニシリン系

一般名	略号	商品名	販売元
アンピシリンナトリウム・クロキサシリンナトリウム水和物	(ABPC/MCIPC)	注射用ビクシリン S100mg、500mg、1000g	Meiji Seika ファルマ
ピペラシリンナトリウム	(PIPC)	ペントシリン注射用 1g、2g、静注用 1g バッグ、2g バッグ（生理食塩液 100mL）	富山化学＝大正富山
ベンジルペニシリンカリウム	(PCG)	注射用ペニシリン G カリウム 20 万単位、100 万単位	Meiji Seika ファルマ

2. セフェム・セファマイシン系

一般名	略号	商品名	販売元
セフェピム塩酸塩水和物	(CFPM)	注射用マキシピーム0.5g、1g	ブリストル・マイヤーズ
セフォゾプラン塩酸塩	(CZOP)	ファーストシン静注用0.5g、1g、1gキットS(生理食塩液100mL)、1gバッグS(生理食塩液100mL)、1gバッグG(5%ブドウ糖注射液100mL)	武田
セフォチアム塩酸塩	(CTM)	ハロスポア静注用0.25g、0.5g、1g	富山化学=大正富山
		パンスポリン静注用0.25g、0.5g、1g、1gバッグS(生理食塩液100mL)、1gバッグG(5%ブドウ糖注射液100mL)、筋注用0.25g(0.5%メピバカイン塩酸塩注射液3mL)	武田
セフメノキシム塩酸塩	(CMX)	ベストコール静注用0.5g、1g、筋注用0.5g	武田
セファゾリンナトリウム水和物	(CEZ)	セファメジンα注射用0.25g、0.5g、1g、2g、点滴用1gキット(生理食塩液100mL)、2gキット(生理食塩液100mL)、筋注用0.25g(0.5%リドカイン注射液2mL)、0.5g(0.5%リドカイン注射液2mL)	アステラス
セフォジジムナトリウム	(CDZM)	ケニセフ静注用1g	大鵬
セフォタキシムナトリウム	(CTX)	クラフォラン注射用0.5g、1g	サノフィ
		セフォタックス注射用0.5g、1g	日医工サノフィ=日医工
セフォペラゾンナトリウム	(CPZ)	セフォペラジン注射用1g	富山化学=大正富山
		セフォビッド注射用1g	富士フィルム
セフタジジム水和物	(CAZ)	モダシン静注用0.5g、1g	グラクソ・スミスクライン
セフミノクスナトリウム水和物	(CMNX)	メイセリン静注用1g	MeijiSeikaファルマ=沢井
セファロチンナトリウム	(CET)	コアキシン注射用1g、2g	ケミックス

3. カルバペネム系

一般名	略号	商品名	販売元
イミペネム・シラスタチン	(IPM/CS)	チエナム点滴静注用 0.25g、0.5g、点滴静注用 0.5g キット (生理食塩液 100mL)、筋注用 0.5g (0.5%リドカイン注射液 2mL)	MSD
ビアペネム	(BIPM)	オメガシン点滴用 0.3g、点滴用バッグ 0.3g (生理食塩液 100mL)	MeijiSeikaファルマ

4. その他のβ-ラクタム系

一般名	略号	商品名	販売元
アズトレオナム	(AZT)	アザクタム注射用 0.5g、1g	エーザイ
スルバクタムナトリウム・アンピシリンナトリウム	(SBT/ABPC)	ユナシン-S 静注用 0.75g、1.5g、3g、キット静注用 1.5g（生理食塩液 100mL）、3g（生理食塩液 100mL）	ファイザー
スルバクタムナトリウム・セフォペラゾンナトリウム	(SBT/CPZ)	スルペラゾン静注用 0.5g、1g、1g キット（生理食塩液 100mL）	ファイザー
タゾバクタムナトリウム・ピペラシリンナトリウム	(TAZ/PIPC)	ゾシン静注用 2.25g、4.5g	大鵬＝大正富山
フロモキセフナトリウム	(FMOX)	フルマリン静注用 0.5g、1g、1g キット（生理食塩液 100mL）	塩野義
ラタモキセフナトリウム	(LMOX)	シオマリン静注用 1g	塩野義

5. テトラサイクリン系

一般名	略号	商品名	販売元
ミノサイクリン塩酸塩	(MINO)	ミノマイシン点滴静注用 100mg	ファイザー
チゲサイクリン		タイガシル点滴静注用 50mg	ファイザー

6. アミノグリコシド系

一般名	略号	商品名	販売元
スペクチノマイシン塩酸塩水和物	(SPCM)	トロビシン筋注用 2g	ファイザー
トブラマイシン	(TOB)	トブラシン注小児用 10mg、注 60mg、90mg	東和＝ジェイドルフ
アミカシン硫酸塩	(AMK)	アミカシン硫酸塩注射液 100mg、200mg	日医工
アルベカシン硫酸塩	(ABK)	ハベカシン注射液 25mg、75mg、100mg、200mg	Meiji Seika ファルマ
イセパマイシン硫酸塩	(ISP)	イセパシン注射液 200、400	MSD
		エクサシン注射液 200、400	旭化成ファーマ
カナマイシン硫酸塩	(KM)	硫酸カナマイシン注射液 1g	Meiji Seika ファルマ
ゲンタマイシン硫酸塩	(GM)	ゲンタシン注 10mg、40mg、60mg	MSD
ジベカシン硫酸塩	(DKB)	パニマイシン注射液 50mg、100mg、注射用パニマイシン 100mg	Meiji Seika ファルマ
ストレプトマイシン硫酸塩	(SM)	硫酸ストレプトマイシン注射用 1g	Meiji Seika ファルマ

7. マクロライド系

一般名	略号	商品名	販売元
エリスロマイシンラクトビオン酸塩	(EM)	エリスロシン点滴静注用 500mg	アボット ジャパン
アジスロマイシン水和物	(AZM)	ジスロマック点滴静注用 500mg	ファイザー

8. リンコマイシン系

一般名	略号	商品名	販売元
リンコマイシン塩酸塩水和物	(LCM)	リンコシン注射液 300mg、600mg、1g、1.5g	ファイザー

9. 合成抗菌薬

一般名	略号	商品名	販売元
シプロフロキサシン	(CPFX)	シプロキサン注 200mg、300mg	バイエル＝富士フィルム
リネゾリド	(LZD)	ザイボックス注射液 600mg	ファイザー
パズフロキサシンメシル酸塩	(PZFX)	パシル点滴静注液 300mg、500mg	富山化学＝大正富山
		パズクロス点滴静注液 300mg、500mg	田辺三菱
レボフロキサシン水和物	(LVFX)	クラビット点滴静注 500mg、バック 500mg（生理食塩液 100mL）	第一三共

10. その他

一般名	略号	商品名	販売元
ホスホマイシンナトリウム	(FOM)	ホスミシンS 静注用500mg、1g、2g、2gキット(注射用水100mL)、1gバッグ(5%ブドウ糖注射液 100mL)、2gバッグ(5%ブドウ糖注射100mL)	Meiji Seika ファルマ
テイコプラニン	(TEIC)	注射用タゴシッド 200mg	サノフィ
バンコマイシン塩酸塩	(VCM)	塩酸バンコマイシン点滴静注用 0.5g	塩野義
ダプトマイシン	(DAP)	キュビシン静注用 350mg	MSD
キヌプリスチン・ダルホプリスチン	(QPR/DPR)	シナシッド注射用 500mg	サノフィーファイザー
スルファジメトキシン		アプシード静注 500mg	第一三共

2 消炎鎮痛薬

1）歯科適応のある消炎鎮痛薬

（1）アリール酢酸系

アセメタシン
acemetacin

[商品名]

ランツジールコーワ錠 30mg（興和）[30mg 錠剤（Kowa330）]

[効能または効果]

変形性関節症、手術後および外傷後の消炎・鎮痛

[用法・用量]

1 回 30mg、1 日 3 〜 4 回。1 日最大量 180mg。

危 [禁忌]

消化性潰瘍、重篤な血液の異常、重篤な肝障害、重篤な腎障害、重篤な心機能不全、重篤な高血圧症、重篤な膵炎、本剤・インドメタシン・サリチル酸系化合物に過敏症、アスピリン喘息またはその既往、妊娠中、トリアムテレン投与中

危 [原則禁忌]

小児

! [慎重投与]

消化性潰瘍の既往、非ステロイド性抗炎症薬の長期投与による消化性潰瘍があるが本剤の長期投与が必要であり、かつミソプロストール治療中、血液の異常またはその既往、出血傾向、肝障害またはその既往、腎障害またはその既往、高血圧症、心機能異常、膵炎、過敏症の既往、気管支喘息、てんかん・パーキンソン症候群などの中枢神経系疾患、SLE、潰瘍性大腸炎・クローン病、高齢

! [重大な副作用]

ショック、アナフィラキシー、消化管穿孔、消化管出血、消化管潰瘍、出血性大腸炎、無顆粒球症、急性腎不全、本剤の活性代謝物であるインドメタシンの副作用（腸管の狭窄・閉塞、潰瘍性大腸炎、再生不良性貧血、溶血性貧血、骨髄抑制、皮膚粘膜眼症候群（Steven-Johnson 症候群）、中毒性表皮壊死症（Lyell 症候群）、剥脱性皮膚炎、喘息発作、間質性腎炎、ネフローゼ症候群、痙攣、昏睡、錯乱、性器出血、うっ血性心不全、肺水腫、血管浮腫、肝機能障害、黄疸

[副作用]

胃痛、胃部不快感、悪心・嘔吐、食欲不振、胸やけ、下痢・軟便、口内炎、胃重・胃もたれ、腹痛、腹部膨満感、便秘、舌の荒れ、口渇、口唇ヘルペス、口中の苦味、便潜血、貧血、血小板減少、顆粒球減少、血小板機能低下、発疹、そう痒感、AST・ALT 上昇、頭痛、頭重、昏迷、クレアチニン値上昇、尿回数の減少、流涙、霧視、角膜混濁、網膜障害、浮腫、しびれ感、顔面ほてり感、胸部しめつけ感、手のこわばり、歯肉腫脹

危 [併用禁忌]

トリアムテレン

[併用注意・相互作用]

プロベネシド、アスピリン、抗凝血剤、抗血小板薬、リチウム製剤、メトトレキサート、β遮断薬、ACE 阻害薬、チアジド系およびその類似降圧利尿剤、ループ利尿薬、カリウム保持性利尿剤、エプレレノン、ジゴキシン、シクロスポリン

[高齢者への投与]

少量から開始。

[妊婦・産婦・授乳婦等への投与]

妊婦または妊娠している可能性のある婦人には投与しない。

[小児への投与]

安全性は確立していない。

[重要な基本的注意]

消炎鎮痛薬による治療は原因療法ではなく対症療法であることに留意。

慢性疾患：長期投与する場合定期的に臨床検査、薬物療法以外も考慮。

急性疾患：急性炎症、疼痛および発熱の程度を考慮して投与、原因療法があれば行う、原則として同一薬剤の長期投与を避ける。患者の状態を観察し、副作用の発現に留意。感染症を不顕化するおそれがある。他の消炎鎮痛薬との併用は避けることが望ましい。高齢者には副作用の発現に注意。眠気、めまいが現れることがあるので、投与中の

患者には自動車の運転など危険を伴う操作には従事させないよう注意。

［薬効・薬理］

経口投与では等モルのインドメタシンとほぼ同等の抗炎症、鎮痛、解熱作用を示すが、局所投与やプロスタグランジン生合成系に対する *in vitro* の実験系ではきわめて弱い作用しか示さない。生体内でインドメタシンに代謝されてから効果を発揮するプロドラッグで、その作用発現には活性物質であるインドメタシンのプロスタグランジン合成抑制が重要な役割をしているものと考えられる。

【規制区分】劇薬、処方せん医薬品
【貯法】室温保存

インドメタシン
indometacin

［商品名］

インテバン（大日本住友）［25mg カプセル剤（302）、25mg・50mg 坐剤］、イドメシンコーワ（興和）［ゲル（710）、50mg 坐剤］、インデラニック（テバ）［25mg・50mg 坐剤］、インメシン（日新＝山形）［25mg・50mg 坐剤］など

［効能または効果］

カプセル剤：変形性関節症、歯痛、顎関節症、歯槽骨膜炎、手術後および外傷後の炎症および腫脹の緩解
坐剤：手術後の炎症および腫脹の緩解
外皮用：変形症関節症

［用法・用量］

1 回 25mg を 1 日 2 回、1 日最大 75mg を限度

危 ［禁忌］

アセメタシン参照（p.164 ～ 165）。
坐剤：直腸炎、直腸出血または痔疾。

危 ［原則禁忌］

小児

！ ［慎重投与］

アセメタシン参照（p.164 ～ 165）

！ ［重大な副作用］

ショック、アナフィラキシー様症状、消化管穿孔、消化管出血、消化管潰瘍、腸管の狭窄・閉塞、潰瘍性大腸炎、再生不良性貧血、溶血性貧血、骨髄抑制、無顆粒球症、皮膚粘膜眼症候群（Stevens-Johnson 症候群）、中毒性表皮壊死融解症（Toxic Epidermal Necrolysis：TEN）、剥脱性皮膚炎、喘息発作（アスピリン喘息）、急性腎不全、間質性腎炎、ネフローゼ症候群、痙攣、昏睡、錯乱、性器出血、うっ血性心不全、肺水腫、血管浮腫、肝機能障害、黄疸

［副作用］

腹痛、口渇、胃炎、下痢・軟便、便秘、口内炎、悪心・嘔吐、食欲不振、消化不良、膵炎、限局性回腸炎、腹部膨満感、貧血、血小板減少、紫斑病、顆粒球減少、血小板機能低下、脱毛、結節性紅斑、そう痒、発疹、蕁麻疹、脈管炎、耳鳴り、角膜混濁、網膜障害、結膜炎、眼窩およびその周囲の疼痛、難聴、肝機能異常、頭痛、めまい、ふらつき感、脱力感、疲労、知覚異常、神経過敏、抑うつ、不眠、不安、離人症、振戦、失神、末梢神経炎、動悸、血圧上昇、浮腫、不快、胸痛、ほてり、発汗亢進、頻尿、尿糖、高血糖、鼻出血

危 ［併用禁忌］

トリアムテレン

［併用注意・相互作用］

プロベネシド、アスピリン、抗凝血剤および抗血小板薬、リチウム製剤、ループ利尿薬、チアジド系およびその類似降圧利尿剤、カリウム保持性利尿剤、エプレレノン、ジゴキシン、メトトレキサート、β遮断薬、ACE 阻害薬、A-II 受容体拮抗剤、シクロスポリン

［高齢者への投与］

副作用が現れやすいので、少量から投与。

［妊婦・産婦・授乳婦等への投与］

妊婦または妊娠している可能性のある婦人には投与しない。

［小児への投与］

他剤が無効慢性関節リウマチの場合のみ。

［重要な基本的注意］

アセメタシン参照（p.164 ～ 165）（小児を除く）

［薬効・薬理］

作用機序は PG 合成酵素阻害

【規制区分】劇薬、処方せん医薬品

【貯法】カプセル剤：室温保存
坐剤：遮光、冷所保存

ジクロフェナクナトリウム
diclofenac sodium

［商品名］

ボルタレン（ノバルティス）［25mg 錠剤（CG301）］、ボルタレンサポ（ノバルティス）［12.5mg・25mg・50mg 坐剤］、イリナトロン（辰巳）［25mg 錠剤（TuIT-25）］、ブレシン（沢井）［25mg 錠剤（SW444）］、ボンフェナック（京都＝ゼリア）［12.5mg・25mg・50mg 坐剤］、ヨウフェナック（陽進堂）［25mg 錠剤（YD860）］など

［効能または効果］

錠剤：変形性関節症、手術後ならびに抜歯後の鎮痛・消炎、歯痛
坐剤：変形性関節症、手術後の鎮痛・消炎

［用法・用量］

1 日 75 〜 100mg、原則として 3 回に分服。頓用には 25 〜 50mg。
坐剤：1 回 25 〜 50mg（小児 0.5 〜 1mg/kg）。

［警告］

坐剤：幼小児・高齢または消耗性疾患では、過度の体温下降・血圧低下によるショック症状が現れやすい。

［禁忌］

消化性潰瘍、重篤な血液異常、重篤な肝障害、重篤な腎障害、重篤な高血圧症、重篤な心機能不全、本剤の成分に過敏症の既往、アスピリン喘息またはその既往、インフルエンザの臨床、経過中の脳炎・脳症、妊娠中
坐剤：直腸炎・直腸出血・痔疾患

［慎重投与］

消化性潰瘍の既往、非ステロイド性抗炎症薬の長期投与による消化性潰瘍があるが本剤の長期投与が必要であり、かつミソプロストール治療中、血液の異常またはその既往、出血傾向、肝障害またはその既往、腎障害またはその既往、腎血流量低下、高血圧症、心機能障害、過敏症の既往、気管支喘息、SLE、潰瘍性大腸炎・クローン病、食道通過障害、高齢・小児期

［重大な副作用］

ショック、アナフィラキシー、出血性ショックまたは穿孔を伴う消化管潰瘍、再生不良性貧血、溶血性貧血、無顆粒球症、血小板減少、皮膚粘膜眼症候群（Stevens-Johnson 症候群）、中毒性表皮壊死融解症（Toxic Epidermal Necrolysis：TEN）、紅皮症（剥脱性皮膚炎）、急性腎不全（間質性腎炎、腎乳頭壊死等）、ネフローゼ症候群 、重症喘息発作（アスピリン喘息）、間質性肺炎、うっ血性心不全、心筋梗塞、無菌性髄膜炎（特に SLE または MCTD 等のある患者）、重篤な肝障害、急性脳症（特に、かぜ様症状に引き続き、激しい嘔吐、意識障害、痙攣等の異常が認められた場合には、ライ症候群の可能性を考慮すること）、横紋筋融解症、脳血管障害

［副作用］

小腸・大腸の潰瘍あるいは狭窄、出血性大腸炎、クローン病または潰瘍性大腸炎の悪化、膵炎、食道障害、胃炎、食欲不振、悪心・嘔吐、胃痛、腹痛、下痢、口内炎、消化性潰瘍、胃腸出血、口渇、便秘、吐血、下血、血小板機能低下、貧血、出血傾向、黄疸、肝障害、AST・ALT 上昇、光線過敏症、多形紅斑、紫斑、そう痒症、喘息発作、アレルギー性紫斑、血管浮腫、発疹、蕁麻疹、顔面浮腫、神経過敏、振戦、錯乱、幻覚、痙攣、抑うつ、頭痛、眠気、めまい、不眠、しびれ、不安、記憶障害、聴覚障害、視覚異常、耳鳴り、味覚障害、頻脈、血圧上昇、血圧低下、動悸、脱毛、発熱、胸痛、血管炎、浮腫、全身倦怠感、発汗

［併用禁忌］

トリアムテレン

［併用注意・相互作用］

CYP2C9 を阻害する薬剤、ニューキノロン系抗菌薬、リチウム、強心配糖体、メトトレキサート、アスピリン、非ステロイド性消炎鎮痛剤、利尿剤、カリウム保持性利尿剤、抗アルドステロン剤、降圧剤、副腎皮質ステロイド、抗凝血剤および抗血小板薬、シクロスポリン、ドロスピレノン・エチニルエストラジオール、コレスチラミン、選択的セロトニン再取り込み阻害剤

［高齢者への投与］

少量から投与を開始。

［妊婦・産婦・授乳婦等への投与］

妊婦には投与しないこと。本剤投与中は授乳を避けさせること。

［小児への投与］

ウイルス性疾患（水痘、インフルエンザ等）の患者に投与しないことを原則とするが、投与する場合には慎重に投与し、投与後の患者の状態を十分に観察すること。

［重要な基本的注意］

ジクロフェナク製剤を投与後にライ症候群を発症したとの報告があるので、本剤を小児のウイルス性疾患に投与しないことを原則とする。アセメタシン参照（p.164 〜 165）（高齢者を除く）。重篤な肝障害が現れることがある。

坐剤：高齢者・小児には副作用の発現に注意。

［薬効・薬理］

PG 合成阻害作用はインドメタシン、ナプロキセンなどより強い。

【規制区分】劇薬、処方せん医薬品
【貯法】錠剤：室温保存
坐剤：冷所保存

アンフェナクナトリウム水和物
amfenac sodium

［商品名］

フェナゾックス（Meiji Seika ファルマ）［50mg カプセル剤（MSF-04）］

［効能または効果］

変形性関節症、顎関節症、手術後、外傷後ならびに抜歯後の消炎・鎮痛

［用法・用量］

アンフェナクナトリウム水和物として 1 日 200mg を 4 回に分け毎食後および就寝前に投与。頓用は 1 回 50mg。

［禁忌］

消化性潰瘍、重篤な血液の異常、重篤な肝障害、重篤な腎障害、重篤な心機能不全、本剤に過敏症、アスピリン喘息またはその既往、妊娠中

［慎重投与］

消化性潰瘍の既往、非ステロイド性抗炎症薬の長期投与による消化性潰瘍があるが本剤の長期投与が必要であり、かつミソプロストール治療中、血液の異常またはその既往、肝障害またはその既往、腎障害またはその既往、心機能障害、過敏症の既往、気管支喘息、高齢、潰瘍性大腸炎、クローン病

［重大な副作用］

ショック、消化性潰瘍、胃腸出血、ネフローゼ症候群

［副作用］

胃痛、食欲不振、胃部不快感、胃重感、胸やけ、悪心・嘔気、嘔吐、下痢・軟便、腹痛、胃炎、口内炎、胃部膨満感、胃部不快感、腹部膨満感、便秘、口渇、口角炎、唾液増加、舌炎、発疹、AST・ALT 上昇、AI-P 上昇、貧血、好酸球増多、眠気、頭痛、発熱、悪寒、動悸、しびれ感、発汗、頻尿、尿潜血、BUN 上昇、浮腫、脱毛、耳鳴り、倦怠感、頸部痛、声がれ、性器不正出血

［併用注意・相互作用］

ヒダントイン系抗てんかん薬、クマリン系抗凝血薬、サルファ剤、スルホニル尿素系血糖降下薬、ニューキノロン系抗菌薬

［高齢者への投与］

少量から投与を開始。

［妊婦・産婦・授乳婦等への投与］

妊婦には、投与しないこと。本剤投与中は授乳を避けさせること。

［小児への投与］

安全性は確立していない。

［重要な基本的注意］

アセメタシン参照（p.164 〜 165）（眠気・めまいを除く）、小児

［薬効・薬理］

PG 合成抑制作用

【規制区分】劇薬 　【貯法】室温保存

モフェゾラク
mofezolac

[商品名]

ジソペイン（田辺三菱）［75mg 錠剤（DS75）］

[効能または効果]

手術後、外傷後ならびに抜歯後の消炎・鎮痛

[用法・用量]

1 回 75mg、1 日 3 回食後、頓用には 1 回 75 ～ 150mg

🈲 [禁忌]

アンフェナクナトリウム参照（p.167）（妊娠中を除く）、重篤な高血圧症

❗ [慎重投与]

ジクロフェナクナトリウムに同じ（p.166 ～ 167）（非ステロイド性抗炎症薬の長期投与による消化性潰瘍を除く）

❗ [重大な副作用]

ショック、アナフィラキシー様症状、喘息発作（アスピリン喘息）、消化性潰瘍、消化管出血、肝機能障害、黄疸、血小板減少

[副作用]

胃痛、悪心・嘔吐、胃部不快感、腹痛、胃重感、口内炎、食欲不振、便秘、腹部膨満感、胸やけ、下痢、白血球増多、貧血、点状出血、発疹、痒み、蕁麻疹、紅斑、BUN 上昇、クレアチニン上昇、乏尿、血尿、眠気、頭痛、めまい、立ちくらみ、しびれ、振戦、むくみ、眼瞼のはれ、血圧上昇、発熱、動悸、味覚異常

[併用注意・相互作用]

抗凝固剤、抗血小板剤、スルホニル尿素系血糖降下薬、炭酸リチウム、ACE 阻害剤、A-II 受容体拮抗剤、降圧剤、チアジド系利尿薬、フロセミド、ニューキノロン系抗菌薬、イグラチモド

[高齢者への投与]

少量より投与開始。

[妊婦・産婦・授乳婦等への投与]

投与中は授乳を避けさせること。

[小児への投与]

安全性は確立していない。

[重要な基本的注意]

消炎鎮痛薬による治療は原因療法ではなく対症療法であることに留意。急性疾患：急性炎症、疼痛および発熱の程度を考慮して投与、原因療法があれば行う。原則として同一薬剤の長期投与を避ける。患者の状態を観察し、副作用の発現に留意。感染症を不顕化するおそれがある。他の消炎鎮痛薬との併用は避けることが望ましい。高齢者・小児には副作用の発現に注意。

[薬効・薬理]

PG 合成抑制作用

【規制区分】劇薬　　【貯法】室温保存

（2）アントラニール酸系

メフェナム酸
mefenamic acid

[商品名]

ポンタール（第一三共）［散剤（50 ％）、細粒剤（98.5 ％）、125mg カプセル剤（P-D536）、250mg カプセル剤（P-D540）、250mg 錠剤（P-D444）］、ノイリトール C（イセイ）［250mg カプセル剤（IC-621）］、メフェナム酸（昭和薬化工）［250mg カプセル剤（SD101）］ など

[効能または効果]

手術後および外傷後の炎症および腫脹の緩解、変形性関節症、歯痛

[用法・用量]

メフェナム酸として、成人 1 回 500mg、その後 6 時間ごとに 1 回 250mg を経口投与

🈲 [禁忌]

モフェゾラク（p.168）参照、妊娠末期、過去に本剤により下痢

❗ [慎重投与]

ジクロフェナクナトリウム参照（p.166 ～ 167）、（錠剤・カプセル剤）食道通過障害、新生児

❗ [重大な副作用]

ショック、アナフィラキシー、溶血性貧血、無顆粒球症、骨髄形成不全、皮膚粘膜眼症候群（Steven-Johnson 症候群）、中毒性表皮壊死融解症（Toxic Epidermal Necrolysis：TEN）、急性腎

不全、ネフローゼ症候群、間質性腎炎、消化性潰瘍、大腸炎、劇症肝炎、肝機能障害、黄疸

［副作用］
血小板減少性紫斑病、血小板機能低下、血小板減少、好酸球増多、蕁麻疹、発疹、発赤、そう痒、霧視、黄疸、AST上昇、ALT上昇、Al-P上昇、肝障害、吐血、鼓腸、下痢・軟便、胃腸障害、食欲不振、悪心、嘔吐、胃痛、腹痛、胃部不快感、口渇、便秘、眠気、めまい、頭痛、倦怠感、痙攣、浮腫、発熱

［併用注意・相互作用］
併用注意：クマリン系抗凝血薬、リチウム製剤、チアジド系利尿薬、降圧剤

［高齢者への投与］
少量から投与を開始。

【妊婦・産婦・授乳婦等への投与】
授乳中の婦人には授乳を中止させること。

［妊婦・産婦・授乳婦等への投与］
インフルエンザに伴う発熱に対しては、原則として本剤を投与しない。

［小児への投与］
小児のインフルエンザに伴う発熱に対しては原則として投与しない、アセメタシン参照（p.164～165）。小児。

［重要な基本的注意］
マウスの実験でアスピリンより優れた解熱作用が認められている。PG合成抑制作用。

【貯法】遮光・室温保存

フルフェナム酸アルミニウム
flufenamic acid aluminium

［商品名］
オパイリン（大正富山）［125mg 錠剤（T135）、250mg 錠剤（T137）］

［効能または効果］
変形性関節症、抜歯後、歯髄炎、歯根膜炎、各科領域の手術後ならびに外傷後の炎症性反応

［用法・用量］
フルフェナム酸アルミニウムとして1回125～250mgを1日3回、頓用には、1回250mg

危［禁忌］
モフェゾラク参照（p.168）（高血圧、心機能不全、妊娠中を除く）

！［慎重投与］
消化性潰瘍の既往、非ステロイド性抗炎症薬の長期投与による消化性潰瘍、血液の異常またはその既往、出血傾向、肝障害またはその既往、腎障害またはその既往、過敏症の既往、気管支喘息、潰瘍性大腸炎、クローン病、高齢

！［重大な副作用］
出血性大腸炎

［副作用］
めまい、ふらつき、頭痛・頭重感、眠気、胃腸障害、腹痛・胃痛、胃部不快感、下痢、嘔気、食欲不振、悪心、口内炎・舌の荒れ、便秘、軟便、消化不良、嘔吐、胸やけ、腹部膨満感、胃重感、溶血性貧血、白血球減少、紫斑病、血小板機能低下、発疹、そう痒感、皮膚炎、AST・ALT上昇、Al-P上昇、浮腫・腫脹感、倦怠感、排尿痛

［併用注意・相互作用］
クマリン系抗凝血薬、リチウム製剤、チアジド系利尿薬、コレスチラミン

［高齢者への投与］
慎重に投与。

［妊婦・産婦・授乳婦等への投与］
授乳を中止。

［小児への投与］
安全性は確立していない。

［重要な基本的注意］
アセメタシン参照（p.164～165）（眠気・めまいを除く）、小児

［薬効・薬理］
PG合成抑制作用

【規制区分】劇薬
【貯法】室温保存

（3）プロピオン酸系

オキサプロジン
oxaprozin

［商品名］
アルボ（大正富山）［100mg 錠剤（T71）、200mg 錠剤（T72）］

［効能または効果］
変形性関節症、外傷後および手術後の消炎・鎮痛

［用法・用量］
1 日 400mg、1 ～ 2 回に分服、1 日最高量 600mg

危［禁忌］
消化性潰瘍、重篤な肝障害、重篤な腎障害、本剤の成分に対し過敏症、アスピリン喘息またはその既往、妊娠中

！［慎重投与］
アンフェナクナトリウム参照（p.167）（重篤な心機能不全を除く）、小児期

！［重大な副作用］
ショック、アナフィラキシー様症状、消化性潰瘍、皮膚粘膜眼症候群（Stevens-Johnson 症候群）、急性腎不全

［副作用］
眠気、頭痛、めまい、胃部不快感、胃痛、腹部不快感、腹痛、嘔気、嘔吐、食欲不振、便秘、下痢、胃炎、口内炎、舌の荒れ、口渇、貧血、白血球減少、発疹、痒み、AST 上昇、ALT 上昇、Al-P 上昇、肝炎、浮腫、倦怠感、発汗、胸部圧迫感、耳鳴り、霞目、尿沈渣異常

［併用注意・相互作用］
経口抗凝血薬、リチウム製剤、ニューキノロン系抗菌薬

［高齢者への投与］
少量から投与。

［妊婦・産婦・授乳婦等への投与］
授乳を避けること。

［小児への投与］
安全性は確立していない。

［重要な基本的注意］
アセメタシン参照（p.164 ～ 165）（眠気・めまいを除く）、小児

［薬効・薬理］
PG 合成抑制作用

【規制区分】劇薬
【貯法】遮光

ナプロキセン
naproxen

［商品名］
ナイキサン（田辺三菱）［100mg 錠剤（TA124）］

［効能または効果］
変形性関節症、外傷後ならびに手術後の消炎・鎮痛、歯科・口腔外科領域における抜歯ならびに小手術後の消炎・鎮痛

［用法・用量］
1 日 300 ～ 600mg、2 ～ 3 回に分服。頓用および外傷後・術後初回に 300mg。

危［禁忌］
消化性潰瘍、重篤な血液の異常、重篤な肝障害、重篤な腎障害、重篤な心機能不全、重篤な高血圧症、本剤の成分または他の非ステロイド性抗炎症薬に対し過敏症の既往、アスピリン喘息またはその既往、妊娠後期の婦人

！［慎重投与］
消化性潰瘍の既往、非ステロイド性抗炎症薬の長期投与による消化性潰瘍があるが本剤の長期投与が必要であり、かつミソプロストールによる治療中、血液の異常またはその既往、出血傾向、肝障害またはその既往、腎障害またはその既往、心機能異常、過敏症の既往、気管支喘息、高齢、高血圧症、潰瘍性大腸炎、クローン病

！［重大な副作用］
ショック、PIE 症候群、皮膚粘膜眼症候群（Stevens-Johnson 症候群）、胃腸出血、潰瘍、再生不良性貧血、溶血性貧血、無顆粒球症、血小板減少、糸球体腎炎、間質性腎炎、腎乳頭壊死、ネフローゼ症候群、腎不全、表皮水疱症、表皮壊死、多形性紅斑、胃腸穿孔、大腸炎、劇症肝炎、聴力障害、視力障害、無菌性髄膜炎、血管炎

［副作用］
蕁麻疹、発疹、そう痒、光線過敏症、胃部不快感、

胃痛、悪心・嘔吐、食欲不振、下痢、便秘、口内炎、腹部膨満感、口渇、血小板機能低下など、黄疸、AST・ALT 上昇、痙攣、集中力低下、見当識障害、不眠症、脱毛、めまい、頭痛、手足のしびれ感、耳鳴り、聴力減退、眠気、浮腫、心悸亢進、脱力感、血尿

［併用注意・相互作用］

併用注意：ヒダントイン系抗てんかん薬、抗凝固剤、抗血小板剤、スルホニル尿素系血糖降下薬、プロベネシド、メトトレキサート、降圧薬、ACE 阻害剤、A-II 受容体拮抗剤、リチウム製剤、ジドブジン、ニューキノロン系抗菌薬等、イグラチモド、アスピリン製剤

［臨床検査値への影響］

17-KGS の測定に影響を与えるので、測定にあたっては 72 時間前までに本剤の投与を打ち切ること。血小板凝集を抑制し、出血時間を延長させることがあるので、出血時間を測定する際には注意すること。

［高齢者への投与］

少量から投与を開始。

［妊婦・産婦・授乳婦等への投与］

授乳を避けさせること。

［小児への投与］

1 歳以下の乳児に対する安全性は確立していないので、投与しないことが望ましい。

［重要な基本的注意］

消炎鎮痛薬による治療は原因療法ではなく対症療法であることに留意。
慢性疾患：長期投与する場合には定期的に臨床検査を行う。異常が認められた場合には減量、休薬等の適切な処置を行う。薬物療法以外の療法も考慮。
急性疾患：急性炎症、疼痛および発熱の程度を考慮し投与。原則として同一の薬剤の長期投与を避ける。原因療法があればこれを行う。患者の状態を十分観察し、副作用の発現に留意。過度の体温下降、虚脱、四肢冷却等が現れることがあるので、特に高熱を伴う小児および高齢者または消耗性疾患の患者においては、投与後の患者の状態に十分注意。感染症を不顕性化するおそれがあるので、感染症を合併している患者に対し用いる場合には適切な抗菌薬を併用し、観察を十分行い慎重に投

与。他の消炎鎮痛薬との併用は避けることが望ましい。高齢者および小児には副作用の発現に特に注意し、必要最小限の使用にとどめるなど慎重に投与する。

［薬効・薬理］

リソソーム系の組織分解酵素活性の抑制、肉芽組織構成成分の構造的安定化、PG 生合成抑制などの作用に基づくと考えられる。

［薬物動態］

健康成人にナプロキセンを経口投与した場合、速やかに吸収され、血漿中濃度のピークは 2 ～ 4 時間後に認められ、半減期は約 14 時間（8 ～ 16 時間）であった。尿中代謝物は約 50％がナプロキセンのグルクロン酸抱合体であった。主として腎臓より排泄され、尿中排泄率は 24 時間後で 61.5％、48 時間後で 78.0％であり、72 時間内では投与量の 95％が尿中に排泄された。

【規制区分】劇薬
【貯法】遮光・室温保存

プラノプロフェン
pranoprofen

［商品名］

ニフラン（田辺三菱）［75mg 錠剤（Y NF75）、シロップ（1.5％）］、**ルポック**（キョーリンリメディオ）［75mg 錠剤（PH309）］、**プランサス**（久光）［シロップ（1.5％）］ など

［効能または効果］

変形性関節症、外傷後、小手術後ならびに抜歯後の消炎・鎮痛

［用法・用量］

1 回 75mg、1 日 3 回食後、頓用には 1 回 75mg

危 ［禁忌］

モフェゾラク参照（p.168）

❗［慎重投与］

ジクロフェナクナトリウム参照（p.166 ～ 167）（小児を除く）

❗［重大な副作用］

ショック、アナフィラキシー様症状、喘息発作の誘発、消化性潰瘍、皮膚粘膜眼症候群（Stevens-

Johnson 症候群）、中毒性表皮壊死症（Lyell 症候群）、急性腎不全、ネフローゼ症候群、消化性潰瘍、胃腸出血、肝機能障害、黄疸、間質性肺炎、好酸球性肺炎

［副作用］
食欲不振、悪心・嘔吐、胃痛、腹痛、胃・腹部不快感、下痢、便秘、口内炎、口渇、胸やけ、発疹、かゆみ、蕁麻疹、顆粒球減少、血小板減少、血小板機能低下、AST・ALT 上昇、Al-P・LDH・γ-GTP 上昇、頭痛、ふらつき感、眠気、倦怠感、耳鳴り、不眠、めまい、浮腫、BUN 上昇

［併用注意・相互作用］
経口抗凝血薬、リチウム製剤、ニューキノロン系抗菌薬

［高齢者への投与］
少量から投与。

［妊婦・産婦・授乳婦等への投与］
妊娠末期には投与しない。

［小児への投与］
安全性は確立していない。

［重要な基本的注意］
アンフェナクナトリウム参照（p.167）

［薬効・薬理］
PG 合成抑制作用、抗炎症、鎮痛作用は末梢性、解熱作用は視床下部の体温調節中枢。

【規制区分】劇薬
【貯法】遮光・室温保存

イブプロフェン
ibuprofen

［商品名］
ブルフェン（科研）［顆粒剤（20%）、100mg 錠剤（ky21）、200mg 錠剤（ky22）］など

［効能または効果］
手術ならびに外傷後の消炎・鎮痛

［用法・用量］
1 日 600mg、3 回に分服

危［禁忌］
モフェゾラク参照（p.168）、ジドブジンを投与中、妊娠後期の婦人

![慎重投与]
ジクロフェナクナトリウム参照（p.166 ～ 167）、混合性結合組織病（MCTD）

![重大な副作用]
ショック、アナフィラキシー、再生不良性貧血、溶血性貧血、無顆粒球症、血小板減少、消化性潰瘍、胃腸出血、潰瘍性大腸炎、皮膚粘膜眼症候群（Stevens-Johnson 症候群）、中毒性表皮壊死融解症（Toxic Epidermal Necrolysis:TEN）、急性腎不全、間質性腎炎、ネフローゼ症候群、無菌性髄膜炎、肝機能障害、黄疸、喘息発作

［副作用］
血小板機能低下、食欲不振、嘔気・嘔吐、胃部不快感、腹痛、消化不良、下痢、口渇、口内炎、腹部膨満感、便秘、AST 上昇、ALT 上昇、Al-P 上昇、黄疸、発疹、そう痒感、蕁麻疹、湿疹、紫斑、霧視等の視覚異常、難聴、耳鳴り、味覚異常、頭痛、眠気、めまい、不眠、抑うつ、血圧上昇、動悸、血圧低下、浮腫、倦怠感、発熱、鼻出血

危［併用禁忌］
ジドブジン

［併用注意・相互作用］
クマリン系抗凝血薬、アスピリン製剤（抗血小板薬として投与している場合）、抗凝血剤、抗血小板剤、選択的セロトニン再取り込み阻害剤、リチウム製剤、チアジド系利尿薬、ループ利尿薬、ACE 阻害剤、β 遮断剤、タクロリムス、ニューキノロン系抗菌薬、メトトレキサート、コレスチラミン、スルホニル尿素系血糖降下剤、CYP2C9 阻害作用を有する薬剤

［高齢者への投与］
少量から投与を開始。

［妊婦・産婦・授乳婦等への投与］
授乳を中止させること。

［小児への投与］
安全性は確立していない。

［重要な基本的注意］
アンフェナクナトリウム参照（p.167）

［薬効・薬理］
PG 合成抑制作用

【貯法】室温保存

フルルビプロフェン
flurbiprofen

[商品名]

フロベン(科研)[顆粒剤(8%)、40mg 錠剤(ky23)]

[効能または効果]

変形性関節症、歯髄炎、歯根膜炎、抜歯ならびに歯科領域における小手術後の鎮痛・消炎

[用法・用量]

1回40mg、1日3回食後、頓用には1回40〜80mg

[禁忌]

モフェゾラク参照(p.168)、エノキサシン、ロメフロキサシン、ノルフロキサシン、プルリフロキサシン投与中、妊娠後期の婦人

[慎重投与]

消化性潰瘍の既往、非ステロイド性抗炎症薬の長期投与による消化性潰瘍があるが本剤の長期投与が必要であり、かつミソプロストールによる治療中、血液の異常またはその既往、出血傾向、肝障害またはその既往、腎障害またはその既往、心機能異常、過敏症の既往、気管支喘息、高齢、高血圧症、潰瘍性大腸炎、クローン氏病

[重大な副作用]

ショック、アナフィラキシー、急性腎不全、ネフローゼ症候群、胃腸出血、再生不良性貧血、喘息発作、中毒性表皮壊死融解症(Toxic Epidermal Necrolysis:TEN)、皮膚粘膜眼症候群(Stevens-Johnson 症候群)、剥脱性皮膚炎、痙攣

[副作用]

発疹、そう痒感、食欲不振、嘔気・嘔吐、胃痛、腹痛、胃部不快感、胃・腹部膨満感、便秘、下痢、口渇、口内炎、AST 上昇、ALT 上昇、Al-P 上昇、頭痛、倦怠感、めまい、ふらつき感、眠気、動悸、血小板減少、血小板機能低下、耳鳴り、浮腫

[併用禁忌]

エノキサシン、(フルマーク)、ロメフロキサシン、(ロメバクト、バレオン)、ノルフロキサシン、(バクシダール)、プルリフロキサシン(スオード)

[併用注意・相互作用]

ニューキノロン系抗菌薬(ただし、エノキサシン、ロメフロキサシン、ノルフロキサシン、プルリフロキサシンは併用禁忌)、クマリン系抗凝血薬、メトトレキサート、リチウム製剤、チアジド系利尿薬、ループ利尿薬、副腎皮質ステロイド、CYP2C9 阻害作用を有する薬剤

[高齢者への投与]

少量から投与を開始。

[妊婦・産婦・授乳婦等への投与]

授乳を中止させること。

[小児への投与]

安全性は確立していない。

[重要な基本的注意]

問診。アンフェナクナトリウム参照(p.167)

[薬効・薬理]

疼痛、急性炎症・慢性炎症に対し優れた鎮痛・抗炎症作用。

【規制区分】劇薬　　【貯法】室温保存

ロキソプロフェンナトリウム水和物
loxoprofen sodium

[商品名]

ロキソニン(第一三共)[60mg 錠剤(SANKYO 157)、細粒剤(10%)]、ウナスチン(マイラン)[60mg 錠剤(M161)]、オキミナス(日本薬工=日本ケミファ)[60mg 錠剤(NPI 114B)]、スリノフェン(あすか―武田)[60mg 錠剤(156)]、ノブフェン(サンド)[60mg 錠剤(NF)]、リンゲリーズ(陽進堂)[60mg 錠剤(YD 039)]、ロキペイン(共和)[60mg 錠剤(KW 828)]、ロゼオール(辰巳)[細粒剤(10%)、60mg 錠剤(Tu-RS60)]など

[効能または効果]

変形性関節症、手術後、外傷後ならびに抜歯後の鎮痛・消炎、歯痛

[用法・用量]

1回60mg、1日3回、頓用の場合は1回60〜120mg

[禁忌]

消化性潰瘍、重篤な血液の異常、重篤な肝障害、重篤な腎障害、重篤な心機能不全、本剤の成分に過敏症の既往、アスピリン喘息またはその既往、妊娠末期の婦人

［慎重投与］

消化性潰瘍の既往。非ステロイド性抗炎症薬の長期投与による消化性潰瘍があり、かつミソプロストールによる治療が行われている場合。血液の異常またはその既往、肝障害またはその既往、腎障害またはその既往、心機能異常、過敏症の既往、気管支喘息、潰瘍性大腸炎、クローン病、高齢

［重大な副作用］

ショック、アナフィラキシー、無顆粒球症、溶血性貧血、白血球減少、血小板減少、皮膚粘膜眼症候群（Steven-Johnson 症候群）、中毒性表皮壊死融解症（Toxic Epidermal Necrolysis:TEN）、急性腎不全、ネフローゼ症候群、間質性腎炎、間質性肺炎、消化管出血、消化管穿孔、肝機能障害、黄疸、喘息発作、無菌性髄膜炎、横紋筋融解症、再生不良性貧血

［副作用］

発疹、発熱、そう痒感、蕁麻疹、腹痛、胃部不快感、食欲不振、悪心・嘔吐、下痢、消化性潰瘍、便秘、胸やけ、口内炎、消化不良、口渇、腹部膨満、眠気、頭痛、しびれ、めまい、血小板減少、貧血、白血球減少、好酸球増多、AST 上昇、ALT 上昇、Al-P 上昇、浮腫、動悸、血圧上昇、顔面熱感、血尿、タンパク尿、胸痛、倦怠感

［併用注意・相互作用］

クマリン系抗凝血薬、スルホニル尿素系血糖降下薬、ニューキノロン系抗菌薬、メトトレキサート、リチウム製剤、チアジド系利尿薬、降圧剤

［高齢者への投与］

少量から開始。

［妊婦・産婦・授乳婦等への投与］

妊娠末期の婦人には投与しないこと、授乳を中止させること。

［小児への投与］

安全性は確立していない。

［重要な基本的注意］

消炎鎮痛薬による治療は原因療法ではなく対症療法であることに留意。

慢性疾患：長期投与する場合には定期的に臨床検査を行う。異常が認められた場合には減量、休薬等の適切な処置を行う。薬物療法以外の療法も考慮。

急性疾患：急性炎症、疼痛および発熱の程度を考慮し投与。原則として同一の薬剤の長期投与を避ける。原因療法があればこれを行う。

患者の状態を十分観察し、副作用の発現に留意。過度の体温下降、虚脱、四肢冷却等が現れることがあるので、特に高熱を伴う小児および高齢者または消耗性疾患の患者においては、投与後の患者の状態に十分注意。感染症を不顕性化するおそれがあるので、感染症を合併している患者に対し用いる場合には適切な抗菌薬を併用し、観察を十分行い慎重に投与。他の消炎鎮痛薬との併用は避けることが望ましい。高齢者には副作用の発現に特に注意し、必要最小限の使用にとどめるなど慎重に投与する。

［薬効・薬理］

優れた鎮痛・抗炎症・解熱作用を有するが、特に鎮痛作用が強力である。本剤はプロドラッグであり、胃粘膜刺激作用の弱い身変化体のまま消化管より吸収され、その後速やかに PG 生合成抑制作用の強い活性代謝物 trans OH 体に変換されて作用する。

［薬物動態］

健康成人にロキソプロフェンを経口投与した場合、速やかに吸収され、血漿中濃度のピークは30 分後で、半減期は約 1 時間 15 分であった。排泄は速やかで、投与後 8 時間までに投与量の約50％が尿中へ排泄される。

【貯法】室温保存

ザルトプロフェン
zaltoprofen

［商品名］

ソレトン（日本ケミファ）［80mg 錠剤（NCP114N）］、ペオン（ゼリア）［80mg 錠剤（101）］、ザトフェロン（沢井）、ザルトプロフェン（辰巳）（日医工）、ソルイルビン（テバ）、ソレング（キョーリンリメディオ）、ペレトン（東和）、ボルビット（陽進堂）以上すべて［80mg 錠剤］など

［効能または効果］

変形性関節症、手術後、外傷後ならびに抜歯後の消炎・鎮痛

［用法・用量］

1回80mg、1日3回、頓用には1回80〜160mg

危［禁忌］

モフェゾラク参照（p.168）

！［慎重投与］

アンフェナクナトリウム参照（p.167）

！［重大な副作用］

ショック、アナフィラキシー様症状、急性腎不全、ネフローゼ症候群、肝機能障害、消化性潰瘍、小腸・大腸潰瘍、出血性大腸炎、無顆粒球症、白血球減少、血小板減少、皮膚粘膜眼症候群、中毒性表皮壊死症、溶血性貧血、再生不良性貧血

［副作用］

胃部不快感、胃痛、嘔気、心窩部痛、下痢、胃重感、胸やけ、口内炎、悪心、食欲不振、腹痛、嘔吐、便秘、腹部膨満感、舌炎、口渇、眠気、めまい、頭痛、しびれ、光線過敏症、発疹、皮疹、湿疹、そう痒、ヘモグロビン減少、血小板増加、白血球増加、ヘマトクリット値低下、赤血球減少、好酸球増加、ALT上昇、AST上昇、Al-P上昇、γ-GTP上昇、BUN上昇、血中クレアチニン上昇、血尿、ほてり、頻尿、浮腫、倦怠感、排尿痛、排尿障害、発熱

［併用注意・相互作用］

ニューキノロン系抗菌薬、クマリン系抗凝血薬、スルホニル尿素系血糖降下薬、チアジド系利尿薬、リチウム製剤、メトトレキサート

［高齢者への投与］

高い血中濃度が持続するおそれがあるので、消化器症状等患者の状態を観察しながら、投与回数を減らす（たとえば1回1錠1日2回）かまたは休薬。

［妊婦・産婦・授乳婦等への投与］

やむをえず投与する場合は授乳を避けさせること。

［小児への投与］

安全性は確立していない。

［重要な基本的注意］

アンフェナクナトリウム参照（p.167）

［薬効・薬理］

PG合成抑制作用

【規制区分】劇薬　　【貯法】室温保存

チアプロフェン酸
tiaprofenic acid

［商品名］

スルガム（サノフィ）［100mg錠剤（RU 009K）、200mg錠剤（RU 009U）］、**チオガム（小林化工）**［200mg錠剤（KN 121）］

［効能または効果］

変形性関節症、手術後および外傷後の消炎・鎮痛

［用法・用量］

1回200mg、1日3回、頓用には1回200mg

危［禁忌］

アンフェナクナトリウム参照（p.167）、気管支喘息またはその既往、妊娠末期

！［慎重投与］

消化性潰瘍の既往、非ステロイド性抗炎症薬の長期投与による消化性潰瘍があるが本剤の長期投与が必要であり、かつミソプロストールによる治療中、血液の異常またはその既往、出血傾向、肝障害またはその既往、腎障害またはその既往、心機能障害、過敏症の既往、高齢、潰瘍性大腸炎、クローン病

！［重大な副作用］

消化性潰瘍、胃腸出血、ショック、アナフィラキシー、皮膚粘膜眼症候群（Stevens-Johnson症候群）、喘息発作、白血球減少、血小板機能低下

［副作用］

嘔吐、胃部不快感、腹痛、食欲不振、胃重感、胸やけ、下痢、口内炎、胃炎、腹部膨満感、便秘、舌の荒れ、口角炎、口渇、唾液分泌亢進、発疹、光線過敏症、紅斑、そう痒、眠気、めまい、ふらつき感、頭痛、頻脈、貧血、白血球増多、AST・ALT・Al-P上昇、黄疸、浮腫、BUN上昇、高カリウム血症、タンパク尿、膀胱痛、排尿困難、頻尿、血尿、膀胱炎、耳鳴り、耳づまり感、脱力感、倦怠感、ほてり、胸痛、味覚異常、舌のしびれ、尿糖

［併用注意・相互作用］

抗凝固剤、血小板凝集抑制作用を有する薬剤、カリウム製剤、チアジド系利尿降圧薬、炭酸リチウム、ニューキノロン系抗菌薬、選択的セロトニン再取り込み阻害剤、カリウム保持性利尿剤、エプレレノン、ACE阻害剤、A-II受容体拮抗剤

［高齢者への投与］

少量から投与を開始。

［妊婦・産婦・授乳婦等への投与］

妊娠末期の女性には投与しない。授乳婦への投与は避け、やむをえず投与する場合は授乳を避けさせること。

［小児への投与］

安全性は確立していない。

［重要な基本的注意］

アンフェナクナトリウム参照（p.167）

［薬効・薬理］

胃粘膜で PGE2 の生合成をインドメタシン同様に抑制するが、PGI2 の抑制作用が弱く、いわゆる選択的 PG 生合成抑制作用を示す。

【規制区分】劇薬
【貯法】遮光・室温保存

（4）オキシカム系

ロルノキシカム
lornoxicam

［商品名］

ロルカム（大正富山）［2mg 錠剤（T742）、4mg 錠剤］

［効能または効果］

変形性関節症、手術後、外傷後および抜歯後の消炎・鎮痛

［用法・用量］

1 回 4mg、1 日 3 回食後、1 日 18mg まで。頓用には 1 回 8mg、最大 1 日量は 24mg まで、投与期間は術後 3 日を限度、空腹時の投与は避ける。

⚠ ［禁忌］

消化性潰瘍、重篤な血液の異常、肝障害、腎障害、心機能不全、高血圧症、本剤成分過敏症、アスピリン喘息またはその既往、妊娠末期

❗ ［慎重投与］

消化性潰瘍の既往。非ステロイド性抗炎症薬の長期投与による消化性潰瘍があり、かつミソプロストールによる治療が行われている場合。血液の異常またはその既往、肝障害またはその既往、腎障害またはその既往、心機能障害、高血圧症、過敏

症の既往、気管支喘息、潰瘍性大腸炎、クローン病、高齢、小児。

❗ ［重大な副作用］

消化性潰瘍、小腸・大腸潰瘍（腹痛、嘔吐、吐血・下血等を伴う胃腸出血）では減量・休薬・中止。ショック、アナフィラキシー、血小板減少、皮膚粘膜眼症候群（Stevens-Johnson 症候群）、急性腎不全、劇症肝炎、肝機能障害、黄疸。類薬のオキシカム系消炎鎮痛薬で再生不良性貧血、無顆粒球症、骨髄機能抑制、ネフローゼ症候群、中毒性表皮壊死症（Lyell 症候群）

［副作用］

発疹、そう痒感、蕁麻疹、口唇腫脹、アレルギー性紫斑病、頭痛、めまい、眠気、しびれ（感）、傾眠、視力異常、耳鳴り、腹痛、腹部不快感、嘔気、嘔吐、消化不良、下痢、食欲不振、口内炎、腹部膨満、便秘、胃炎、口渇、便潜血陽性、血便、おくび、苦味、口角炎、食道炎、舌炎、ヘモグロビン減少、赤血球減少、ヘマトクリット値減少、血小板減少、好酸球増多、好中球増多、白血球減少、ALT・AST・Al-P 上昇、ウロビリノーゲン陽性、尿中 NAG 上昇、BUN 上昇、尿タンパク陽性、高尿素窒素血症、タンパク尿増加、クレアチニン上昇、浮腫、倦怠感、季肋部疼痛、悪寒、浮遊感、血尿、高尿酸血症、咽頭炎、関節痛、眼球充血、胸痛、高血圧、体重減少、動悸、尿閉、熱感、鼻炎、頻尿、夜間頻尿、発熱

［併用注意・相互作用］

ジゴキシン、クマリン系抗凝血薬（ワルファリン等）、抗血小板剤、スルホニル尿素系血糖降下薬（トルブタミド等）、リチウム製剤、メトトレキサート製剤、ループ利尿剤、チアジド系利尿薬（ヒドロクロロチアジド等）、アンジオテンシン変換酵素阻害剤

［高齢者への投与］

少量から投与開始。

［妊婦・産婦・授乳婦等への投与］

安全性は確立していない。本剤服用中は授乳を中止。

［小児への投与］

小児等に対する安全性は確立していない（使用経験がない）。

［重要な基本的注意］

（1）消炎鎮痛剤による治療は原因療法ではなく対症療法であることに留意すること。

（2）慢性疾患（関節リウマチ、変形性関節症等）に対し本剤を用いる場合には、次の事項を考慮すること。

　1）長期投与する場合には定期的に臨床検査（尿検査、血液検査および肝機能検査等）を行うこと。また、異常が認められた場合には減量、休薬等の適切な措置を講ずること。

　2）薬物療法以外の療法も考慮すること。

（3）急性疾患に対し本剤を用いる場合には、次の事項を考慮すること。

　1）急性炎症および疼痛の程度を考慮し、投与すること。

　2）原則として同一の薬剤の長期投与を避けること。

　3）原因療法があればこれを行うこと。

（4）患者の状態を十分観察し、副作用の発現に留意すること。

（5）感染症を不顕性化するおそれがあるので、感染症を合併している患者に対して用いる場合には適切な抗菌剤を併用し、観察を十分行い慎重に投与すること。

（6）他の消炎鎮痛剤との併用は避けることが望ましい。

（7）高齢者および小児等には副作用の発現に特に注意し、必要最小限の使用にとどめるなど慎重に投与すること。

［薬効・薬理］

抗炎症作用はテノキシカム、ロキソプロフェンNa、ジクロフェナクNa、インドメタシン、メフェナム酸より強力。鎮痛作用はテノキシカム、ロキソプロフェンナトリウム、ジクロフェナクNa、インドメタシン、メフェナム酸より強力。本剤の鎮痛作用は末梢性で作用機序はPG生合成の抑制。

［薬物動態］

健康成人男子に空腹時単回経口投与した場合、未変化体の平均血漿中濃度は約0.5時間で最高値に達した後、半減期約2.5時間で消失した。ヒト血清中における結合率は0.1～10μg/mLの範囲で99.30～99.35％と高率であった。ロルノキシカムの結合部位はアルブミンのワルファリンサ

イトである。肝臓の薬物代謝酵素チトクロームP4502C9（CYP2C9）によって代謝される。尿中に未変化体は検出されなかった。

【規制区分】劇薬
【貯法】室温保存

（5）ピラノ酢酸系

エトドラク
etodolac

［商品名］

ハイペン（日本新薬）［100mg錠剤（116）、200mg錠剤（117）］、オステラック（あすか）［100mg錠剤（AK441）、200mg錠剤（AK451）］、以下すべて［200mg錠剤］パイペラック（大正）、ライペック（沢井）など

［効能または効果］

変形性関節症、手術後ならびに外傷後の消炎・鎮痛

［用法・用量］

1日400mg、朝夕食後2回に分服

［禁忌］

消化性潰瘍、重篤な血液異常・肝障害・腎障害・心機能不全・高血圧症、本剤成分の過敏症、アスピリン喘息またはその既往、妊娠末期

［慎重投与］

ロルノキシカムの項参照（p.176～177）、SLE、潰瘍性大腸炎、クローン病

［重大な副作用］

ショック、アナフィラキシー、消化性潰瘍、皮膚粘膜眼症候群（Steven-Johnson症候群）、中毒性表皮壊死症（Lyell症候群）、溶血性貧血、血小板減少、汎血球減少症、腎不全、肝機能障害、黄疸、うっ血性心不全、無顆粒球症、好酸球性肺炎、間質性肺炎

［副作用］

発疹、そう痒感、蕁麻疹、紅斑等、光線過敏症、腹痛、悪心・嘔吐、食欲不振、下痢、口内炎、消化不良、胃炎、腹部膨満感、しゃっくり、舌炎、口渇、便秘、めまい、しびれ、眠気、頭痛、振戦、肝機能異常（AST・ALT・Al-P上昇）、腎機能異常

（タンパク尿、BUN 上昇）、顕微鏡的血尿、貧血、白血球減少、好酸球増多、浮腫、発熱、胸痛、倦怠感、ほてり、発赤、排尿困難、動悸、喘息、味覚異常、視覚異常

［併用注意・相互作用］
クマリン系抗凝血薬（ワルファリン等）、チアジド系利尿降圧薬（ヒドロフルメチアジド、ヒドロクロロチアジド等）、炭酸リチウム、メトトレキサート

［高齢者への投与］
少量（たとえば 200mg/ 日）から投与開始。

［妊婦・産婦・授乳婦等への投与］
安全性は確立していない。本剤服用中は授乳を中止。

［小児への投与］
ロルノキシカムの項を参照（p.176 〜 177）

［重要な基本的注意］
急性炎症モデルで浮腫抑制作用はインドメタシンおよびジクロフェナク Na より強力。慢性炎症モデルではインドメタシンと同程度の抑制作用、作用機序は PG-E2 生合成阻害作用。

【規制区分】劇薬
【貯法】室温保存

（6）サリチル酸系

アスピリン
aspirin

［商品名］
アスピリン（各 社）［粉末、500mg 錠剤］、サリチゾン（昭和薬化工）［750mg 坐剤（SALI-SUP・750)］

［効能または効果］
解熱鎮痛用：変形性関節症、術後疼痛、歯痛

［用法・用量］
内服：1 回 0.5 〜 1.5g、1 日 1 〜 4.5g、1 日最大 4.5g、空腹時投与を避ける。
坐剤：幼児 1 日 0.1 〜 1g、成人 1 日 1 〜 1.5g を 1 〜 3 回に分け直腸内挿入。1 回幼児 0.1 〜 0.3g、成人 0.3 〜 0.75g を頓用、原則 1 日 2 回まで、1

日最大幼児 1g、成人 1.5g。

危 ［禁忌］
本剤またはサリチル酸系製剤に過敏症の既往、消化性潰瘍、重篤な血液の異常・肝障害・腎障害・心機能不全、アスピリン喘息またはその既往、出産予定日 12 週以内の妊婦

！ ［慎重投与］
消化性潰瘍の既往、非ステロイド性抗炎症薬の長期投与による消化性潰瘍があり、かつミソプロストールによる治療が行われている場合、血液の異常またはその既往、出血傾向、肝障害またはその既往、腎障害またはその既往、心機能異常、気管支喘息、過敏症の既往、高齢、アルコール常飲、妊婦、小児、手術、心臓カテーテル検査または抜歯前 1 週間以内。

！ ［重大な副作用］
ショック、アナフィラキシー、皮膚粘膜眼症候群（Steven-Johnson 症候群）、中毒性表皮壊死融解症（Toxic Epidermal Necrolysis:TEN）、剥脱性皮膚炎、再生不良性貧血、脳出血等の頭蓋内出血、肺出血、消化管出血、鼻出血、眼底出血、血小板減少、白血球減少、喘息発作誘発、肝機能障害、黄疸、消化性潰瘍、小腸・大腸潰瘍

［副作用］
発疹、浮腫、鼻炎様症状、結膜炎、貧血、血小板機能低下（出血時間の延長）、耳鳴り、難聴、めまい、頭痛、興奮、食欲不振、胸やけ、胃痛、悪心・嘔吐、AST 上昇、ALT 上昇、腎障害、過呼吸、代謝性アシドーシス、胃腸障害、腹痛、便秘、下痢、食道炎、口唇腫脹、吐血、胃部不快感、蕁麻疹、発疹、そう痒、発汗、血圧低下、血管炎、心窩部痛、気管支炎、角膜炎、倦怠感、低血糖

［併用注意・相互作用］
クマリン系抗凝血薬（ワルファリン）、糖尿病用薬（ヒトインスリン、トルブタミド等）、メトトレキサート、バルプロ酸ナトリウム、炭酸脱水酵素阻害剤、副腎皮質ステロイド（ベタメタゾン、プレドニゾロン、メチルプレドニゾロン等）、リチウム製剤、チアジド系利尿薬、尿酸排泄促進薬（ベンズブロマロン、プロベネシド）、乳酸ナトリウム、血液凝固阻止剤、血小板凝集抑制作用を有する薬剤、血栓溶解剤、フェニトイン、ループ利

尿剤、β遮断剤、ACE 阻害剤、ニトログリセリン製剤、非ステロイド系解熱鎮痛消炎剤、イブプロフェン、ナプロキセン、ドネペジル塩酸塩、タクロリムス水和物、シクロスポリン、ザフィルルカスト、プロスタグランジン D2、トロンボキサン A2 受容体拮抗剤、選択的セロトニン再取り込み阻害剤、アルコール

［高齢者への投与］
少量から開始。

［妊婦・産婦・授乳婦等への投与］
妊婦には安全性は確立していない。本剤投与中は授乳を避ける。

［小児への投与］
低出生体重児、新生児、乳児、幼児または小児等に対する安全性は確立していない（使用経験がない）。

［重要な基本的注意］
サリチル酸系製剤はライ症候群との関連性が指摘。15 歳未満の水痘、インフルエンザには投与しないこと。長期投与時には臨床検査（尿・血液・肝機能検査等）を行う。急性疾患の疼痛、発熱では長期投与を避ける。過度の体温下降、虚脱、四肢冷却等があるので、小児および高齢者または消耗性疾患では十分注意。感染症では抗菌薬を併用。他の消炎鎮痛薬との併用は避ける。高齢者および小児へは必要最小限とする。手術前投与は慎重に行う。

［薬効・薬理］
本薬は痛覚刺激によるインパルス発生の抑制、発痛物質の活性抑制、PG 生合成抑制等の末梢と中枢神経系への作用によって鎮痛効果を現す。また、体温調節中枢に作用し末梢血管の血流量の増加による熱放散と PG 生合成抑制などにより解熱作用を現す。他に胆汁分泌促進による利胆作用や尿酸の尿中排泄の増大による抗痛風作用。
低用量アスピリンは血小板凝集を抑制。高用量アスピリンは解熱、鎮痛、抗炎症作用。本薬の高用量は血管内皮細胞のシクロオキシゲナーゼも阻害してプロスタサイクリン（PGI2）生成も抑制、その結果抗血小板作用が減弱（アスピリンジレンマ）。

【規制区分】局方品
【貯法】室温保存

（7）ピリミジン系

ブコローム
bucolome

［商品名］
パラミヂン（あすか）［300mg カプセル剤（G153）］

［効能または効果］
手術後および外傷後の炎症および腫脹の緩解、変形性関節症

［用法・用量］
1 日 600 〜 1,200mg（分 2 〜 4 回）

危 ［禁忌］
消化性潰瘍、重篤な血液の異常・肝障害・腎障害、本剤過敏症、アスピリン喘息またはその既往

！ ［慎重投与］
血液の異常またはその既往、過敏症の既往、気管支喘息、潰瘍性大腸炎、クローン病、高齢

！ ［重大な副作用］
皮膚粘膜眼症候群（Stevens-Johnson 症候群）、中毒性表皮壊死症（Lyell 症候群）

［副作用］
白血球減少、出血傾向、血小板減少、貧血、肝機能検査値異常、発疹、食欲不振、悪心、胃痛、腹痛、下痢、胃部不快感、口内炎、嘔吐、軟便、腹部不快感、口渇、眠気、頭痛、ふらつき感、発熱、胸部灼熱感

［併用注意・相互作用］
クマリン系抗凝血薬（ワルファリン）

［高齢者への投与］
少量から投与開始。

［妊婦・産婦・授乳婦等への投与］
安全性未確立

［小児への投与］
小児等に対する安全性は確立していない。新生児・低出生体重児には投与しないことが望ましい。

［重要な基本的注意］
ロルノキシカムの項参照（p.176 〜 177）

［薬効・薬理］
抗炎症作用は起炎物質による浮腫抑制が主で抗セロトニン・抗ヒスタミン作用は弱い。タンパク変性抑制は熱凝固抑制作用が牛血清および卵白アルブミンで確認。尿酸排泄作用は痛風患者で血清尿

酸値が低下。

【規制区分】劇薬、処方せん医薬品
【貯法】室温保存

（8）塩基性薬剤（起炎物質抑制作用）

エピリゾール
epirizole

［商品名］
メブロン（第一三共）［顆粒剤（30%）］

［効能または効果］
手術ならびに外傷後の消炎・鎮痛、関節症、抜歯、智歯周囲炎、歯髄炎

［用法・用量］
1日150〜450mg、（分2〜4）、1日最大450mg

⚠[禁忌]
消化性潰瘍、重篤な血液異常・肝障害・腎障害、本剤過敏症の既往、アスピリン喘息またはその既往

❗[慎重投与]
本剤過敏症の既往、消化性潰瘍の既往、血液の異常・肝障害・腎障害またはそれらの既往、気管支喘息、高齢

❗[重大な副作用]
ショック

［副作用］
発疹、そう痒感、胃痛、腹痛、食欲不振、悪心、嘔吐、下痢、便秘、口内炎、頭痛、めまい、不眠、眠気、浮腫

［高齢者への投与］
少量から投与開始。

［妊婦・産婦・授乳婦等への投与］
妊婦では安全性は確立していない。授乳婦には投与中は授乳を避けること。

［重要な基本的注意］
本剤服用中は自動車の運転等危険を伴う機械の操作を避ける。
他はロルノキシカムの項参照（p.176〜177）

［薬効・薬理］
鎮痛作用はアンチピリンの約3〜5倍。抗炎症作

はアスピリン、アミノピリンより強力。炎症性鎮痛作用は末梢性と中枢性が協力的に働く。抗炎症作用は下垂体−副腎系の関与が否定。ブラジキニンによる毛細血管透過性亢進の抑制作用が確認。

【規制区分】劇薬
【貯法】室温保存

チアラミド塩酸塩
tiaramide hydrochloride

［商品名］
ソランタール（アステラス）［50mg錠剤（351）、100mg錠剤（311）］

［効能または効果］
手術後ならびに外傷後の鎮痛・消炎、関節炎、智歯周囲炎、抜歯後の鎮痛・消炎

［用法・用量］
チアラミドとして1回100mg、1日3回。頓用は1回100mg、1日2回まで、1日最大300mg

⚠[禁忌]
消化性潰瘍、重篤な血液異常・肝障害・腎障害、本成分に過敏症の既往、アスピリン喘息またはその既往

❗[慎重投与]
痙攣発作既往、消化性潰瘍・血液・肝障害・腎障害既往、過敏症の既往、気管支喘息、高齢

❗[重大な副作用]
ショック、アナフィラキシー様症状

［副作用］
発疹、食欲不振、悪心、胸やけ、腹部膨満感、腹痛、下痢、便秘、嘔吐、口渇、頭痛、めまい・ふらつき、不眠、眠気、浮腫、倦怠感

［高齢者への投与］
少量から投与開始。

［妊婦・産婦・授乳婦等への投与］
妊婦では安全性は確立していない。授乳婦には投与中は授乳を避ける。

［小児への投与］
添付文書に記載なし。

［重要な基本的注意］
過量投与時に意識喪失・痙攣発作・振戦の報告、

この場合は中止して適切な対症療法を行う。その他はロルノキシカムの項参照（p.176〜177）。

［薬効・薬理］

抗炎症作用は急性炎症モデルの急性足浮腫に優れた抑制作用。特にカラゲニン、セロトニン、ヒスタミン、卵白アルブミン、カオリン等の起炎物質による浮腫に効果あり、抗浮腫スペクトルは幅広い。鎮痛作用は圧刺激あるいは化学的刺激時の実験的疼痛を明らかに抑制。

【貯法】室温保存

エモルファゾン
emorfazone

［商品名］

ペントイル（サンド）［100mg 錠剤（MM718）、200mg 錠剤（MM719）］

［効能または効果］

変形性関節症、手術後ならびに外傷後の消炎・鎮痛

［用法・用量］

1 回 200mg、1 日 3 回

📛［禁忌］

消化性潰瘍、重篤な血液の異常・肝障害・腎障害、妊娠または妊娠している可能性のある場合、本剤成分過敏症

❗［慎重投与］

消化性潰瘍、過敏症の既往、高齢

［副作用］

胃部不快感、食欲不振、悪心・嘔吐、胃痛、胸やけ、下痢、口渇、口内の荒れ、便秘、舌荒れ、口内炎、心窩部痛、AST・ALT 上昇、発疹、そう痒、眠気、頭痛、めまい、ふらつき、心悸亢進、胸痛

［高齢者への投与］

少量から投与開始。

［妊婦・産婦・授乳婦等への投与］

妊婦では安全性は確立していない。授乳婦には投与中は授乳を避ける。

［小児への投与］

小児等に対する安全性は確立していない。

［重要な基本的注意］

消炎鎮痛薬による治療は原因療法ではなく対症療法であることに留意。患者の状態を十分観察し、副作用の発現に留意。長期投与する場合には定期的に臨床検査を行う。原則として同一の薬剤の長期投与を避ける。感染症を不顕性化するおそれがあるので、感染症を合併している患者には適切な抗菌薬を併用する。他の消炎鎮痛薬との併用は避けることが望ましい。高齢者および小児には副作用の発現に特に注意し、必要最小限の使用にとどめるなど慎重に投与する。

［薬効・薬理］

本薬は血管壁安定化作用により血管透過性亢進を抑制、白血球遊走を抑制、特にキニン遊離を抑制、発痛物質ブラジキニンの発痛作用に拮抗。PG 生合成阻害作用は認められていない。

【貯法】遮光・室温保存

（9）アニリン誘導体

アセトアミノフェン
acetaminophen（paracetamol）

［商品名］

カロナール（昭和薬化工）［細粒剤（20％・50％）、200mg 錠剤（SD 112）、300mg 錠剤、500mg 錠剤］、アニルーメ（長生堂）［細粒剤（20%）］、ピリナジン（長生堂）など

［効能または効果］

癌による疼痛、歯痛、歯科治療後の疼痛

［用法・用量］

1 回 300〜1000mg、1 日最大 4,000mg。頓用は 1 回 300〜500mg とし 1 日 2 回まで、1 日最大 1,500mg、小児への頓用は 1 回 10〜15mg/kg、1 日最大 60mg/kg、空腹時投与は避ける。

📛［警告］

・本剤により重篤な肝障害が発現するおそれがあることに注意し、1 日総量 1500mg を超す高用量で長期投与する場合には、定期的に肝機能等を確認するなど慎重に投与すること。
・本剤とアセトアミノフェンを含む他の薬剤（一般用医薬品を含む）との併用により、アセトアミ

ノフェンの過量投与による重篤な肝障害が発現するおそれがあることから、これらの薬剤との併用を避けること。

⚠ [禁忌]

消化性潰瘍、重篤な血液異常、肝障害、腎障害、心機能不全、本剤成分過敏症の既往、アスピリン喘息またはその既往

❗ [慎重投与]

消化性潰瘍既往、血液異常またはその既往、出血傾向、肝・腎障害またはその既往、心機能異常、過敏症の既往、気管支喘息、アルコール多量常飲者、絶食・低栄養状態・摂食障害等によるグルタチオン欠乏、脱水症状、小児

❗ [重大な副作用]

ショック、アナフィラキシー様症状、皮膚粘膜眼症候群（Steven-Johnson 症候群）、中毒性表皮壊死融解症（Toxic Epidermal Necrolysis:TEN）、急性汎発性発疹性膿疱症、喘息発作の誘発、肝機能障害、黄疸、劇症肝炎、顆粒球減少症、間質性肺炎、間質性腎炎、急性腎不全

[副作用]

チアノーゼ、血小板減少、血小板機能低下、悪心・嘔吐、食欲不振、過敏症

[併用注意・相互作用]

リチウム製剤、チアジド系利尿薬、抗菌薬、抗生物質、アルコール、クマリン系抗凝血剤、カルバマゼピン、フェノバルビタール、フェニトイン、プリミドン、リファンピシン、イソニアジド

[高齢者への投与]

少量から投与開始。

[妊婦・産婦・授乳婦等への投与]

安全性は確立していない。

[薬効・薬理]

本薬は視床下部の体温中枢に作用し、熱放散を増大させ解熱作用を示す。中枢 PG 生合成阻害はアスピリンと同程度、末梢ではアスピリンに比べて弱い。

【規制区分】粉末・細粒剤（分包品を除く）500mg 錠：劇薬、局方品
【貯法】散剤、細粒剤、錠剤：室温保存
坐剤：冷所保存、シロップ：遮光・室温保存

（10）COX-2 選択的阻害剤

セレコキシブ
celecoxib

[商品名]

セレコックス（アステラス）［100mg 錠剤（214）、200mg 錠剤（215）］

[効能または効果]

変形性関節症、手術後、外傷後ならびに抜歯後の消炎・鎮痛

[用法・用量]

初回のみ 400mg、2 回目以降は 1 回 200mg、1 日 2 回、頓用の場合は初回のみ 400mg、以降は 200mg、1 日 2 回まで

⚠ [警告]

外国において、シクロオキシゲナーゼ（COX）-2 選択的阻害剤等の投与により、心筋梗塞、脳卒中等の重篤で場合によっては致命的な心血管系血栓塞栓性事象のリスクを増大させる可能性があり、これらのリスクは使用期間とともに増大する可能性があると報告されている。

⚠ [禁忌]

本剤の成分またはスルホンアミドに過敏症の既往、アスピリン喘息またはその既往、消化性潰瘍、重篤な肝障害、重篤な腎障害、重篤な心機能不全、冠動脈バイパス再建術の周術期、妊娠末期

❗ [慎重投与]

心血管系疾患またはその既往、心機能障害、高血圧症、消化性潰瘍の既往、非ステロイド性消炎・鎮痛剤の長期投与による消化性潰瘍があり、かつミソプロストールによる治療が行われている場合、気管支喘息、肝障害またはその既往、腎障害またはその既往、高齢

❗ [重大な副作用]

ショック、アナフィラキシー、消化性潰瘍、消化管出血、消化管穿孔、心筋梗塞、脳卒中、心不全、うっ血性心不全、肝不全、肝炎、肝機能障害、黄疸、再生不良性貧血、汎血球減少症、無顆粒球症、急性腎不全、間質性腎炎、中毒性表皮壊死融解症（Toxic Epidermal Necrolysis：TEN）、皮膚粘膜眼症候群（Stevens-Johnson 症候群）、多形紅斑、急性汎発性発疹性膿疱症、剥脱性皮膚炎、間質性

肺炎

［副作用］

倦怠感、口渇、末梢性浮腫、悪寒、全身浮腫、疲労、ほてり、体重増加、インフルエンザ様疾患、傾眠、頭痛、浮動性めまい、味覚異常、酩酊感、体位性めまい、感覚鈍麻、意識レベルの低下、不眠症、睡眠障害、錯乱状態、不安、幻覚、筋緊張亢進、無嗅覚、ALT 増加、AST 増加、γ -GTP 増加、Al-P 増加、血中ビリルビン増加、尿ウロビリノーゲン陽性、BUN 増加、CK 増加、食欲不振、LDH 増加、尿糖陽性、糖尿病、血中カリウム増加、血中ナトリウム増加、腹痛、口内炎、下痢、便潜血陽性、悪心、鼓腸、消化不良、便秘、胃炎、口内乾燥、舌障害、嘔吐、口角びらん、腹部膨満、上腹部痛、胃不快感、胃腸障害、舌炎、口腔内痛、食道炎、口の感覚鈍麻、アフタ性口内炎、口腔粘膜水疱形成、心窩部不快感、胃腸炎、歯の脱落、口腔内潰瘍、嚥下障害、胃食道逆流性疾患、膵炎、憩室、過敏性腸症候群、痔出血、排便回数増加、β 2- マイクログロブリン増加、NAG 増加、尿潜血陽性、尿タンパク陽性、多尿、尿閉、頻尿、腎機能障害、腎結石症、良性前立腺肥大症、前立腺炎、PSA 増加、血中クレアチニン増加、高血圧、潮紅、動悸、高血圧増悪、循環虚脱、不整脈、頻脈、洞性徐脈、狭心症、大動脈弁閉鎖不全症、冠動脈硬化症、心室肥大、深部静脈血栓症、血腫、咽頭炎、鼻出血、鼻咽頭炎、気管支炎、咳嗽、鼻炎、副鼻腔炎、呼吸困難、発声障害、発疹、そう痒症、顔面浮腫、紅斑性皮疹、湿疹、蕁麻疹、薬疹、点状出血、斑状丘疹性皮疹、皮膚乾燥、頭部粃糠疹、多汗、皮膚炎、紅斑、斑状出血、光線過敏性反応、脱毛症、水疱性皮膚炎、耳鳴、回転性めまい、耳痛、霧視、眼そう痒症、硝子体浮遊物、結膜出血、聴力低下、背部痛、筋硬直、関節痛、四肢痛、不正子宮出血、月経障害、ウイルス感染、細菌性腸炎、頸部痛、貧血、ヘマトクリット減少、ヘモグロビン増加、真菌感染、細菌感染、ヘリコバクター感染、尿路感染、上気道感染、耳感染、帯状疱疹、丹毒、創傷感染、歯肉感染、迷路炎、アレルギー増悪、無菌性髄膜炎、筋痙縮、脂肪腫、ガングリオン、膣出血、乳房圧痛、卵巣嚢胞、閉経期症状、血中テストステロン減少、上顎炎、腱断裂、骨折、損傷

［併用注意・相互作用］

ACE 阻害剤、アンジオテンシンⅡ受容体拮抗剤、フロセミド、チアジド系利尿剤、アスピリン、リチウム、フルコナゾール、フルバスタチン、クマリン系抗凝血剤、パロキセチン、デキストロメトルファン、制酸剤

［高齢者への投与］

慎重投与

［妊婦・産婦・授乳婦等への投与］

妊娠末期には投与しない。授乳を避けさせる。

［小児への投与］

安全性は確立していない。

［重要な基本的注意］

心血管系疾患予防の目的でアスピリンの代替薬として使用しない。重篤な皮膚症状の多くは投与開始後 1 カ月以内に発現している。

慢性疾患：定期的に臨床検査を行い、異常が認められた場合は休薬等の適切な処置を行う。薬物療法以外の療法も考慮する。

急性疾患：急性炎症および疼痛の程度を考慮して投与する。原則として長期投与を避ける。原因療法があればこれを行う。

自動車の運転等危険を伴う作業に従事する場合には注意させる。

［薬効・薬理］

炎症局所に誘導される COX-2 由来のプロスタグランジン類の合成を抑制することにより、消炎・鎮痛作用を示すと考えられる。

［薬物動態］

健康成人に空腹下単回投与したとき、約 2 時間後に最高血漿中濃度に達し、約 5 〜 9 時間の半減期で消失した。

【規制区分】劇薬、処方せん医薬品
【貯法】室温保存

（11）配合剤

アスピリン・ダイアルミネート
asprin dialuminate

［商品名］
バファリン（ライオン）［330mg 錠剤（DB）］

［組成］
1 錠中アスピリン 330mg、ダイアルミネート 150mg

［効能または効果］
頭痛、歯痛

［用法・用量］
頭痛、歯痛、月経痛、感冒の解熱：1 回 2 錠、1 日 2 回。慢性関節リウマチ、リウマチ熱、症候性神経痛：1 回 2 〜 4 錠、1 日 2 〜 3 回。

⚠ ［禁忌］
本剤および本剤成分またはサリチル酸系製剤に過敏症の既往、消化性潰瘍、重篤な血液異常・肝障害・腎障害・心機能不全・アスピリン喘息またはその既往、出産予定日 12 週以内の妊婦

❗ ［慎重投与］
アスピリンの項を参照（p.178）

❗ ［重大な副作用］
ショック、アナフィラキシー、出血、喘息発作の誘発、皮膚粘膜眼症候群（Steven-Johnson 症候群）、中毒性表皮壊死融解症（Toxic Epidermal Necrolysis:TEN）、剥脱性皮膚炎、再生不良性貧血、血小板減少、白血球減少、肝機能障害、黄疸、消化性潰瘍、小腸・大腸潰瘍

［副作用］
胃腸障害、嘔吐、腹痛、胸やけ、便秘、下痢、食道炎、口唇腫脹、吐血、吐き気、悪心、食欲不振、胃部不快感、蕁麻疹、発疹、浮腫、そう痒、皮疹、膨疹、発汗、めまい、興奮、頭痛、AST・ALT 上昇、腎障害、血圧低下、血管炎、心窩部痛、過呼吸、気管支炎、鼻出血、鼻炎、角結膜炎、耳鳴り、難聴、貧血、血小板機能低下（出血時間延長）、代謝性アシドーシス、倦怠感

［併用注意・相互作用］
クマリン系抗凝血薬（ワルファリン等）、糖尿病用薬（インスリン製剤、トルブタミド等）、メトトレキサート、リチウム製剤、チアジド系利尿薬、ニトログリセリン、テトラサイクリン系抗菌薬、ニューキノロン系抗菌薬、副腎皮質ステロイド、フロセミド、アゾセミド、ピレタニド、乳酸ナトリウム、オキシカム系消炎鎮痛薬、尿酸排泄促進剤、血液凝固阻止剤、血小板凝集抑制作用を有する薬剤、血栓溶解剤、非ステロイド性消炎鎮痛剤、バルプロ酸ナトリウム、フェニトイン、アセタゾラミド、ACE 阻害剤、β 遮断剤、ドネペジル塩酸塩、タクロリムス水和物、シクロスポリン、ザフィルルカスト、プロスタグランジン D2、トロンボキサン A2 受容体拮抗剤、選択的セロトニン再取り込み阻害剤、アルコール

［高齢者への投与］
少量から投与開始。

［妊婦・産婦・授乳婦等への投与］
【妊婦・産婦・授乳婦等への投与】
妊婦では安全性は確立していない。授乳婦には投与中は授乳を避ける。

［小児への投与］
小児では、副作用が現れやすいので、少量から投与を開始するなど患者の状態を観察しながら慎重に投与する。
15 歳未満の水痘、インフルエンザの患者に投与しないことを原則とするが、やむをえず投与する場合には、慎重に投与し、投与後の患者の状態を十分に観察する。

［重要な基本的注意］
アスピリンの項を参照（p.178 〜 179）

［薬効・薬理］
アスピリンの項を参照（p.178 〜 179）

【貯法】防湿・室温保存

シメトリド・無水カフェイン
simetride anhydrous caffeine

［商品名］
キョーリン AP2（杏林）［顆粒剤（1g 包）（KP-107）］

［効能または効果］
歯痛、術後疼痛

［用法・用量］
1 回 0.5g、1 日 3 〜 4 回

危 ［禁忌］
本剤に過敏症の既往

❗［慎重投与］
肝または腎機能障害

［副作用］
悪心・嘔吐、腹痛、眠気、発疹、めまい、頭痛、不眠、食欲不振、下痢、口渇、胸やけ、便秘、口内炎、悪寒、胸部圧迫感、倦怠感、心悸亢進

［高齢者への投与］
慎重投与

［妊婦・産婦・授乳婦等への投与］
妊婦では安全性は確立していない。

［小児への投与］
添付文書に記載なし。

［薬効・薬理］
本薬中シメトリドは間脳視床下部に作用し鎮痛効果、リン酸コデインと同等。カフェインの配合によりシメトリドの鎮痛効果が増強。

【貯法】室温保存

トラマドール塩酸塩・アセトアミノフェン
tramadol hydrochloride・acetaminophen

［商品名］
トラムセット配合錠（ヤンセンファーマ）［錠剤（J-C T/P）］

［効能または効果］
抜歯後の疼痛（非オピオイド鎮痛剤で治療困難な場合）

［用法・用量］
1 回 2 錠、投与間隔は 4 時間以上、1 日最大 8 錠

危 ［警告］
・本剤により重篤な肝障害が発現するおそれがあることに注意し、アセトアミノフェンの 1 日総量が 1500mg（本剤 4 錠）を超す高用量で長期投与する場合には、定期的に肝機能等を確認するなど、慎重に投与すること。
・本剤とトラマドールまたはアセトアミノフェンを含む他の薬剤（一般用医薬品を含む）との併用により、過量投与に至るおそれがあることから、これらの薬剤との併用を避けること。

危 ［禁忌］
アルコール、睡眠剤、鎮痛剤、オピオイド鎮痛剤または向精神薬による急性中毒、モノアミン酸化酵素阻害剤投与中、治療により十分な管理がされていないてんかん、消化性潰瘍、重篤な血液異常、重篤な肝障害、重篤な腎障害、重篤な心機能不全、アスピリン喘息またはその既往、本剤の成分に過敏症の既往

❗［慎重投与］
オピオイド鎮痛剤投与中、てんかん等の痙攣性疾患またはこれらの既往あるいは痙攣発作の危険因子、呼吸抑制状態、脳に器質的障害、薬物乱用または薬物依存傾向、オピオイド鎮痛剤に過敏症の既往、ショック状態、肝障害または腎障害あるいはそれらの既往、消化性潰瘍の既往、血液異常またはその既往、出血傾向、心機能異常、気管支喘息、アルコール多量常飲、絶食・低栄養状態・摂食障害等によるグルタチオン欠乏、脱水症状、高齢

❗［重大な副作用］
ショック、アナフィラキシー、痙攣、意識消失、依存性、中毒性表皮壊死融解症（Toxic Epidermal Necrolysis：TEN）、皮膚粘膜眼症候群（Stevens-Johnson 症候群）、急性汎発性発疹性膿疱症、間質性肺炎、間質性腎炎、急性腎不全、喘息発作の誘発、劇症肝炎、肝機能障害、黄疸、顆粒球減少症

［副作用］
腎盂腎炎、貧血、食欲不振、高脂血症、不眠症、不安、幻覚、錯乱、多幸症、神経過敏、健忘、離人症、うつ病、薬物乱用、インポテンス、悪夢、異常思考、せん妄、傾眠、浮動性めまい、頭痛、味覚異常、筋緊張亢進、感覚鈍麻、錯感覚、注意力障害、振戦、筋不随意運動、第 4 脳神経麻痺、

片頭痛、運動失調、昏迷、会話障害、運動障害、視覚異常、縮瞳、散瞳、耳不快感、耳鳴、回転性めまい、動悸、不整脈、頻脈、高血圧、ほてり、低血圧、呼吸困難、嗄声、悪心、嘔吐、便秘、胃部不快感、腹痛、下痢、口内炎、口内乾燥、消化不良、胃炎、逆流性食道炎、口唇炎、胃腸障害、腹部膨満、胃潰瘍、鼓腸、メレナ、上部消化管出血、嚥下障害、舌浮腫、肝機能検査異常、そう痒症、発疹、多汗症、冷汗、排尿困難、アルブミン尿、尿閉、乏尿、異常感、口渇、倦怠感、発熱、浮腫、胸部不快感、無力症、悪寒、疲労、胸痛、失神、離脱症候群、体重減少、血中 CPK 増加、血中尿素増加、血中トリグリセリド増加、血中ビリルビン増加、尿中血陽性、尿中ブドウ糖陽性、好酸球数増加、白血球数増加、ヘモグロビン減少、尿中タンパク陽性、血中クレアチニン増加、血中ブドウ糖増加、血小板数増加、血中クレアチニン減少、血中尿酸増加、好中球百分率増加、転倒、転落

危［併用禁忌］

モノアミン酸化酵素阻害剤

［併用注意・相互作用］

オピオイド鎮痛剤、中枢神経抑制剤、三環系抗うつ剤、セトロニン作用薬、カルバマゼピン、フェノバルビタール、フェニトイン、プリミドン、リファンピシン、イソニアジド、アルコール、キニジン、クマリン系抗凝血剤、ジゴキシン、オンダンセトロン塩酸塩水和物、ブプレノルフィン、ペンタゾシン、エチニルエストラジオール含有製剤

［高齢者への投与］

慎重投与

［妊婦・産婦・授乳婦等への投与］

安全性は確立していない。授乳を中止する。

［小児への投与］

安全性は確立していない。

［重要な基本的注意］

制吐剤や緩下剤の併用を考慮する。自動車の運転等危険を伴う機械の操作に従事させないよう注意する。

［薬効・薬理］

トラマドール：中枢神経系で作用し、トラマドールおよび活性代謝物のμ-オピオイド受容体への結合、ならびにトラマドールによるノルアドレナ

リンおよびセロトニンの再取り込み阻害作用が、鎮痛作用に関与すると考えられる。
アセトアミノフェン：主に中枢神経系で作用し、N-メチル-D-アスパラギン酸受容体およびサブスタンスP受容体を介した一酸化窒素経路の阻害作用、脊髄のセロトニン受容体を介した間接的な作用などが、鎮痛作用に関与すると考えられる。

［薬物動態］

健康成人の血漿中濃度は、トラマドールは投与後約1～2時間、アセトアミノフェンは約1時間でCmaxに達し、それぞれ約5～5.5時間および約3時間の半減期で低下した。

【規制区分】劇薬、処方せん医薬品
【貯法】室温保存

（12）調剤用薬剤

イソプロピルアンチピリン
isopropylantipyrine

［商品名］

ヨシピリン（吉田）［粉末（98％以上）］

［効能または効果］

解熱鎮痛薬の調剤

危［禁忌］

本剤またはピラゾロン系化合物（スルピリン等）に過敏症の既往

！［慎重投与］

本人または家族に、他の薬物に対するアレルギー、蕁麻疹、気管支喘息、アレルギー性鼻炎または食物アレルギー、肝または腎機能障害、血液障害（貧血、白血球減少等）のある場合

！［重大な副作用］

ショック、皮膚粘膜眼症候群（Steven-Johnson症候群）、中毒性表皮壊死症（Lyell症候群）、再生不良性貧血、無顆粒細胞症、黄疸

［副作用］

発疹・紅斑、浮腫、小疱性角膜炎、結膜炎、そう痒、貧血、血小板減少、AST・ALT・Al-P上昇、腎障害、胃痛、食欲不振、悪心・嘔吐、下痢等、頭痛

[高齢者への投与]

生理機能に応じて減量。

[妊婦・産婦・授乳婦等への投与]

妊婦では安全性は確立していない。

[小児への投与]

添付文書に記載なし。

[重要な基本的注意]

過敏症状を予測するため、十分な問診を行う。原則として長期投与は避ける。

[薬効・薬理]

アンチピリンとアミノピリンとほぼ同様の解熱鎮痛作用。作用機序は両者と同様中枢性で体温は一過性に低下。他の鎮痛・解熱・消炎・各薬剤との配合で臨床効果が増大。

【規制区分】劇薬、局方品
【貯法】室温保存

エテンザミド
ethenzamide

[商品名]

エテンザミド（岩城、吉田）［粉末（98％以上）］

[効能または効果]

解熱鎮痛薬の調剤

[用法・用量]

解熱鎮痛薬の調剤

危 [禁忌]

消化性潰瘍、重篤な血液異常・肝障害・腎障害・心機能不全、本剤成分に過敏症の既往、アスピリン喘息またはその既往

！ [慎重投与]

消化性潰瘍の既往、血液の異常またはその既往、出血傾向、肝障害またはその既往、腎障害またはその既往、心機能異常、過敏症の既往、気管支喘息、高齢

[副作用]

過呼吸、貧血、腎障害、肝障害、発疹、浮腫、喘息発作、耳鳴り、難聴、めまい、血小板機能低下、食欲不振、胸やけ、胃痛、悪心・嘔吐、消化管潰瘍の悪化

[併用注意・相互作用]

クマリン系抗凝血薬（ワルファリン等）、リチウム製剤、チアジド系利尿薬（ヒドロフルメチアジド、ヒドロクロロチアジド等）

[高齢者への投与]

少量から投与開始。

[妊婦・産婦・授乳婦等への投与]

妊婦では安全性は確立していない。

[重要な基本的注意]

15歳未満の水痘、インフルエンザに投与しない。高熱を伴う小児および高齢者または消耗性疾患の患者で過度の体温下降、虚脱、四肢冷却等に注意。

[薬効・薬理]

鎮痛解熱作用、抗ヒアルロニダーゼ作用および抗滲出性作用の報告。

【規制区分】局方品
【貯法】室温保存

イソプロピルアンチピリン・アセトアミノフェン・アリルイソプロピルアセチル尿素・無水カフェイン
isopropylantipyrine・acetaminophen・allylisopropylacetyl urea・anhydrous caffeine

[商品名]

SG配合顆粒（塩野義）［顆粒剤（1g包）］

[効能または効果]

歯痛、症候性神経痛、外傷痛、咽喉痛、頭痛、感冒の解熱

[用法・用量]

成人1回1g（1包）服用。1日3～4回経口投与する。頓用の場合には1～2gを服用させるが、追加するときは4時間以上経過後とする。1日最高4g（4包）まで。

危 [警告]

・本剤中のアセトアミノフェンにより重篤な肝障害が発現するおそれがあるので注意すること。

・本剤とアセトアミノフェンを含む他の薬剤（一般用医薬品を含む）との併用により、アセトアミ

ノフェンの過量投与による重篤な肝障害が発現するおそれがあることから、これらの薬剤との併用を避けること。

危 ［禁忌］

本剤、ピラゾロン系薬剤（スルピリンなど）、またはアミノフェノール系薬剤（アセトアミノフェンなど）に対し過敏症の既往歴のある患者。アスピリン喘息またはその既往歴のある患者。重篤な肝障害のある患者。

！［慎重投与］

血液障害（貧血、白血球減少症など）のある患者、肝障害のある患者、腎障害のある患者、本人または両親、兄弟に他の薬物に対するアレルギーのある患者、アルコール常用者、高齢者、絶食・低栄養状態・摂食障害等によるグルタチオン欠乏、脱水症状

！［重大な副作用］

血小板減少、溶血性貧血。皮膚粘膜眼症候群（Stevens-Johnson 症候群）、中毒性表皮壊死融解症（Toxic Epidermal Necrolysis：TEN）、急性汎発性発疹性膿疱症。ショック、アナフィラキシー、喘息発作。間質性肺炎、間質性腎炎、急性腎不全、劇症肝炎、肝機能障害、黄疸

［併用注意・相互作用］

アルコール多量常飲者がアセトアミノフェンを服用し、肝不全を起こした報告がある。

［高齢者への投与］

高齢者は副作用が現れやすいので、少量から開始し、患者の状態を注意深く観察する。

［妊婦・産婦・授乳婦等への投与］

妊娠または、妊娠の可能性のある婦人には治療上有益性が危険性を上回る場合にのみ投与する。本剤投与中は授乳を避ける。

［小児への投与］

小児等に対する安全性は確立していない。

［重要な基本的注意］

原因療法でなく、対症療法。原則として長期投与は避ける。過度の体温下降、虚脱、四肢冷却などが現れることがある。眠気、注意力、集中力、反射神経運動能力の低下が起こることがあるので、自動車の運転、機械の操作など機敏な動作を必要とする仕事に従事しないように注意する。過量投

与により、肝臓、腎臓、心筋の壊死を生じることがある。総合感冒薬や解熱鎮痛薬などはアセトアミノフェンを含むものがあり、本剤との併用によりアセトアミノフェンの過量投与となり、重篤な肝障害が発現する可能性がある。

［薬効・薬理］

イソプロピルアンチピリンとアセトアミノフェンの配合により、鎮痛作用が増強される。アリルイソプロピルアセチル尿素は痛みに伴う不安、不快感、恐怖感を軽減する穏和な鎮静作用により、鎮痛薬の作用を増強する。カフェインは中枢神経興奮作用を有し、神経機能を活発にし、不快感などの疼痛反応を除去し、疼痛を緩和する。

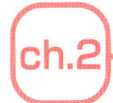

２）術後、歯性疼痛等の適応がない解熱鎮痛消炎薬

一般名	商品名	販売元
アクタリット	オークル錠 100mg	日本新薬
	モーバー錠 100mg	田辺三菱
アセトアミノフェン（シロップ、坐剤）	カロナールシロップ 2%	昭和薬化工
	アルピニー坐剤 50mg、100mg、200mg	久光
	アンヒバ坐剤 50mg、100mg、200mg	アボット ジャパン
	カロナール坐剤 100mg、200mg	昭和薬化工
	アニルーメ S 坐剤 100mg、200mg、アフロギス坐剤 100mg、200mg、パラセタ坐剤 100mg、200mg	各社
イブプロフェン（坐剤）	ユニプロン坐剤 50mg、100mg	昭和薬化工
インドメタシンファルネシル	インフリーカプセル 100mg、200mg	エーザイ
コンドロイチン硫酸ナトリウム・サリチル酸ナトリウム	カシワドール静注	アイロム
	カシミタール静注	東和
	カシロン注 10mL、サイリジン注 10mL、サロイチン注 10mL、ザルソロイチン N 注 10mL、ザルソロイチン S 注 20mL、ザルチロン注 10mL、シボン N 注 10mL、ハウゼマイム注 10mL、ピリツイン注 20mL	各社
サリチルアミド	サリチルアミド「イワキ」粉末	岩城
サリチル酸ナトリウム	サルソニン注射液 250mg、500mg	扶桑
	ザルソロン注 500mg、ネオザルベリン注 500mg、ハフトロン注 500mg、ヘパルス注 500mg	各社
サリチル酸ナトリウム・ジブカイン	ネオビタカイン注 2mL、5mL	田辺三菱
	ジカベリン注 2mL、5mL、ジブカルソー注 2mL、5mL、タイオゼット注 2mL、5mL、トリガイン注 2mL、5mL、ビーセルファ注 2mL、5mL	各社
ジクロフェナクナトリウム（徐放剤）	ボルタレン SR カプセル 37.5mg	ノバルティスファーマ
	ナボール SR カプセル 37.5mg	久光
	サビスミン SR カプセル 37.5mg、ジクロフェナクナトリウム SR 錠 MEEK37.5mg、ソレルモン SR カプセル 37.5mg、ダイスパス SR カプセル 37.5mg	各社
スリンダク	クリノリル錠 50mg、100mg	日医工

続き

一般名	商品名	販売元
スルピリン	スルピリン末	各社
	メチロン注 10%、25%	第一三共
	スルピリン注射液 200mg、250mg、500mg	各社
	メチロン坐剤 100mg	第一三共
ナブメトン	レリフェン錠 400mg	三和化学
プラノプロフェン（シロップ）	プランサスシロップ 1.5%	久光
	ニフランシロップ 1.5%	同仁、田辺三菱
	プラノプロフェン液 1.5% MEEK	各社
プログルメタシンマレイン酸塩	ミリダシン錠 90mg	大鵬
ミグレニン	ミグレニン末	各社
ジメトチアジンメシル酸塩	ミグリステン錠 20mg	塩野義
メフェナム酸（シロップ）	ポンタールシロップ 3.25%	第一三共
メロキシカム	モービック錠 5mg、10mg	日本ベーリンガーインゲルハイム
ロベンザリットニナトリウム	カルフェニール錠 40mg、80mg	中外
ワクシニアウイルス接種家兎炎症皮膚抽出液	ノイロトロピン錠 4 単位	日本臓器
	ノイロトロピン注射液 1.2 単位、3.6 単位	日本臓器
	ナブトピン注、ノルポート注	各社
エルゴタミン酒石酸塩・無水カフェイン	クリアミン A 錠、S 錠	日医工
	カフェルゴット錠	ノバルティスファーマ

3 消炎酵素薬

ch.2

平成24年1月20日付「リゾチーム塩酸塩製剤の使用にあたっての留意事項について」（薬食審査発0120第1号・薬食監麻発0120第1号 厚生労働省医薬食品局審査管理課長、厚生労働省医薬食品局監視指導・麻薬対策課長通知）において、リゾチーム塩酸塩製剤の歯科領域の適応削除となっている。

1. 内服・外用

一般名	商品名	販売元
プロナーゼ	エンピナース・P カプセル 9,000、エンピナース・P 錠 18,000	科研
ブロメライン	ブロメライン軟膏 5 万単位	ジェイドルフ
リゾチーム塩酸塩	ノイチーム顆粒10%、細粒20%、錠10mg、30mg、90mg、シロップ0.5%	サンノーバ
	レフトーゼ顆粒10%、錠10mg、30mg、50mg	日本新薬
	レフトーゼシロップ0.5%	シオエ
	アクディーム細粒10%、45%、錠30mg、カプセル90mg、アクディームシロップ0.5%、1%	あすか
	エリチームシロップ0.5%	イセイ
	リゾチーム塩酸塩10%顆粒、錠10mg、30mg、90mg	各社

2. 注射用

一般名	商品名	販売元
ウロキナーゼ	ウロキナーゼ注「フジ」6万、24万	わかもと
	ウロナーゼ静注用6万単位、24万単位	持田
	ウロナーゼ冠動注用12万単位	持田
バトロキソビン	デフィブラーゼ点滴静注液10単位	東菱薬品工業
アガルシダーゼアルファ（遺伝子組換え）	リプレガル点滴静注用3.5mg	大日本住友
アガルシダーゼベータ（遺伝子組換え）	ファブラザイム点滴静注用5mg、35mg	ジェンザイム・ジャパン
アルグルコシダーゼアルファ（遺伝子組換え）	マイオザイム点滴静注用50mg	ジェンザイム・ジャパン
アルテプラーゼ（遺伝子組換え）	アクチバシン注600万、1200万、2400万	協和発酵キリン
	グルトパ注600万、1200万、2400万	田辺三菱
イデュルスルファーゼ（遺伝子組換え）	エラプレース点滴静注液6mg	ジェンザイム・ジャパン
イミグルセラーゼ（遺伝子組換え）	セレザイム注200U、静注用400単位	ジェンザイム・ジャパン
ガルスルファーゼ（遺伝子組換え）	ナグラザイム点滴静注液5mg	アンジェス MG
モンテプラーゼ（遺伝子組換え）	クリアクター静注用40万、80万、160万	エーザイ

2．注射用（続き）

一般名	商品名	販売元
ラスブリカーゼ（遺伝子組換え）	ラスリテック点滴静注用 1.5mg、7.5mg	サノフィ
ラロニダーゼ（遺伝子組換え）	アウドラザイム点滴静注液 2.9mg	ジェンザイム・ジャパン

ch.2

4 副腎皮質ステロイド

1．内服用・外用副腎皮質ステロイド

一般名	商品名	販売元
コルチゾン酢酸エステル	コートン錠 25mg	日医工
デキサメタゾン	デカドロン錠 0.5mg	日医工
	デキサメサゾン錠 0.5mg「タイヨー」	テバ
	レナデックス錠 4mg	セルジーン
	デカドロンエリキシル 0.01%	日医工
	デキサメサゾンエリキシル 0.01%「ニッシン」	日新
トリアムシノロン	レダコート錠 4mg	アルフレッサファーマ
ヒドロコルチゾン	コートリル錠 10mg	ファイザー
フルドロコルチゾン酢酸エステル	フロリネフ錠 0.1mg	ブリストル
プレドニゾロン	プレドニゾロン末	各社
	プレドニゾロン散「タケダ」1%	武田
	プレドニン錠 5mg	塩野義
	プレドニゾロン錠 1mg、2.5mg、5mg	各社
プレドニゾロンリン酸エステルナトリウム	プレドネマ注腸 20mg	杏林
ベタメタゾン	リンデロン散 0.1%	塩野義
	リネステロン散 0.1%	扶桑
	リンデロン錠 0.5mg	塩野義
	ベタメタゾン錠 0.5mg「サワイ」	沢井
	リネステロン錠 0.5mg	扶桑
	リンデロンシロップ 0.01%	塩野義
	リンデロン坐剤 0.5mg、1.0mg	塩野義

1．内服用・外用副腎皮質ステロイド（続き）

一般名	商品名	販売元
ベタメタゾン・d-マレイン酸クロルフェニラミン	セレスタミン配合錠	MSD
	ベタメタゾン・d-マレイン酸クロルフェニラミン配合錠	各社
	セレスタミン配合シロップ	MSD
ベタメタゾンリン酸エステルナトリウム	ステロネマ注腸 1.5mg、3mg	日医工
メチルプレドニゾロン	メドロール錠 2mg、4mg	ファイザー

2．注射用副腎皮質ステロイド

一般名	商品名	販売元
デキサメタゾンパルミチン酸エステル	リメタゾン静注 2.5mg	田辺三菱
デキサメタゾンメタスルホ安息香酸エステルナトリウム	メサドロン注 2mg、3mg	小林化工
デキサメタゾンリン酸エステルナトリウム	デカドロン注射液 1.65mg、3.3mg、6.6mg	MSD
	オルガドロン注射液 1.9mg、3.8mg、19mg	MSD
	デキサート注射液 1.65mg、3.3mg、6.6mg	富士
	ソルコート静注液 100mg	富士
トリアムシノロンアセトニド	ケナコルト-A皮内用関節腔内用水懸注 50mg/5mL	ブリストル・マイヤーズ
	ケナコルト-A筋注用関節腔内用水懸注 40mg/1mL	ブリストル・マイヤーズ
ヒドロコルチゾンコハク酸エステルナトリウム	ソル・コーテフ注射用 100mg、250mg、500mg、1000mg	ファイザー
	サクシゾン注射用 100mg、300mg、500mg、1000mg	大正薬品
ヒドロコルチゾンリン酸エステルナトリウム	水溶性ハイドロコートン注射液 100mg、500mg	日医工
	クレイトン静注液 100mg、500mg	エール薬品
プラステロン硫酸エステルナトリウム水和物	レボスパ静注用 200mg	イセイ
プレドニゾロンコハク酸エステルナトリウム	水溶性プレドニン 10mg、20mg	塩野義
	注射用コハク酸プレドニゾロンナトリウム 10mg、20mg	各社
ベタメタゾンリン酸エステルナトリウム	リンデロン注 2mg（0.4%）、4mg（0.4%）、20mg（0.4%、2%）、100mg（2%）	塩野義
	リノロサール注射液 2mg（0.4%）、4mg（0.4%）、20mg（0.4%）	わかもと
	ベタメタゾンリン酸エステルナトリウム 2mg 注射液、4mg 注射液、20mg 注射液	富士
ベタメタゾン酢酸エステル・ベタメタゾンリン酸エステルナトリウム	リンデロン懸濁注 2.5mg	塩野義

2．注射用副腎皮質ステロイド（続き）

一般名	商品名	販売元
メチルプレドニゾロンコハク酸エステルナトリウム	ソル・メドロール静注用40mg、125mg、500mg、1000mg	ファイザー
	注射用プリドール40mg、1000mg	エール薬品
	注射用ソル・メルコート40mg、125mg、500mg、1000mg	富士
	メチルプレドニゾロンコハク酸エステルナトリウム40mg注射用、メチルプレドニゾロンコハク酸エステルナトリウム125mg注射用、メチルプレドニゾロンコハク酸エステルナトリウム500mg注射用、メチルプレドニゾロンコハク酸エステルナトリウム1000mg注射用	各社
メチルプレドニゾロン酢酸エステル	デポ・メドロール水懸注20mg、40mg	ファイザー

5　抗ウイルス薬

ch.2

一般名	商品名	販売元
アシクロビル	ゾビラックス顆粒40%	グラクソ・スミスクライン
	アシクロビル顆粒40%、グロスパール顆粒40%	各社
	ゾビラックス錠200mg、400mg	グラクソ・スミスクライン
	アシクロビル錠200mg、400mg	各社
	アシビル内服ゼリー200mg、800mg	日医工
	アストリックドライシロップ80%、アシクロビルDS80%「サワイ」	各社
	グロスパールシロップ8%	
	ゾビラックス点滴静注用250mg	グラクソ・スミスクライン
	アシクロビル250mg注射液、ビクロックス点滴静注125mg、250mg　アクチオス点滴静注用250mgキット、アシクロビル点滴静注液250mgバッグ100mL「アイロム」	各社
	ゾビラックス軟膏5%、ゾビラックスクリーム5%	グラクソ・スミスクライン
	アシクロビル軟膏5%、クリーム5%、エアーナース軟膏5%、クリーム5%	各社
アスナプレビル	スンベプラカプセル100mg	ブリストル・マイヤーズ
アタザナビル硫酸塩	レイアタッツカプセル150mg、200mg	ブリストル・マイヤーズ
アデホビルピボキシル	ヘプセラ錠10mg	グラクソ・スミスクライン

一般名	商品名	販売元
アバカビル硫酸塩	ザイアジェン錠300mg	ヴィーブヘルスケア
インジナビル硫酸塩エタノール付加物	クリキシバンカプセル200mg	MSD
エトラビリン	インテレンス錠100mg	ヤンセンファーマ
エファビレンツ	ストックリン錠200mg、600mg	MSD
エムトリシタビン	エムトリバカプセル200mg	日本たばこ産業
エムトリシタビン・フマル酸テノホビルジソプロキシル	ツルバダ配合錠	日本たばこ産業
エルビテグラビル・コビシスタット・エムトリシタビン・テノホビルジソプロキシルフマル酸塩	スタリビルド配合錠	日本たばこ産業
エンテカビル水和物	バラクルード錠0.5mg	ブリストル・マイヤーズ
オセルタミビルリン酸塩	タミフルカプセル75mg	中外
	タミフルドライシロップ3%	中外
ガンシクロビル	デノシン点滴静注用500mg	田辺三菱
サキナビルメシル酸塩	インビラーゼカプセル200mg、錠500mg	中外
ザナミビル水和物	リレンザ	グラクソ・スミスクライン
サニルブジン	ゼリットカプセル15mg、20mg	ブリストル・マイヤーズ
ジダノシン	ヴァイデックスECカプセル125mg、200mg	ブリストル・マイヤーズ
ジドブジン	レトロビルカプセル100mg	ヴィーブヘルスケア
ジドブジン・ラミブジン	コンビビル配合錠	ヴィーブヘルスケア
シメプレビルナトリウム	ソブリアードカプセル100mg	ヤンセンファーマ
ダクラタスビル塩酸塩	ダクルインザ錠60mg	ブリストル・マイヤーズ
ダルナビル　エタノール付加物	プリジスタ錠300mg、プリジスタナイーブ錠400mg、800mg	ヤンセンファーマ
テノホビル　ジソプロキシルフマル酸塩	ビリアード錠300mg	日本たばこ産業
テラプレビル	テラビック錠250mg	田辺三菱
ドルテグラビルナトリウム	テビケイ錠50mg	ヴィーブヘルスケア
ネビラピン	ビラミューン錠200mg	日本ベーリンガーインゲルハイム
ネルフィナビルメシル酸塩	ビラセプト錠250mg	日本たばこ産業
バニプレビル	バニヘップカプセル150mg	MSD
バラシクロビル塩酸塩	バルトレックス顆粒50%、錠500mg	グラクソ・スミスクライン
	バラシクロビル顆粒50%、錠500mg	各社

一般名	商品名	販売元
パリビズマブ（遺伝子組換え）	シナジス筋注用 50mg、100mg	アッヴィ
バルガンシクロビル塩酸塩	バリキサ錠 450mg	田辺三菱
ビダラビン	アラセナ－A点滴静注用 300mg	持田
	ビダラビン点滴静注用 300mg「F」	富士
	アラセナ－A軟膏 3%、アラセナ－Aクリーム 3%	持田
	ビダラビン軟膏 3%、クリーム 3%	各社
ファムシクロビル	ファムビル錠250mg	旭化成ファーマ
ペラミビル水和物	ラピアクタ点滴静注液バイアル150mg、バッグ300mg	塩野義
ホスアンプレナビルカルシウム水和物	レクシヴァ錠700mg	ヴィーブヘルスケア
ホスカルネットナトリウム水和物	点滴静注用ホスカビル注24mg/mL	ノーベルファーマ
マラビロク	シーエルセントリ錠150mg	ヴィーブヘルスケア
ラニナミビルオクタン酸エステル水和物	イナビル吸入粉末剤20mg	第一三共
ラミブジン	エピビル錠150mg、300mg	ヴィーブヘルスケア
	ゼフィックス錠100mg	グラクソ・スミスクライン
ラミブジン・アバカビル硫酸塩	エプジコム配合錠	ヴィーブヘルスケア
ラルテグラビルカリウム	アイセントレス錠400mg	MSD
リトナビル	ノービア錠100mg、内用液8%	アッヴィ
リバビリン	コペガス錠200mg	中外
	レベトールカプセル200mg	MSD
	リバビリン錠200mgRE「マイラン」	高田
リルピビリン塩酸塩	エジュラント錠25mg	ヤンセンファーマ
リルピビリン塩酸塩・エムトリシタビン・テノホビル　ジソプロキシルフマル酸塩	コムプレラ配合錠	ヤンセンファーマ
ロピナビル・リトナビル	カレトラ配合錠、配合内用液	アッヴィ

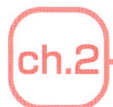

6 ビタミン

1．ビタミンAおよびD製剤

一般名	商品名	販売元
アルファカルシドール	アルファロール散1μg/1g	中外
	アルファロールカプセル 0.25μg、0.5μg、1μg、3μg	
	ワンアルファ錠0.25μg、0.5μg、1μg	帝人ファーマ
	カルフィーナ錠0.25μg、0.5μg、1μg	共和＝マルホ
	ワークミンカプセル0.25μg、0.5μg、1μg、3μg	あすか
	アルファカルシドールカプセル0.25μg、0.5μg、1μg、3μg アルファカルシドール錠0.25μg、0.5μg、1μg	各社
	アルファロール内用液0.5μg/1mL	中外
	ワンアルファ内用液0.5μg/1mL	帝人ファーマ
エトレチナート	チガソンカプセル10mg、25mg	中外
エルデカルシトール	エディロールカプセル0.5μg、0.75μg	中外
カルシトリオール	ロカルトロールカプセル0.25μg、0.5μg	中外
	カルシトリオールカプセル0.25μg、0.5μg	各社
	カルデミン錠0.25μg、カルデミンカプセル0.5μg	龍角散
	ロカルトロール注0.5μg、1μg	中外
ビタミンA	チョコラA末1万単位/g	サンノーバ
	チョコラA錠1万単位	
ファレカルシトリオール	フルスタン錠0.15μg、0.3μg	大日本住友
	ホーネル錠0.15μg、0.3μg	大正富山
マキサカルシトール	オキサロール注2.5μg、5μg、10μg	中外
レチノールパルミチン酸エステル	チョコラA滴0.1万単位/滴	サンノーバ
	チョコラA筋注5万単位	エーザイ
肝油	肝油	東豊

2．ビタミンB₁製剤

一般名	商品名	販売元
オクトチアミン	ノイビタ錠「25」	アイロム
コカルボキシラーゼ	コカルボキシラーゼ注射用25mg「イセイ」、50mg「イセイ」	イセイ
ジセチアミン塩酸塩水和物	ジセタミン錠25mg	高田
チアミンジスルフィド	ジアノイナミン錠10mg	鶴原
	バイオゲン注10mg、バイオゲン静注50mg	扶桑
	チアデラ注10mg、静注25mg、静注50mg、ビーカップ注10mg、静注50mg、プラチアミン50注射液	各社
チアミン塩化物塩酸塩	チアミン塩化物塩酸塩散0.1%、1%	各社
	チアミン塩化物塩酸塩注射液5mg、10mg、20mg、50mg	各社
	メタボリン注射液50mg、塩酸チアミン注50mg「フソー」	
ビスベンチアミン	ベストン糖衣錠25mg	田辺三菱
フルスルチアミン	アリナミンF糖衣錠5mg、25mg、50mg	武田
	ビタファントF錠25mg	東和
フルスルチアミン塩酸塩	アリナミンF5注、10注、F25注、50注、100注	武田
	エスアリネート注射液50mg、ビタファント注10、注25、注50、フルメチ静注50mg	各社
プロスルチアミン	アリナミン注射液10mg	武田
ベンフォチアミン	ビオトーワ錠25mg、ベンフォチアミン錠25mg「トーワ」	東和

3．ビタミンB₂製剤

一般名	商品名	販売元
フラビンアデニンジヌクレオチド	フラビタン錠5mg、10mg	トーアエイヨー
	ＦＡＤ錠5mg、10mg、15mg、ワカデニン腸溶錠5mg、10mg、15mg	各社
	フラビタンシロップ0.3%	トーアエイヨー
	ＦＡＤシロップ0.3%「ツルハラ」、ワカデニンシロップ0.3%	各社
	フラビタン注射液5mg、10mg、20mg	トーアエイヨー
	アデフラビン注10mg	東和
	ワカデニンF注射液10mg、20mg、30mg	わかもと
	ＦＡＤ注10mg（ツルハラ）、注20mg（ツルハラ）、フラジレン注10mg、20mg	各社
リボフラビン	強力ビスラーゼ末1%	トーアエイヨー
リボフラビンリン酸エステルナトリウム	リボフラビンリン酸エステルナトリウム1mg、5mg、10mg、20mg	各社

3．ビタミンB₂製剤（続き）

一般名	商品名	販売元
リボフラビン酪酸エステル	ハイボン細粒10%、20%	田辺三菱
	リボフラビン酪酸エステル細粒10%、バイラブ顆粒10%	各社
	ハイボン錠20mg、40mg	田辺三菱
	リボフラビン酪酸エステル錠20mg、バイラブ錠20mg、ミタンB₂錠20mg	各社

4．ニコチン酸製剤

一般名	商品名	販売元
ニコチン酸	ナイクリン散10%	トーアエイヨー
	ナイクリン錠50mg	トーアエイヨー
	ナイクリン注射液20mg、50mg	トーアエイヨー
ニコチン酸アミド	ニコチン酸アミド散10%「ゾンネ」	ゾンネボード＝鳥居

5．パントテン酸製剤

一般名	商品名	販売元
パンテチン	パントシン散20%	第一三共エスファ
	パンテチン散20%「テバ」、パンピオチン散（20%）	各社
	パントシン細粒50%	第一三共エスファ
	パンテチン細粒20%「KN」、50%「KN」、パルトックス細粒20%	各社
	パントシン錠30mg、60mg、100mg、200mg	第一三共エスファ
	パルトックス錠30mg、60mg、パンテチン錠100mg	各社
	パントシン注5%（100mg）、10%（200mg）	第一三共エスファ
	パンテチン注10%「小林」、デルモリチン注10%	各社
パンテノール	パンテニール注100mg、250mg、500mg	アイロム

6．ビタミンB₆製剤

一般名	商品名	販売元
ピリドキサールリン酸エステル水和物	ピドキサール錠10mg、20mg、30mg	中外
	ピリドキサール錠「イセイ」10mg、30mg、リボビックス錠10mg、20mg、30mg、リン酸ピリドキサール錠30（小林化工）	各社
	ピドキサール注10mg、30mg	中外
	ピリドキサール注10mg「イセイ」	イセイ
	ハイピリドキシン注30mg、60mg	アイロム
	ハイピリドキシン注10mg、ハイミタン注30mg、ビタゼックス注30mg	各社

6．ビタミンB$_6$製剤（続き）

一般名	商品名	販売元
ピリドキシン塩酸塩	ピリドキシン塩酸塩原末	各社
	アデロキシン散10%	ゾンネボード
	ビタミンB$_6$散10%「マルイシ」	丸石
	ビタミンB$_6$錠30mg「Ｆ」	富士
	ピリドキシン塩酸塩注射液10mg、30mg	各社
	ビーシックス注「フソー」－10mg	扶桑
リン酸ピリドキサールカルシウム	アデロキザール散7.8%	ゾンネボード

7．葉酸製剤

一般名	商品名	販売元
葉酸	葉酸錠5mg、	各社
	ファリアミン散100mg/g	日本製薬
	葉酸注射液15mg	各社

8．ビタミンB$_{12}$製剤

一般名	商品名	販売元
コバマミド	コバルタミンＳ錠250μg	わかもと
	コバマミド錠250μg「ツルハラ」、コバマミド0.5mg錠	各社
	ハイコバールカプセル500μg	エーザイ
	コバマミドカプセル250μg「ツルハラ」、コバマミド0.5mgカプセル	各社
	コバマミド注0.5mg「イセイ」、注1mg「イセイ」	イセイ
シアノコバラミン	シアノコバラミン注射液100μg、1mg	各社
ヒドロキソコバラミン酢酸塩	マスブロン注1mg	扶桑
	フレスミンＳ注射液1000μg	エイワイファーマ
	ヒドロキソコバラミン注1000μg「イセイ」	イセイ
メコバラミン	メチコバール細粒0.1%	エーザイ
	メチコバール錠250μg、500μg	エーザイ
	メコバラミン錠250μg、メコバラミン0.5mg錠	各社
	メコラミンカプセル250μg、メコバラミン0.5mgカプセル	各社
	メチコバール注射液500μg	エーザイ
	メコバラミン0.5mg注射液、メコバラミン注500μgシリンジ「ＮＰ」、メコバラミン注500μg「ＮＰ」、ハイトコバミンＭ注500μg、イセコバミン注500μg、コメスゲン注射液500μg、ローミス注500μg	各社

9. ビタミンC製剤

一般名	商品名	販売元
アスコルビン酸	アスコルビン酸原末	各社
	アスコルビン酸散5%、10%、20%	各社
	ハイシー顆粒25%	武田
	ビタシミン注射液100mg、500mg	武田
	アスコルビン酸注射液100mg、200mg、500mg、1g、2g	各社
アスコルビン酸・L－システイン	クリストファン注	日新

10. ビタミンE製剤

一般名	商品名	販売元
酢酸トコフェロール	ユベラ顆粒20%	サンノーバ
	ユベーE顆粒20%	鶴原
	ユベラ錠50mg	サンノーバ
	ベクタン錠50mg、バナール錠50mg、ビタミンE錠50mg「NP」、ユベーE錠100mg	各社
	ベクタンカプセル100mg、トコフェロール酢酸エステルカプセル100mg「セイコー」	各社
	ユベラ筋注100mg	エーザイ

11. ビタミンK製剤

一般名	商品名	販売元
フィトナジオン	カチーフN散10mg/g	日本製薬
	カチーフN錠5mg、10mg	日本製薬
	ケーワン錠5mg	エーザイ
	フィトナジオン5mg錠	各社
	ケーワンカプセル10mg、20mg	エーザイ
	ビタミンK$_1$注10mg、30mg、50mg	イセイ
メナテトレノン	ケイツーカプセル5mg	エーザイ
	グラケーカプセル15mg	エーザイ
	メナテトレノンカプセル15mg	各社
	ケイツーシロップ0.2%	サンノーバ
	ケイツーN静注10mg	エーザイ

12. その他のビタミン剤（ビタミンH製剤）

一般名	商品名	販売元
ビオチン	ビオチン散0.2%「フソー」	扶桑
	ビオチン散0.2%「ホエイ」	東洋製薬化成
	ビオチン・ドライシロップ0.1%「ホエイ」	東洋製薬化成
	ビオチン注1mg「フソー」	扶桑

13. 混合ビタミン製剤

一般名	商品名	販売元
B_1・B_6・B_{12} 配合剤	トリドセラン配合錠	シオノケミカル
アスコルビン酸・パントテン酸カルシウム	シナール配合顆粒、シナール配合錠	塩野義
	シーピー配合顆粒、デラキシー配合顆粒	各社
オクトチアミン・B_2・B_6・B_{12} 配合剤	ノイロビタン配合錠	アステラス
チアミン・アスコルビン酸配合剤	サブビタン静注 5mL、プレビタ S 注射液 5mL	アイロム、扶桑
チアミン・ニコチン酸アミド配合剤	シーパラ注 2mL	高田
チアミンジスルフィド・B_6・B_{12} 配合剤	アリチア配合錠	マイラン
	ジアイナミックスカプセル	鶴原
	ネオラミン・スリービー液（静注用）10mL	日本化薬
	コンベルビー注 10mL、ジアイナミックス注射液 10mL、ナイロジン注 10mL、ノルニチカミン注 10mL、ビースリミン注 10mL、リメファー 3B 注射液 10mL	各社
チアミンモノホスフェイトジスルフィド・B_6・B_{12} 配合剤	ビタメジン静注用	第一三共
チアミン塩化物塩酸塩・B_6・B_{12} 配合剤	ダイビタミックス注 2mL	原沢
パンコール・B_2・B_6・ニコアミ配合剤	デルパント配合顆粒	陽進堂
	ワッサーV配合顆粒	東亜
フラビンアデニンジヌクレオチドナトリウム・ピリドキサールリン酸エステル水和物	ライボミンS注射液	トーアエイヨー
フルスルチアミン・B_2・B_6・B_{12} 配合剤	ビタノイリンカプセル 25、50	武田
	ビタダン配合錠、ビタマル配合錠	各社
ベンフォチアミン・B_6・B_{12} 配合剤	ビタメジン配合散	第一三共
	ビタメジン配合カプセル B25、B50	第一三共
	ダイメジンスリービー配合カプセル 25、シグマビタン配合カプセル B 25	各社
リボフラビン・ピリドキシン塩酸塩	ビフロキシン配合錠	ゾンネボード
レチノール・カルシフェロール配合剤	調剤用パンビタン末	武田
高カロリー輸液用総合ビタミン剤	オーツカMV注、マルタミン注射用、ネオラミン・マルチV注射用、	各社
	ダイメジン・マルチ注、ビタジェクト注キット	各社

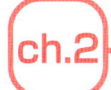

7 消化器用薬

（1）止瀉薬、整腸薬

一般名	商品名	販売元
カゼイ菌	ビオラクチス散	ヤクルト
ジメチコン	ガスコン散 10%、錠 40mg、80mg、	キッセイ
	ナイスタール細粒 10%	ザイダスファーマ
	ガスコン錠 40mg、80mg、ガスサール錠 40mg	キッセイ、東和
	ガスオール錠 40mg、ガステール錠 40mg、ポリシロ錠 40mg、80mg	各社
	ガスコンドロップ内用液 2%	キッセイ
	バリトゲン消泡内用液 2%、バロス消泡内用液 2%、バルギン消泡内用液 2%	各社
タンニン酸アルブミン	タンニン酸アルブミン末	各社
ビフィズス菌	ビオスミン配合散	ビオフェルミン
	レベニンS散	わかもと
	ラックビー微粒N 1%	興和
	ビフィスゲン散 2%	日東
	ラックビー錠	興和
	ビオフェルミン錠剤	ビオフェルミン
ベルベリン塩化物水和物	キョウベリン錠 100mg	大峰堂
ベルベリン塩化物水和物・ゲンノショウコエキス	フェロベリン配合錠	MSD
	リーダイ配合錠	テバ
ベルベリン硫酸塩水和物	エルベン注 2mg/2mL	日新
ラクトミン	ラクトミン末「マルイシ」、ビオラクト原末、フソウラクトミン末、ビフラミン末	各社
	ビオフェルミン配合散、アタバニン散、ビオヂアスミンF -2 散、ラクトミン散「イセイ」	各社
ロペラミド塩酸塩	ロペミン小児用細粒 0.05%、細粒 0.1%	ヤンセン
	ロペラミド塩酸塩 0.05% 細粒、0.1% 細粒、ロペカルド小児用ドライシロップ 0.05%	各社
	ロペミンカプセル 1mg	ヤンセン
	ロペラミド塩酸塩 1mg カプセル、ロペラミド塩酸塩 1mg 錠、ロスポリア錠 1mg	各社
次硝酸ビスマス	次硝酸ビスマス末	各社
耐性乳酸菌	エンテロノン－R散	味の素
	ビオフェルミンR散、エントモール散、ラクスパン散 1.8%、レベニン散、コレポリーR散 10%、ラックビーR散	各社

（1）止瀉薬、整腸薬（続き）

一般名	商品名	販売元
乳酸	乳酸	各社
薬用炭	薬用炭	各社
有胞子性乳酸菌	ラックメロン散 2%	イセイ
酪酸菌	ミヤ BM 細粒	ミヤリサン
	ビオスリー配合散	東亜
	ミヤ BM 錠	ミヤリサン
	ビオスリー配合錠	東亜

（2）消化性潰瘍用薬

1．メチルメチオニン製剤

一般名	商品名	販売元
メチルメチオニンスルホニウムクロライド	キャベジンUコーワ錠 25mg	興和
	チオスペン錠 25mg	テバ
	チオスペン注射用 400mg	テバ

2．グルタミン製剤

一般名	商品名	販売元
L－グルタミン	L－グルタミン顆粒「ヒシヤマ」、L－グルタミン顆粒 99%「NP」	各社

3．アズレン製剤・生薬エキス製剤

一般名	商品名	販売元
アズレンスルホン酸ナトリウム	アズノール細粒 0.4%、1%	日本新薬
	ノズレン細粒 0.4%、アズレンスルホン酸ナトリウム 1% 顆粒、ノズレン細粒 1%、水溶性アズレン顆粒 1%「タイヨー」	各社
	アズノール錠 2mg	日本新薬
	水溶性アズレン錠 2mg「タイヨー」、アズレン錠 2mg「ツルハラ」	各社
エグアレンナトリウム	アズロキサ顆粒 2.5%	寿
	アズロキサ錠 15mg	寿

4．H$_2$ 遮断薬

一般名	商品名	販売元
シメチジン	タガメット細粒 20%、錠 200mg、400mg、注射液 200mg	大日本住友
	シメチジン細粒 20%、40%、錠 200mg、400mg、内服液 2%、注射液 200mg	各社
ニザチジン	アシノン錠 75mg、150mg	ゼリア新薬
	ニザチジン錠 150mg、ニザチジンカプセル 75mg、150mg	各社

一般名	商品名	販売元
ファモチジン	ガスター散 2%、10%、錠 10mg、20mg、ガスターD錠 10mg、20mg、	アステラス
	ファモチジン散 2%、10%、錠 10mg、20mg、ファモチジンD錠 10mg、20mg、ファモチジンOD錠 10mg、20mg	各社
	ガスター注射液 10mg、20mg	アステラス
	ファモチジン注射液 10mg、20mg、ファモチジン静注 10mg、20mg	各社
ラニチジン塩酸塩	ザンタック錠 75mg、150mg、注射液 50mg、100mg	グラクソ・スミスクライン
	ラニチジン塩酸塩錠 75mg、150mg、ラニチジン注射液 50mg、100mg	各社
ラフチジン	プロテカジン錠 5mg、10mg、プロテカジンOD錠 5mg、10mg	大鵬
	ラフチジン錠 5mg、10mg	各社
ロキサチジン酢酸エステル塩酸塩	アルタット細粒 20%、カプセル 37.5mg、75mg、静注用 75mg	あすか
	ロキサチカプセル 37.5mg、75mg、ロキセタートカプセル 37.5mg、75mg、 ロキタットカプセル 37.5mg、75mg 塩酸ロキサチジンアセタート注 75「タツミ」、ロザルタット注射用 75mg	各社

5. 動物製剤

一般名	商品名	販売元
幼牛血液抽出物	ソルコセリル「注」2mL、4mL	東菱

6. 配合剤

一般名	商品名	販売元
アズレンスルホン酸ナトリウム・L－グルタミン	マーズレンS配合顆粒、マーズレン配合錠 0.375ES、0.5ES、1.0ES	寿
	アズレミン配合細粒、アズレン・グルタミン配合細粒、アズレンスルホン酸ナトリウム・L－グルタミン配合顆粒	各社
ジサイクロミン・水酸化アルミニウム配合剤	コランチル配合顆粒	塩野義
	レスポリックス配合顆粒	鶴原
メチニオン・メタケイ酸アルミン酸マグネシウム配合剤	キャベジンUコーワ配合散	興和
ピペタナート塩酸塩含有配合剤	エピサネートG配合顆粒	テバ
プロパンテリン臭化物・クロロフィル配合剤	メサフィリン配合散、配合錠	サンノーバ

7．その他

一般名	商品名	販売元
アルギン酸ナトリウム	アルロイドG－ドライ顆粒溶解用67%、アルロイドG内用液5%	カイゲンファーマ
	アルクレイン内用液5%、サンメール内用液5%	各社
アルジオキサ	アランタSP細粒20%、アランタSF錠100mg	キッセイ
	イサロン顆粒25%、50%、錠100mg	あすか
	アルジオキサ顆粒10%、20%、25%、50%、錠100mg	各社
イルソグラジンマレイン酸塩	ガスロンN細粒0.8%、錠2mg、4mg、OD錠2mg、4mg	日本新薬
	イルソグラジンマレイン酸塩0.8%細粒、錠2mg、4mg	各社
エカベトナトリウム水和物	ガストローム顆粒66.7%	田辺三菱
	エカベトNa顆粒66.7%	各社
ゲファルナート	ゲファニール細粒10%、カプセル50mg、100mg、ソフトカプセル50mg、100mg	大日本住友
	ゲファルナート細粒10%、カプセル50mg、ソフトカプセル100mg	各社
スクラルファート	アルサルミン細粒90%、内用液10%	中外
	スクラルファート顆粒90%、細粒90%、内用液10%	各社
スルピリド	アビリット細粒10%、50%、錠50mg、カプセル50mg	大日本住友
	ドグマチール細粒10%、50%、錠50mg、カプセル50mg	アステラス
	ミラドール細粒10%、50%、錠50mg、カプセル50mg	バイエル
	スルピリド細粒10%、50%、錠50mg、カプセル50mg	各社
セトラキサート塩酸塩	ノイエル細粒40%、カプセル200mg	第一三共エスファ
	セトラキサート塩酸塩細粒40%、カプセル200mg	各社
ソファルコン	ソロン細粒20%、錠50mg、カプセル100mg	大正
	ソファルコン細粒10%、20%、錠50mg、カプセル50mg、100mg	各社
テプレノン	セルベックス細粒10%、カプセル50mg	エーザイ
	テプレノン細粒10%、カプセル50mg	各社
トロキシピド	アプレース細粒20%、錠100mg	杏林
	トロキシピド細粒20%、錠100mg	各社
ピレンゼピン塩酸塩水和物	ガストロゼピン錠25mg	日本ベーリンガーインゲルハイム
	ピレンゼピン塩酸塩細粒5%、10%、錠25mg	各社
プログルミド	プロミド錠200mg	科研
ベネキサート塩酸塩　ベータデクス	ウルグートカプセル200mg	塩野義
	ロンミールカプセル200mg	ナガセ
レバミピド	ムコスタ顆粒20%、錠100mg	大塚
	レバミピド顆粒20%、錠100mg、OD錠100mg	各社

一般名	商品名	販売元
ポラプレジンク	プロマック顆粒 15%、D錠 75mg	ゼリア新薬
	ポラプレジンク顆粒 15%、OD錠 75mg	各社
ミソプロストール	サイトテック錠 100μg、200μg	ファイザー

（3）プロトンポンプインヒビター

一般名	商品名	販売元
エソメプラゾールマグネシウム水和物	ネキシウムカプセル 10mg、20mg	アストラゼネカ
オメプラゾール	オメプラール錠 10mg、20mg	アストラゼネカ
	オメプラゾン錠 10mg、20mg	田辺三菱
	オメプラゾール錠 10mg、20mg	各社
オメプラゾールナトリウム	オメプラール注用 20mg	アストラゼネカ
	オメプラゾール注用 20mg	各社
ラベプラゾールナトリウム	パリエット錠 10mg、20mg	エーザイ
	ラベプラゾールナトリウム錠 10mg、20mg	各社
ランソプラゾール	タケプロンカプセル 15mg、30mg	武田
	タケプロンOD錠 15mg、30mg	武田
	ランソプラゾールカプセル 15mg、30mg、OD錠 15mg、30mg	各社
	タケプロン静注用 30mg	武田

（4）健胃消化薬

1．消化酵素製剤

一般名	商品名	販売元
アスペルギルス属菌由来消化酵素	タカヂアスターゼ原末	第一三共
含糖ペプシン	含糖ペプシン	各社
ジアスターゼ	ジアスターゼ	各社
パンクレアチン	パンクレアチン	各社
乾燥酵母	乾燥酵母	各社

2．苦味製剤・芳香製剤・酸類製剤・塩化カルニチン製剤

一般名	商品名	販売元
センブリ	センブリ散	各社
トウヒ、トウヒチンキ	トウヒシロップ、チンキ	各社
ホミカエキス	ホミカエキス、散、チンキ	各社
苦味チンキ	苦味チンキ	各社
希塩酸	希塩酸	各社
カルニチン塩化物	エントミン注 200mg	日医工

3．その他

一般名	商品名	販売元
β－ガラクトシダーゼ（アスペルギルス）	ガランターゼ散50%	田辺三菱
	オリザチーム顆粒、ラクチーム散50%、カラシミーゼ散50%	各社
β－ガラクトシダーゼ（ペニシリウム）	ミルラクト細粒50%	高田
カンゾウ末配合剤	つくしA・M散	富山化学
	エヌ・エス配合散	日新製薬
サナクターゼ配合剤	エクセラーゼ配合顆粒、配合錠、配合カプセル	Meiji Seika ファルマ
ジアスターゼ・生薬配合剤	FK配合散、KM散、TM配合散	各社
	HM散、NIM配合散、OM配合散、ピーマーゲン配合散	各社
ジアスターゼ配合剤	タフマックE配合顆粒、配合カプセル	小野
センブリ・重曹散	センブリ・重曹散	各社
タカヂアスターゼ・生薬配合剤	S・M配合散	第一三共エスファ
ビオヂアスターゼ1000配合剤	サニアーゼ配合錠、アリーゼS配合錠、フェルターゼ配合カプセル、フェンラーゼ配合カプセル、ネオ・エフラーゼ配合カプセル	各社
ビオヂアスターゼ2000配合剤	ヨウラーゼE配合顆粒、ケイラーゼS顆粒、ハイフル配合顆粒、パスターゼSA配合顆粒、オーネスN配合顆粒、エンテラーゼ配合錠、オーネスST配合錠、タンチパン配合錠、ボルトミー配合錠、マックターゼ配合錠、オーネスSP配合カプセル、オーネスSZ配合カプセル、ケイラーゼAカプセル	各社
ヒロダーゼ配合剤	ポリトーゼ顆粒、カプセル	武田
ロートエキス・ゲンチアナ末配合剤	ベルサン	本草
炭酸水素ナトリウム・ゲンチアナ末配合剤	ビアサン、ビットサン	本草
	重散	三恵
炭酸水素ナトリウム・ニガキ	健胃散「スズ」	鈴粉末
	健栄の健胃散	健栄
納豆菌配合消化酵素製剤	コンクチームN配合顆粒	エムジーファーマ
膵臓性消化酵素配合剤	ベリチーム配合顆粒	塩野義

（5） 制酸薬

一般名	商品名	販売元
ケイ酸マグネシウム	ケイ酸マグネシウム	各社
乾燥水酸化アルミニウム	乾燥水酸化アルミニウムゲル、細粒	各社
合成ケイ酸アルミニウム	合成ケイ酸アルミニウム	各社
酸化マグネシウム	酸化マグネシウム、細粒 83%、錠 250mg、330mg	各社
	マグラックス細粒 83%、錠 200mg、250mg、300mg、330mg、400mg、500mg	吉田
	マグミット細粒 83%、錠 200mg、250mg、330mg、500mg	協和化学
	カイマックス錠 250mg、330mg	テバ
水酸化アルミニウムゲル・水酸化マグネシウム	マーロックス懸濁用配合顆粒	サノフィ・アベンティス
	アシドレス配合内服液、タイメック配合内用液、ディクアノン配合内用液、マグテクト配合内服液、マグテクト配合内服液分包、マルファ配合内服液、水酸化アルミニウムゲル・水酸化マグネシウムシロップ用、アイスフラット懸濁用配合顆粒、ウィットコップ懸濁用配合顆粒、タイメック懸濁用配合顆粒、ディクアノン懸濁用配合顆粒、マックメット懸濁用配合 DS、マルファ懸濁用配合顆粒、マーレッジ懸濁用配合 DS	各社
水酸化マグネシウム	ミルマグ内用懸濁液 7.2%、錠 350mg	エムジーファーマ
炭酸マグネシウム	炭酸マグネシウム	各社
炭酸水素ナトリウム	炭酸水素ナトリウム	各社
	重曹錠 500mg「マイラン」	マイラン
沈降炭酸カルシウム	沈降炭酸カルシウム	各社
	炭カル錠 250mg、500mg	各社
天然ケイ酸アルミニウム	天然ケイ酸アルミニウム	各社

（6） 下剤、浣腸剤

一般名	商品名	販売元
カスカラサグラダ流エキス	カスカラサグラダ流エキス（司生堂）	司生堂
カルメロースナトリウム	カルメロースナトリウム	各社
	バルコーゼ顆粒 75%	サンノーバ
グリセリン	グリセリン	各社
	グリセリン浣腸 50%30mL、40mL、50mL、60mL、90mL、110mL、120mL、150mL	各社
ジオクチルソジウムスルホサクシネート・カサンスラノール	ベンコール配合錠	日医工
	ビーマス配合錠	日本臓器
センナ・センナ実	アローゼン顆粒	ポーラファルマ
	ピムロ顆粒	摩耶堂
センナエキス	アジャストAコーワ錠 40mg	興和
	ヨーデルS糖衣錠 80mg	藤本

（6）下剤、浣腸剤（続き）

一般名	商品名	販売元
センノシド	プルゼニド錠 12mg	ノバルティス ファーマ
	センノシド顆粒 8%、錠 12mg	各社
ダイオウ・センナ配合剤	セチロ配合錠	ジェイドルフ
ピコスルファートナトリウム	ラキソベロン錠 2.5mg、内用液 0.75%	帝人ファーマ
	ピコスルファートナトリウム顆粒 1%、錠 2.5mg、7.5mg、カプセル 2.5mg、ドライシロップ 1%、内用液 0.75%	各社
ビサコジル	テレミンソフト坐薬 10mg	味の素
	ビサコジル坐剤 2mg、10mg	各社
ヒマシ油	ヒマシ油	各社
メチルセルロース	メチルセルロース	各社
ルビプロストン	アミティーザカプセル 24μg	スキャンポファーマ
加香ヒマシ油	加香ヒマシ油	各社
人工カルルス塩	人工カルルス塩	各社
炭酸水素ナトリウム・無水リン酸二水素ナトリウム	新レシカルボン坐剤	京都薬品
	インカルボン坐剤	テバ
複方カンゾウ	複方甘草散「スズ」	鈴粉末
硫酸カリウム	硫酸カリウム	各社
硫酸マグネシウム	硫酸マグネシウム	各社

（7）5-HT$_3$ 受容体阻害剤

一般名	商品名	販売元
アザセトロン塩酸塩	セロトーン錠 10mg、静注液 10mg	日本たばこ
	アザセトロン塩酸塩静注液 10mg	各社
インジセトロン塩酸塩	シンセロン錠 8mg	杏林
オンダンセトロン	ゾフランザイディス錠 4mg	グラクソ・スミスクライン
オンダンセトロン塩酸塩水和物	ゾフラン錠 2mg、4mg、小児用シロップ 0.05%、注 2mg、4mg	グラクソ・スミスクライン
	オンダンセトロン注射液 2mg、4mg、注シリンジ 4mg	各社
グラニセトロン塩酸塩	カイトリル細粒 0.4%、錠 1mg、2mg、注 1mg、3mg、点滴静注バッグ 3mg/50mL、3mg/100mL	中外
	グラニセトロン内服ゼリー 1mg、ゼリー 2mg、静注液 1mg、3mg、シリンジ 1mg、3mg、点滴静注バッグ 3mg/50mL、3mg/100mL	各社
トロピセトロン塩酸塩	ナボバンカプセル 5mg	ノバルティス ファーマ
パロノセトロン塩酸塩	アロキシ静注 0.75mg、点滴静注バッグ 0.75mg	大鵬

一般名	商品名	販売元
ラモセトロン塩酸塩	ナゼア OD 錠 0.1mg、注射液 0.3mg	アステラス
	イリボー錠 2.5μg、5μg、イリボー OD 錠 2.5μg、5μg	アステラス
	ラモセトロン塩酸塩注射液 0.3mg、ラモセトロン塩酸塩注射液 0.3mg シリンジ	各社

(8) 選択的 NK1 受容体拮抗型制吐剤

一般名	商品名	販売元
アプレピタント	イメンドカプセル 80mg、125mg	小野
	イメンドカプセルセット	
ホスアプレピタントメグルミン	プロイメンド点滴静注用 150mg	小野

(9) その他

一般名	商品名	販売元
アコチアミド塩酸塩水和物	アコファイド錠 100mg	ゼリア新薬
アズレンスルホン酸ナトリウム	アズノール ST 錠口腔用 5mg	日本新薬
イトプリド塩酸塩	ガナトン錠 50mg	アボットジャパン
	イトプリド塩酸塩錠 50mg	各社
インフリキシマブ（遺伝子組換え）	レミケード点滴静注用 100mg	田辺三菱
ウルソデオキシコール酸	ウルソ顆粒 5%、錠 50mg、100mg	田辺三菱
	ウルソデオキシコール酸錠 50mg、100mg	各社
クロルヘキシジン塩酸塩・ジフェンヒドラミン配合剤	デスパコーワ口腔用クリーム	興和
ケノデオキシコール酸	チノカプセル 125mg	藤本
セチルピリジニウム塩化物水和物	スプロールトローチ 2mg、セチルピリジニウム塩化物トローチ 2mg	各社
セビメリン塩酸塩水和物	エボザックカプセル 30mg	第一三共
	サリグレンカプセル 30mg	日本化薬
チョウジ油	チョウジ油	各社
デカリニウム塩化物	SP トローチ 0.25mg「明治」	Meiji Seika ファルマ
	ノードマントローチ 0.25mg	大洋
デキサメタゾン	アフタゾロン口腔用軟膏 0.1%	昭和薬化工
	デキサルチン口腔用軟膏 1mg/g、デルゾン口腔用軟膏 0.1%、デキサメタゾン軟膏口腔用 0.1%	各社
テトラサイクリン塩酸塩	アクロマイシントローチ 15mg	ポーラファルマ
デヒドロコール酸	デヒドロコール酸注射液	各社
ドミフェン臭化物	オラドールトローチ 0.5mg、S トローチ 0.5mg	テバ

（9）その他（続き）

一般名	商品名	販売元
トリアムシノロンアセトニド	アフタッチ口腔用貼付剤 25μg	帝人ファーマ
	ケナログ口腔用軟膏 0.1%	ブリストル・マイヤーズ
	オルテクサー口腔用軟膏 0.1%	福地
	アフタシール 25μg、ワブロン口腔用貼付剤 25μg	帝國
トレピブトン	スパカール細粒 10%、錠 40mg	大原
ドンペリドン	ナウゼリン細粒 1%、錠 5mg、10mg、OD 錠 5mg、10mg、ドライシロップ 1%、坐剤 10mg、30mg、60mg	協和発酵キリン
	ドンペリドン細粒 1%、錠 5mg、10mg、ドライシロップ 1%、坐剤 10mg、30mg、60mg	各社
ピペタナート塩酸塩・アカメガシワエキス	イリコロンM配合錠	日本新薬
ピロカルピン塩酸塩	サラジェン錠 5mg	キッセイ
ベクロメタゾンプロピオン酸エステル	サルコートカプセル外用 50μg	帝人ファーマ
ポリカルボフィルカルシウム	コロネル細粒 83.3%、錠 500mg	アステラス
	ポリフル細粒 83.3%、錠 500mg	アボットジャパン
	ポリカルボフィルＣa細粒 83.3%「日医工」	日医工
メサラジン	ペンタサ錠 250mg、500mg、注腸 1g、坐剤 1g	杏林
	アサコール錠 400mg	ゼリア新薬
	メサラジン顆粒 50%、錠 250mg、500mg、注腸 1g	各社
メトクロプラミド	プリンペラン細粒 2%、錠 5mg、シロップ 0.1%、注射液 10mg	アステラス
	メトクロプラミド細粒 2%、顆粒 2%、錠 5mg、10mg、シロップ 0.1%、注射液 10mg	各社
モサプリドクエン酸塩水和物	ガスモチン散 1%、錠 2.5mg、5mg	大日本住友
	モサプリドクエン酸塩散 1%、錠 2.5mg、5mg	各社
リン酸二カリウム・無機塩類配合剤	サリベートエアゾール	帝人ファーマ
複方ヨード・グリセリン	複方ヨード・グリセリン液	各社

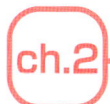

8 精神神経用薬

（1）催眠鎮静薬、抗不安薬

1. 有機ブロム化合物製剤

一般名	商品名	販売元
ブロモバレリル尿素	ブロムワレリル尿素末	各社

2. 抱水クロラール系製剤

一般名	商品名	販売元
抱水クロラール	抱水クロラール末	マイラン
	エスクレ坐剤「250」、「500」	久光
	エスクレ注腸用キット「500」	久光

3. ベンゾジアゼピン系製剤

一般名	商品名	販売元
アルプラゾラム	コンスタン 0.4mg 錠、0.8mg 錠、ソラナックス 0.4mg 錠、0.8mg 錠	武田、ファイザー
	アルプラゾラム錠 0.4mg、0.8mg「トーワ」	東和
	カームダン錠 0.4mg、0.8mg、メデポリン錠 0.4、0.8	共和、沢井
エスタゾラム	ユーロジン散 1%	武田
	ユーロジン 1mg 錠、2mg 錠	武田
	エスタゾラム錠 1mg、2mg「アメル」	共和
オキサゾラム	セレナール散 10%	第一三共
	セレナール錠 5、10	第一三共
	オキサゾラム細粒 10%「イセイ」	イセイ
クアゼパム	ドラール錠 15mg、20mg	久光
	クアゼパム錠 15mg、20mg	各社
クロキサゾラム	セパゾン散 1%	第一三共
	セパゾン錠 1、2	第一三共
クロラゼプ酸二カリウム	メンドンカプセル 7.5mg	アボット
クロルジアゼポキシド	コントール散 1%、10%、バランス散 10%	武田、丸石
	5mg、10mg コントール錠、バランス錠 5mg、10mg	武田、丸石
	クロルジアゼポキシド散 1%「ツルハラ」、コンスーン散 1%	鶴原
	クロルジアゼポキシド錠 5mg、10mg「ツルハラ」、コンスーン錠 5、10	鶴原

3. ベンゾジアゼピン系製剤（続き）

一般名	商品名	販売元
ジアゼパム	セルシン散1%、ホリゾン散1%	武田、丸石
	2mg、5mg、10mgセルシン錠、ホリゾン錠2mg、5mg	武田、丸石
	セルシンシロップ0.1%	武田
	セルシン注射液5mg、10mg、ホリゾン注射液10mg	武田、丸石
	ダイアップ坐剤4、6、10	高田
	ジアゼパム散1%「アメル」、パールキット散1%	共和、ニプロ
	ジアゼパム錠2mg、5mg	各社
	ジアゼパム錠10mg「ツルハラ」	鶴原
	ジアゼパム注射液5mg、10mg「タイヨー」	テバ
トフィソパム	グランダキシン細粒10%	持田
	グランダキシン錠50	持田
	トフィソパム細粒10%「CH」、ツルベール細粒10%	長生堂、鶴原
	トフィソパム錠50mg	各社
トリアゾラム	ハルシオン錠0.125mg、0.25mg	ファイザー
	トリアゾラム錠0.125mg、0.25mg	各社
ニトラゼパム	ネルボン散1%、ベンザリン細粒1%	第一三共、塩野義
	ネルボン錠5mg、10mg、ベンザリン錠2、5、10	第一三共、塩野義
	ネルロレン細粒1%	辰巳
	ニトラゼパム錠5mg	各社
	ニトラゼパム錠10mg「ツルハラ」、「JG」、ネルロン錠「10」	鶴原、日本ジェネリック、辰巳
ニメタゼパム	エリミン錠3mg、5mg	大日本住友
ハロキサゾラム	ソメリン細粒1%	第一三共
	ソメリン錠5mg、10mg	第一三共
フルジアゼパム	エリスパン細粒0.1%	大日本住友
	エリスパン錠0.25mg	大日本住友
フルタゾラム	コレミナール細粒1%	沢井
	コレミナール錠4mg	沢井
フルトプラゼパム	レスタス錠2mg	MSD
フルニトラゼパム	サイレース錠1mg、2mg、ロヒプノール錠1、2	エーザイ、中外
	サイレース静注2mg、ロヒプノール静注用2mg	エーザイ、中外
	フルニトラゼパム錠1mg、2mg	各社
フルラゼパム塩酸塩	ベノジールカプセル10、15、ダルメートカプセル15	協和発酵キリン、共和

一般名	商品名	販売元
ブロチゾラム	レンドルミン錠 0.25mg、レンドルミン D 錠 0.25mg	日本ベーリンガーインゲルハイム
	ブロチゾラム錠 0.125mg「NP」	ニプロ
	ブロチゾラム錠 0.25mg	各社
	ブロチゾラム OD 錠 0.25mg「サワイ」、「タイヨー」、「JG」	沢井、テバ、日本ジェネリック
ブロマゼパム	レキソタン細粒 1%、セニラン細粒 1%	中外、サンド
	レキソタン錠 1、2、5、セニラン錠 1mg、2mg、3mg、5mg	中外、サンド
	セニラン坐剤 3mg	サンド
ミダゾラム	ドルミカム注射液 10mg	アステラス
	ミダゾラム注射液 10mg「タイヨー」、ミダゾラム注 10mg「サンド」	テバ、サンド
メキサゾラム	メレックス細粒 0.1%	第一三共
	メレックス錠 0.5mg、1mg	第一三共
メダゼパム	レスミット錠 2、5	塩野義
	メダゼパム錠 2、5（ツルハラ）	鶴原
ロフラゼプ酸エチル	メイラックス細粒 1%	Meiji Seika ファルマ
	メイラックス錠 1mg、2mg	Meiji Seika ファルマ
	ロフラゼプ酸エチル錠 1mg、2mg	各社
ロラゼパム	ワイパックス錠 0.5、1.0	武田
	ロラゼパム錠 0.5mg、1mg「サワイ」	沢井
ロルメタゼパム	ロラメット錠 1.0、エバミール錠 1.0	あすか、バイエル

4. バルビツール酸系およびチオバルビツール酸系製剤

一般名	商品名	販売元
アモバルビタール	イソミタール原末	日本新薬
セコバルビタールナトリウム	注射用アイオナール・ナトリウム（0.2）	日医工
バルビタール	バルビタール「ホエイ」	マイラン
フェノバルビタール	フェノバール原末、フェノバール散 10%	藤永
	フェノバール錠 30mg	藤永
	フェノバールエリキシル 0.4%	藤永
	フェノバール注射液 100mg	藤永
	フェノバルビタール「ホエイ」、フェノバルビタールシオエ	マイラン、シオエ
	フェノバルビタール散 10%	各社
フェノバルビタールナトリウム	ワコビタール坐剤 15、30、50、100、ルピアール坐剤 25、50、100	高田、久光
	ノーベルバール静注用 250mg	ノーベルファーマ
ペントバルビタールカルシウム	ラボナ錠 50mg	田辺三菱

5. その他

一般名	商品名	販売元
エスゾピクロン	ルネスタ錠 1mg、2mg、3mg	エーザイ
ゾピクロン	アモバン錠 7.5、10	サノフィ
	ゾピクロン錠 7.5mg、10mg	各社
ゾルピデム酒石酸塩	マイスリー錠 5mg、10mg	アステラス
	ゾルピデム酒石酸塩錠 5mg、10mg	各社
	ゾルピデム酒石酸塩内用液 5mg、10mg「タカタ」	高田
タンドスピロンクエン酸塩	セディール錠 5mg、10mg、20mg	大日本住友
	タンドスピロンクエン酸塩錠 5mg、10mg、20mg	各社
デクスメデトミジン塩酸塩	プレセデックス静注用 200μg「ホスピーラ」、「マルイシ」	ホスピーラ、丸石
トリクロホスナトリウム	トリクロリールシロップ 10%	アルフレッサファーマ
リルマザホン塩酸塩水和物	リスミー錠 1mg、2mg	塩野義
	塩酸リルマザホン錠 1、2「MEEK」	小林

(2) 抗てんかん薬

1. フェナセミド系製剤

一般名	商品名	販売元
アセチルフェネトライド	クランポール末	大日本住友
	クランポール錠 200mg	大日本住友

2. ヒダントイン系製剤

一般名	商品名	販売元
エトトイン末	アクセノン末	大日本住友
フェニトイン	アレビアチン散 10%、ヒダントール散 10%	大日本住友、第一三共
	フェニトイン散 10%「協和医療」	協和発酵キリン
	アレビアチン錠 25mg、100mg、ヒダントール錠 25mg、100mg	大日本住友、第一三共
フェニトインナトリウム	アレビアチン注 250mg	大日本住友
ホスフェニトインナトリウム水和物	ホストイン静注 750mg	ノーベルファーマ

3. オキサゾリジン系製剤

一般名	商品名	販売元
トリメタジオン	ミノアレ散 66.7%	日医工

4．プリミドン系製剤

一般名	商品名	販売元
プリミドン	プリミドン細粒 99.5％「日医工」	日医工
	プリミドン錠 250mg「日医工」	日医工

5．スルホンアミド系製剤

一般名	商品名	販売元
スルチアム	オスポロット錠 50mg、200mg	共和

6．その他

一般名	商品名	販売元
エトスクシミド	エピレオプチマル散 50％	エーザイ
	ザロンチンシロップ 5％	第一三共
ガバペンチン	ガバペン錠 200mg、300mg、400mg	ファイザー
	ガバペンシロップ 5％	ファイザー
カルバマゼピン	テグレトール細粒 50％	ノバルティス
	テグレトール錠 100mg、200mg	ノバルティス
	レキシン 50％細粒、カルバマゼピン細粒 50％「アメル」	藤永、共和
	レキシン錠 100mg、200mg、カルバマゼピン錠 100mg、200mg「アメル」	藤永、共和
クロナゼパム	ランドセン細粒 0.1％、0.5％、リボトリール細粒 0.1％、0.5％	大日本住友、中外
	ランドセン錠 0.5mg、1mg、2mg、リボトリール錠 0.5mg、1mg、2mg	大日本住友、中外
クロバザム	マイスタン細粒 1％	大日本住友
	マイスタン錠 5mg、10mg	大日本住友
スチリペントール	ディアコミットカプセル 250mg	Meiji Seika ファルマ
	ディアコミットドライシロップ分包 250mg、500mg	Meiji Seika ファルマ
ゾニサミド	エクセグラン散 20％、ゾニサミド散 20％「アメル」	大日本住友、共和
	エクセグラン錠 100mg、ゾニサミド錠 100mg「アメル」	大日本住友、共和
トピラマート	トピナ錠 25mg、50mg、100mg	協和発酵キリン

6．その他（続き）

一般名	商品名	販売元
バルプロ酸ナトリウム	デパケン細粒 20%、40%、セレニカ R 顆粒 40%	協和発酵キリン、興和
	デパケン錠 100mg、200mg、デパケン R 錠 100mg、200mg	協和発酵キリン
	セレニカ R 錠 200mg、400mg	興和
	デパケンシロップ5%	協和発酵キリン
	バルプロ酸ナトリウム細粒 20%、40%「EMEC」	小林
	エピレナート徐放顆粒 40%、バルプラム徐放顆粒 40%	藤永、アイムロ
	バルプロ酸ナトリウム錠 100mg、200mg、	各社
	バルプロ酸 Na 徐放 B 錠 100mg、200mg「トーワ」	東和
	バルプロ酸ナトリウム SR 錠 200mg「アメル」	共和
	バルプロ酸ナトリウムシロップ5%「日医工」	日医工
	バレリンシロップ5%、エピレナートシロップ5%	大日本住友、藤永
ラモトリギン	ラミクタール錠 25mg、100mg、ラミクタール錠 小児用2mg、5mg	GSK
ルフィナミド	イノベロン錠 100mg、200ｍg	エーザイ
レベチラセタム	イーケプラ錠 250mg、500mg	UCB
	イーケプラドライシロップ 50%	UCB

7．フェニトイン含有配合製剤

一般名	商品名	販売元
フェニトイン・フェノバルビタール	複合アレビアチン配合錠	大日本住友
フェニトイン・フェノバルビタール・安息香酸ナトリウムカフェイン	ヒダントール D 配合錠 12 錠中フェニトイン 200mg、フェノバルビタール 100mg、安息香酸ナトリウムカフェイン 200mg	第一三共
	ヒダントール E 配合錠中フェニトイン 250mg、フェノバルビタール 100mg、安息香酸ナトリウムカフェイン 200mg	第一三共
	ヒダントール F 12 配合錠中フェニトイン 300mg、フェノバルビタール 100mg、安息香酸ナトリウムカフェイン 200mg	第一三共

（3）精神神経用剤

1. クロルプロマジン製剤

一般名	商品名	販売元
クロルプロマジン塩酸塩	ウインタミン錠 12.5mg、25mg、50mg、100mg	塩野義
	コントミン糖衣錠 12.5mg、25mg、50mg、100mg	田辺三菱
	コントミン筋注 10mg、25mg、50mg	田辺三菱
	クロルプロマジン塩酸塩錠 25mg「ツルハラ」	鶴原
	塩酸クロルプロマジン錠「コバヤシ」25mg、50mg	小林
クロルプロマジンフェノールフタリン酸塩	ウインタミン細粒（10%）	塩野義

2. フェノチアジン系製剤

一般名	商品名	販売元
フルフェナジンマレイン酸塩	フルメジン散 0.2%	田辺三菱
	フルメジン糖衣錠（0.25）、（0.5）、（1）	田辺三菱
フルフェナジンデカン酸エステル	フルデカシン筋注 25mg	田辺三菱
プロクロルペラジンマレイン酸塩	ノバミン錠 5mg	塩野義
プロクロルペラジンメシル酸塩	ノバミン筋注 5mg	塩野義
プロペリシアジン	ニューレプチル細粒 10%	高田
	ニューレプチル錠 5mg、10mg、25mg	高田
	ニューレプチル内服液 1%	高田
ペルフェナジン	トリラホン散 1%	共和
	トリラホン錠 2mg、4mg、8mg	共和
ペルフェナジンフェンジゾ酸塩	ピーゼットシー散 1%	田辺三菱
ペルフェナジンマレイン酸塩	ピーゼットシー糖衣錠 2mg、4mg、8mg	田辺三菱
塩酸ペルフェナジン	ピーゼットシー筋注 2mg	田辺三菱
レボメプロマジンマレイン酸塩	レボトミン散 10%、50%、顆粒 10%、ヒルナミン散 50%、細粒 10%	田辺三菱、塩野義
	レボトミン錠 5mg、25mg、50mg、ヒルナミン錠（5mg）、（25mg）、（50mg）	田辺三菱、塩野義
	レボメプロマジン細粒 10%「アメル」	共和
	レボメプロマジン錠 25mg、50mg「アメル」、レボホルテ錠 25mg	共和、鶴原
レボメプロマジン塩酸塩	レボトミン筋注 25mg、ヒルナミン筋注 25mg	田辺三菱、塩野義

3. イミプラミン系製剤

一般名	商品名	販売元
イミプラミン塩酸塩	トフラニール錠 10mg、25mg	アルフレッサファーマ
	イミドール糖衣錠（10）、（25）	田辺三菱
クロミプラミン塩酸塩	アナフラニール錠 10mg、25mg	アルフレッサファーマ
	アナフラニール点滴静注液 25mg	アルフレッサファーマ
トリミプラミンマレイン酸塩	スルモンチール散 10%	塩野義
	スルモンチール錠 10mg、25mg	塩野義
ロフェプラミン塩酸塩	アンプリット錠 10mg、25mg	第一三共

4. 配合剤

一般名	商品名	販売元
クロルプロマジン塩酸塩・プロメタジン塩酸塩・フェノバルビタール	ベゲタミン錠 -A 配合錠	塩野義
	ベゲタミン錠 -B 配合錠	塩野義

5. その他

一般名	商品名	販売元
アトモキセチン塩酸塩	ストラテラカプセル 5mg、10mg、25mg、40ｍｇ	リリー
	ストラテラ内用液 0.4%	リリー
アミトリプチリン塩酸塩	トリプタノール錠 10、25、ノーマルン錠 10mg、25mg	日医工、沢井
アモキサピン	アモキサン細粒 10%	ファイザー
	アモキサンカプセル 10mg、25mg、50mg	ファイザー
アリピプラゾール	エビリファイ散 1%	大塚
	エビリファイ錠 3mg、6mg、12mg	大塚
	エビリファイ OD 錠 3mg、6mg、12mg、24mg	大塚
	エビルファイ内用液 0.1%	大塚
エスシタロプラムシュウ酸塩	レクサプロ錠 10mg	持田
エチゾラム	デパス細粒 1%	田辺三菱
	デパス錠 0.25ｍg、0.5mg、1mg	田辺三菱
	セデコパン細粒 1%	長生堂
	エチゾラム錠 0.25mg「NP」、エチゾラム錠 0.5mg、1mg	ニプロ、各社
塩酸セルトラリン	ジェイゾロフト錠 25mg、50ｍｇ	ファイザー
オキシペルチン	ホーリット散 10%	第一三共
	ホーリット錠 20ｍｇ、40ｍｇ	第一三共

一般名	商品名	販売元
オランザピン	ジプレキサ細粒1%	リリー
	ジプレキサ錠2.5mg、5mg、10mg、ジプレキサ ザイディス錠5mg、10mg	リリー
	ジプレキサ筋注用10mg	リリー
クエチアピンフマル酸塩	セロクエル細粒50%	アステラス
	セロクエル錠25mg、100mg、200mg	アステラス
	クエチアピン細粒50%	各社
	クエチアピン錠12.5mg「アメル」	共和
	クエチアピン錠50mg「サワイ」、「EE」、「アメル」	沢井、高田、共和
	クエチアピン錠25mg、100mg、200mg	各社
クロカプラミン塩酸塩水和物	クロフェクトン顆粒10%、バドラセン顆粒10%	田辺三菱、共和
	クロフェクトン錠10mg、25mg、50mg	田辺三菱
クロザピン	クロザリル錠25ｍｇ、100mg	ノバルティス
クロチアゼパム	リーゼ顆粒10%	田辺三菱
	リーゼ錠5mg、10mg	田辺三菱
	クロチアゼパム錠5mg、10mg	各社
スピペロン	スピロピタン錠0.25mg、1mg	サンノーバ
スルトプリド塩酸塩	バルネチール細粒50%	バイエル
	バルチネール錠50、100、200	バイエル
	スタドルフ細粒50%	共和
	スタドルフ錠50mg、100mg、200mg、バチール 錠50mg、100mg、200mg	共和、田辺三菱
スルピリド	アビリット錠100mg、200mg、ミラドール錠 100mg、200mg	大日本住友、バイ エル
	ドグマチール錠50mg、100mg、200mg	アステラス
	スルピリド錠100mg、200mg	各社
	ドグマチール筋注100mg	アステラス
セチプチリンマレイン酸塩	テシプール錠1mg	持田
	セチプチリンマレイン酸塩錠1mg「サワイ」	沢井
ゾテピン	ロドピン細粒10%、50%	アステラス
	ロドピン錠25mg、50mg、100mg	アステラス
	セトウス細粒10%、50%、メジャピン細粒10%、50%	高田、共和
	ロシゾピロン細粒10%、50%	田辺三菱
	セトウス錠25mg、50mg、100mg、メジャピン 錠25mg、50mg、100mg	高田、共和
	ロシゾピロン錠25mg、50mg、100mg	田辺三菱

1
2
3
4
5
6

5. その他（続き）

一般名	商品名	販売元
炭酸リチウム	リーマス錠 100、200	大正
	リチオマール錠 100mg、200mg	藤永
	炭酸リチウム錠 100mg、200mg「アメル」、100、200「ヨシトミ」	共和、田辺三菱
チミペロン	トロペロン細粒 1%、セルマニル細粒 1%	第一三共、共和
	トロペロン錠 0.5mg、1mg、3mg、セルマニル錠 0.5mg、1mg、3mg	第一三共、共和
	トロペロン注 4mg	第一三共
デュロキセチン	サインバルタカプセル 20mg、30mg	塩野義
ドスレピン塩酸塩	プロチアデン錠 25	科研
トラゾドン塩酸塩	デジレル錠 25、50、レスリン錠 25、50	ファイザー、MSD
	アンデプレ錠 25mg、50mg	共和
ネモナプリド	エミレース錠 3mg、10mg	アステラス
ノリトリプチリン塩酸塩	ノリトレン錠 10mg、25mg	大日本住友
パリペリドン徐放	インヴェガ錠 3mg、6mg、9mg	ヤンセン
パリペリドンパルミナ酸エステル	ゼプリオン水懸筋注 25mg、50mg、75mg、100mg、150mg シリンジ	ヤンセン
パロキセチン塩酸塩水和物	パキシル錠 5mg、10mg、20mg、パキシル CR 錠 12.5mg、25mg	GSK
	パロキセチン OD 錠 5mg、10mg、20mg「トーワ」	東和
	パロキセチン錠 5mg、10mg、20mg	各社
ハロペリドール	セレネース細粒 1%	大日本住友
	セレネース錠 0.75mg、1mg、1.5mg、3mg、内服液 0.2%	大日本住友
	ハロペリドール細粒 1%	各社
	ハロペリドール錠 0.75mg、1mg、3mg「CH」、ハロペリドール錠 1.5mg	長生堂、各社
	リントン錠（0.75mg）、（2mg）、（3mg）	田辺三菱
	ハロペリドール錠 0.75mg、1mg、2mg、3mg「アメル」	共和
	ハロステン錠 1mg、2mg	高田
	セレネース注 5mg、リントン注 5mg	大日本住友、田辺三菱
ハロペリドールデカン酸エステル	ネオペリドール注 50、100、ハロマンス注 50mg、100mg	ジョンソン、ヤンセン
ヒドロキシジン塩酸塩	アタラックス錠 10mg、25mg	ファイザー
	アタラックス -P 注射液（25mg/mL）、（50mg/mL）	ファイザー

一般名	商品名	販売元
ヒドロキシジンパモ酸塩	アタラックス -P 散 10%、-P シロップ 0.5%、-P ドライシロップ 2.5%	ファイザー
	アタラックス -P カプセル 25mg、50mg	ファイザー
	ヒドロキシジンパモ酸塩錠 25mg「日新」	マイラン
ピパンペロン塩酸塩	プロピタン散 10%	サンノーバ
	プロピタン錠 50mg	サンノーバ
ピモジド	オーラップ細粒 1%	アステラス
	オーラップ錠 1mg、3mg	アステラス
フルボキサミンマレイン酸塩	デプロメール錠 25、50、75、ルボックス錠 25、50、75	Meiji Seika ファルマ、アッヴィ
	フルボキサミンマレイン酸塩錠 25mg、50mg、75mg	各社
ブロナンセリン	ロナセン散 2%	大日本住友
	ロナセン錠 2mg、4mg、8mg	大日本住友
ブロムペリドール	インプロメン細粒 1%	ヤンセン
	インプロメン錠 1mg、3mg、6mg	ヤンセン
	ブロムペリドール細粒 1%「アメル」、「サワイ」	共和、沢井
	ブロムペリドール錠 1mg、3mg、6mg「アメル」、「サワイ」	共和、沢井
ペモリン	ベタナミン錠 10mg、25mg、50mg	三和化学
ペロスピロン塩酸塩水和物	ルーラン錠 4mg、8mg、16mg	大日本住友
	ペロスピロン塩酸塩錠 4mg、8mg、16mg「アメル」	共和
マプロチリン塩酸塩	ルジオミール錠 10mg、25mg	ノバルティス
	クロンモリン錠 10mg、25mg、50mg、ノイオミール錠 10mg、25mg、50mg	高田、共和
	マプロミール錠 10mg、25mg、50mg	小林化工
ミアンセリン塩酸塩	テトラミド錠 10mg、30mg	MSD
ミルタザピン	リフレックス錠 15mg、レメロン錠 15mg	Meiji Seika ファルマ、MSD
ミルナシプラン塩酸塩	トレドミン錠 12.5mg、15mg、25mg、50mg	旭化成
	ミルナシプラン塩酸塩 12.5mg、15mg、25mg、50mg	各社
メチルフェニデート塩酸塩	リタリン散 1%	ノバルティス
	リタリン錠 10mg	ノバルティス
	コンサータ錠 18mg、27mg	ヤンセン
モサプラミン塩酸塩	クレミン顆粒 10%	田辺三菱
	クレミン錠 10mg、25mg、50mg	田辺三菱
モダフィニル	モディオダール錠 100mg	アルフレッサ

5. その他（続き）

一般名	商品名	販売元
リスペリドン	リスパダール細粒1%	ヤンセン
	リスパダール錠1mg、2mg、3mg	ヤンセン
	リスパダールOD錠0.5mg、1mg、2mg	ヤンセン
	リスパダール内用液1mg/mL	ヤンセン
	リスパダールコンスタ筋注用25mg、37.5mg、50mg	ヤンセン
	リスペリドン細粒1%	各社
	リスペリドン錠0.5mg、1mg、2mg、3mg	各社
	リスペリドンOD錠0.5mg、1mg、2mg、3mg	各社
	リスペリドン内用液1mg/mL、	各社
	リスペリドン内用液分包0.5mg、1mg、2mg、3mg「アメル」	共和
	リスペリドン内用液分包0.5mg、1mg、2mg、3mg「日医工」	日医工
	リスペリドン内用液分包0.5mg、1mg、2mg、3mg「ファイザー」	ファイザー

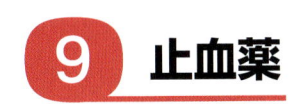

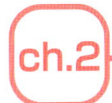

9 止血薬

(1) 止血薬（全身適応）

一般名	商品名	販売元
アドレノクロムモノアミノグアニジンメシル酸塩水和物	S・アドクノン錠 30mg	アルフレッサファーマ
	S-アドカル錠 30mg	日新
アルギン酸ナトリウム	アルト原末 500mg、1g	カイゲンファーマ
カルバゾクロム・アスコルビン酸配合剤	オフタルムK配合錠	アルフレッサファーマ
カルバゾクロムスルホン酸ナトリウム	アドナ散 10%	田辺三菱
	カルバゾクロムスルホン酸ナトリウム散 10%、細粒 10%	各社
	アドナ錠 10mg、30mg	田辺三菱
	カルバゾクロムスルホン酸ナトリウム錠 10mg、30mg	各社
	アドナ注 10mg	田辺三菱
	アドナ注（静脈用）25mg、50mg、100mg	田辺三菱
	カルバゾクロムスルホン酸ナトリウム注射液 10mg「日医工」	日医工
	カルバゾクロムスルホン酸ナトリウム静注液 25mg、50mg、100mg	各社
トラネキサム酸	トランサミン散 50%	第一三共
	トラネキサム酸細粒 50%	各社
	トランサミン錠 250mg、500mg、カプセル 250mg	第一三共
	トラネキサム酸錠 250mg、500mg、カプセル 250mg	各社
	トランサミンシロップ 5%	ニプロパッチ
	トラネキサム酸シロップ 5%「タイヨー」	テバ
	トランサミン注 5%、10%	第一三共
	トラネキサム酸注 5%、10%	各社
プロタミン硫酸塩	プロタミン硫酸塩注射液	各社
ヘモコアグラーゼ	レプチラーゼ注 1 単位、2 単位	東菱
ポリドカノール	エトキシスクレロール 1% 注射液	カイゲンファーマ
	ポリドカスクレロール 0.5% 注 2mL、1%2mL、3%2mL	カイゲンファーマ
モノエタノールアミンオレイン酸塩	オルダミン注射用 1g	富士

（2）局所止血薬

一般名	商品名	販売元
酸化セルロース	サージセル・アブソーバブル・ヘモスタット（1.3cm × 5.1cm、5.1cm × 7.6cm、5.1cm × 35.6cm 、10.2cm × 20.3cm）、ニューニット（2.5cm × 2.5cm、2.5cm × 8.9cm、7.6cm × 10.2cm、15.2cm × 22.9cm）、綿型（5.1cm × 2.5cm）	ジョンソン・エンド・ジョンソン
精製ゼラチン	精製ゼラチン	各社
ゼラチン	ゼラチン	各社
	スポンゼル（5cm × 2.5cm、10cm × 7cm）	アステラス
	ゼルフォーム（2cm × 6cm × 0.7cm）、（8cm × 12.5cm × 1cm）	ファイザー
トロンビン	経口用トロンビン細粒 5,000 単位、10,000 単位	持田
	経口用トロンビン細粒 0.5 万単位、1 万単位、2 万単位	沢井
	トロンビン 500 単位、1,000 単位、5,000 単位、10,000 単位、20,000 単位（外用）	各社
	トロンビン経口・局所用液 5 千「F」、1 万「F」（外用）	富士
	トロンビン液モチダ　ソフトボトル 5,000 単位、10,000 単位（外用）	持田

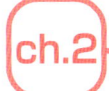

10 骨格筋弛緩薬

一般名	商品名	販売元
A型ボツリヌス毒素	ボトックス注用 50 単位、100 単位	グラクソ・スミスクライン
B型ボツリヌス毒素	ナーブロック筋注 2500 単位	エーザイ
N-メチルスコポラミンメチル硫酸塩	ダイピン錠 1mg	第一三共
アクラトニウムナパジシル酸塩	アボビスカプセル 25mg、50mg	富山化学
アセチルコリン塩化物	注射用アセチルコリン塩化物	各社
アトロピン硫酸塩水和物	硫酸アトロピン「ホエイ」	マイラン
	硫酸アトロピン注射液	各社
	アトロピン注 0.05% シリンジ「テルモ」	テルモ
アフロクァロン	アロフト錠 20mg	田辺三菱
	アイロメート錠 20mg、アロストーワ錠 20mg	各社
アンベノニウム塩化物	マイテラーゼ錠 10mg	アルフレッサファーマ
エペリゾン塩酸塩	ミオナール顆粒 10%	エーザイ
	エペリゾン塩酸塩 10% 顆粒	各社
	ミオナール錠 50mg	エーザイ
	エペリゾン塩酸塩錠 50mg、アチネス錠 50、エペソ錠 50mg	各社
クロルゾキサゾン	クロルゾキサゾン錠 200mg「イセイ」	イセイ
クロルフェネシンカルバミン酸エステル	リンラキサー錠 125mg、250mg	大正
	クロルフェネシンカルバミン酸エステル錠 125mg、250mg コリクール錠 125mg、250mg、スールキット錠 125mg、250m	各社
ジスチグミン臭化物	ウブレチド錠 5mg	鳥居
	ジスチグミン臭化物錠 5mg	各社
スキサメトニウム塩化物水和物	スキサメトニウム塩化物注射液 2%1mL、2mL、5mL	各社
	注射用塩化スキサメトニウム 200mg	各社
スコポラミン臭化水素酸塩水和物	ハイスコ皮下注 0.5mg	杏林
ダントロレンナトリウム水和物	ダントリウムカプセル 25mg	アステラス
	ダントリウム静注用 20mg	アステラス
チキジウム臭化物	チアトン顆粒 2%、カプセル 5mg、10mg	アボットジャパン
	チキジウム臭化物顆粒 2%、カプセル 5mg、10mg	各社

一般名	商品名	販売元
チザニジン塩酸塩	テルネリン顆粒 0.2%	ノバルティス ファーマ
	チザニジン塩酸塩顆粒 0.2%	各社
	テルネリン錠 1mg	ノバルティス ファーマ
	チザニジン塩酸塩錠 1mg	各社
チメピジウム臭化物水和物	セスデン細粒 6%	田辺三菱
	コリリック錠 30mg、ソピタム錠 30mg、ゼスン錠 30mg	各社
	セスデンカプセル 30mg	田辺三菱
	セスデン注 7.5mg	田辺三菱
トルペリゾン塩酸塩	ムスカルム顆粒 100mg/g	日本化薬
	ムスカルム錠 50mg、100mg	日本化薬
	ベスノリン錠 50mg、100mg、ニチペリゾン錠 50mg、100mg	各社
ネオスチグミンメチル硫酸塩	ネオスチグミンメチル硫酸塩注射液	各社
ネオスチグミンメチル硫酸塩・アトロピン硫酸塩水和物	アトワゴリバース静注シリンジ 3mL、6mL	テルモ
ネオスチグミン臭化物	ワゴスチグミン散（0.5%）	塩野義
バクロフェン	バクロフェン錠 5mg、10mg	各社
	ギャバロン髄注 0.005%1mL、0.05%20mL、0.2%5mL	第一三共
パパベリン塩酸塩	パパベリン塩酸塩散 10%「マルイシ」、10%「マイラン」	各社
	パパベリン塩酸塩注射液 4%	各社
ピペリジノアセチルアミノ安息香酸エチル配合剤	スルカイン配合顆粒	日本新薬
ピペリドレート塩酸塩	ダクチル錠 50mg	キッセイ
	ダクチラン錠 50mg	杏林
ピリドスチグミン臭化物	メスチノン錠 60mg	共和
ブチルスコポラミン臭化物	ブスコパン錠 10mg	日本ベーリンガーインゲルハイム
	ブチルスコポラミン臭化物錠 10mg	各社
	ブスコパン注 20mg	日本ベーリンガーインゲルハイム
	ブチルスコポラミン臭化物注 20mg	各社
ブトロピウム臭化物	コリオパン顆粒 2%、錠 10mg、カプセル 5mg	エーザイ
プリジノールメシル酸塩	ロキシーン錠 4mg	東菱
	ロキシーン注 2mg	東菱

一般名	商品名	販売元
プロパンテリン臭化物	プロ・バンサイン錠 15mg	ファイザー
フロプロピオン	コスパノン錠 40mg、80mg、カプセル 40mg	エーザイ
ベクロニウム臭化物	マスキュラックス静注用 4mg、10mg	MSD
	マスキュレート静注用 4mg、10mg	富士
ベタネコール塩化物	ベサコリン散 5%	サンノーバ
メトカルバモール	ロバキシン顆粒 90%	あすか
メペンゾラート臭化物	トランコロン錠 7.5mg	アステラス
	メペンゾラート臭化物錠 7.5mg「ツルハラ」	鶴原
メペンゾラート臭化物・フェノバルビタール	トランコロンP配合錠	アステラス
ロートエキス	ロートエキス散	各社
ロクロニウム臭化物	エスラックス静注 25mg/2.5mL、50mg/5.0mL	MSD
硫酸マグネシウム	硫酸マグネシウム注射液	各社
硫酸マグネシウム・ブドウ糖	静注用マグネゾール 20mL	東亜

11 抗ヒスタミン薬

ch.2

一般名	商品名	販売元
アリメマジン酒石酸塩	アリメジンシロップ 0.05%	ニプロパッチ
クレマスチンフマル酸塩	タベジール散 0.1%、1%	ノバルティス ファーマ
	タベジール錠 1mg	ノバルティス ファーマ
	クレマスチン錠 1mg、インベスタン錠 1mg、マレスチン錠 1mg	各社
	タベジールシロップ 0.01%	ノバルティス ファーマ
	マスレチンシロップ 0.01%、インベスタンシロップ 0.01%	各社
	クレ・ママレットドライシロップ 0.1%、インベスタンドライシロップ 0.1%	各社
dl－クロルフェニラミンマレイン酸塩	クロダミンシロップ 0.05%	日医工
	クロルフェニラミンマレイン酸塩シロップ 0.05%	各社

一般名	商品名	販売元
dークロルフェニラミンマレイン酸塩	ポララミン散 1%	MSD
	ポララミン錠 2mg	MSD
	ネオマレルミン TR 錠 6mg	テバ
	ポララミンシロップ 0.04%	MSD
	d- クロルフェニラミンマレイン酸塩シロップ 0.04%「トーワ」、ポラジットシロップ 0.04%、マゴチミンシロップ 0.04%、アニミングシロップ 0.04%	各社
	ポララミンドライシロップ 0.2%	高田
クロルフェニラミンマレイン酸塩	クロルフェニラミンマレイン酸塩末	各社
	クロルフェニラミンマレイン酸塩散 1%、アレルギン散 1%、ビスミラー散 1%、ネオレスタミンコーワ散 1%、ヒスタール散 1%	
	クロルフェニラミンマレイン酸塩錠 2mg、4mg	
	ポララミン注 5mg	MSD
	クロルフェニラミンマレイン酸塩注射液 0.2%、0.5%、1%	各社
ジフェニルピラリン塩酸塩	ハイスタミン注 2mg	エーザイ
ジフェンヒドラミン塩酸塩	ベナ錠 10mg	佐藤
	レスタミンコーワ錠 10mg	興和
	レスミン注射液 10mg、30mg	日新
	ベナスミン注射液 30mg	東和
ジフェンヒドラミン塩酸塩・臭化カルシウム	レスカルミン注	日新
シプロヘプタジン塩酸塩水和物	ペリアクチン散 1%	日医工
	ペリアクチン錠 4mg	日医工
	ペリアクチンシロップ 0.04%	日医工
	シプロヘプタジン塩酸塩シロップ 0.04%「タイヨー」	テバ
トリプロリジン塩酸塩水和物	ベネン錠 1mg	佐藤
ヒベンズ酸プロメタジン	ヒベルナ散 10%	田辺三菱
プロメタジンメチレンジサリチル酸塩	ピレチア細粒 10%	高田
プロメタジン塩酸塩	ピレチア錠 5mg、25mg	高田
	ヒベルナ糖衣錠 5mg、25mg	田辺三菱
	ヒベルナ注 25mg	田辺三菱
ホモクロルシクリジン塩酸塩	ホモクロミン錠 10mg	エーザイ
	ホモクロルシクリジン塩酸塩 10mg「NP」、パルファード錠 10mg、ヒスタリジン錠 10mg、ホモクリシン錠 10mg	各社

一般名	商品名	販売元
メキタジン	ゼスラン小児用細粒 0.6%	旭化成ファーマ
	ニポラジン小児用細粒 0.6%	アルフレッサファーマ
	メキタジン細粒 0.6%「タイヨー」	テバ
	メキタジン DS0.6%「KN」	小林化工
	ゼスラン錠 3mg	旭化成ファーマ
	ニポラジン錠 3mg	アルフレッサファーマ
	メキタジン錠 3mg	各社
	ゼスラン小児用シロップ 0.03%	旭化成ファーマ
	ニポラジン小児用シロップ 0.03%	アルフレッサファーマ

12 抗悪性腫瘍薬

ch.2

(1) アルキル化剤

一般名	商品名	販売元	歯科関連効能または効果
イホスファミド	注射用イホマイド 1g	塩野義	
シクロホスファミド水和薬	エンドキサン錠 50mg	塩野義	
	経口用エンドキサン原末 100mg		
	注射用エンドキサン 100mg/ 同 500mg		
ダカルバジン	ダカルバジン注用 100	協和発酵キリン	
ニムスチン塩酸塩	ニドラン注射用 25mg ／同注射用 50mg	第一三共	
ブスルファン	ブスルフェクス点滴静注用 60mg	大塚製薬	
	マブリン散 1%	大原	
メルファラン	アルケラン錠 2mg	グラクソ・スミスクライン	
	アルケラン静注用 50mg		
ラニムスチン	注射用サイメリン 50mg/ 同 100mg	田辺三菱	
ベンダムスチン塩酸塩	トレアキシン点滴静注用 100mg	シンバイオ	
テモゾロミド	テモダールカプセル 20mg ／同カプセル 100mg	MSD	
	テモダール点滴静注用 100mg		

（2）代謝拮抗薬

一般名	商品名	販売元	歯科関連効能または効果
カペシタビン	ゼローダ錠 300	中外	
シタラビン	キロサイド注 20mg ／同注 40mg ／同注 60mg ／同注 100mg ／同注 200mg	日本新薬	
	シタラビン点滴静注液 400mg「テバ」／同点滴静注液 1g「テバ」	テバ製薬	
シタラビン オクホスファート水和物	スタラシドカプセル 50 ／同カプセル 100	日本化薬	
テガフール	フトラフールカプセル 200mg	大鵬	
	フトラフール腸溶顆粒 50%		
	フトラフール坐剤 750mg		
	フトラフール注 400mg（10mL）／注射用フトラフール 400		頭頸部癌
	ステロジンカプセル 200mg ／同顆粒 50%	寿	
	ルナシンカプセル 200mg	沢井	
	イカルス静注 400mg、	イセイ	頭頸部癌
テガフール・ウラシル	ユーエフティ配合カプセル T100	大鵬	頭頸部癌
	ユーエフティ E 配合顆粒 T100 ／同配合顆粒 T150 ／同配合顆粒 T200		
テガフール・ギメラシル・オテラシルカリウム	ティーエスワン配合カプセル T20 ／同配合カプセル T25	大鵬	頭頸部癌
	ティーエスワン配合顆粒 T20 ／同配合顆粒 T25		
	ティーエスワン配合 OD 錠 T20 ／同配合 OD 錠 T25		
	エスエーワン配合カプセル T20 ／同配合カプセル T25	沢井	
	エスワンエヌピー配合カプセル T20 ／同配合カプセル T25	ニプロ	
	エスワンメイジ配合カプセル T20 ／ 同配合カプセル T25	Meiji Seika ファルマ	
	エヌケーエスワン配合カプセル T20 ／ 同配合カプセル T25	日本化薬	
	テノックス配合カプセル T20 ／ 同配合カプセル T25	あすか	
	テメラール配合カプセル T20 ／同配合カプセル T25	共和	
ドキシフルリジン	フルツロンカプセル 100 ／同カプセル 200	中外	
ヒドロキシカルバミド	ハイドレアカプセル 500mg	ブリストル・マイヤーズ	

一般名	商品名	販売元	歯科関連効能または効果
フルオロウラシル	5-FU 錠 50 協和／同錠 100 協和	協和発酵キリン	頭頸部癌
	5-FU 注 250mg（5mL）／同注 1000mg（20mL）		
	5-FU 軟膏 5% 協和		
	ルナポン錠 50 ／同錠 100	沢井	
メトトレキサート	メソトレキセート錠 2.5mg	ファイザー	
	注射用メソトレキセート 5mg ／同 50mg		
	メソトレキセート点滴静注液 200mg ／同点滴静注液 1000mg		
ゲムシタビン塩酸塩	ジェムザール注射用 200mg ／同注射用 1g	日本イーライリリー	
	ゲムシタビン点滴静注液 200mg/5mL・1g/25mL「サンド」	サンド	
	ゲムシタビン点滴静注用 200mg.1g「NK」／「TYK」／「サワイ」／「サンド」／「タイホウ」／「ファイザー」／「ヤクルト」／「ホスピーラ」	日本化薬／テバ／沢井／サンド／大鵬／ファイザー／ヤクルト／ホスピーラ・ジャパン	
ペメトレキセドナトリウム水和物	アリムタ注射用 100mg ／ 同注射用 500mg	日本イーライリリー	
フルダラビンリン酸エステル	フルダラ錠 10mg	サノフィ	
	フルダラ静注用 50mg		
エノシタビン	サンラビン点滴静注用 150mg ／同点滴静注用 200mg ／同点滴静注用 250mg	旭化成ファーマ	
ネララビン	アラノンジー静注用 250mg	グラクソ・スミスクライン	
クロファラビン	エボルトラ点滴静注 20mg	サノフィ	

（3）抗腫瘍性植物成分製剤

一般名	商品名	販売元	歯科関連効能または効果
ドセタキセル水和物	タキソテール点滴静注用 20mg ／同点滴静注用 80mg	サノフィ	頭頸部癌
	ワンタキソテール点滴静注 20mg/1mL ／同点滴静注 80mg/4mL		
	ドセタキセル点滴静注 20mg/1mL・80mg/4mL「HK」／「ケミファ」／「テバ」／「トーワ」／「サワイ」／	大興／日本ケミファ／テバ／東和／沢井	
	ドセタキセル点滴静注液 20mg/ 2mL・80mg/8mL・120mg/12 m L「ホスピーラ」／「サンド」（8mL ／ 12mg なし）	ホスピーラ・ジャパン／サンド	
	ドセタキセル点滴静注用 20mg・80mg「サワイ」／「あすか」	沢井／あすか	

（3）抗腫瘍性植物成分製剤（続き）

一般名	商品名	販売元	歯科関連効能または効果
パクリタキセル	タキソール注射液 30mg ／ 同注射液 100mg	ブリストル・マイヤーズ	再発または遠隔転移を有する頭頸部癌
	パクリタキセル注 30mg・100mg「NK」／「マイラン」／「NP」／「サワイ」（150mg あり）／「サンド」	日本化薬／マイラン／ニプロファーマ／沢井／サンド	
	アブラキサン点滴静注用 100mg	大鵬	
ビノレルビン酒石酸塩	ナベルビン注 10 ／同注 40	協和発酵キリン	
	ロゼウス静注液 10mg ／ 同静注液 40mg	日本化薬	
ビンクリスチン硫酸塩	オンコビン注射用 1mg	日本化薬	
ビンブラスチン硫酸塩	エクザール注射用 10mg	日本化薬	
ビンデシン硫酸塩	注射用フィルデシン 1mg ／同 3mg	塩野義	

（4）抗腫瘍抗生物質製剤

一般名	商品名	販売元	歯科関連効能または効果
アクチノマイシン D	コスメゲン静注用 0.5mg	ノーベルファーマ	
マイトマイシン C	マイトマイシン注 2mg ／同注用 10mg	協和発酵キリン	
アクラルビシン塩酸塩	アクラシノン注射用 20mg	アステラス	
アムルビシン塩酸塩	カルセド注射用 20mg ／同注射用 50mg	大日本住友	
イダルビシン塩酸塩	イダマイシン静注用 5mg	ファイザー	
エピルビシン塩酸塩	ファルモルビシン注射用 10mg ／ 同注射用 50mg	ファイザー	
	ファルモルビシン RTU 注射液 10mg ／ 同 RTU 注射液 50mg		
	エピルビシン塩酸塩注射液 10mg/5mL・50mg/25mL「NK」／「サンド」／「ホスピーラ」／「マイライン」（20mg/10mL 有）／「サワイ」	日本化薬／サンド／ホスピーラ・ジャパン	
	エピルビシン塩酸塩注射用 10mg・50mg「NK」／「サワイ」	日本化薬／沢井	
ダウノルビシン塩酸塩	ダウノマイシン静注用 20mg	Meiji Seika ファルマ	
ドキソルビシン塩酸塩	アドリアシン注用 10 ／同注用 50	協和発酵キリン	
	ドキソルビシン塩酸塩注射液 10mg・50mg「サンド」／「NK」／ドキシル注 20mg	サンド／日本化薬／ヤンセンファーマ	
ピラルビシン塩酸塩	テラルビシン注射用 10mg ／同注射用 20mg	Meiji Seika ファルマ	頭頸部癌
	ピノルビン注射用 10mg ／同注射用 20mg	日本マイクロバイオファーマ	

一般名	商品名	販売元	歯科関連 効能または効果
ブレオマイシン硫酸塩	ブレオS軟膏5mg/g	日本化薬	頭頸部癌（上顎癌、舌癌、口唇癌、咽頭癌、喉頭癌、口腔癌等）
	ブレオ注射用5mg／同注射用15mg		
ペプロマイシン硫酸塩	ペプレオ注射用5mg／同注射用10mg	日本化薬	頭頸部悪性腫瘍（上顎癌、舌癌・その他の口腔癌、咽頭癌、喉頭癌）

（5）トポイソメーラーゼ阻害薬

一般名	商品名	販売元	歯科関連 効能または効果
エトポシド	ベプシドカプセル25mg／同カプセル50mg	ブリストル・マイヤーズ	
	ベプシド注100mg		
	ラステットSカプセル25mg／同カプセル50mg	日本化薬	
	ラステット注100mg／5mL		
	エトポシド点滴静注100mg「タイヨー」／「DK」／「SN」／「サンド」	テバ／大興／シオノケミカル／サンド	
イリノテカン塩酸塩水和物	カンプト点滴静注40mg／同点滴静注100mg	ヤクルト	
	トポテシン点滴静注40mg／同点滴静注100mg	第一三共	
	イリノテカン塩酸塩点滴静注液40mg・100mg「NP」／「NK」／「あすか」／「サワイ」／「サンド」／「タイホウ」／「タイヨー」／「トーワ」／「日医工」／「ホスピーラ」	ニプロファーマ／マイラン／あすか／沢井／サンド／大鵬／テバ／東和／日医工／ホスピーラ・ジャパン	
ノギテカン塩酸塩	ハイカムチン注射用1.1mg	日本化薬	

（6）ホルモン製剤

一般名	商品名	販売元	歯科関連 効能または効果
エストラムスチンリン酸エステルナトリウム水和物	エストラサイトカプセル156.7mg	日本新薬	
	ビアセチルカプセル156.7mg／プロエスタカプセル156.7mg	大正／シオノケミカル	
フルタミド	オダイン錠125mg	日本化薬	
	フルタミド錠125mg「マイラン」／「KN」／「ヤクルト」	マイラン／小林化工／ヤクルト	

(6) ホルモン製剤 （続き）

一般名	商品名	販売元	歯科用薬連動効能または効果
ビカルタミド	カソデックス錠80mg／同OD錠80mg	アストラゼネカ	
	ビカルタミド錠80mg [JG] ／ [NP] ／ [SN] ／ [TYK] ／ [あすか] ／ [アメル] ／ [オーハラ] ／ [ケミファ] ／ [サワイ] ／ [サンド] ／ [タイヨー] ／ [トーワ] ／ [ファイザー] ／ [マイラン] ／ [日医工] ／ [明治] ／ [TCK] ／ [F] ／ [KN]	日本ジェネリック／ニプロ／ジェノファ／カルゲン大正／あすか／共和／大原／大興／沢井／サンド／バ／東和／ファイザー／マイラン／日医工／Meiji Seika ファルマ／辰巳化学／富士製薬／小林化工	
ゴセレリン酢酸塩	ゾラデックス3.6mgデポ／ゾラデックスLA10.8mgデポ	アストラゼネカ	
リュープロレリン酢酸塩	リュープリンSR注射用キット11.25	武田	
	リュープリン注射用3.75／同注射用キット3.75		
	リュープロレリン酢酸塩注射用キット3.75mg [NP] ／ [あすか]	ニプロ／あすか	
タモキシフェンクエン酸塩	ノルバデックス錠10mg／同錠20mg	アストラゼネカ	
	タスオミン錠10mg・20mg／タモキシフェン錠10mg・20mg [サワイ] ／ [日医工] ／ [明治]	バイエル／沢井／日医工／メディサ新薬	
トレミフェンクエン酸塩	フェアストン錠40／同錠60	日本化薬	
	トレミフェン錠40mg [サワイ]／同錠60mg [サワイ]	メディサ新薬	
アナストロゾール	アリミデックス錠1mg	アストラゼネカ	
	アナストロゾール錠1mg [FFP] ／ [JG] ／ [NK] ／ [SN] ／ [アメル] ／ [ケミファ] ／ [サンド] ／ [ザイダス] ／ [テバ] ／ [マイラン] ／ [日医工] ／ [明治] ／ [EE] ／ [NP] ／ [サワイ] ／ [トーワ] ／ [F] ／ [KN]	富士フイルムファーマ／日本ジェネリック／日本化薬／ニプロ／共和／ケミカル／サンド／ダイト／サンド／ザ／イダファーマ／大／マイラン／日医工／Meiji Seika ファルマ／エルメッド／エーザイ／ニプロ／沢井／東和／富士製薬／小林化工	
レトロゾール	フェマーラ錠2.5mg	ノバルティスファーマ	
エキセメスタン	アロマシン錠25mg	ファイザー	
	エキセメスタン錠25mg [NK] ／ [テバ] ／ [マイライン]	日本化薬／テバ／マイライン	
メピチオスタン	チオデロンカプセル5mg	塩野義	
メドロキシプロゲステロン酢酸エステル	ヒスロンH錠200mg	協和発酵キリン	
	プロゲストン200	富士製薬	
フルベストラント	フェソロデックス筋注250mg	アストラゼネカ	

(7) 白金製剤

一般名	商品名	販売元	歯科関連効能 または効果
シスプラチン	ブリプラチン注 10mg ／同注 25mg ／同注 50mg	ブリストル・マイヤーズ	頭頸部癌
	ランダ注 10mg/20mL ／同注 25mg/50mL ／同注 50mg/100mL	日本化薬	
	シスプラチン注 10mg・25mg・50mg「日医工」／「マルコ」／「マイラン」／ブラトシン注 10・注 25・注 50 ／	日医工／日医工ファーマ／マイラン／ファイザー	
	動注用アイエーコール 50mg ／同 100mg	日本化薬	
ミリプラチン水和物	ミリプラ動注用 70mg	大日本住友	
カルボプラチン	パラプラチン注射液 50mg ／同注射液 150mg ／同注射液 450mg	ブリストル・マイヤーズ	頭頸部癌
	カルボプラチン注射液 50mg・150mg・450mg「日医工」／「NK」／「TYK」／「サワイ」／「サンド」	日医工／マイラン／大正／沢井／サンド	
ネダプラチン	アクプラ静注用 10mg ／同静注用 50mg ／同静注用 100mg	塩野義	頭頸部癌
オキサリプラチン	エルプラット点滴静注液 50mg ／同点滴静注液 100mg ／同点滴静注液 200mg	ヤクルト	

(8-1) 分子標的薬剤（低分子）

一般名	商品名	販売元	歯科関連効能 または効果
イマチニブメシル酸塩	グリベック錠 100mg	ノバルティス ファーマ	
	イマチニブ錠 100mg「EE」／「NK」／「ヤクルト」／「第一三共エスファ」／「NSKK」／「ニプロ」（200mg あり）／「明治」（200mg あり）	エルメッド エーザイ／日本化薬／高田／第一三共エスファ／日本新薬／ニプロ／Meiji Seika ファルマ	
ゲフィチニブ	イレッサ錠 250	アストラゼネカ	
エルロチニブ塩酸塩	タルセバ錠 25mg ／同錠 100mg ／同錠 150mg	中外	
ダサチニブ水和物	スプリセル錠 20mg ／ 同錠 50mg	ブリストル・マイヤーズ	
スニチニブリンゴ酸塩	スーテントカプセル 12.5mg	ファイザー	
ソラフェニブトシル酸塩	ネクサバール錠 200mg	バイエル	
ニロチニブ塩酸塩水和物	タシグナカプセル 150mg ／同カプセル 200mg	ノバルティス ファーマ	
ラパチニブトシル酸塩水和物	タイケルブ錠 250mg	グラクソ・スミスクライン	
ボルテゾミブ	ベルケイド注射用 3mg	ヤンセンファーマ	
エベロリムス	アフィニトール錠 2.5mg ／ 同錠 5mg アフィニトール分散錠 2mg ／同分散錠 3mg	ノバルティス ファーマ	
テムシロリムス	トーリセル点滴静注液 25mg	ファイザー	
クリゾチニブ	ザーコリカプセル 200mg ／同カプセル 250mg	ファイザー	
アファチニブマレイン酸塩	ジオトリフ錠 20mg ／同錠 30mg ／同錠 40mg ／同錠 50mg	日本ベーリンガー	

（8-2）分子標的薬剤（モノクローナル抗体）

一般名	商品名	販売元	歯科関連 効能または効果
イットリウム（90Y）イブリツモマブ チウキセタン（遺伝子組換え）	ゼヴァリン イットリウム（90Y）静注用セット	スペクトラム・ファーマシューティカルズ	
リツキシマブ（遺伝子組換え）	リツキサン注 10mg/mL（100mg/10mL）／同注 10mg/mL（500mg/50mL）	全薬	
セツキシマブ（遺伝子組換え）	アービタックス注射液 100mg	メルクセローノ	頭頸部癌
トラスツズマブ（遺伝子組み換え）	ハーセプチン注射用 60（添付希釈液あり）／同注射用 150（添付希釈液あり）／同注射用 60（添付希釈液なし）／同注射用 150（添付希釈液なし）	中外	
ベバシズマブ（遺伝子組換え）	アバスチン点滴静注用 100mg/4mL ／同点滴静注用 400mg/16mL	中外	
ゲムツズマブオゾガマイシン（遺伝子組換え）	マイロターグ点滴静注用 5mg	ファイザー	
パニツムマブ（遺伝子組換え）	ベクティビックス点滴静注 100mg ／同点滴静注 400mg	武田	
モガムリズマブ（遺伝子組換え）	ポテリジオ点滴静注 20mg	協和発酵キリン	
ペルツズマブ（遺伝子組換え）	パージェタ点滴静注 420mg/14mL	中外	
オファツムマブ（遺伝子組換え）	アーゼラ点滴静注液 100mg ／同点滴静注液 1000mg	グラクソ・スミスクライン	
ブレンツキシマブ ベドチン（遺伝子組換え）	アドセトリス点滴静注用 50mg	武田	

(9) その他の抗腫瘍薬

一般名	商品名	販売元	歯科関連効能または効果
L-アスパラギナーゼ	ロイナーゼ注用 5000 ／同注用 10000	協和発酵キリン	
ウベニメクス	ベスタチンカプセル 10mg ／同カプセル 30mg	日本化薬／テバ／マイラン	
かわらたけの菌糸体	クレスチン細粒	クレハ	
クラドリビン	ロイスタチン注 8mg	ヤンセンファーマ	
ソブゾキサン	ペラゾリン細粒 400mg ／同細粒 800mg	全薬	
タミバロテン	アムノレイク錠 2mg	東光	
タラポルフィンナトリウム	注射用レザフィリン 100mg	Meiji Seika ファルマ	
トレチノイン	ベサノイドカプセル 10mg	中外	
ペントスタチン	コホリン静注用 7.5ｍｇ	化血研所	
ポルフィマーネトリウム	フォトフリン静注用 75mg	ファイザー	
レンチナン	レンチナン静注用 1mg「味の素」	味の素	
三酸化ヒ素	トリセノックス注 10mg	日本新薬	
プロカルバジン塩酸塩	塩酸プロカルバジンカプセル 50mg「中外」	中外	
ミトキサントロン塩酸塩	ノバントロン注 10mg ／ 同注 20mg	あすか	
抗悪性腫瘍溶連菌抽出物	ピシバニール注射用 0.2KE ／同注射用 0.5KE ／同注射用 1KE ／同注射用 5KE	中外	頭頸部癌（上顎癌、喉頭癌、咽頭癌、舌癌）
ミトタン	オペプリム	ヤクルト	
サリドマイド	サレドカプセル 25 ／同カプセル 50 ／同カプセル 100	藤本	
レナリドミド水和物	レブラミドカプセル 5mg	セルジーン	
デキサメタゾン	レナデックス錠 4mg	セルジーン	
トリフルリジン・チピラシル塩酸塩	ロンサーフ配合錠 T15 ／同配合錠 T20	大鵬	
エリブリンメシル酸塩	ハラヴェン静注 1mg	エーザイ	

＊歯科関連効能または効果は、2014 年 4 月 1 日現在の各製薬メーカーの添付文書より抜粋。

【参考資料】

1. 各製品添付文書

13 漢方薬

一般名	商品名	用法・用量	効能・効果	注意すべき点
リッコウサン 立効散	ツムラ立効散エキス顆粒	1日7.5g（3包）を2〜3回に分割し、食前または食間に経口投与（頓服として使用可）	抜歯後の疼痛、歯痛（鎮痛）	血清カリウム値や血圧値等に十分行う。複数の漢方薬の併用に注意。【重大な副作用】偽アルドステロン症、ミオパシー
ハンゲシャシントウ 半夏瀉心湯	半夏瀉心湯エキス顆粒 半夏瀉心湯エキス顆粒 半夏瀉心湯エキス細粒 半夏瀉心湯エキス錠	（ツムラ）1日7.5g（3包）を2〜3回に分割し、食前または食間に経口投与	口内炎	血清カリウム値や血圧値等に十分行う。複数の漢方薬の併用に注意。【禁忌】アルドステロン症、ミオパシー、低カリウム血症【重大な副作用】間質性肺炎、偽アルドステロン症、ミオパシー、肝機能障害、黄疸
オウレントウ 黄連湯	黄連湯エキス顆粒 黄連湯エキス細粒	（ツムラ）1日7.5g（3包）を2〜3回に分割し、食前または食間に経口投与	口内炎	血清カリウム値や血圧値等に十分行う。複数の漢方薬の併用に注意。【禁忌】アルドステロン症、ミオパシー、低カリウム血症【重大な副作用】偽アルドステロン症、ミオパシー
イン　コウトウ 茵ちん蒿湯	茵ちん蒿湯エキス顆粒 茵ちん蒿湯エキス細粒 茵ちん蒿湯エキスカプセル 茵ちん蒿湯エキスG	（ツムラ）1日7.5g（3包）を2〜3回に分割し、食前または食間に経口投与	口内炎	複数の漢方薬の併用に注意。【重大な副作用】肝機能障害、黄疸
ビャッコカニンジントウ 白虎加人参湯	白虎加人参湯エキス顆粒 白虎加人参湯エキス細粒 白虎加人参湯エキス錠	（ツムラ）1日9g（3包）を2〜3回に分割し、食前または食間に経口投与	のどの渇きとほてり（口腔乾燥症）	血清カリウム値や血圧値等に十分行う。複数の漢方薬の併用に注意。【重大な副作用】偽アルドステロン症、ミオパシー
ゴレイサン 五苓散	五苓散エキス顆粒 五苓散料エキス顆粒 五苓散料エキス細粒 五苓散料エキス錠	（ツムラ）1日7.5g（3包）を2〜3回に分割し、食前または食間に経口投与	口渇、尿量減少するもの（口腔乾燥症）	複数の漢方薬の併用に注意。
ハイノウサンキュウトウ 排膿散及湯	排膿散及湯エキス顆粒 排膿散及湯エキス細粒	（ツムラ）1日7.5g（3包）を2〜3回に分割し、食前または食間に経口投与	歯周組織炎	血清カリウム値や血圧値等に十分行う。複数の漢方薬の併用に注意。【禁忌】アルドステロン症、ミオパシー、低カリウム血症【重大な副作用】偽アルドステロン症、ミオパシー
ケイシカジュツブトウ 桂枝加朮附湯	桂枝加朮附湯エキス顆粒 桂枝加朮附湯エキス細粒	（ツムラ）1日7.5g（3包）を2〜3回に分割し、食前または食間に経口投与	関節痛、神経痛（顎関節症）	血清カリウム値や血圧値等に十分行う。複数の漢方薬の併用に注意。【重大な副作用】偽アルドステロン症、ミオパシー

一般名	商品名	用法・用量	効能・効果	注意すべき点
カッコントウ **葛根湯**	葛根湯エキス顆粒 葛根湯エキス細粒	(ツムラ) 1日7.5g（3包）を2〜3回に分割し、食前または食間に経口投与	上半身の神経痛（顎関節症）	血清カリウム値や血圧値等に十分行う。複数の漢方薬の併用に注意。【重大な副作用】偽アルドステロン症、ミオパシー、肝機能障害、黄疸
イニントウ **よく苡仁湯**	よく苡仁湯エキス顆粒 よく苡仁湯エキス細粒 よく苡仁湯エキス錠	(ツムラ) 1日7.5g（3包）を2〜3回に分割し、食前または食間に経口投与	関節痛、神経痛（顎関節症）	血清カリウム値や血圧値等に十分行う。複数の漢方薬の併用に注意。【重大な副作用】偽アルドステロン症、ミオパシー
サイコケイシカンキュウトウ **柴胡桂枝乾姜湯**	柴胡桂枝乾姜湯エキス顆粒 柴胡桂枝乾姜湯エキス細粒	(ツムラ) 1日7.5g（3包）を2〜3回に分割し、食前または食間に経口投与	神経痛（顎関節症・舌痛症）	血清カリウム値や血圧値等に十分行う。複数の漢方薬の併用に注意。【重大な副作用】間質性肺炎、偽アルドステロン症、ミオパシー、肝機能障害、黄疸
ハンゲコウボクトウ **半夏厚朴湯**	半夏厚朴湯エキス顆粒 半夏厚朴湯エキス細粒 半夏厚朴湯エキス錠	(ツムラ) 1日7.5g（3包）を2〜3回に分割し、食前または食間に経口投与	不安神経痛（舌痛症）	複数の漢方薬の併用に注意。
サイボクトウ **柴朴湯**	柴朴湯エキス顆粒 柴朴湯エキス細粒	(ツムラ) 1日7.5g（3包）を2〜3回に分割し、食前または食間に経口投与	不安神経痛（舌痛症）	血清カリウム値や血圧値等に十分行う。複数の漢方薬の併用に注意。【重大な副作用】間質性肺炎、偽アルドステロン症、ミオパシー、肝機能障害、黄疸
シャクヤクカンゾウトウ **芍薬甘草湯**	芍薬甘草湯エキス顆粒 芍薬甘草湯エキス細粒	(ツムラ) 1日7.5g（3包）を2〜3回に分割し、食前または食間に経口投与	急激に起こる筋肉の痙攣を伴う疼痛（顎関節症）	血清カリウム値や血圧値等に十分行う。複数の漢方薬の併用に注意。【禁忌】アルドステロン症、ミオパシー、低カリウム血症【重大な副作用】間質性肺炎、偽アルドステロン症、ミオパシー、うっ血性心不全、心室細動、心室頻拍、肝機能障害、黄疸
ホチュウエッキトウ **補中益気湯**	補中益気湯エキス顆粒 補中益気湯エキス細粒	(ツムラ) 1日7.5g（3包）を2〜3回に分割し、食前または食間に経口投与	口腔疾患による病後の体力低下	血清カリウム値や血圧値等に十分行う。複数の漢方薬の併用に注意。【重大な副作用】間質性肺炎、偽アルドステロン症、ミオパシー、肝機能障害、黄疸
ジュウゼンタイホトウ **十全大補湯**	十全大補湯エキス顆粒 十全大補湯エキス細粒	(ツムラ) 1日7.5g（3包）を2〜3回に分割し、食前または食間に経口投与	口腔疾患による病後の体力低下	血清カリウム値や血圧値等に十分行う。複数の漢方薬の併用に注意。【重大な副作用】偽アルドステロン症、ミオパシー、肝機能障害、黄疸
ニンジンヨウエイトウ **人参養栄湯**	人参養栄湯エキス顆粒 人参養栄湯エキス細粒	(ツムラ)1日9g（3包）を2〜3回に分割し、食前または食間に経口投与	口腔疾患による病後の体力低下	血清カリウム値や血圧値等に十分行う。複数の漢方薬の併用に注意。【重大な副作用】偽アルドステロン症、ミオパシー、肝機能障害、黄疸

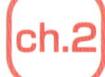

14 全身麻酔薬

（1）吸入麻酔薬 ガス麻酔薬

一般名・主な商品名（販売元）・規格	適応・用法・用量	使用上の注意
亜酸化窒素 笑気ガス（住友精化） マルワ亜酸化窒素（和歌山酸素） 液化亜酸化窒素（日本エア・リキード） 小池笑気（小池メディカル） 中国笑気（中国アセチレン） 笑気ガス〈ショウワ〉（昭和電工＝太陽日酸） 笑気ガス（住友精化） アネスタ（星医療酸器） 笑気ガス（平成ガス）	全身麻酔、鎮痛 精神鎮静法 50～70％に他の麻酔薬および酸素と併用して使用する。酸素の吸気中濃度は必ず20％以上に保つ。使用目的、患者の状態に応じ適宜酸素濃度を増加させる。吸入鎮静法では通常亜酸化窒素濃度を30％以下で使用する。	①慎重投与 ビタミンB_{12}欠乏症、造血機能障害、耳管閉塞、気胸、腸閉塞、気脳症等、体内に閉鎖腔のある患者 ②重要な基本的注意 造血機能障害や神経障害を起こすことがある。麻酔の際には絶食させ、麻酔前投薬を行い、麻酔中は呼吸・循環に対する観察を怠らない。麻酔深度は必要最低の深さにとどめる。 ③副作用 覚醒時の嘔気・嘔吐。末梢神経障害。妊娠中の投与に関する安全性は確立していない。 ④適用上の注意 吸気中酸素濃度は30％以上に保つこと。麻酔開始時脱窒素を行う。麻酔終了時5分間以上100％酸素を吸入させ、拡散性酸素欠乏症を防止する。依存性が生じることがある。中耳内圧の上昇による鼓膜破裂の報告がある。亜酸化窒素の3カ月～数年の摂取下で、亜急性脊髄変性様の神経障害。ヒトにおける連続吸入は、48時間以内にとどめるのが望ましい。 タンポナーデに用いられた気体が硝子体に存在している眼手術後の患者には使用しない。体内閉鎖腔内圧上昇作用により眼圧が急激に上昇し、失明するおそれがある。 ⑤取り扱い上の注意 本剤のカフ内への拡散により、カフのトラブルが生じることがある。数年にわたり本剤に曝露された女性で、自然流産率が高い。高濃度の亜酸化窒素が存在し、かつ可燃物が存在する部位では、電気メス等の火気を使用しない。液化ガスのため、容器は立てて使用する。容器には転倒、落下等による衝撃を与えない。バルブその他、ガスの直接触れる所には、油脂、有機物等が付着しないよう注意する。40℃以下、直射日光を避け、火気、暖房の付近に置かない。

(2) 揮発性麻酔薬　ハロゲン系吸入麻酔薬

一般名・主な商品名（販売元）・規格	適応・用法・用量	使用上の注意
イソフルラン フォーレン（アッヴィ） エスカイン（マイラン）	全身麻酔 a. 導入：睡眠量の静脈麻酔薬を投与し、本剤と酸素もしくは酸素・亜酸化窒素混合ガスとで導入。通常、4%以下の濃度で導入できる。本剤による導入では最初0.5%から始めて徐々に濃度を上げ、手術に必要な濃度にすることが望ましい。 b. 維持：酸素・亜酸化窒素と併用する。維持濃度は2.5%以下（増減）	①禁忌 本薬または他のハロゲン化麻酔薬に対して過敏性のある患者、血族に悪性高熱がみられた患者 ②慎重投与 肝・胆道疾患、腎機能障害、塩化スキサメトニウムの静注により筋強直がみられた患者、高齢者 ③重要な基本的注意 麻酔の際には絶食させ、麻酔前投薬を行う。麻酔中は呼吸・循環に対する観察を怠らない。麻酔深度は必要最低の深さにとどめる。 ④併用注意 アドレナリン製剤で不整脈が現れることがある。非脱分極性筋弛緩薬の作用を増強する。 ⑤重大な副作用 悪性高熱、せき、喉頭痙攣、気管支痙攣が現れることがある。 ⑥その他の副作用 不整脈、血圧変動、ST低下、心電図異常、肝機能異常 AST（GOT）、ALT（GPT）上昇、悪心、嘔吐、シバリング、頭痛、覚醒困難 ⑦高齢者への投与 副作用発現率は年齢と相関して高くなる。 ⑧妊娠中の投与に関する安全性は確立していない。 ⑨取り扱い上の注意 麻酔技術に熟練した麻酔専門医が使用する。専用気化器を使用する。 ⑩遮光・室温保存
セボフルラン セボフレン（丸石＝アッヴィ） セボフルラン（マイラン） セボネス（バクスター）	全身麻酔 a. 導入：酸素もしくは酸素・亜酸化窒素混合ガスと併用して導入、または、睡眠量の静脈麻酔薬を投与後導入。導入濃度0.5〜5%。 b. 維持：酸素・亜酸化窒素と併用し、維持。維持濃度は通常、4%以下。	イソフルランに準ずる。
ハロタン フローセン（武田）	全身麻酔 a. 導入:酸素または酸素・亜酸化窒素混合ガスを併用して1.5〜2%で導入。 b. 維持：0.5〜1.5%の濃度で維持。	イソフルランに準ずる。
デスフルラン スープレン（バクスター）	全身麻酔 気道刺激性が強いため、全身麻酔の維持にのみ使用し、3%の濃度で開始し、患者の全身状態を観察しながら、濃度を調節する。	イソフルランに準ずる。 デスフルラン専用気化器を使用すること。

（3）静脈麻酔薬

一般名・主な商品名（販売元）・規格	適応・用法・用量	使用上の注意
チアミラールナトリウム チトゾール 0.3g、0.5g（杏林） イソゾール 0.5g（日医工）	全身麻酔、全身麻酔の導入、局所麻酔薬・吸入麻酔薬との併用、精神神経科における電撃療法の際の麻酔、局所麻酔薬中毒・破傷風・子癇等に伴う痙攣の治療。 静注：（1）2.5％水溶液を使用する。 a. 全身麻酔の導入：最初に2～4mLを注入し、全身状態を観察した後、就眠するまで注入し、さらに就眠量の半量ないし同量を追加注入する。 b. 短時間麻酔：最初に2～3mLを10～15秒の速度で注入後30秒間、麻酔深度、全身状態を観察。さらに必要に応じて2～3mLを同速度で注入し就眠させる。 c. 痙攣時における使用：患者の全身状態を観察しながら、2～8mLを痙攣が止まるまで徐々に注入。 直腸内注入：（イソゾールのみ）10％水溶液とし、20～40mg/kgを基準として、注腸する。 筋注：（イソゾールのみ）2～2.5％水溶液とし、20mg/kgを基準とし、分割して筋注する。	①禁忌 ショックまたは大出血による循環不全、重症心不全の患者、急性間欠性ポルフィリン症の患者、アジソン病の患者、重症気管支喘息の患者、バルビツール酸系薬物に対する過敏症の患者 ②慎重投与 重症肝障害および重症腎障害のある患者、重症糖尿病の患者、重症高血圧症、低血圧症、重症貧血、低タンパク血症の患者、心筋障害、動脈硬化症の患者、脳圧上昇時、重症筋無力症、筋ジストロフィー、呼吸困難および気道閉塞を呈する疾患の患者、電解質アンバランス時（特にカリウム中毒）、薬物過敏症の患者 ③重要な基本的注意 麻酔を行う際には絶食させ、麻酔前投薬を行う。麻酔中は呼吸・循環に対する観察を怠らない。麻酔深度は必要最低の深さにとどめる。麻酔前に酸素吸入器、吸引器具、挿管器具などの人工呼吸のできる器具を手もとに準備しておく。 ④併用注意 中枢神経抑制薬、血圧降下薬、モノアミン酸化酵素阻害薬、三環系抗うつ薬、中枢性筋弛緩薬（カルバミン酸クロルフェネシン等）、スルホニル尿素系血糖降下薬、抗パーキソン薬、ジスルフィラム、ドキシサイクリン、クマリン系抗凝血薬 ⑤重大な副作用 ショック、呼吸停止、呼吸抑制、舌根沈下、喉頭痙攣、気管支痙攣、せき、しゃっくり ⑥その他の副作用 血圧下降、不整脈、皮疹、覚醒時の悪心・嘔吐、頭痛、めまい、興奮、顔面潮紅、複視、流涙、ふるえ、痙攣、しびれ感、尿閉、倦怠感 ⑦高齢者への投与 呼吸抑制、血圧降下等が強く現れる。 ⑧妊婦または妊娠している可能性のある女性には投与しないことが望ましい。分娩に使用する場合は最小有効量を慎重に投与する。
チオペンタールナトリウム ラボナール 0.3g、0.5g（田辺三菱）	全身麻酔、全身麻酔の導入、局所麻酔薬・吸入麻酔薬との併用、精神神経科における電撃療法の際の麻酔、局所麻酔薬中毒・破傷風・子癇等に伴う痙攣の治療。精神神経科における診断（麻酔インタビュー） 静注：2.5％水溶液を使用。 a. 全身麻酔の導入：チアミラールナトリウムと同様	⑨適用上の注意 動注した場合には、動脈の閉塞、末梢の壊死などの重篤な症状を起こす。多発性膿疹、膿瘍、多発性筋炎のある患者には筋注をしない。直腸に炎症のある患者には直腸内注入をしない。 静注により血栓性静脈炎を起こすことがある。 喉頭筋および副交感神経が過敏状態になることがあるので、前処置として、アトロピン・スコポラミンなどのベラドンナ系薬剤を投与することが望ましい。鎮痛作用がない。 ⑩取り扱い上の注意 溶解後はただちに使用する。溶解後沈殿を生じたもの、完全に澄明でないものは使用しない。 ⑪遮光・室温保存

一般名・主な商品名（販売元）・規格	適応・用法・用量	使用上の注意
チオペンタールナトリウム（続き） ラボナール 0.3g、0.5g（田辺三菱）	b. 短時間麻酔：チアミラールナトリウムと同様 c. 痙攣時における使用：チアミラールナトリウムと同様 直腸内注入：チアミラールナトリウムと同様 筋注：チアミラールナトリウムと同様	

一般名・主な商品名（販売元）・規格	適応・用法・用量	使用上の注意
ケタミン塩酸塩 ケタラール静注用 50mg ケタラール静注用 200mg ケタラール筋注用 500mg （第一三共プロファーマ＝第一三共）	手術、検査および処置時の全身麻酔および吸入麻酔の導入 筋注：初回 5 ～ 10mg/kg、必要に応じて初回量と同量または半量を追加。 静注：初回 1 ～ 2mg/kg を 1 分間以上かけ静注、必要に応じて、初回量と同量または半量を追加。麻酔の維持には、追加投与を行う。手術時間が長い場合は点滴静注法を用い、投与速度は最初 30 分間が 0.1mg/kg/分、それ以後は 0.05mg/kg/分を基準とする（増減）。手術終了の 30 分前に投与を中止する。	①禁忌 本剤の成分に対し過敏症の既往、脳血管障害、高血圧、脳圧亢進症および重症の心代償不全、痙攣発作の既往歴のある患者、外来患者 ②慎重投与 急性・慢性アルコール中毒、β遮断薬を使用中の患者 ③重要な基本的注意 使用に際しては一般の全身麻酔と同様に麻酔開始から患者が完全に覚醒するまで、全身状態を専任の医師が注意深く監視する。また、呼吸・循環管理等ができるような状態で使用する。 ④相互作用 中枢神経系抑制薬（バルビツール酸系薬剤、向精神薬、麻薬性鎮痛薬等）で覚醒が遅延する。 ⑤重大な副作用 急性心不全、呼吸抑制、無呼吸、舌根沈下、喉頭痙攣、声門痙攣または全身痙攣、覚醒時幻覚あるいは興奮、錯乱状態 ⑥その他の副作用 不整脈、低血圧、徐脈、血圧下降、血圧上昇、過呼吸、不随意運動、筋緊張亢進、頭痛、めまい・ふらつき、夢、呻吟、興奮、精神症状、眼振、眼内圧上昇、流涙、複視、皮膚紅斑、発疹、悪心・嘔吐、唾液分泌過多、口渇、食思不振、腹痛、発熱、発汗、悪寒、顔面潮紅、なきじゃくり、しゃっくり、眼瞼浮腫 ⑦高齢者への投与は減量する。 ⑧妊婦に対する安全性は確立されていない。 ⑨適用上の注意 投与時：バルビツール酸系薬剤と混合すると沈殿を生ずる。筋注用は筋注にだけ使用する。静注用は静注にだけ使用する。乱用により依存性が生じる。 ⑩室温保存

一般名・主な商品名（販売元）・規格	適応・用法・用量	使用上の注意
プロポフォール 1%ディプリバン注200mg、500mg 1%ディプリバン注-キット200mg、500mg （アストラゼネカ） 1%プロポフォール注「マルイシ」200mg、500mg、1g 2%プロポフォール注「マルイシ」500mg（丸石） プロポフォール注1%「メルク」（メルク） プロポフォール注1%「F」（富士製薬） プロポフォール静注1%「KABI」（フレゼニウスカービジャパン） プロポフォール1%静注20mL、50mL「マイラン」（マイラン＝ファイザー）	全身麻酔の導入および維持、集中治療における人工呼吸中の鎮静 a. 全身麻酔の導入および維持 a) ディプリフューザーTCI機能を用いない投与方法 (a) 導入：0.5mg/kg/10秒で、就眠が得られるまで静注。 (b) 維持：酸素もしくは酸素・亜酸化窒素混合ガスと併用し、4～10mg/kg/時の投与速度で静注。 b) ディプリフューザーTCI機能を用いる投与方法（キット） (a) 導入：目標血中濃度3μg/mLで静注を開始、投与開始3分後に就眠が得られない場合には1分ごとに1～2μg/mLずつ目標血中濃度を上げる。目標血中濃度3～6μg/mL。 (b) 維持：酸素または酸素・亜酸化窒素混合ガスと併用して静注。目標血中濃度2～5μg/mL。鎮痛薬（麻薬性鎮痛薬、局所麻酔薬等）を併用する。 b. 集中治療における人工呼吸中の鎮静：0.3mg/kg/時の投与速度で持続静注（適宜増減）。	①禁忌：本剤または本剤の成分に対し過敏症の既往歴、妊産婦、小児 ②慎重投与 ASAⅢ、Ⅳの患者および衰弱患者、循環器障害、呼吸器障害、腎障害、肝障害および循環血液量減少のある患者、てんかん発作の既往歴のある患者、薬物依存の既往歴のある患者、薬物過敏症の既往歴のある患者、脂質代謝障害の患者または脂肪乳剤投与中の患者 ③重要な基本的注意 使用に際しては、一般の全身麻酔薬と同様、麻酔開始から患者が完全に覚醒するまで、麻酔技術に熟練した医師が、専任で患者の全身状態を注意深く監視する。集中治療の鎮静に利用する場合においても、集中治療に熟練した医師が本剤を取り扱う。汚染防止に注意する。麻酔の影響が完全に消失するまでは、自動車の運転、危険を伴う機械の操作等に従事しないよう、患者に注意する。 ④併用注意 ベンゾジアゼピン系薬物、バルビツール酸系薬物、全身麻酔薬、局所麻酔薬、中枢神経系抑制薬、アルコール、降圧薬、抗不整脈（β_1遮断薬） ⑤重大な副作用 低血圧、アナフィラキシー様症状、気管支痙攣、舌根沈下、一過性無呼吸、てんかん様体動、重篤な徐脈、不全収縮、心室頻拍、心室性期外収縮、左脚ブロック（0.1%未満）、肺水腫、覚醒遅延、横紋筋融解症、悪性高熱類似症状 ⑥その他の副作用 徐脈、ST低下、頭痛、振戦、吃逆、咳嗽、悪心、口腔内分泌物増加、嘔吐、膵炎、発赤、紅斑、AST（GOT）上昇、ALT（GPT）上昇、ALP上昇、LDH上昇、γ-GTP上昇、ビリルビン上昇、腎機能障害、変色尿（白濁、緑尿）、多幸症、性欲抑制不能、せん妄、白血球増加、低タンパク血症、低アルブミン血症、注射時疼痛（血管痛）、静脈炎・血栓症、しびれ感、術後発熱、戦慄 ⑦高齢者への投与 循環器系等への副作用が現れやすい。 ⑧妊婦、産婦、授乳婦等への投与 妊産婦には投与しない。授乳婦への投与は避ける。 ⑨小児等への投与 安全性は確立していない。ディプリフューザーTCI機能を用いる投与方法を使用しない。人工呼吸中の鎮静に投与しない。急速投与または過量投与しない。 ⑩適用上の注意 使用前にアンプル、バイアルまたはプレフィルドシリンジを振とうする。エマルジョンに分離を認めた場合には使用しない。投与前に5%ブドウ糖注射液以外の薬剤と混合しない。5%ブドウ糖注射液での希釈率は5倍を超えない。希釈は投与直前に無菌的に行い、6時間以内に使用する。輸液セット等はdi-（2-ethylhexyl）phthalateを含まないセットを使用する。比較的太い静脈内だけに投与する。微生物濾過フィルタを用いて投与しない。 ⑪凍結を避けて冷所（25℃以下）保存（一度凍結したものは使用しない）。

（4） ベンゾジアゼピン系催眠導入薬

一般名・主な商品名（販売元）・規格	適応・用法・用量	使用上の注意
ミダゾラム ドルミカム注射液 10mg（アステラス） ミダゾラム注 10mg「サンド」（サンド＝富士製薬） ミダゾラム注射液 10mg「タイヨー」（テバ）	麻酔前投薬、全身麻酔の導入および維持、集中治療における人工呼吸中の鎮静、歯科・口腔外科領域における手術および処置時の鎮静 a. 麻酔前投薬：0.08 〜 0.1mg/kg を手術前 30 分〜 1 時間に筋注（増減）。 b. 全身麻酔の導入および維持：0.15 〜 0.3mg/kg を静注し、必要に応じて初回量の半量ないし同量を追加（増減）。 c. 集中治療における人工呼吸中の鎮静 a）導入：初回投与は、0.03mg/kg を少なくとも 1 分以上かけて静注（増減）。必要に応じて、0.03mg/kg を少なくとも 5 分以上の間隔をあけて追加投与。ただし、総量は 0.3mg/kg まで。 b）維持：0.03〜0.06mg/kg/ 時から持続静注を開始し、患者の鎮静状態をみながら適宜増減（0.03 〜 0.18mg/kg/ 時 の 範 囲 が推奨される）。 d. 歯科・口腔外科領域における手術および処置時の鎮静 a）目標とする鎮静レベル（呼びかけに応答できる程度）に達するまで。患者の鎮静状態を観察しながら緩徐に投与（1 〜 2mg/ 分）。 b）追加投与は必要に応じて、患者の状態を考慮して必要最小量。初回投与および追加投与の総量は 5mg までとする。	①重要な基本的注意 [警告] 作用には個人差がある。呼吸および循環動態の連続的な観察および管理ができる施設においてだけ用いる。 患者が完全に回復するまで管理下におく。フルマゼニルを手もとに準備しておくことが望ましい。集中治療における人工呼吸中の鎮静は気管内挿管による気道確保を行う。持続投与期間が 24 時間を超える場合は、覚醒が遅延することがある。新生児に対して急速静注をしてはならない。 ②禁忌 本剤の成分に対し過敏症の既往歴のある患者、急性狭隅角緑内障の患者、重症筋無力症患者、HIV プロテアーゼ阻害薬および HIV 逆転写酵素阻害薬を投与中の患者、ショック患者、昏睡患者、急性アルコール中毒患者 ③慎重投与 高度重症患者、呼吸予備力の制限されている患者、肝障害、腎障害のある患者、衰弱患者、脳に器質的障害のある患者、妊婦または妊娠している可能性のある患者、授乳婦、低出生体重児、新生児、乳児、幼児、小児、重症心不全等の心疾患のある患者、重症の水分または電解質障害のある急性期患者、手術中の出血量の多い患者、多量の輸液を必要とした患者、アルコールまたは薬物乱用の既往のある患者 ④併用禁忌 HIV プロテアーゼ阻害薬 ⑤併用注意 中枢神経抑制薬（フェノチアジン誘導体、バルビツール酸誘導体、麻薬性鎮痛薬等）、モノアミン酸化酵素阻害薬、アルコール（飲酒）、カルシウム拮抗薬、エリスロマイシン、クラリスロマイシン、アゾール系抗菌薬、抗悪性腫瘍薬、プロポフォール、リファンピシン、シメチジン ⑥重大な副作用 依存性。離脱症状（痙攣発作、せん妄、振戦、不眠、不安、幻覚、妄想、不随意運動等）。無呼吸、呼吸抑制、舌根沈下、アナフィラキシーショック、心停止。心疾患患者で心室頻拍、心室性頻脈。悪性症候群。 ⑦その他の副作用 しゃっくり、せき、喀痰、不整脈、血圧低下、血圧上昇、頻脈、徐脈、血圧変動、心房細動、覚醒遅延、悪夢、めまい、頭痛、不穏、興奮、ふるえ、視覚異常、せん妄、悪心、嘔吐、嘔気、AST（GOT）上昇、ALT（GPT）上昇、γ -GTP 上昇、総ビリルビン上昇、ALT（GPT）低下、LDH 上昇、ALP 上昇、紅斑、蕁麻疹。 発疹等、そう痒感、体動、発汗、顔面浮腫、体温低下、白血球数上昇、CK 上昇 ⑧高齢者への投与 低換気、気道閉塞、無呼吸等の危険性が高く、作用が長く現れやすい。

一般名・主な商品名（販売元）・規格	適応・用法・用量	使用上の注意
ミダゾラム（続き） ドルミカム注射液 10mg（アステラス） ミダゾラム注 10mg「サンド」（サンド＝富士製薬） ミダゾラム注射液 10mg「タイヨー」（テバ）		⑨妊婦、産婦、授乳婦等への投与 妊婦または妊娠している可能性のある女性には、投与しないことが望ましい。妊娠末期の妊婦または分娩中の患者に高用量を投与したとき、胎児に心拍数の不整、新生児に低血圧、哺乳困難、低体温、呼吸抑制。分娩前に連用した場合、出産後新生児に禁断症状（神経過敏、振戦、過緊張等）。授乳婦への投与は避ける。 ⑩小児等への投与 小児に対する安全性は確立していない。急速静注をしてはならない。処置を行う医師とは別に呼吸・循環管理のための専任者をおいて、患者を観察すること。低出生体重児および新生児では小児よりも投与量を減じる必要がある。 ⑪適用上の注意 動注により末梢の壊死を、急速静注、細い静脈内への注射で血栓性静脈炎を起こすおそれがある。静注時血管痛。調製時アルカリ性注射液、リドカイン注射液との配合は避ける。乳酸リンゲル液と配合するときはポリ塩化ビニル製の輸液容器・輸液セットの使用は避ける。 ⑫過量投与 過量投与にみられる主な症状は、過鎮静、傾眠、錯乱、昏睡等。過量投与の場合には、フルマゼニルの投与を考慮する。 ⑬室温保存
フルニトラゼパム サイレース静注 2mg（エーザイ） ロヒプノール静注用 2mg（中外）	全身麻酔の導入、局所麻酔時の鎮静 注射用水で 2 倍以上に希釈調製し、緩徐に（1mg を 1 分以上かけて）静注。全身麻酔の導入 0.02 〜 0.03mg/kg、局所麻酔時の鎮静 0.01 〜 0.03mg/kg、必要に応じて初回量の半量〜同量を追加（増減）。	①禁忌 本剤の成分に対し過敏症の既往歴のある患者、急性狭隅角緑内障の患者、重症筋無力症の患者 ②原則禁忌 肺性心、肺気腫、気管支喘息および脳血管障害の急性期 ③慎重投与 心障害のある患者、肝障害または腎障害のある患者、脳に器質的障害のある患者、妊婦または妊娠している可能性のある女性、衰弱患者、高度重症患者、呼吸予備力の制限されている患者 ④重要な基本的注意 麻酔の際には絶食をさせておき、麻酔前投薬を行う。麻酔中は呼吸・循環に対する観察を怠らない。麻酔の深度は手術、検査に必要最低の深さにとどめる。麻酔前に人工呼吸のできる器具を手もとに準備しておく。注射後 24 時間は観察下におく。 ⑤相互作用 アルコール（飲酒）、中枢神経抑制薬（フェノチアジン誘導体、バルビツール酸誘導体、鎮痛薬、麻酔薬等）、シメチジンは中枢神経抑制作用が増強されるおそれがある。モノアミン酸化酵素阻害薬によりクロルジアゼポキシドで舞踏病が発現したとの報告がある。シメチジンで作用増強のおそれ。 ⑤重大な副作用 無呼吸、呼吸抑制、舌根沈下、錯乱 ⑥その他の副作用 覚醒困難、興奮、多弁、麻酔後睡眠、AST（GOT）上昇、ALT（GPT）上昇、しゃっくり、せき、血圧低下、徐脈、頻脈、嘔吐、発疹、体動、尿閉、乏尿

一般名・主な商品名（販売元）・規格	適応・用法・用量	使用上の注意
フルニトラゼパム（続き） サイレース注 2mg（エーザイ） ロヒプノール静注用 2mg（中外）		⑦高齢者への投与 運動失調等の副作用が発現しやすい。 ⑧妊婦・産婦・授乳婦等への投与 妊婦または妊娠している可能性のある女性には、投与しない。分娩前の連用で、出産後新生児に禁断症状が現れることがある。授乳婦へ投与する場合は授乳を避けさせる。 ⑨低出生体重児、新生児、乳児、幼児または小児に対する安全性は確立していない。 ⑩過量投与 昏睡等の中枢神経抑制作用に基づく症状。呼吸循環の管理とフルマゼニルの投与。 ⑪適用上の注意 急速静注、細い静脈内への注射で血栓性静脈炎。動注で末梢の壊死を起こす。筋注は避ける。静注時に血管痛がみられる。希釈調製後は速やかに使用する。 ⑫その他の注意 鎮痛作用がない。フルマゼニルを投与された患者で、新たに本剤を投与する場合、本剤の作用が変化、遅延するおそれがある。アルカリ性薬剤との配合で黄変化を起こすことがある。 ⑬開封後遮光（長時間光を照射すると徐々に分解する）・室温保存

（5）ノイロレプトアナルゲシア用麻酔薬

一般名・主な商品名（販売元）・規格	適応・用法・用量	使用上の注意
ドロペリドール・フェンタニルクエン酸塩 タラモナール静注（第一三共プロファーマ＝第一三共）	全身麻酔ならびに局所麻酔の補助。 a. 全身麻酔の導入：0.1 ～ 0.2mL/kg を緩徐に静注するか、または希釈して点滴静注（増減）。 b. 麻酔維持のための追加投与：初回の 1/4 ～ 1/2 量を必要に応じて緩徐に静注するか、または希釈して点滴静注（増減）。 c. 局所麻酔の補助：局所麻酔薬投与 10 ～ 15 分後に、0.1mL/kg を緩徐に静注（増減）。	①禁忌 筋弛緩薬の使用が禁忌の患者、ドロペリドールまたはクエン酸フェンタニルに対し過敏症の既往歴のある患者、頭部外傷、脳腫瘍等による昏睡状態のような呼吸抑制を起こしやすい患者、痙攣発作の既往歴のある患者、外来患者、重篤な心疾患のある患者、QT 延長症候群のある患者、2 歳以下の乳児・小児、喘息患者 ②慎重投与 重症の高血圧症、重症換気機能障害患者、MAO 阻害剤の投与を受けている患者、肝障害、腎障害のある患者、パーキンソン病等錐体外路系疾患患者、不整脈のある患者、β遮断薬を使用中の患者、心疾患患者（弁膜症等）、poor risk 状態の患者、褐色細胞腫の患者 使用に際しては、一般の全身麻酔薬と同様、必ず気道確保、呼吸管理等の蘇生設備の完備された場所で、麻酔医の管理の下に使用する。呼吸管理が十分に行える麻酔時以外には使用しない。麻酔の際には絶食をさせ、麻酔前投薬を行う。麻酔中は呼吸・循環に対する観察を怠らない。麻酔の深度は必要最低の深さにとどめる。 ③併用注意 中枢神経系抑制薬（バルビツール酸系薬剤、向精神薬、麻薬性鎮痛薬等）、MAO 阻害薬、β遮断薬、リトナビル ④重大な副作用 薬物依存を起こすことがある。無呼吸、呼吸抑制、筋強直に伴う換気困難、血圧降下、期外収縮、QT 延長、心室頻拍、心停止、ショック、筋強直、間代性痙攣、興奮、幻覚、せん妄、チアノーゼ、悪性症候群 ⑤その他の副作用 起立性低血圧、頻脈、徐脈、血圧上昇、眩暈、傾眠、視力障害、多幸症、譫言、頭痛、ふるえ、錐体外路症状、四肢振戦、気分動揺、覚醒遅延、不眠、AST（GOT）上昇、ALT（GPT）上昇、紅斑、蕁麻疹、発汗、悪心・嘔吐、悪寒、四肢冷感、発熱、体温降下、咽頭痛、喀痰排出増加、喀痰排出困難、喘鳴、口渇、吃逆、嗄声、咳嗽 ⑥高齢者への投与 減量するなど注意する。 ⑦妊婦への投与 安全性は確立していない。 ⑧遮光・室温保存

（6）麻酔用神経遮断薬

一般名・主な商品名（販売元）・規格	適応・用法・用量	使用上の注意
ドロペリドール ドロレプタン注射液 25mg（第一三共）	全身麻酔ならびに局所麻酔の補助、麻酔前投薬 a．フェンタニルクエン酸との併用：導入には 0.25〜0.5mg/kg をフェンタニル 5〜10μg/kg とともに緩徐に静注、または希釈して点滴静注、局所麻酔の補助には 0.25mg/kg をフェンタニル 5μg/kg とともに緩徐に静注（増減）。 b．単独投与による麻酔前投薬：0.05〜0.1mg/kg を麻酔開始 30〜60 分前に筋注（増減）。	①禁忌 本剤の成分に対し過敏症あるいは痙攣発作の既往歴のある患者、外来患者、重篤な心疾患患者、QT 延長症候群の患者、2 歳以下の乳児・小児 ②慎重投与 MAO 阻害薬の投与を受けている患者、肝・腎障害のある患者、パーキンソン病等錐体外路系疾患の患者、β遮断薬を使用中の患者、心疾患のある患者、poor risk 状態の患者、高齢者、褐色細胞の患者 ③重要な基本的注意 一般の全身麻酔薬と同様、必ず気道確保、呼吸管理等の蘇生設備の完備された場所で、麻酔医の管理の下に使用する。麻酔を行う際には絶食させ、麻酔前投薬を行う。麻酔中は呼吸・循環に対する観察を怠らない。麻酔の深度は手術、検査に必要な最低の深さにとどめる。 ④併用注意 中枢神経系抑制薬（バルビツール酸系薬剤、向精神薬、麻薬性鎮痛薬等）、MAO 阻害薬、β遮断薬 ⑤重大な副作用 血圧降下、不整脈、期外収縮、QT 延長、心室頻拍、心停止、ショック、間代性痙攣、悪性症候群 ⑥その他の副作用 起立性低血圧、頻脈、徐脈、血圧上昇、せん妄、傾眠、頭痛、錐体外路症状、覚醒遅延、ふるえ、眩暈、気分動揺、興奮、不眠、AST（GOT）上昇、ALT（GPT）上昇、紅斑、蕁麻疹、悪心・嘔吐、発汗、体温降下、咽頭痛、喀痰排出増加、喀痰排出困難、喘鳴、吃逆、四肢冷感、発熱、嗄声、口渇 ⑦高齢者への投与 減量するなど注意する。 ⑧妊婦、産婦、授乳婦等への投与 妊娠中の投与に関する安全性は確立していない。 ⑨遮光・室温保存

（7）ベンゾジアゼピン受容体拮抗薬

一般名・主な商品名（販売元）・規格	適応・用法・用量	使用上の注意
フルマゼニル アネキセート注射液 0.5mg（アステラス） フルマゼニル注射液 0.5mg「F」（富士製薬＝丸石） フルマゼニル静注液 0.2mg「ケミファ」（日本ケミファ） フルマゼニル静注液 0.2mg「マイラン」（富士薬品＝マイラン） フルマゼニル静注液 0.5mg「ケミファ」（日本ケミファ） フルマゼニル静注液 0.5mg「サワイ」（沢井） フルマゼニル静注液 0.5mg「タイヨー」（テバ） フルマゼニル静注液 0.5mg「マイラン」（富士薬品＝マイラン）	ベンゾジアゼピン系薬剤による鎮静の解除および呼吸抑制の改善 初回 0.2mg を緩徐に静注。投与後 4 分以内に望まれる覚醒状態が得られない場合はさらに 0.1mg 追加。以後、必要に応じて、1 分間隔で 0.1mg ずつ総投与量 1mg まで、ICU 領域では 2mg まで繰り返す。適宜増減。	①禁忌 本剤およびベンゾジアゼピン系薬剤に対し過敏症の既往歴のある患者、長期間ベンゾジアゼピン系薬剤を投与されているてんかん患者。 ②慎重投与 不安の程度が高い患者、冠動脈疾患患者、ICU 領域における高血圧患者、ベンゾジアゼピン系薬剤を投与されている重症頭部外傷患者または不安定な頭蓋内圧がある患者、ベンゾジアゼピン系薬剤と三（四）環系抗うつ薬を服用している患者、肝機能障害患者 ③重要な基本的注意 本剤投与により覚醒した後、ベンゾジアゼピン系薬剤の作用が再出現する可能性がある。本剤投与後 24 時間は危険な機械の操作や自動車の運転等完全な精神的緊張を必要とする仕事に従事させないように注意する。投与の対象は覚醒遅延または呼吸抑制が認められた患者で、ベンゾジアゼピン系薬剤を高用量あるいは長期にわたり投与され過度の鎮静状態の持続や大量に服用した中毒患者とする。また、手術後や精神的不安の強い患者の状態を考慮し、覚醒されることが必要と判断される場合にのみ投与する。麻酔科領域において手術終了時に使用する場合は、筋弛緩薬の作用消失後に投与する。 ④併用注意 ベンゾジアゼピン系薬剤を過量服薬した患者で、同時に三（四）環系抗うつ薬を服用している場合。 ⑤重大な副作用 ショック ⑥その他の副作用 頭痛、興奮、不穏、幻覚、不安感、体動、痙攣、白血球減少、血圧上昇、頻脈、徐脈、せき、咽頭異和感、嘔気、嘔吐、胸部不快感、AST（GOT）上昇、ALT（GPT）上昇、血清ビリルビン上昇、ALP 上昇、クレアチニン上昇、羞明 ⑦高齢者への投与 慎重に投与する。 ⑧妊婦、産婦、授乳婦等への投与 妊娠中の投与に関する安全性は確立していない。投与中は授乳を避けさせる。 ⑨室温保存

15 救急薬品

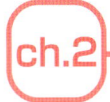

(1) 昇圧薬

一般名	主な商品名（販売元）、規格	用法・用量	適応
アドレナリン	ボスミン注 1mg（第一三共） アドレナリン注 0.1％シリンジ「テルモ」（1mL）（テルモ） エピペン注射液 0.15mg、エピペン注射液 0.3mg（ファイザー）	心停止：5分ごとに0.5～1.0mg 静注。 小児：0.1mg/kg アナフィラキシーショック：0.5～1.0mg 筋注、0.25～0.5mg 静注。 エピペンは、成人には0.3mg 製剤を使用し、小児には体重に応じて0.15mg 製剤または0.3mg 製剤を使用すること。キャップをはずし、自己注射。	交感神経α、β受容体刺激作用 心拍数、心筋収縮力、心拍出量を増加 冠動脈拡張、皮膚毛細血管収縮、血圧上昇、気管支拡張
ノルアドレナリン	ノルアドリナリン注 1mg（第一三共）	1回 1mg を 250mL の生理食塩液、5％ブドウ糖液に溶解し、0.5～1.0mL/分。	主としてα受容体刺激作用 急性低血圧またはショック時の補助治療
エフェドリン塩酸塩	ヱフェドリン「ナガヰ」注射液 40mg（日医工）	1回 20mg を筋注、皮下注。 10倍希釈して1～2mLずつ静注。	血圧上昇作用 気管支拡張作用
エチレフリン塩酸塩	エホチール注 10mg（日本ベーリンガー）	1回 2～10mg、皮下注、筋注または静注。 10倍希釈して1～2mLずつ静注。	心収縮力増強作用、血圧上昇作用 急性低血圧またはショック時の補助治療
ドパミン塩酸塩	イノバン注 50mg、100mg、200mg（協和発酵キリン） ドパミン塩酸塩点滴静注 40mg、50mg、100mg、200mg（各社） イブタント点滴静注 50mg、100mg、200mg（各社） カコージン注 50mg、100mg、200mg（各社） クリトパン点滴静注液 50mg、100mg、200mg（各社）	1～5μg/kg/分で点滴静注、20μg/kg/まで増量	心収縮力増強作用、腎血流量増加作用、血圧上昇作用（心拍出量の増加による） 急性循環不全（心原性ショック、出血性ショックで無尿、乏尿、脈拍数の増加した状態）、他の強心・昇圧剤により副作用が認められた場合

（1） 昇圧薬（続き）

一般名	主な商品名（販売元）、規格	用法・用量	適応
イソプレナリン塩酸塩	プロタノールＬ注 0.2mg、1mg（興和＝興和創薬） ［吸入］アスプール液（0.5%）（アルフレッサファーマ）	点滴静注：0.2 ～ 1mg を等張溶液 200 ～ 500mL に溶解し、注入。 緊急時には 0.2mg を等張溶液 20mL に溶解し、0.2 ～ 20mL を徐々に静注、筋注、皮下注。 吸入液：1 回 3mg を自然呼吸下 3 ～ 10 分でエアゾール吸入（増減）。気管支痙攣（気管支喘息）の緩解。	交感神経 β 受容体刺激作用、心収縮力増強作用、心拍出増加、心拍数増加作用（心ブロック時に使用して洞調律に回復させる）、末梢血管抵抗減少、気管支拡張作用、アダムス・ストークス症候群（高度の徐脈、心停止を含む）。急性心不全、手術後の低心拍出量症候群、気管支喘息の重症発作時
フェニレフリン塩酸塩	ネオシネジンコーワ注 1mg（興和＝興和創薬） ネオシネジンコーワ注 5mg（興和＝興和創薬）	1 回 2 ～ 5mg 皮下注、および筋注（増減）。 反復投与は 10 ～ 15 分おき。 1 回 0.2mg 静注、または約 10mL に希釈静注（増減）。反復投与は 10 ～ 15 分おき。 点滴静注：100mL のリンゲル液または 5%ブドウ糖等に 0.5 ～ 1mg に希釈し、血圧を測定しながら滴数を加減。	選択的 α 1 受容体刺激作用薬 急性低血圧、ショック時の補助治療、発作性上室頻拍

（2） 降圧薬

一般名	主な商品名（販売元）、規格	用法・用量	効能・効果
ニカルジピン塩酸塩	ペルジピン注射液 2mg、10mg、25mg（アステラス） ニカルジピン塩酸塩注射液 2mg、10mg、25mg（各社）	生理食塩液または 5%ブドウ糖注射液で希釈し、0.01 ～ 0.02%溶液を点滴静注。 手術時異常高血圧：2 ～ 10 μg/kg/ 分で開始、点滴速度を調節する。 急速に血圧を下げる必要がある場合にはそのまま 10 ～ 30 μg/kg 静注。 急性心不全：1 μg/kg/ 分。	手術時異常高血圧の救急処置、高血圧性緊急症、急性心不全（慢性心不全の急性憎悪を含む）
ジルチアゼム塩酸塩	ヘルベッサー錠 30、60（田辺三菱） ヘルベッサーＲカプセル 100mg、200mg（田辺三菱） ヘルベッサー注射用 10、50、250（田辺三菱） 塩酸ジルチアゼム注射用 10、50、250「日医工」 ジルチアゼム塩酸塩注射用 10mg、50mg、250mg「サワイ」（沢井）	狭心症の改善：1 回 30mg の内服。 頻脈性不整脈：5mL 以上の生理食塩液または 5%ブドウ糖注射液に溶解、10mg/約 3 分で静注（増減）。 手術時の異常高血圧、高血圧性緊急症：1 回 10mg/ 約 1 分で静注（増減）。 または 5 ～ 15μg/kg/ 分で点滴静注。 不安定狭心症：1 ～ 5μg/kg/ 分で点滴静注。	内服：狭心症、異型狭心症。労作性狭心症、陳旧性心筋梗塞における狭心痛の改善。 本態性高血圧症（軽度～中等度） 注射：頻脈性不整脈（上室性）、手術時異常高血圧の救急処置、高血圧性緊急症、不安定狭心症。

一般名	主な商品名（販売元）、規格	用法・用量	効能・効果
ニトログリセリン	ミリスロール注 1mg/2mL、5mg/10mL、25mg/50mL、50mg/100mL（日本化薬） ニトログリセリン注 1mg ／ 2mL、5mg ／ 10mL「HK」（光） ニトログリセリン点滴静注 25mg ／ 50mL、50mg ／ 100mL「HK」（光） バソレーター注 1mg、5mg、25mg、50mg（光） ミオコール静注 1mg、5mg（トーアエイヨー＝アステラス） ミオコール点滴静注 25mg、50mg（トーアエイヨー＝アステラス）	そのまま、または 0.005 ～ 0.05％（1mL あたり 50 ～ 500μg）に希釈し、点滴静注。手術時異常高血圧の救急処置には 0.5 ～ 5μg/kg/ 分で開始、調節。	手術時の低血圧維持、手術時異常高血圧の救急処置
ニトロプルシドナトリウム水和物	ニトプロ持続静注液 6mg、30mg（丸石）	5％ブドウ糖注射液で 0.06 ～ 0.1％に希釈し、3μg/kg/ 分で持続静注。 手術時異常高血圧：0.5μg/kg/ 分で開始、徐々に増量、通常 2.0μg/kg/ 分以下。	手術時の低血圧維持、手術時異常高血圧の救急処置

（3）抗不整脈薬

一般名	主な商品名（販売元）、規格	用法・用量	効能・効果
アトロピン硫酸塩水和物	アトロピン硫酸塩注 0.5mg「フソー」（扶桑＝アルフレッサファーマ） アトロピン硫酸塩注 0.5mg「タナベ」（田辺三菱） アトロピン注 0.05％シリンジ「テルモ」（テルモ）	0.5mg を皮下または筋注（増減）。 場合により静注。	迷走神経徐脈および迷走神経性房室伝導障害、その他の徐脈および房室伝導障害、有機リン系殺虫薬・副交感神経興奮薬の中毒、麻酔前投薬
エスモロール塩酸塩	ブレビブロック注 100mg（丸石）	1 回 0.1ml/kg（塩酸エスモロールとして 1mg/kg）を 30 秒間で心電図の連続監視下に静脈内に投与（適宜増減）	手術時の上室性頻脈性不整脈に対する緊急処置
プロプラノロール塩酸塩	インデラル注射液 2mg（アストラゼネカ）	1 回 2 ～ 10mg、麻酔時には 1 ～ 5mg を徐々に静注（増減）。	β遮断薬 狭心症、期外収縮（上室性、心室性）、発作性頻拍（上室性、心室性）、頻拍性心房細動（徐脈効果）、麻酔に伴う不整脈、新鮮心房細動、洞性頻脈
プロカインアミド塩酸塩	アミサリン注 100mg、200mg（第一三共）	筋注：1 回 0.5g を 4 ～ 6 時間ごと（増減）。 静注：1 回 0.2 ～ 1g を 50 ～ 100mg/ 分で投与（増減）。正常洞調律に返った場合、中毒症状が現れた場合、あるいは注入総量が 1g に達した場合には中止。	期外収縮（上室性、心室性）、発作性頻拍（上室性、心室性）、手術および麻酔に伴う不整脈、新鮮心房細動、陳旧性心房細動、心房粗動（静注だけ）

255

（3）抗不整脈薬（続き）

一般名	主な商品名（販売元）、規格	用法・用量	効能・効果
ランジオロール塩酸塩	注射用オノアクト50（小野） コアベータ静注用12.5mg（小野）	ランジオロール塩酸塩として、1分間0.125mg/kg/minの速度で静脈内持続投与した後、0.04mg/kg/minの速度で静脈内持続投与する。投与中は心拍数、血圧を測定し0.01〜0.04mg/kg/minの用量で適宜調節	手術時の頻脈性不整脈に対する緊急処置 心房細動、心房粗動、洞性頻脈
リドカイン	静注用キシロカイン2%（アストラゼネカ） リドカイン静注用2%シリンジ「テルモ」（テルモ） オリベス点滴用1%（高田） オリベス静注用2%（高田）	1回50〜100mg（1〜2mg/kg）を1〜2分間緩徐に静注。無効の場合、5分後に同量を投与。効果の持続は10〜20分間隔で同量を追加投与（1時間内の基準最高投与量は300mg） 点滴静脈内投与法（静注用シリンジを除く）：1〜2mg/分で静注（1分間4mgまで）	期外収縮（心室性、上室性）、発作性頻拍（心室性、上室性）、急性心筋梗塞時および手術に伴う心室性不整脈の予防
フレカイニド酢酸塩	タンボコール静注50mg（エーザイ）	1回1.0〜2.0mg/kgを必要に応じてブドウ糖液で希釈し、血圧および心電図監視下10分間かけて静注。（総投与量は2.0mg/kgで1回150mgを超えない）	緊急治療を要する頻脈性不整脈（症候性の発作性心房細動・粗動、発作性上室性頻拍、心室頻拍、および医師が生命にかかわると判定した重症の心室性期外収縮）

（4） 冠血管拡張薬

一般名	主な商品名（販売元）、規格	用法・用量	効能・効果
ニトログリセリン	ニトログリセリン舌下錠0.3mg「NK」（日本化薬） ニトロペン舌下錠0.3mg（日本化薬） バソレーターテープ27mg（三和化学） ミリステープ5mg（日本化薬） ニトロダームTTS25mg（ノバルティスファーマ） ミオコールスプレー0.3mg（トーアエイヨー=アステラス） ミリスロール注1mg/2mL、5mg/10mL、25mg/50mL、50mg/100mL（日本化薬） ミオコール注5mg/10mL、50mg/100mL（トーアエイヨー=アステラス）	舌下錠：0.3～0.6mg舌下投与（増減）。 テープ：5mgは1回1枚/日2回。25・27mgは1日1回1枚貼付。 舌下エアゾール：1回0.3mg（1噴霧）舌下投与。 注射剤：そのまま（バソレーター、ミリスロール、または0.005～0.05%（1mLあたり50～500μg）に希釈、点滴静注。急性心不全には0.05～0.1μg/kg/分で開始、最適点滴速度で維持。不安定狭心症には0.1～0.2μg/kg/分で開始。発作の経過および血圧をモニターしながら約5分ごとに0.1～0.2μg/kg/分ずつ増量し、1～2μg/kg/分で維持。	舌下錠：狭心症、心筋梗塞、心臓喘息、アカラジアの一時的な緩解 舌下スプレー：狭心症発作の寛解 テープ：狭心症、（ミリステープのみ）急性心不全（慢性心不全の急性増悪期を含む） 注射剤：手術時の低血圧維持、手術時の異常高血圧の救急処置、急性心不全（慢性心不全の急性増悪期を含む）、不安定狭心症
硝酸イソソルビド	ニトロール錠5mg（エーザイ） フランドル錠20mg（トーアエイヨー=アステラス） ニトロールRカプセル20mg（エーザイ） フランドルテープ40mg（トーアエイヨー=アステラス） ニトロールスプレー1.25mg/（10g）（エーザイ） ニトロール注5mg（エーザイ） ニトロール点滴静注50mgバッグ、100mgバッグ（エーザイ） サークレス注0.1%、0.05%（高田）	舌下錠：狭心症発作時に1回5～10mgを舌下投与（増減）。 注射剤：急性心不全：そのまま、または0.05～0.001%溶液とし、1時間あたり1.5～8mg点滴静注（増減）。 噴霧：口腔内に1回1噴霧。 テープ：1回1枚を胸部、上腹部、または背部のいずれかに貼付（増減）。	注射剤：急性心不全、不安定狭心症 貼付薬体部用：狭心症、心筋梗塞、急性心不全（慢性心不全の急性増悪期を含む）、その他の虚血性心疾患 噴霧：狭心症発作の寛解
ニコランジル	シグマート錠2.5mg、5mg（中外） シグマート注2mg、12mg、48mg（中外） シルビジノール錠5mg（日新＝山形＝日本ジェネリック=第一三共） ニコランジル錠5mg（日医工） ニコランジル錠2.5mg、5mg（各社） ニコランジル点滴静注用2mg、12mg、48mg（各社）	内服：1日15mg、3回に分服（増減）。 注射剤：生理食塩液または5%ブドウ糖注射液で希釈して0.01～0.03%溶液で点滴静注開始（増減）。最高用量6mg/時まで。	内服：狭心症 注射剤：不安定狭心症、急性心不全（慢性心不全の急性増悪期を含む）

(5) 強心薬

一般名	主な商品名（販売元）、規格	用法・用量	効能・効果
デスラノシド	ジギラノゲン注 0.4mg（アイロム＝日本ジェネリック）	成人：急速飽和療法（飽和量：0.8～1.6mg）：初回 0.4～0.6mg、以後 0.2～0.4mg、2～4時間ごとに静注、筋注。維持療法：1日 0.2～0.3mg、静注、筋注。小児：急速飽和療法：2歳以下 0.04～0.06mg/kg、2歳以上 0.02～0.04mg/kg。維持療法：飽和量の1/4 静注、筋注。	先天性心疾患、弁膜疾患、高血圧症、虚血性心疾患、肺性心、その他の心疾患、腎疾患、甲状腺機能亢進症ならびに低下症等によるうっ血性心不全、心房細動・粗動による頻脈、発作性上室性頻拍、手術、急性熱性疾患、出産、ショック、急性中毒による心不全および各種頻脈の予防と治療
アミノフィリン水和物	ネオフィリン注 250mg（エーザイ）ネオフィリン注点滴用バッグ 250mg（エーザイ）アミノフィリン注 250mg（各社）アプニション静注 15mg（エーザイ）ニチフィリン注 PB250mg（日新：山形＝日本ジェネリック）アミノフィリン静注液 250mg（各社）キョーフィリン静注 250mg（杏林）テオカルヂン静注 250mg（イセイ）	1回 250mg、1日 1～2回生理食塩液または糖液に希釈して 5～10分で緩徐に静注。小児 1回 3～4mg/kg 静注（増減）。	気管支喘息、うっ血性心不全、肺水腫、心臓喘息、チェーン・ストークス呼吸、閉塞性肺疾患における呼吸困難、狭心症（発作予防）、脳卒中発作急性期
ジプロフィリン	ジプロフィリン注 300mg（各社）ニチフィリン M 注 300mg（日新：山形＝日本ジェネリック）ハイフィリン注 300mg「フソー」（扶桑）	1回 300～600mg、皮下、筋注、静注（増減）。	心不全・喘息治療薬、気管支喘息、喘息性（様）気管支炎、（内服・注射剤）うっ血性心不全

(6) 呼吸促進薬

一般名	主な商品名（販売元）、規格	用法・用量	効能・効果
ジモルホラミン	テラプチク静注 45mg（エーザイ） テラプチク皮下筋注 30mg（エーザイ）	筋注：1回30～60mg 静注：1回30～45mg	呼吸循環賦活剤 次の場合の呼吸障害および循環機能低下：ショック、催眠剤中毒、溺水、肺炎、熱性疾患、麻酔剤使用時。 酸素吸入、人工呼吸の補助
ドキサプラム塩酸塩水和物	ドプラム注射液 400mg（キッセイ）	麻酔時：0.5～1mg/kg 徐々に静注。 5分間隔、総投与量2mg/kg。 中枢神経系抑制剤による中毒時の呼吸抑制：0.5～2mg/kg 徐々に静注。 遷延性無呼吸の鑑別診断：1～2mg/kg 静注。 急性ハイパーカプニアを伴う慢性肺疾患：1～2mg/kg/時の速度で点滴静注。	呼吸促進薬 麻酔時、中枢神経系抑制剤による中毒時の呼吸抑制ならびに覚醒遅延 遷延性無呼吸の鑑別診断 急性ハイパーカプニアを伴う慢性肺疾患

(7) 副腎皮質ステロイド

一般名	主な商品名（販売元）、規格	用法・用量	効能・効果
ヒドロコルチゾンコハク酸エステルナトリウム	ソル・コーテフ静注用 100mg、250mg、500mg、1000mg（ファイザー） サクシゾン注射用 100mg、300mg、500mg、1000mg（大正＝テバ）	ショック時の大量療法：20～100mg/kg を静注または点滴。 急性副腎皮質機能不全、甲状腺中毒症、喘息発作重積状態、アナフィラキシーショック：1回50～100mg、1日1～4回、緊急時1回100～200mg（増減）静注、点滴静注、筋注。	急性副腎皮質機能不全、甲状腺中毒症、気管支喘息、アナフィラキシーショック
ヒドロコルチゾンリン酸エステルナトリウム	水溶性ハイドロコートン注射液 100mg、500mg（日医工） クレイトン注射液 100mg、500mg（エール薬品＝アルフレッサファーマ）	1日1回または数回、1回ヒドロコルチゾンとして 100～1,000mg を静注または点滴静注。	外科的ショックおよびショック様状態における救急、または術中・術後のショック
デキサメタゾンリン酸エステルナトリウム	デカドロン注射液 1.65mg、3.3mg、6.6mg（MSD） オルガドロン注射液 1.9mg、3.8mg、19mg（MSD＝第一三共） デキサート注射液 1.65mg、3.3mg、6.6mg（富士製薬） ソルコート静注液 100mg（富士製薬）	ショック時の大量療法：2～5mg/kg。 1回デキサメタゾンとして 0.5～4mg/kg を緩徐に静注。	急性副腎皮質機能不全、甲状腺中毒症、気管支喘息、アレルギー・中毒、アナフィラキシーショック、出血性ショック、外傷性ショックにおける救急、または術中・術後のショック

（7）副腎皮質ステロイド（続き）

一般名	主な商品名（販売元）、規格	用法・用量	効能・効果
注射用プレドニゾロンコハク酸エステルナトリウム	水溶性プレドニン 10mg、20mg、50mg（塩野義） コハクサニン注射用 10mg、20mg（富士製薬） プレドニゾロンコハク酸エステル Na 注射用 10mg、20mg「F」（富士製薬）	1～5mL の注射用水または生理食塩液で溶解し、プレドニゾロンとして 1 回 10～50mg、3～6 時間ごと（増減）静注、筋注。1 回 20～100mg、1 日 1～2 回（増減）点滴静注。	急性副腎皮質機能不全、甲状腺中毒症、うっ血性心不全、喘息発作重積状態、アナフィラキシーショック
ベタメタゾンリン酸エステルナトリウム	リンデロン注 2mg（0.4%）、4mg（0.4%）、20mg（0.4%）、20mg（2%）、100mg（2%）（塩野義） ハイコート注 2mg（0.4%）、4mg（0.4%）、20mg（0.4%）（富士製薬） リノロサール注射液 2mg（0.4%）、4mg（0.4%）、20mg（0.4%）（わかもと）	ショック時の大量療法：2～5mg/kg 静注、筋注。1 回 2～8mg、3～6 時間ごと（増減）静注・筋注。1 回 2～10mg、1 日 1～2 回（増減）点滴静注。	急性副腎皮質機能不全、甲状腺中毒症、気管支喘息、アナフィラキシーショック、薬剤その他の化学物質によるアレルギー・中毒
メチルプレドニゾロンコハク酸エステルナトリウム	ソル・メドロール静注用 40mg、125mg、500mg、1000mg（ファイザー） 注射用ソル・メルコート 40、125、500、1,000（富士製薬） 注射用プリドール 40、125、500、1000（エール薬品＝アルフレッサファーマ）	出血性ショック：1 回 125～2000mg を緩徐に静注または点滴静注する。 気管支喘息には、初回量 40～125mg を緩徐に静注または点滴静注する。	急性循環不全、ネフローゼ症候群、気管支喘息、多発性硬化症の急性増悪

（8）抗ヒスタミン薬

一般名	主な商品名（販売元）、規格	用法・用量	効能・効果
クロルフェニラミンマレイン酸塩	ポララミン注 5mg（MSD） 2mg クロダミン注（日医工） 5mg クロダミン注（日医工） クロール・トリメトン注 10mg（MSD） ネオレスタール注射液 10mg（富士製薬） ビスミラー注 5mg（扶桑） フェニラミン注 5（イセイ＝日本ジェネリック）	1 回 5～10mg、1 日 1～2 回皮下・筋注または静注（増減）。	蕁麻疹、薬疹、アレルギー性鼻炎、血管運動性鼻炎
プロメタジン塩酸塩	ヒベルナ注 25mg（田辺三菱＝吉富薬品）	1 回 5～50mg 皮下または筋注（増減）。	薬疹、中毒疹、蕁麻疹、アレルギー性鼻炎、血管運動性浮腫

（9）副交感神経遮断薬

一般名	主な商品名（販売元）、規格	用法・用量	効能・効果
アトロピン硫酸塩水和物	アトロピン硫酸塩注 0.5mg「フソー」（扶桑＝アルフレッサファーマ） アトロピン硫酸塩注 0.5mg「タナベ」（田辺三菱） アトロピン注 0.05％シリンジ「テルモ」（テルモ）	0.5mg を皮下または筋注（増減）。 場合により静注。	迷走神経徐脈および迷走神経性房室伝導障害、その他の徐脈および房室伝導障害、有機リン系殺虫薬・副交感神経興奮薬の中毒、麻酔前投薬
スコポラミン臭化水素酸塩水和物	ハイスコ皮下注 0.5mg（杏林）	1 回 0.25 〜 0.5mg 皮下注（増減）。	麻酔の前投薬、特発性および脳炎後パーキンソニズム

（10）鎮静薬・抗痙攣薬

一般名	主な商品名（販売元）、規格	用法・用量	効能・効果
ジアゼパム	セルシン注射液 5mg、10mg（武田） ホリゾン注射液 10mg（丸石） ジアゼパム注射液 5mg、10mg「タイヨー」（テバ）	10mg を 2 分以上の時間をかけ静注または筋注。	痙攣の抑制（局所麻酔薬中毒を含む）、神経症における不安・緊張・抑うつ、麻酔前、麻酔導入時、麻酔中、術後における不安―興奮・抑うつの軽減 呼吸停止に注意
フルニトラゼパム	ロヒプノール静注用 2mg（中外） サイレース静注 2mg（エーザイ）	倍以上に希釈し、1mg を 1 分以上かけて静注。 全身麻酔の導入 0.02 〜 0.03mg/kg、局所麻酔時の鎮静 0.01 〜 0.03mg/kg、必要に応じて初回量の半量〜同量を追加（増減）。	全身麻酔の導入、局所麻酔時の鎮静 呼吸停止に注意
ミダゾラム	「全身麻酔薬　4. ベンゾジアゼピン系催眠導入薬」（p.247 〜 248）を参照。		
フェノバルビタール	フェノバール注射液 100mg（藤永＝第一三共） ノーベルバール静注用 250mg（ノーベル＝アルフレッサファーマ）	1 回 50 〜 200mg 皮下注、筋注。 てんかん重積状態の患者には、15 〜 20mg/kg を 1 日 1 回静注。	呼吸抑制、血圧降下が現れることがある。不安緊張状態の鎮静、てんかんの痙攣発作
フェニトイン	アレビアチン注 250mg（大日本住友）	成人で 125 〜 250mg（5mg/kg）を 50mg/min を超えない速度で静注。	てんかん発作重積症

一般名	主な商品名（販売元）、規格	用法・用量	効能・効果
デクスメデトミジン塩酸塩	プレセデックス静注液 200μg「ホスピーラ」（ホスピーラ） プレセデックス静注液 200μg「マルイシ」（丸石）	集中治療：成人には、デクスメデトミジンを6μg/kg/時の投与速度で10分間静脈内へ持続注入し（初期負荷投与）、続いて患者の状態に合わせて、至適鎮静レベルが得られるよう、維持量として0.2～0.7μg/kg/時の範囲で持続注入する（維持投与）。 局所麻酔下の鎮静：成人には、デクスメデトミジンを6μg/kg/時の投与速度で10分間静脈内へ持続注入し（初期負荷投与）、続いて患者の状態に合わせて、至適鎮静レベルが得られるよう、維持量として0.2～0.7μg/kg/時の範囲で持続注入する（維持投与）。	集中治療下で管理し、早期抜管が可能な患者での人工呼吸中および抜管後における鎮静 局所麻酔下における非挿管での手術および処置時の鎮静

（11）アシドーシス治療薬

一般名	主な商品名（販売元）、規格	用法・用量	効能・効果
炭酸水素ナトリウム	メイロン静注7%、8.4%（大塚製薬工場＝大塚製薬） 炭酸水素ナトリウム注射液（原沢製薬） 炭酸水素Na静注1.26%バッグ「フソー」、炭酸水素Na静注7% PL「フソー」、炭酸水素Na静注8.4% PL「フソー」（扶桑） 重ソー注7%（各社） 重ソー静注7%、8.4%「NS」（日新：山形＝アイロム＝日本ジェネリック） 重曹注「ヒシヤマ」7%（ニプロファーマ＝ニプロ）	1回12～60mEq（1～5g）静注 必要量（mEq）＝不足塩基量（Base Deficit mEq/L）×0.2×体重（kg）	アシドーシスの改善 過量投与に注意
トロメタモール	サム点滴静注セット（大塚製薬工場＝大塚製薬）	投与量（mEq）＝不足塩基量（Base Deficit mEq/L）×0.3×体重（kg） 投与量の半量から投与を開始し、必要に応じて、適宜追加補正。	代謝性アシドーシス治療剤 保存血大量注入によるアシドーシスの治療

（12）カルシウム製剤

一般名	主な商品名（販売元）、規格	用法・用量	効能・効果
塩化カルシウム水和物	大塚塩カル注2%（大塚製薬工場=大塚製薬） 塩化カルシウム注「ヒシヤマ」2%（ニプロファーマ=ニプロ） 塩化Ca補正液1mEq／mL（大塚製薬工場=大塚製薬）	塩化カルシウムとして、通常成人0.4〜1.0g（カルシウムとして7.2〜18mEq）を2%（0.36mEq/mL）液として、1日1回緩徐に毎分0.68〜1.36mEq静注する。（適宜増減）	低カルシウム血症に起因するテタニー、テタニー関連症状の改善 カルシウム補給 E、Gモニター必要
グルコン酸カルシウム水和物	カルチコール注射液8.5% 5mL、8.5% 10mL（日医工）（85mg/mL ＝ 0.39mEq/mL）	0.4〜2.0gを8.5%液として1日1回ゆっくり静注（増減）。	カルシウム製剤 低カルシウム血症に起因するテタニー、テタニー関連症状の改善

（13）輸液

一般名	主な商品名（販売元）、規格	用法・用量	効能・効果
生理食塩液	生理食塩液（0.9%塩化ナトリウム液）（各社）5mL、20mL、50mL、100mL、250mL、500mL、1L	20〜1000mLを静注または点滴静注（増減）。	等張液 細胞外液欠乏時、ナトリウム欠乏時、クロル欠乏時、注射剤の溶解稀釈剤
ブドウ糖液	大塚糖液（大塚）、グルノン（扶桑）、テルモ糖注（テルモ）、ブドウ糖注射液（各社）5% 100mL、5% 200mL、5% 300mL、5% 500mL、10% 20mL、10% 500mL、20% 20mL、20% 500mL、40% 20mL、50% 20mL、50% 100mL、50% 200mL、50% 300mL、50% 500mL、70% 350mL	1回5%液500〜1000mL、1回10〜50%液20〜500mLを静注（増減）。点滴静注速度はブドウ糖として0.5g/kg/時以下とする。	脱水症特に水欠乏時の水補給、循環虚脱、低血糖時の糖質補給、注射剤の溶解希釈剤、高カリウム血症、薬物・毒物中毒、心疾患（GIK療法）、肝疾患、その他非経口的に水・エネルギー補給を必要とする場合 50・70%液は経中心静脈栄養など高カロリー輸液として中心静脈内に持続点滴注入
乳酸リンゲル液	ラクテック注250mL、500mL、1L（大塚製薬工場=大塚製薬） ソルラクト輸液（テルモ） ラクトリンゲル液「フソー」200mL、500mL、1L（扶桑） ニソリ輸液（マイラン） ハルトマン液（各社）250mL、500mL、1L	1回500〜1000mL点滴静注（増減）。投与速度は300〜500mL/時。	循環血液量および組織間液の減少時における細胞外液の補給・補正、代謝性アシドーシスの補正
乳酸リンゲル液（ブドウ糖加）	ラクテックD輸液（大塚製薬工場=大塚製薬）500mL ハルトマンD液「小林」（アイロム） ソルラクトD輸液（テルモ）250mL、500mL	1回500〜1000mL点滴静注（増減）。投与速度はブドウ糖として0.5g/kg/時以下。	循環血液量および組織間液の減少時における細胞外液の補給・補正、代謝性アシドーシスの補正、エネルギーの補給

（13）輸液（続き）

一般名	主な商品名（販売元）、規格	用法・用量	効能・効果
乳酸リンゲル液（マルトース加）	ポタコールR輸液250mL、500mL（大塚製薬工場＝大塚製薬） ソルラクトTMR輸液（テルモ） ニソリM注（マイラン） ラクトリンゲルM注「フソー」（扶桑）	1回500～1000mLを徐々に点滴静注（増減）。投与速度はマルトースとして0.3g/kg/時以下（体重50kgとして本剤500mLを2時間以上）	大量出血や異常出血を伴わない循環血液量および組織間液の減少時における細胞外液の補給・補正、代謝性アシドーシスの補正、熱源の補給
乳酸リンゲル液（ソルビトール加）	ラクテックG輸液250mL、500mL、1L（大塚製薬工場＝大塚製薬） ソルラクトS輸液（テルモ）250mL、500mL ニソリ・S注（マイラン）500mL ラクトリンゲルS注「フソー」（扶桑）200mL、500mL	1回500～1000mL点滴静注（増減）。 投与速度はD-ソルビトールとして0.5g/kg/時以下とする。	循環血液量および組織間液の減少時における細胞外液の補給・補正、代謝性アシドーシスの補正、エネルギーの補給
デキストラン40・乳酸リンゲル液	サヴィオゾール輸液500mL（大塚製薬工場＝大塚製薬） 低分子デキストランL注250mL、500mL（大塚製薬工場＝大塚製薬）	サヴィオゾール：デキストラン40 15g、NaCl 3g、KCl 0.15g、CaCl 0.1g、乳酸ナトリウム1.55g 低分子デキストラン：デキストラン40 50g、CaCl 0.1g、KCl 0.15g、NaCl 3g、乳酸ナトリウム1.55g サヴィオゾール：1回500～1,000mLを静注（6～10mL/kg/時）。必要に応じ急速注入 低分子デキストラン：1回500mLを緩徐に静注（増減）。	サヴィオゾール：血漿増量剤として多量出血の場合、出血性・外傷性その他各種外科的ショックの治療、手術時の輸血の節減、外傷・手術時の循環血液量の維持、血栓症の予防および治療、外傷、熱傷、骨折等の末梢血行改善 低分子デキストラン：代用血漿として急性出血の治療、特に急性大量出血の際の初期治療、外傷、熱傷、出血など外科的ショックの予防および治療、輸血量の節減
酢酸リンゲル液	ヴィーンF輸液500mL（興和＝興和創薬） ソリューゲンF注500mL（アイロム＝ニプロ＝光） ソルアセトF輸液（テルモ）500mL、1L	1回500～1000mL点滴静注（増減）。投与速度は10mL/kg/時以下とする。	細胞外液補充液、循環血液量および組織間液の減少時における細胞外液の補給・補正、代謝性アシドーシスの補正

一般名	主な商品名（販売元）、規格	用法・用量	効能・効果
酢酸リンゲル液（ブドウ糖加）	ヴィーンD注輸液 200mL、500mL（興和＝興和創薬） アクメイン注 200mL、500mL（光） ソリューゲンG注 200mL、300mL（アイロム） ソリューゲンG注 500mL（アイロム＝ニプロ） ソルアセトD輸液 200mL、250mL、500mL（テルモ） ペロール注 300mL、500mL（マイラン） リナセート輸液 200mL、500mL（エイワイファーマ＝陽進堂） フィジオ 70 輸液 250mL、500mL（大塚製薬工場＝大塚製薬） フィジオ 140 輸液 250mL、500mL（大塚製薬工場＝大塚製薬）	1 回 500 〜 1000mL点滴静注（増減）。投与速度は処方 1 はブドウ糖として 0.5g/kg/ 時以下、フィジオ 70 はブドウ糖として 0.25/kg/時以下。フィジオ 140 は 15mL/kg/ 時以下。	循環血液量および組織間液の減少時における細胞外液の補給・補正、代謝性アシドーシスの補正、エネルギーの補給 フィジオ 70：大量出血を伴わない循環血液量および組織間液減少時の細胞外液の補給・補正、代謝性アシドーシスの補正、高張性脱水またはその傾向が認められる場合の細胞外液の補給・補正 フィジオ 140：循環血液量および組織間液の減少時における細胞外液の補給・補正、代謝性アシドーシスの補正
重炭酸リンゲル液	ビカーボン輸液（エイワイファーマ＝陽進堂）500mL ビカネイト輸液 500mL、1L（大塚製薬工場＝大塚製薬）	1 回 500mL〜1000mLを点滴静注。投与速度は 1 時間あたり10mL/kg体重以下（増減）。	循環血液量および組織間液の減少時における細胞外液の補給・補正、代謝性アシドーシスの補正

（14）麻薬拮抗薬

一般名	主な商品名（販売元）、規格	用法・用量	効能・効果
ナロキソン塩酸塩	ナロキソン塩酸塩静注 0.2mg「第一三共」（第一三共＝アルフレッサファーマ）	1 回 0.2mg 静注、効果不十分の場合はさらに 2〜 3 分間隔で同量を 1〜 2 回追加（増減）。	麻薬による呼吸抑制ならびに覚醒遅延の改善
レバロルファン酒石酸塩	ロルファン注射液 1mg（武田）	麻薬投与前後、投与時に皮下、筋注または静注。麻薬による呼吸抑制の治療：0.5 〜 1.5mg 静注。	麻薬による呼吸抑制に対する拮抗

（15）ベンゾジアゼピン受容体拮抗剤

一般名	主な商品名（販売元）、規格	用法・用量	効能・効果
フルマゼニル	アネキセート注射液 0.5mg（アステラス） フルマゼニル静注液 0.2mg、0.5mg（各社）	初回 0.2mg を緩徐に静注。投与後 4 分以内に覚醒状態が得られない場合はさらに 0.1mg 追加。以後、必要に応じて、1 分間隔で 0.1mg ずつ総投与量 1mg まで。	ベンゾジアゼピン受容体拮抗薬 ベンゾジアゼピン系薬剤による鎮静の解除および呼吸抑制の改善

（16）その他

一般名	主な商品名（販売元）、規格	用法・用量	効能・効果
ウリナスタチン	ミラクリッド注射液2万5千単位、5万単位、10万単位（持田）	急性循環不全：1回10万単位を500mLの輸液に溶かし、1回あたり1～2時間かけて1日1～3回点滴静注、または1回10万単位（注射液はそのまま）を2mLの輸液に溶かし、1日1～3回緩徐に静注（増減）。	多価・酵素阻害薬 急性循環不全（出血性ショック、細菌性ショック、外傷性ショック、熱傷性ショック）
ダントロレンナトリウム水和物	ダントリウム静注用20mg（アステラス）	麻酔時における悪性高熱症 ダントロレンナトリウムとして、初回量1mg/kgを静脈内投与し、症状の改善が認められない場合には、1mg/kgずつ静脈内に追加投与する。（適宜増減）（投与総量は7mg/kgまで） 悪性症候群 ダントロレンナトリウムとして、初回量40mgを静脈内投与し、症状の改善が認められない場合には、20mgずつ追加投与。（適宜増減）（1日総投与量は200mgまで、通常7日以内の投与）	麻酔時における悪性高熱症、悪性症候群

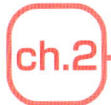

16 麻薬

(1) アヘンアルカロイド系麻薬

製品名（製造販売メーカー名）	組成	用法・用量	効能・効果
アヘン末（第一三共）	アヘン末	経口 1回 30mg 1日 100mg	●激しい下痢症状の改善および手術後等の腸管蠕動運動の抑制 ●激しい疼痛時における鎮痛・鎮静・鎮痙 ●激しい咳嗽発作における鎮咳
アヘン散（第一三共）	1g中 アヘン末 0.1g	散として 経口 1回 0.3g 1日 1g	
アヘンチンキ（第一三共） 日本薬局方　アヘンチンキ（武田）	アヘン末（日局）0.1g（モルヒネ 1w/v%）	経口 1回 0.5g 1日 1.5mL	
ドーフル散（第一三共） 日本薬局方　ドーフル散（武田）	1g中 アヘン末 0.1g トコン末 0.1g	経口 1回 0.3g 1日 1g	●各種呼吸器疾患における鎮咳・去痰 ●激しい疼痛時における鎮痛・鎮静 ●激しい下痢症状の改善および手術後等の腸管蠕動運動の抑制
パンオピン（武田）	アヘンアルカロイド塩酸塩	経口 1回 10mg 1日 30mg	●激しい疼痛時における鎮痛・鎮静・鎮痙 ●激しい咳嗽発作における鎮咳 ●激しい下痢症状の改善および手術後等の腸管蠕動運動の抑制
パンオピン皮下注 20mg（武田） オピアル皮下注 20mg（田辺三菱／第一三共）	1mL中 アヘンアルカロイド塩酸塩 20mg	皮下注 1回 0.5mL	●激しい疼痛時における鎮痛・鎮静・鎮痙 ●激しい咳嗽発作における鎮咳 ●激しい下痢症状の改善および手術後等の腸管蠕動運動の抑制 ●麻酔前投薬
パンアト注（武田） オピアト注射液（田辺三菱）	1mL中 アヘンアルカロイド塩酸塩 20mg アトロピン硫酸塩水和物 0.3mg	皮下注 1回 0.5mL	
弱パンスコ注（武田） 弱オピスコ注射液（田辺三菱） 弱オピスコ皮下注（第一三共）	1mL中 アヘンアルカロイド塩酸塩 20mg スコポラミン臭化水素酸塩水和物 0.3mg	皮下注 1回 0.25～0.5mL	
パンスコ注（武田） オピスコ注射液（田辺三菱） オピスコ皮下注（第一三共）	1mL中 アヘンアルカロイド塩酸塩 40mg スコポラミン臭化水素酸塩水和物 0.6mg	皮下注 1回 0.25mL	

（1）アヘンアルカロイド系麻薬（続き）

製品名（製造販売メーカー名）	組成	用法・用量	効能・効果
モルヒネ塩酸塩水和物 （塩野義／武田／第一三共） 日本薬局方　モルヒネ塩酸塩錠（大日本住友）	モルヒネ塩酸塩水和物 1錠中 モルヒネ塩酸塩水和物 10mg	経口 1回5～10mg 1日15mg	●激しい疼痛時における鎮痛・鎮静 ●激しい咳嗽発作における鎮咳 ●激しい下痢症状の改善および手術後等の腸管蠕動運動の抑制
パシーフカプセル30mg／同カプセル60mg／同カプセル120mg（武田）	1カプセル中 モルヒネ塩酸塩水和物 30mg／60mg／120mg	経口 1日30～120mgを1日1回	●中等度から高度の疼痛を伴う各種癌における鎮痛
モルヒネ塩酸塩注射液10mg（1mL）／同注射液50mg （塩野義／武田／田辺三菱／第一三共） アンペック注10mg（1mL）／同注射液50mg（5mL） （大日本住友）	1mL中 モルヒネ塩酸塩水和物 10mg	1．皮下および静脈内投与の場合 ○1回5～10mg 麻酔の補助として、静脈内投与 ○中等度から高度の疼痛を伴う各種癌における鎮痛において持続点滴静注または持続皮下注する場合には、成人にはモルヒネ塩酸塩水和物として1回50～200mgを投与 2．硬膜外投与の場合 ○1回2～6mgを硬膜外腔に注入、硬膜外腔持続注入は1日量として2～10mg 3．くも膜下投与の場合 ○1回0.1～0.5mgをくも膜下腔に注入	（皮下および静脈内投与の場合） ●激しい疼痛時における鎮痛・鎮静 ●激しい咳嗽発作における鎮咳 ●激しい下痢症状の改善および手術後等の腸管蠕動運動の抑制 ●麻酔前投薬、麻酔の補助 ●中等度から高度の疼痛を伴う各種癌における鎮痛 〔硬膜外およびくも膜下投与の場合〕 ●激しい疼痛時における鎮痛 ●中等度から高度の疼痛を伴う各種癌における鎮痛
モルヒネ塩酸塩注射液200mg （塩野義／武田／田辺三菱／第一三共） アンペック注200mg（大日本住友）	5mL中 モルヒネ塩酸塩水和物 200mg	○1回5～10mg 麻酔の補助として、静脈内投与 ○中等度から高度の疼痛を伴う各種癌における鎮痛において持続点滴静注または持続皮下注する場合には、成人にはモルヒネ塩酸塩水和物として1回50～200mgを投与	●激しい疼痛時における鎮痛・鎮静 ●激しい咳嗽発作における鎮咳 ●激しい下痢症状の改善および手術後等の腸管蠕動運動の抑制 ●麻酔前投薬、麻酔の補助 ●中等度から高度の疼痛を伴う各種癌における鎮痛

製品名（製造販売メーカー名）	組成	用法・用量	効能・効果
プレペノン注 50mg シリンジ（テルモ）	5mL 中 モルヒネ塩酸塩水和物 50mg	○皮下および静脈内投与の場合 1回 50〜200mg を持続点滴静注または持続皮下注 ○硬膜外投与の場合 1回2〜6mg を硬膜外腔に注入、硬膜外腔に持続注入は、1日量として2〜10mg	（皮下および静脈内投与の場合） ●中等度から高度の疼痛を伴う各種癌における鎮痛 〔硬膜外およびくも膜下投与の場合〕 ●激しい疼痛時における鎮痛 ●中等度から高度の疼痛を伴う各種癌における鎮痛
プレペノン注 100mg シリンジ（テルモ）	10mL 中 モルヒネ塩酸塩水和物 100mg	1回 50〜200mg を持続点滴静注または持続皮下注	●中等度から高度の疼痛を伴う各種癌における鎮痛
モヒアト注射液（田辺三菱／第一三共） 日本薬局方　モヒアト注射液（武田）	1mL 中 モルヒネ塩酸塩水和物 10mg アトロピン硫酸塩水和物 0.3mg	皮下注 1回 0.5〜1mL	●激しい疼痛時における鎮痛・鎮静・鎮痙 ●激しい咳嗽発作における鎮咳 ●激しい下痢症状の改善および手術後等の腸管蠕動運動の抑制 ●麻酔前投薬
アンペック坐剤 10mg ／同坐剤 20mg ／同坐剤 30mg（大日本住友）	1個中 モルヒネ塩酸塩水和物 10mg ／20mg ／30mg	直腸内 モルヒネ塩酸塩水和物として1日20〜120mg を2〜4回に分割。なお、初回量は 10mg とすることが望ましい。	●激しい疼痛を伴う各種癌における鎮痛
オプソ内服液 5mg（2.5mL）／同液 10mg（5mL）（大日本住友）	1包 2.5mL 中／1包 5mL 中 モルヒネ塩酸塩水和物 5mg ／10mg	経口 モルヒネ塩酸塩水和物として1日30〜120mg を1日6回に分割	●中等度から高度の疼痛を伴う各種癌における鎮痛
MS コンチン錠 10mg ／同錠 30mg ／同錠 60mg（塩野義）	1錠中 モルヒネ硫酸塩水和物 10mg ／30mg ／60mg	経口 モルヒネ硫酸塩水和物として1日20〜120mg を2回に分割。なお、初回量は 10mg とすることが望ましい。	●激しい疼痛を伴う各種癌における鎮痛
ピーガード錠 20mg ／同錠 30mg ／同錠 60mg ／同錠 120mg（田辺三菱）	1錠中 モルヒネ硫酸塩水和物 20mg ／30mg ／60mg ／120mg	経口 モルヒネ硫酸塩水和物として1日20〜120mg を1日1回食間	●中等度から高度の疼痛を伴う各種癌における鎮痛
カディアンカプセル 20mg ／同カプセル 30mg ／同カプセル 60mg カディアンスティック粒 30mg ／同粒 60mg ／同粒 120mg（大日本住友）	1カプセル中 モルヒネ硫酸塩水和物 20mg ／30mg ／60mg 1スティック中 モルヒネ硫酸塩水和物 30mg ／60mg ／120mg	経口 モルヒネ硫酸塩水和物として1日20〜120mg を1日1回	●激しい疼痛を伴う各種癌における鎮痛

（1）アヘンアルカロイド系麻薬（続き）

製品名（製造販売メーカー名）	組成	用法・用量	効能・効果
モルペス細粒 2%（藤本）	1g中 モルヒネ硫酸塩水和物 20mg	経口 モルヒネ硫酸塩水和物として、通常、成人1日20〜120mgを2回に分割。なお、初回量は10mgとすることが望ましい。	●激しい疼痛を伴う各種癌における鎮痛
モルペス細粒 6%（藤本）	1g中 モルヒネ硫酸塩水和物 60mg		
MSツワイスロンカプセル 10mg／同カプセル 30mg／同カプセル 60mg （帝國）	1カプセル中 モルヒネ硫酸塩水和物 10mg／30mg／60mg	経口 モルヒネ硫酸塩水和物として、通常、成人1日20〜120mgを2回に分割。なお、初回量は10mgとすることが望ましい。	●激しい疼痛を伴う各種癌における鎮痛
エチルモルヒネ塩酸塩水和物 （第一三共）	エチルモルヒネ塩酸塩水和物	眼科 0.5〜10%点眼または眼軟膏 経口 1回 10mg 1日 30mg	〔眼下〕 ●虹彩炎、緑内障、角膜潰瘍、硝子体混濁等の眼疾患 〔経口〕 ●各種呼吸器疾患における鎮咳 ●疼痛時における鎮痛
コデインリン酸塩水和物原末 （田辺三菱／武田／塩野義／第一三共）	コデインリン酸塩水和物	経口 1回 20mg 1日 60mg	●各種呼吸器疾患における鎮咳・鎮静 ●疼痛時における鎮痛 ●激しい下痢症状の改善
コデインリン酸塩散 10% （田辺三菱／武田／第一三共／塩野義／大日本住友）	1g中 コデインリン酸塩水和物 100mg	コデインリン酸塩水和物として 経口 1回 20mg（散 10%：0.2g） 1日 60mg（散 10%：0.6g）	
コデインリン酸塩錠 20mg （武田／第一三共／塩野義／大日本住友）	1錠中 コデインリン酸塩水和物 20mg	経口 1回 20mg（1錠） 1日 60mg（3錠）	
ジヒドロコデインリン酸塩 （武田／田辺三菱／塩野義／第一三共）	ジヒドロコデインリン酸塩	経口 1回 10mg 1日 30mg	●各種呼吸器疾患における鎮咳・鎮静 ●疼痛時における鎮痛 ●激しい下痢症状の改善
ジヒドロコデインリン酸塩散 10% （武田／第一三共／塩野義）	1g中 コデインリン酸塩 100mg	経口 1回 10mg（散 10%：0.1g） 1日 30mg（散 10%：0.3g）	
パビナール注 （武田）	1mL中 オキシコドン塩酸塩水和物 8mg ヒドロコタルニン塩酸塩水和物 2mg	皮下注 1回 3〜10mg（本剤 0.375〜1.25mL）	●激しい疼痛時における鎮痛・鎮静 ●激しい咳嗽発作における鎮咳 ●麻酔前投薬

製品名（製造販売メーカー名）	組成	用法・用量	効能・効果
パビナール・アトロピン注（武田）	1mL中 オキシコドン塩酸塩水和物 8mg ヒドロコタルニン塩酸塩水和物 2mg アトロピン硫酸塩水和物 0.3mg	皮下注 1回3～8mg（本剤0.375～1mL）	●激しい疼痛時における鎮痛・鎮静・鎮痙 ●激しい咳嗽発作における鎮咳 ●麻酔前投薬
オキノーム散2.5mg／同散5mg／同散10mg／同散20mg（塩野義）	1包中（1g中） オキシコドン塩酸塩水和物 2.88mg／5.77mg／11.54mg／23.07mg（無水物として2.5mg／5mg／10mg／20mg）	経口 オキシコドン塩酸塩（無水物）として1日10～80mgを4回に分割	●中等度から高度の疼痛を伴う各種癌における鎮痛
オキシコンチン錠5mg／錠10mg／同錠20mg／同錠40mg（塩野義）	1錠中 オキシコドン塩酸塩水和物 5.77mg／11.54mg／23.07mg／46.14mg（無水物として5mg／10mg／20mg／40mgに相当）	経口 オキシコドン塩酸塩（無水物）として1日10～80mgを2回に分割	●中等度から高度の疼痛を伴う各種癌における鎮痛
オキシコドン徐放カプセル5mg／同カプセル10mg／同カプセル20mg／同カプセル40mg（帝國）			
オキファスト注10mg（1mL）／同注50mg（5mL）（塩野義）	1mL中 オキシコドン塩酸塩水和物 11.54mg（無水物として10mgに相当）	通常、成人にはオキシコド塩酸塩（無水物）として1日7.5～250mgを持続静脈内または持続皮下投与する。	●中等度から高度の疼痛を伴う各種癌における鎮痛
メテバニール錠2mg（第一三共プロファーマ）	1錠中 オキシメテバノール 2mg	経口 1日3錠（6錠）、3回に分けて	●下記の呼吸器疾患に伴う咳嗽 肺結核、急・慢性気管支炎、肺癌、塵肺、感冒

（2）コカアルカロイド系麻薬

製品名（製造販売メーカー名）	組成	用法・用量	効能・効果
コカイン塩酸塩（塩野義／武田）	コカイン塩酸塩	粘膜：5～10%溶液 点眼：0.5～4%溶液 外用：1～5%軟膏	●表面麻酔

(3) 合成麻薬

製品名（製造販売メーカー名）	組成	用法・用量	効能・効果
オピスタン原末 （田辺三菱）	ペチジン塩酸塩	経口 1回50mg 1日150mg	●激しい疼痛時における鎮痛・鎮静・鎮痙
オピスタン注射液35mg／50mg （田辺三菱） ペチジン塩酸塩注射液35mg／50mg（武田）	1管（1mL）中 ペチジン塩酸塩 35mg	○激しい疼痛時における鎮痛・鎮静・鎮痙 ペチジン塩酸塩として、1回35～50mgを皮下または筋肉内に注射。なお、必要に応じて3～4時間ごとに追加する。特に急を要する場合には、緩徐に静脈内に注射する。 ○麻酔前投薬 麻酔前30～90分にペチジン塩酸塩として、50～100mgを皮下または筋肉内に注射	
	1管（1mL）中 ペチジン塩酸塩 50mg		
弱ペチロルファン注射液（武田）	1mL中 ペチジン塩酸塩 35mg レバロルファン酒石酸塩 0.4375mg		
ペチロルファン注射液（武田）	1mL中 ペチジン塩酸塩 50mg レバロルファン酒石酸塩 0.625mg	○全身麻酔の補助 5％ブドウ糖注射液または生理食塩液で、1mL当りペチジン塩酸塩として、10mgを含有するように希釈し、ペチジン塩酸塩として、10～15mgずつ間歇的に静脈内に注射。なお、投与量は場合によりペチジン塩酸塩として50mgまで増量することもある。 ○無痛分娩 子宮口二横指開大ないし全開時に、ペチジン塩酸塩として、70～100mgを皮下または筋肉内に注射。なお、必要に応じて3～4時間ごとに35～70mgずつ1～2回追加する。この場合、母体および胎児の呼吸抑制を防ぐために、ペチジン塩酸塩100mgに対してレバロルファン酒石酸塩1mgの投与比率で混合注射するとよい。	●激しい疼痛時における鎮痛・鎮静・鎮痙 ●麻酔前投薬 ●麻酔の補助 ●無痛分娩

製品名（製造販売メーカー名）	組成	用法・用量	効能・効果
フェンタニル注射液 0.1mg（ヤンセンファーマ／第一三共）	2mL 中フェンタニルクエン酸塩 0.157mg（フェンタニルとして 0.1mg）	1. 全身麻酔、全身麻酔における鎮痛 ○バランス麻酔に用いる場合 麻酔導入時：0.03 ～ 0.16mL/kg（フェンタニルとして 1.5 ～ 8μg/kg）を緩徐に静注するか、またはブドウ糖液などに希釈して点滴静注 麻酔維持：ブドウ糖液などに希釈して、下記（1）または（2）により投与 （1）間欠投与：0.5 ～ 1mL（フェンタニルとして 25 ～ 50μg）ずつ静注 （2）持続投与：0.01 ～ 0.1mL/kg/h（フェンタニルとして 0.5 ～ 5μg/kg/h）の速さで点滴静注	
フェンタニル注射液 0.25mg（ヤンセンファーマ／第一三共）	5mL 中フェンタニルクエン酸塩 0.3925mg（フェンタニルとして 0.25mg）	●全身麻酔、全身麻酔における鎮痛 ●局所麻酔における鎮痛の補助 ●激しい疼痛（術後疼痛、癌性疼痛など）に対する鎮痛	
フェンタニル注射液 0.5mg（ヤンセンファーマ）	10mL 中フェンタニルクエン酸塩 0.785mg（フェンタニルとして 0.5mg）	○大量フェンタニル麻酔に用いる場合 麻酔導入時：0.4 ～ 3mL/kg（フェンタニルとして 20 ～ 150μg/kg）を緩徐に静注するか、またはブドウ糖液などに希釈して点滴静注 麻酔維持：必要に応じて、ブドウ糖液などに希釈して、フェンタニル注射液として 0.4 ～ 0.8mL/kg/h（フェンタニルとして 20 ～ 40μg/kg/h）の速さで点滴静注（小児には、下記用量を用いる。なお、患者の年齢、全身状態に応じて適宜増減） ○バランス麻酔または大量フェンタニル麻酔に用いる場合 麻酔導入時：0.02 ～ 0.1mL/kg（フェンタニルとして 1 ～ 5μg/kg）を緩徐に静注するか、またはブドウ糖液などに希釈して点滴静注。大量フェンタニル麻酔に用いる場合は、2mL/kg（フェンタニルとして 100μg/kg）まで投与 麻酔維持：0.02 ～ 0.1mL/kg（フェンタニルとして 1 ～ 5μg/kg）ずつ間欠的に静注するか、またはブドウ糖液などに希釈して点滴静注 2. 局所麻酔における鎮痛の補助	●全身麻酔、全身麻酔における鎮痛 ●局所麻酔における鎮痛の補助 ●激しい疼痛（術後疼痛、癌性疼痛など）に対する鎮痛

（3）合成麻薬（続き）

製品名（製造販売メーカー名）	組成	用法・用量	効能・効果
フェンタニル注射液 0.5mg（ヤンセンファーマ）	10mL 中フェンタニルクエン酸塩 0.785mg（フェンタニルとして 0.5mg）	0.02 〜 0.06mL/kg（フェンタニルとして 1 〜 3μg/kg）を静注。なお、患者の年齢、全身状態、疼痛の程度に応じて適宜増減 3. 激しい疼痛（術後疼痛、癌性疼痛など）に対する鎮痛 ○静脈内投与の場合 フェンタニル注射液として 0.02 〜 0.04mL/kg（フェンタニルとして 1 〜 2μg/kg）を緩徐に静注後、フェンタニル注射液として 0.02 〜 0.04mL/kg/h（フェンタニルとして 1 〜 2μg/kg/h）の速さで点滴静注 癌性疼痛に対して点滴静注する場合は、フェンタニル注射液として 1 日 2 〜 6mL（フェンタニルとして 0.1 〜 0.3mg）から開始し、患者の症状に応じて適宜増量 ○硬膜外投与の場合 単回投与法：1 回 0.5 〜 2mL（フェンタニルとして 1 回 25 〜 100μg）を硬膜外腔に注入 持続注入法：0.5 〜 2mL/h(フェンタニルとして 25 〜 100μg/h）の速さで硬膜外に持続注入 ○くも膜下投与の場合 単回投与法：1 回 0.1 〜 0.5mL（フェンタニルとして 1 回 5 〜 25μg）をくも膜下腔に注入	●全身麻酔、全身麻酔における鎮痛 ●局所麻酔における鎮痛の補助 ●激しい疼痛（術後疼痛、癌性疼痛など）に対する鎮痛

製品名（製造販売メーカー名）	組成	用法・用量	効能・効果
デュロテップ MT パッチ 2.1mg ／同パッチ 4.2mg ／同パッチ 8.4mg ／同パッチ 12.6mg ／同パッチ 16.8mg（ヤンセンファーマ）	1 枚中フェンタニル 2.1mg ／ 4.2mg ／ 8.4mg ／ 12.6mg ／ 16.8mg	本剤は、オピオイド鎮痛剤から切り替えて使用する。通常、成人に対し胸部、腹部、上腕部、大腿部等に貼付し、3 日ごと（約 72 時間）に貼り替えて使用する。初回貼付用量は本剤投与前に使用していたオピオイド鎮痛剤の用法・用量を勘案して、2.1mg（12.5 μ g/hr）、4.2mg（25 μ g/hr）、8.4mg（50 μ g/hr）、12.6mg（75 μ g/hr）のいずれかの用量を選択。換算表 1 − 1、1 − 2 を参照	●中等度から高度の疼痛を伴う各種癌における鎮痛●中等度から高度の慢性疼痛における鎮痛
フェンタニル 3 日用テープ 2.1mg ／同テープ 4.2mg ／同テープ 8.4mg ／同テープ 12.6mg ／同テープ 16.8mg（久光／テルモ／ Meiji Seika ファルマ）	1 枚中フェンタニル 2.1mg ／ 4.2mg ／ 8.4mg ／ 12.6mg ／ 16.8mg	本剤は、オピオイド鎮痛剤から切り替えて使用する。通常、成人に対し胸部、腹部、上腕部、大腿部等に貼付し、3 日ごと（約 72 時間）に貼り替えて使用する。初回貼付用量は本剤投与前に使用していたオピオイド鎮痛剤の用法・用量を勘案して、2.1mg（12.5 μ g/hr）、4.2mg（25 μ g/hr）、8.4mg（50 μ g/hr）、12.6mg（75 μ g/hr）のいずれかの用量を選択。換算表 1 − 1 を参照	●中等度から高度の疼痛を伴う各種癌における鎮痛
ワンデュロパッチ 0.84mg ／同パッチ 1.7mg ／同パッチ 3.4mg ／同パッチ 5mg ／同パッチ 6.7mg（ヤンセンファーマ）	1 枚中フェンタニル 0.84mg ／ 1.7mg ／ 3.4mg ／ 5mg ／ 6.7mg	本剤は、オピオイド鎮痛剤から切り替えて使用する。通常、成人に対し胸部、腹部、上腕部、大腿部等に貼付し、1 日ごと（約 24 時間）に貼り替えて使用する。初回貼付用量は本剤投与前に使用していたオピオイド鎮痛剤の用法・用量を勘案して、0.84mg、1.7mg、3.4mg、5mg のいずれかの用量を選択する。換算表 2 − 1、2 − 2 を参照	●中等度から高度の疼痛を伴う各種癌における鎮痛●中等度から高度の慢性疼痛における鎮痛

（3）合成麻薬（続き）

製品名（製造販売メーカー名）	組成	用法・用量	効能・効果
フェントステープ1mg／同テープ2mg／同テープ4mg／同テープ6mg／同テープ8mg（協和醗酵キリン）	1枚中フェンタニルクエン酸塩 1mg／2mg／4mg／6mg／8mg（フェンタニルとして 0.64mg／1.27mg／2.55mg／3.82mg／5.09mg）	本剤は、オピオイド鎮痛剤から切り替えて使用する。通常、成人に対し胸部、腹部、上腕部、大腿部等に貼付し、1日ごと（約24時間）に貼り替えて使用する。初回貼付用量は本剤貼付前に使用していたオピオイド鎮痛剤の用法・用量を勘案して、1mg、2mg、4mg、6mgのいずれかの用量を選択する。換算表3を参照	●中等度から高度の疼痛を伴う各種癌における鎮痛
タラモナール静注（第一三共）	1mL中フェンタニルクエン酸塩 0.0785mg（フェンタニルとして 0.05mg）ドロペリドール 2.5mg	（1）導入麻酔剤 アトロピン硫酸塩水和物など通常の前投薬に引き続き、本剤の1回量を緩徐に静注（点滴静注が可）する。なお症例により、同時に、GO、GOF等の吸入麻酔やチアミラール等の静注用全身麻酔剤の併用も行われる。 （2）麻酔維持に 本剤単独、またはチアミラールとの併用、GOとの併用が行われ、また必要によりスキサメトニウム塩化物水和物、d-ツボクラリン等筋弛緩剤も併用される。なお追加投与の時期としては一般に、麻酔深度の低下、すなわち血圧の上昇、脈拍数の増加、体動、不穏、発汗等の症状の現れた時点をもって一応の指標とする。また追加投与に関して本剤の構成成分の一つであるフェンタニルは、ドロペリドールに比し作用持続が短いため、長時間を要する手術にあたっては、鎮痛効果の低下が招来され、また覚醒の速やかなることが望ましいなどの理由から、原則としては本剤投与で維持せず、フェンタニルのみを適宜追加し、維持する方法がとられる。 （3）局所麻酔の補助として メピバカインなどによる持続硬膜外麻酔の補助として本剤を併用する。	●手術、検査および処置時の全身麻酔ならびに局所麻酔の補助

製品名（製造販売メーカー名）	組成	用法・用量	効能・効果
アルチバ静注用2mg／同静注用5mg （ヤンセンファーマ）	1バイアル中 レミフェンタニル塩酸塩 2.2mg／5.5mg （レミフェンタニルとして 2mg／5mg）	麻酔導入 0.5μg/kg/分の速さで持続静脈内投与する。なお、ダブルルーメンチューブの使用、挿管困難等、気管挿管時に強い刺激が予想される場合には、1.0μg/kg/分とすること。また、必要に応じて、持続静脈内投与開始前に1.0μg/kgを30〜60秒かけて単回静脈内投与することができる。ただし、気管挿管を本剤の投与開始から10分以上経過した後に行う場合には単回静脈内投与の必要はない。 麻酔維持 0.25μg/kg/分の速さで持続静脈内投与する。なお、投与速度については、患者の全身状態を観察しながら、2〜5分間隔で25〜100%の範囲で加速または25〜50%の範囲で減速できるが、最大でも2.0μg/kg/分を超えないこと。浅麻酔時には、0.5〜1.0μg/kgを2〜5分間隔で追加単回静脈内投与することができる。	●全身麻酔の導入および維持における鎮痛

（3）合成麻薬（続き）

製品名（製造販売メーカー名）	組成	用法・用量	効能・効果
アブストラル舌下錠 100μg／同舌下錠 200μg／同舌下錠 400μg（協和発酵キリン）	1錠中フェンタニルクエン酸塩 157.1 μg／314.2μg／628.4μg（フェンタニルとして 100μg／200μg／400μg）	1回の突出痛に対して、100μg を開始用量として舌下投与。用量調節期に、症状に応じて1回 100、200、300、400、600、800μg の順に一段階ずつ適宜調節し、至適用量を決定する。なお、用量調節期に1回の突出痛に対して1回 100〜600μg のいずれかの用量で十分な鎮痛効果が得られない場合には、投与から 30 分後以降に同一用量までの本剤を1回のみ追加投与できる。至適用量決定後の維持期には、1回の突出痛に対して至適用量を1回投与することとし、1回用量の上限は 800μg とする。ただし、用量調節期の追加投与を除き、前回の投与から2時間以上の投与間隔をあけ、1日あたり4回以下の突出痛に対する投与にとどめること。	●強オピオイド鎮痛剤を定時投与中の癌患者における突出痛の鎮痛
イーフェンバッカル錠 50μg／同錠 100μg／同錠 200μg／同錠 400μg／同錠 600μg／同錠 800μg（大鵬）	1錠中フェンタニルクエン酸塩 78.55μg／157.1μg／314.2μg／628.4μg／942.7μg／1256.9μg（フェンタニルとして 50μg／100μg／200μg／400μg／600μg／800μg）	1回の突出痛に対して、50 または 100μg を開始用量とし、上顎臼歯の歯肉と頬の間で溶解させる。用量調節期に、症状に応じて1回 50、100、200、400、600、800μg の順に一段階ずつ適宜調節し、至適用量を決定する。なお、用量調節期に1回の突出痛に対して1回 50〜600μg のいずれかの用量で十分な鎮痛効果が得られない場合には、投与から 30 分後以降に同一用量までの本剤を1回のみ追加投与できる。至適用量決定後の維持期には、1回の突出痛に対して至適用量を1回投与することとし、1回用量の上限は 800μg とする。ただし、用量調節期の追加投与を除き、前回の投与から4時間以上の投与間隔をあけ、1日あたり4回以下の突出痛に対する投与にとどめること。	●強オピオイド鎮痛剤を定時投与中の癌患者における突出痛の鎮痛

製品名（製造販売メーカー名）	組成	用法・用量	効能・効果
メサペイン錠 5mg ／同錠 10mg （テルモ）	1 錠中 メサドン塩酸塩 5mg ／ 10mg	本剤は、他の強オピオイド鎮痛剤から切り替えて使用する。 通常、成人に対し初回投与量は本剤投与前に使用していた強オピオイド鎮痛剤の用法・用量を勘案して、メサドン塩酸塩として 1 回 5 ～ 15mg を 1 日 3 回経口投与する。 1. 初回投与量 他のオピオイド鎮痛剤との交差耐性が不完全であるため、本剤と他のオピオイド鎮痛剤の等鎮痛比は確立していない。 経口モルヒネ量 60mg/ 日未満のオピオイド鎮痛剤からの切り替えは推奨されない。 初回投与量を選択する換算表 4 (p.282) は目安であり、換算比は本剤投与前に使用していたオピオイド鎮痛剤の投与量により大幅に異なる。 2. 初回投与時 （1）本剤投与後少なくとも 7 日間は増量を行わないこと （2）フェンタニル貼付剤から本剤へ変更する場合には、フェンタニル貼付剤剥離後にフェンタニルの血中濃度が 50％に減少するまで 17 時間以上かかることから、剥離直後の本剤の使用は避け、本剤の使用を開始するまでに、フェンタニルの血中濃度が適切な濃度に低下するまでの時間をあけるとともに、本剤の低用量から投与することを考慮すること。 3. 疼痛増強時 本剤服用中に疼痛が増強した場合や鎮痛効果が得られている患者で突発性の疼痛が発現した場合は、ただちに速放性のオピオイド製剤の追加投与（レスキュードーズ）を行い鎮痛を図ること。 4. 増量 （1）本剤初回投与後および増量後少なくとも 7 日間は増量を行わないこと （2）鎮痛効果が得られるまで患者ごとに用量調整を行うこと。鎮痛効果が得られない場合は、1 日あたり本剤 1 日投与量の 50％、1 回あたり 5mg を上限に増量する。 （3）増量する場合には、副作用に十分注意すること。 5. 減量 連用中における急激な減量は、退薬症候が現れることがあるので行わないこと。副作用等により減量する場合は、患者の状態を観察しながら慎重に行うこと。 6. 投与の中止 本剤の投与を中止する場合には、退薬症候の発現を防ぐために徐々に減量すること。副作用等によりただちに投与を中止する場合は、退薬症候の発現に注意すること。	（他の強オピオイド鎮痛剤で治療困難な場合） ●中等度から高度の疼痛を伴う各種癌における鎮痛

(3) 合成麻薬（続き）

製品名（製造販売メーカー名）	組成	用法・用量	効能・効果
ケタラール静注用 50mg[アンプル] ／同静注用 200mg[バイアル]（第一三共）	1 アンプル中／1 バイアル中 ケタミン塩酸塩 57.7mg/5mL ／ 230.7mg/20mL（ケタミンとして 50mg/5mL ／ 200mg/20mL）	ケタミンとして、初回体重 1kg 当り 1 〜 2mg を静脈内に緩徐（1 分間以上）に投与し、必要に応じて、初回量と同量または半量を追加投与する。	●手術、検査および処置時の全身麻酔および吸入麻酔の導入
ケタラール静注用 500mg（第一三共）	1 バイアル中 ケタミン塩酸塩 576.7mg/10mL（ケタミンとして 500mg/10mL）	ケタミンとして、初回体重 1kg 当り 5 〜 10mg を筋肉内注射し、必要に応じて初回量と同量または半量を追加投与する。	

換算表 1 − 1 （オピオイド鎮痛剤 1 日量に基ずく推奨貼付量）

［癌性疼痛における切り替え］

	2.1mg	4.2mg	8.4mg	12.6mg
デュロテップ MT パッチ 3 日貼付用量	2.1mg	4.2mg	8.4mg	12.6mg
定常状態における推定平均吸収速度（μg/hr）	12.5	25	50	75
定常状態における推定平均吸収量（mg/ 日）	0.3	0.6	1.2	1.8
	⇧	⇧	⇧	⇧
モルヒネ経口剤（mg/ 日）	< 45	45 〜 134	135 〜 224	225 〜 314
モルヒネ坐剤（mg/ 日）	< 30	30 〜 69	70 〜 112	113 〜 157
モルヒネ注射剤（mg/ 日）	< 15	15 〜 44	45 〜 74	75 〜 104
オキシコドン経口剤（mg/ 日）	< 30	30 〜 89	90 〜 149	150 〜 209
フェンタニル注射剤（mg/ 日）	< 0.3	0.3 〜 0.8	0.9 〜 1.4	1.5 〜 2.0
フェンタニル経皮吸収型製剤[注]（1 日貼付型製剤：貼付用量 mg）［定常状態における推定平均吸収量（mg/ 日）］	0.84 [0.3]	1.7 [0.6]	3.4 [1.2]	5 [1.8]

注）フェンタニルクエン酸塩経皮吸収型を含まない。

換算表1−2（オピオイド鎮痛剤1日量に基づく推奨貼付量）

[慢性疼痛における切り替え]

デュロテップMTパッチ3日貼付用	2.1mg	4.2mg	8.4mg	12.6mg
定常状態における推定平均吸収速度（μg/hr）	12.5	25	50	75
定常状態における推定平均吸収量（mg/日）	0.3	0.6	1.2	1.8
	⇧	⇧	⇧	⇧
モルヒネ経口剤（mg/日）	< 45	45〜134	135〜224	225〜314
コデイン経口剤（mg/日）	< 270	270〜	-	-

換算表2−1（オピオイド鎮痛剤1日量に基づく推奨貼付量）

[癌性疼痛における切り替え]

ワンデュロパッチ貼付用量	0.84mg	1.7mg	3.4mg	5mg
定常状態における推定平均吸収量（mg/日）	0.3	0.6	1.2	1.8
	⇧	⇧	⇧	⇧
モルヒネ経口剤（mg/日）	< 45	45〜134	135〜224	225〜314
モルヒネ坐剤（mg/日）	< 30	30〜69	70〜112	113〜157
オキシコドン経口剤（mg/日）	< 30	30〜89	90〜149	150〜209
フェンタニル経皮吸収型製剤 （3日貼付型製剤：貼付用量mg） [定常状態における推定平均吸収量（mg/日）]	2.1 [0.3]	4.2 [0.6]	8.4 [1.2]	12.6 [1.8]

換算表2−2（オピオイド鎮痛剤1日量に基づく推奨貼付量）

[慢性疼痛における切り替え]

ワンデュロパッチ貼付用量	0.84mg	1.7mg	3.4mg	5mg
定常状態における推定平均吸収量（mg/日）	0.3	0.6	1.2	1.8
	⇧	⇧	⇧	⇧
モルヒネ経口剤（mg/日）	< 45	45〜134	135〜224	225〜314
コデイン経口剤（mg/日）	< 270	270〜	-	-
トラマドール／アセトアミノイフェン配合錠*（錠/日）[トラマドール塩酸塩の用量（mg）]	4〜5 [150〜187.5]	6〜8 [225〜300]		
フェンタニル経皮吸収型製剤 （3日貼付型製剤：貼付用量mg） [定常状態における推定平均吸収量（mg/日）]	2.1 [0.3]	4.2 [0.6]	8.4 [1.2]	12.6 [1.8]

＊1錠中トラマドール塩酸塩37.5mgおよびアセトアミノフェン325mgを含有する。

換算表3（オピオイド鎮痛剤から本剤切り替える際の推奨貼付用量）

フェントステープ1日貼付用量			1mg	2mg	4mg	6mg
定常状態における推定平均吸収量（フェンタニルとして）			0.3 mg/日	0.6 mg/日	1.2 mg/日	1.8 mg/日
			⇧	⇧	⇧	⇧
本剤使用前の鎮痛剤	モルヒネ	経口剤（mg/日）	≦29	30〜89	90〜149	150〜209
		坐剤（mg/日）	≦10	20〜40	50〜70	80〜100
		注射剤／静脈内投与（mg/日）	≦9	10〜29	30〜49	50〜69
	オキシコドン経口剤（mg/日）		≦19	20〜59	60〜99	100〜139
	フェンタニル経皮吸収型製剤（mg/3日）		2.1	4.2	8.4	12.6

換算表4（本剤1日投与量の目安）

メサドン塩酸塩（mg/日）	15mg/日 (5mg/回×3回)	30mg/日 (10mg/回×3回)	45mg/日 (15mg/回×3回)
	⇧	⇧	⇧
モルヒネ経口剤（mg/日）	60≦〜≦160	160<〜≦390	390<

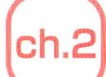

17 消毒薬

> Spauldingによる分類に準拠して、消毒薬を4つに分類した。
> 消毒薬の特性はそれぞれ異なるため、消毒の目的に応じて消毒
> 方法・消毒薬・使用濃度を選択する必要がある。

消毒薬一覧

1. 高レベル消毒薬

一般名、商品名（販売元）	効能・効果	ページ
グルタラール ステリハイド 2w/v%液・20w/v%液（丸石） ステリハイド L2w/v%液・20w/v%液（丸石） デントハイド（日本歯科薬品） サイデックスプラス 28 3.5%液（ジョンソン・エンド・ジョンソン） （各社）	医療器具の化学的滅菌または殺菌消毒	286
フタラール ディスオーパ消毒液 0.55%（ジョンソン・エンド・ジョンソン）	医療器具の化学的殺菌・消毒	286〜287
過酢酸 アセサイド 6%消毒液（サラヤ）（各社）	医療器具の化学的滅菌または殺菌・消毒	287

2. 中レベル消毒薬

一般名、商品名（販売元）	効能・効果	ページ
次亜塩素酸ナトリウム 次亜塩 6%「ヨシダ」（吉田製薬） （各社）	医療用具の消毒、手術室・病室・家具・器具・物品などの消毒、排泄物の消毒、HBウイルスの消毒、患者用プール水の消毒	288
ポビドンヨード イソジンガーグル液 7%（Meiji Seika ファルマ） （各社）	口腔創傷の感染予防、口腔内の消毒	Ⅰ章
イソジン液 10%（Meiji Seika ファルマ） （各社）	手術部位（手術野）の皮膚の消毒、手術部位（手術野）の粘膜の消毒	288
イソジンスクラブ液 7.5%（Meiji Seika ファルマ） （各社）	手指・皮膚の消毒、手術部位（手術野）の皮膚の消毒	289
イソジンフィールド液 10%（Meiji Seika ファルマ） （各社）	手術部位（手術野）の皮膚の消毒	289
イソジンゲル 10%（Meiji Seika ファルマ） （各社）	皮膚・粘膜の創傷部位の消毒、熱傷皮膚面の消毒	289〜290

2. 中レベル消毒薬（続き）

一般名 、商品名（販売元）	効能・効果	ページ
ヨードチンキ ヨードチンキ（局方） （各社）	皮膚表面の一般消毒、創傷・潰瘍の殺菌・消毒、歯肉および口腔粘膜の消毒、根管の消毒	Ⅰ章
希ヨードチンキ（局方） （各社）		Ⅰ章
エタノール 消毒用エタノール（局方） （各社）	手指・皮膚の消毒、手術部位（手術野）の皮膚の消毒、医療用具の消毒	290
ピュアラビング（ジョンソン・エンド・ジョンソン）	手指・皮膚の殺菌・消毒	290
イソプロパノール イソプロパノール（局方） （各社）	手指・皮膚の消毒、医療器具の消毒	291
イソプロパノール添加エタノール液 消毒用エタプロコール（丸石） （各社）	手指・皮膚の消毒、医療用具の消毒	291
0.5%クロルヘキシジン・エタノール液 マスキンW・エタノール液（丸石） （各社）	手術部位（手術野）の皮膚の消毒、医療用具の消毒	292
0.2%クロルヘキシジン・エタノール ヒビソフト消毒液0.2%（大日本住友） ヒビスコールSジェル1（サラヤ） （各社）	手指の消毒	292〜293
0.2%ベンザルコニウム・エタノール ウエルパス手指消毒液0.2%（丸石） （各社）	医療施設における医師、看護師等の医療従事者の手指消毒	293〜294
0.5%ポビドンヨード・エタノール イソジンパーム液0.5%（Meiji Seika ファルマ）	手指の消毒	294
フェノール フェノール（局方）98%以上（各社） 液状フェノール（局方）88%以上（各社） 消毒用フェノール（局方）95%以上（各社） 消毒用フェノール水（局方）2.8〜3.3%以上 フェノール水（局方）1.8〜2.3%（各社）	手指・皮膚の消毒 、医療用具の消毒、手術室・病室・家具・物品などの消毒、排泄物の消毒 、痒疹（小児ストロフルスを含む）、蕁麻疹、虫さされの鎮痒	Ⅰ章
クレゾール クレゾール石けん液（局方） （各社）	手指・皮膚の消毒、手術部位（手術野）の皮膚の消毒、医療用具の消毒、手術室・病室・家具・器具・物品などの消毒、排泄物の消毒、膣の洗浄	294

1

2

3

4

5

6

3. 低レベル消毒薬

一般名、商品名（販売元）	効能・効果	ページ
クロルヘキシジングルコン酸塩 ヒビテン・グルコネート液 20%（大日本住友） （各社）	手指・皮膚の消毒、手術部位（手術野）の皮膚の消毒、皮膚の創傷部位の消毒、結膜嚢の洗浄・消毒、産婦人科・泌尿器科における外陰・外性器の皮膚消毒、医療用具の消毒、手術室・病室・家具・器具・物品等の消毒	295
5%ヒビテン液（大日本住友） （各社）	手指・皮膚の消毒、手術部位（手術野）の皮膚の消毒、皮膚の創傷部位の消毒、医療用具の消毒、手術室・病室・家具・器具・物品等の消毒	295～296
ヒビスクラブ消毒液 4%（大日本住友）	医療施設における医師、看護師等の医療従事者の手指消毒	296～297
ベンザルコニウム塩化物 オスバン 10%消毒液（日本製薬） （各社）	手指、皮膚の消毒、手術部位（手術野）の皮膚の消毒、手術部位（手術野）の粘膜の消毒、皮膚・粘膜の創傷部位の消毒、感染皮膚面の消毒、医療用具の消毒、手術室・病室・家具・器具・物品等の消毒、膣洗浄、結膜嚢の洗浄・消毒	297
ラデス消毒液 0.2%（ポーラファルマ）	医療用具の殺菌・消毒	299
ベンゼトニウム塩化物 ネオステリングリーンうがい液 0.2%（日本歯科薬品）	口腔内の消毒、抜歯創の感染予防	Ⅰ章
アグサール（アグサジャパン） ラスノンメディカル液（日本歯科薬品） （各社）	歯科用小器具の消毒	297～298
ハイアミン液 10%（第一三共） （各社）	医療用具の消毒、手術室・病室・家具・器具・物品などの消毒、手指・皮膚の消毒、手術部位（手術野）の皮膚の消毒、手術部位（手術野）の粘膜の消毒、皮膚・粘膜の創傷部位の消毒	Ⅰ章
アルキルジアミノエチルグリシン塩酸塩 テゴー 51 消毒液 10%（アルフレッサファーマ） テゴー 51 消毒液 30%（アルフレッサファーマ） （各社）		Ⅰ章
アクリノール水和物 アクリノール液 （各社）	化膿局所の消毒、口腔領域における化膿局所の消毒	Ⅰ章
アクリノール（局方） （各社）	創傷・潰瘍の殺菌・消毒、外耳・中耳の炎症、鼻炎、咽喉頭炎、扁桃炎などの粘膜の炎症、口腔粘膜の消毒、う窩および根管の清掃・消毒、歯の清浄、口内炎の洗口	Ⅰ章
ホルマリン ホルマリン（局方） （各社）	医療用具の消毒、手術室・病室・家具・器具・物品などの消毒、歯科領域における感染根管の消毒	299
オキシドール オキシドール（局方） （各社）	創傷・潰瘍の殺菌・消毒、外耳・中耳の炎症、鼻炎、咽喉頭炎、扁桃炎などの粘膜の炎症、口腔粘膜の消毒、う窩および根管の清掃・消毒、歯の清浄、口内炎の洗口	Ⅰ章

ch.2

1）高レベル消毒薬

グルタラール
glutaral

［商品名］
ステリハイド 2w/v%液・20w/v%液（丸石）、ステリハイド L2w/v%液・20w/v%液（丸石）、デントハイド液（日本歯科薬品）、サイデックスプラス 28 3.5%液（ジョンソン・エンド・ジョンソン）（各社）

［組成］
グルタラール液に、添付の緩衝化剤（粉末または液体）を溶かして使用する用時調製の組み合わせ医薬品

［効能または効果］
医療器具の化学的滅菌または殺菌消毒

［用法・用量］
微生物もしくは有機物により高度に汚染された器具または皮下組織、粘膜に直接適用される器具の化学的滅菌、および HB ウイルスの汚染が予想される器具の消毒：2w/v%液または 3.5%液
上記以外の器具の殺菌消毒：0.5w/v%液
通常、次の時間浸漬する。
　体液等の付着した器具：1 時間以上
　体液等の付着しない器具：30 分以上
浸漬後、取り出した器具類は、付着物があれば除き、多量の滅菌水で十分に洗浄する。

［副作用］
発疹、発赤等の過敏症状、接触皮膚炎

［注意］
人体に使用しないこと。
被消毒物を液に完全に浸漬して行う。
細孔のある器具類は注意して液と十分接触させる。
本剤の成分またはアルデヒドに対し過敏症の既往歴のある者は、本剤を取り扱わない。
グルタラール水溶液との接触により、皮膚が着色することがあるので、液を取り扱う場合には必ずゴーグル、防水エプロン、マスク、ゴム手袋等の保護具を装着する。また、皮膚に付着したときはただちに水で洗い流す。
グルタラールの蒸気は眼、呼吸器等の粘膜を刺激する。換気状態の良いところでグルタラールを取り扱う。
手術室等における汚染された部分の清拭や、環境殺菌の目的での手術室等への噴霧などは行わない。
調製後（緩衝化剤添加後）の液はただちに使用する。
グルタラールには一般に、タンパク凝固性がみられるので、器具に付着している体液等を除去するため予備洗浄を十分に行ってから薬液に浸漬する。
浸漬の際にはグルタラール蒸気の漏出防止のために、フタ付き容器を用い、浸漬中はフタをする。
炭素鋼製器具は 24 時間以上浸漬しない。

※サイデックス
本実用液は使用状況によっては濃度低下のため、28 日間使用できないことがある。
歯科用アルギン酸塩印象材に使用すると、石膏が荒れることがある。
歯科用スチールバー、カーバイドバーは発錆、変色することがある。
使用しない残余の製品を廃棄する場合には、水で十分希釈して廃棄する。

【規制区分】劇薬
【貯法】30℃以下（氷結した場合、常温で放置して自然に溶かす）。開栓後の残余の液は密栓して保管すること。緩衝化剤は吸湿のおそれがあるので、必ず密栓して保管する。

フタラール
phtharal（ortho-phtalaldehyde）

［商品名］
ディスオーパ消毒液 0.55%（ジョンソン・エンド・ジョンソン）

［組成］
フタラール 0.55w/v%

［効能または効果］
医療器具の化学的殺菌・消毒

［用法・用量］

原液のまま使用する。通常、器具等の消毒には、本剤に5分以上浸漬させる。5分浸漬では、十分な殺芽胞効果は期待できない。14日間を超えて使用しない。

［注意］

人体に使用しないこと。消毒を行う前に、水または酵素洗浄剤を用いて十分に洗浄し洗い流す。細孔を有する等構造の複雑な器具類は、内孔部への注入等の操作により、本剤と十分に接触させる。
浸漬後は多量の水で本剤を十分にすすぐ。
洗浄水混入による濃度低下に注意する。
本剤またはフタラールに対し過敏症の既往歴のある者には、本剤にて消毒を行った医療器具等を使用しない。
タンパク結合性があるので、本剤を素手で取り扱わない。本剤を取り扱う場合には、ゴム手袋、ゴーグル、マスク、ガウン等の保護具を装着する。
換気の良い場所で取り扱う。衣服に付着したときにはただちに汚染した衣服を脱ぐ。皮膚に付着したときには大量の水で洗い流す。
氷結した場合には、常温で放置して自然に溶かし、異常のないことを確かめたのち、使用する。［加熱・加温しない。］
廃棄する場合は、水で十分に希釈するか、グリシンで不活化したのち、排水規制に従って廃棄する。
異物の混入を避けるため浸漬にはフタ付き容器を用い、使用中はフタをする。

【規制区分】劇薬
【貯法】遮光して室温保存。開栓後は密栓して保管する。

過酢酸（エタンペルオキソ酸）
ethaneperoxoic acid

［商品名］
アセサイド6%消毒液（サラヤ）（各社）

［組成］
第一剤（主剤）と添付の第二剤（緩衝化剤）を混和して使用する組み合わせ医薬品

［効能または効果］
医療器具の化学的滅菌または殺菌・消毒

［用法・用量］
第一剤、第二剤および精製水を混和し、0.3w/v%実用液に5分以上浸漬する。芽胞の殺滅を要する場合は10分以上浸漬する。

［注意］
人体に使用しないこと。
細孔のある器具類や構造の複雑な器具類は、実用液を加圧注入または吸引することにより、十分に接触させる。浸漬後、取り出した医療器具を、原則として滅菌水を用い流水で15秒以上すすぐ。使用目的により水を使用することもできる。
器具に付着している血液、体液等の有機物が本剤の効力や安定性に影響を及ぼすおそれがあり、また、生体物質中の塩化物が原因で器具に錆の発生や劣化が起こりえるので、消毒前に十分に洗浄し、目にみえる汚れを除去する。
洗浄後の器具の水気を十分に切ってから、実用液へ浸漬する。
過酢酸の残留は、市販のヨウ化カリウムでんぷん紙により検査できる。
実用液の使用および保管に際しては、フタ付き容器等を使用し蒸散を防ぐとともに換気を心がける。器具によっては変色したりするおそれがあるので、連続1時間を超えて浸漬しない。
浸漬処理の繰り返しにより、天然ゴム・生ゴム製品で、ひび等の劣化を生ずることがある。器具のひびや錆は、消毒効果を不十分にし、錆は実用液の安定性にも影響するので、ひびや錆のある器具には適用しない。
消毒液の付着や吸入を避けるために、ゴム手袋、ガウン、マスク、眼鏡等の保護具を着用する。
本品は酸性であるので、次亜塩素酸塩等の塩素系製剤と混合すると塩素ガスを発生する。
保管時や輸送時は容器を横倒しにしないこと。

【規制区分】劇薬
【貯法】遮光、1〜25℃で保存。開栓後は速やかに使用する。

2）中レベル消毒薬

次亜塩素酸ナトリウム
sodium hypochloride

［商品名］

次亜塩 6%「ヨシダ」（吉田製薬）（各社）

［組成］

次亜塩素酸ナトリウム 6w/v%

［効能または効果］

医療用具の消毒：200 ～ 500ppm（0.02 ～ 0.05%）溶液に 1 分間以上浸漬するか、または温溶液を用いて清拭する。

手術室・病室・家具・器具・物品などの消毒：200 ～ 500ppm（0.02 ～ 0.05%）溶液を用いて清拭する。

排泄物の消毒：1,000 ～ 10,000ppm（0.1 ～ 1%）溶液を用いる。

HB ウイルスの消毒：血液その他の検体物質に汚染された器具の場合、10,000ppm（1%）溶液を用いる。汚染がはっきりしないものの場合、1,000 ～ 5,000ppm（0.1 ～ 0.5%）溶液を用いる。

患者用プール水の消毒：残留塩素量が 1ppm になるように用いる。

［用法・用量］

【効能または効果】に含む。

［副作用］

発疹等

［注意］

原液または濃厚液が眼に入らないよう注意する。入った場合には水でよく洗い流す。原液または濃厚液が皮膚に付着した場合には、刺激症状を起こすことがあるので、ただちに拭き取り石けん水と水でよく洗い流す。

使用時に発生する蒸気は呼吸器等を刺激するので、吸入しないように注意する。

粘膜、創傷面または炎症部位に長期間または広範囲に使用しない。

血清、膿汁等の有機性物質は殺菌作用を減弱させる。金属器具、繊維製品、革製品、光学器具、鏡器具、塗装カテーテル等には、変質するものがあるので、このような器具は長時間浸漬しない。

酸性物質が混入すると塩素ガスが発生するので混入させない。

【規制区分】普通薬

【貯法】遮光、冷所保存、気密容器

ポビドンヨード
povidone-iodine

［商品名］

イソジン液 10%（Meiji Seika ファルマ）（各社）

［組成］

1mL 中にポビドンヨード 100mg（有効ヨウ素として 10mg）

［効能または効果］

手術部位（手術野）の皮膚の消毒、手術部位（手術野）の粘膜の消毒、皮膚・粘膜の創傷部位の消毒、熱傷皮膚面の消毒、感染皮膚面の消毒

［用法・用量］

塗布する

❗［慎重投与］

甲状腺機能に異常のある患者、重症の熱傷患者

危［禁忌］

本剤またはヨウ素に対し過敏症の既往歴のある患者

［副作用］

ショック、アナフィラキシー様症状（呼吸困難、不快感、浮腫、潮紅、蕁麻疹等）発疹、口腔、咽頭の刺激感、口腔粘膜びらん、口中の荒れ、悪心、不快感等

［注意］

妊娠中および授乳中の婦人には、長期にわたる広範囲の使用を避ける。

大量かつ長時間の接触によって接触皮膚炎、皮膚変色が現れることがあるので、溶液の状態で長時間皮膚と接触させない。

深い創傷に使用する場合の希釈液としては生理食塩液か注射用水を用いる。

石けん類は本剤の殺菌作用を弱めるので、石けん分を洗い落としてから使用する。

電気的な絶縁性をもっているので、電気メスを使用する場合には、本剤が対極板と皮膚の間に入らないよう注意する。

【規制区分】普通薬
【貯法】気密容器、直射日光を避けて、室温保存

［商品名］
イソジンスクラブ液 7.5%（Meiji Seika ファルマ）（各社）

［組成］
1mL 中にポビドンヨード 75mg（有効ヨウ素として 7.5mg）

［効能または効果］
手指・皮膚の消毒、手術部位（手術野）の皮膚の消毒

［用法・用量］
手指・皮膚の消毒：適量を用い、少量の水を加えて摩擦し、よく泡立たせたのち、流水で洗う。
手術部位（手術野）の皮膚の消毒：塗布するか、または少量の水を加えて摩擦し、泡立たせたのち、滅菌ガーゼで拭く。

⚠［慎重投与］
本剤またはヨウ素に対し過敏症の既往歴のある患者、甲状腺機能に異常のある患者

［副作用］
ショック、アナフィラキシー様症状（呼吸困難、不快感、浮腫、潮紅、蕁麻疹等）、発疹、接触皮膚炎、そう痒感、灼熱感、皮膚潰瘍、血中甲状腺ホルモンの上昇あるいは降下などの甲状腺機能異常

［注意］
損傷・創傷皮膚および粘膜には使用しない。
石けん類は本剤の殺菌作用を弱めるので、石けん分を洗い落としてから使用する。
電気的な絶縁性をもっているので、電気メスを使用する場合には、本剤が対極板と皮膚の間に入らないよう注意する。

【規制区分】普通薬
【貯法】直射日光を避けて、室温保存

［商品名］
イソジンフィールド液 10%（Meiji Seika ファルマ）（各社）

［組成］
1mL 中にポビドンヨード 100mg（有効ヨウ素として 10mg）
添加物として日局エタノール含有

［効能または効果］
手術部位（手術野）の皮膚の消毒

［用法・用量］
塗布する。

⚠［慎重投与］
イソジン液（p.288）参照

［副作用］
イソジンスクラブ（p.289）参照

［注意］
損傷・創傷皮膚および粘膜には使用しない。
大量かつ長時間の接触によって接触皮膚炎、皮膚変色が現れることがあるので、溶液の状態で長時間皮膚と接触させない。
石けん類は本剤の殺菌作用を弱めるので、石けん分を洗い落としてから使用する。
電気的な絶縁性をもっているので、電気メスを使用する場合には、本剤が対極板と皮膚の間に入らないよう注意する。
エタノールを含有しているので、電気メスを使用する場合には、本剤を乾燥させ、エタノール蒸気の拡散を確認してから使用する。

【規制区分】普通薬
【貯法】直射日光を避けて、室温保存

［商品名］
イソジンゲル 10%（Meiji Seika ファルマ）（各社）

［組成］
1g 中にポビドンヨード 100mg（有効ヨウ素として 10mg）

［効能または効果］
皮膚・粘膜の創傷部位の消毒、熱傷皮膚面の消毒

［用法・用量］
患部に塗布する

⚠ ［禁忌］

本剤またはヨウ素に対し過敏症の既往歴のある患者

❗［慎重投与］

イソジン液（p.288）参照

［副作用］

イソジンスクラブ（p.289）参照

［注意］

石けん類は本剤の殺菌作用を弱めるので、石けん分を洗い落としてから使用する。

電気的な絶縁性をもっているので、電気メスを使用する場合には、本剤が対極板と皮膚の間に入らないよう注意する。

【規制区分】普通薬
【貯法】直射日光を避けて、室温保存

エタノール
ethanol

［商品名］

消毒用エタノール（局方）（各社）

［組成］

エタノール 76.9 〜 81.4vol%

［効能または効果］

手指・皮膚の消毒、手術部位（手術野）の皮膚の消毒、医療用具の消毒

［用法・用量］

消毒部位に塗布する

⚠ ［禁忌］

損傷皮膚および粘膜（刺激作用を有するので）

［副作用］

発疹等の過敏症状、皮膚の刺激症状

［注意］

広範囲または長期間使用する場合には、蒸気の吸入に注意する。

同一部位（皮膚面）に反復使用した場合には、脱脂等による皮膚荒れを起こすことがあるので注意する。

血清、膿汁等のタンパク質を凝固させ、内部にまで浸透しないことがあるので、これらが付着している医療器具等に用いる場合には、十分に洗い落としてから使用する。

合成ゴム製品、合成樹脂製品、光学器具、鏡器具、塗装カテーテル等には、変質するものがあるので、このような器具は長時間浸漬しない。

本品は引火性、爆発性があるため、火気（電気メス使用等も含む）には十分注意する。

【規制区分】普通薬
【貯法】遮光、火気を避けて保存、気密容器
引火性　火気厳禁　危険物第４類　アルコール類（エタノール）　水溶性・危険等級 II

［商品名］

ピュアラビング（ジョンソン・エンド・ジョンソン）

［組成］

100mL 中日局エタノール 83mL

［効能または効果］

手指の殺菌・消毒

［用法・用量］

適量を手掌に取り、乾燥するまで摩擦する

⚠ ［禁忌］

損傷のある手指、唇等の粘膜の部分、目のまわり（局所刺激作用がある）

［副作用］

発疹、発赤、かゆみ、かぶれ等の症状

［注意］

外用にのみ使用する。

他の容器に入れかえない。

小児の手の届かないところに保管する。

火気に近づけない。

本剤はアルコールを含有しているため床にこぼれると変色する場合があるので注意する。

【規制区分】普通薬
【貯法】直射日光の当たらない場所に、密栓して保管する。
火気厳禁　アルコール類（エタノール）　水溶性・危険等級 II

イソプロパノール
isopropanol

［商品名］
イソプロパノール（局方）（各社）

［組成］
イソプロパノール 99vol%以上

［効能または効果］
手指・皮膚の消毒、医療器具の消毒

［用法・用量］
50 ～ 70%液を用いる

危 ［禁忌］
損傷皮膚および粘膜

［副作用］
消毒用エタノール（p.290）参照

［注意］
広範囲または長期間使用する場合には、蒸気の吸入に注意する。

同一部位に反復使用した場合には、脱脂等による皮膚の荒れを起こすことがあるので注意する。

本剤は血清、膿汁等タンパク質を凝固させて内部にまで浸透しないことがあるので、これらが付着している医療器具等に用いる場合には、十分に洗い落としてから使用する。

合成ゴム製品、合成樹脂製品、光学器具等には、変質するものがあるので、このような器具は長時間浸漬しない。

引火性、爆発性があるため、火気（電気メス使用等も含む）には十分注意する。

【規制区分】普通薬
【貯法】気密容器、火気を避けて保存
火気厳禁 危険物第4類 アルコール類 水溶性・危険等級 II

イソプロパノール添加エタノール液
ethanol and isopropanol mixture

［商品名］
消毒用エタプロコール（丸石）（各社）

［組成］
エタノール 76.9 ～ 81.4vol%

添加物としてイソプロパノールを含有

［効能または効果］
手指・皮膚の消毒、医療用具の消毒

［用法・用量］
消毒部位に塗布する

危 ［禁忌］
損傷皮膚および粘膜

［副作用］
発疹等の過敏症状、皮膚の刺激症状

［注意］
広範囲または長期間使用する場合には、蒸気の吸入に注意する。

同一部位（皮膚面）に反復使用した場合には、脱脂等による皮膚荒れを起こすことがあるので、注意する。

血清、膿汁等のタンパク質を凝固させ、内部にまで浸透しないことがあるので、これらが付着している医療器具等に用いる場合には、十分に洗い落してから使用する。

合成ゴム製品、合成樹脂製品、光学器具、鏡器具、塗装カテーテル等には、変質するものがあるので、このような器具は長時間浸漬しない。

金属器具を長時間浸漬する必要がある場合には、腐蝕を防止するために 0.2 ～ 1.0%の亜硝酸ナトリウムを添加する。

引火性、爆発性があるため、火気（電気メス使用等も含む）には十分注意する。

衣類等につくと脱色、変色することがあるので注意する。

【規制区分】普通薬
【貯法】気密容器、遮光、火気を避けて室温保存
アルコール類 水溶性 危険等級 II 火気厳禁
飲用不可

0.5%クロルヘキシジン・エタノール液
chlorhexidine ethanol solution

[商品名]

マスキン W・エタノール液（丸石）（各社）

[組成]

グルコン酸クロルヘキシジン 0.5w/v%
添加物として日局エタノールを含有

[効能または効果]

手術部位（手術野）の皮膚の消毒、医療用具の消毒

[用法・用量]

そのまま用いる

[禁忌]

クロルヘキシジン製剤に対し過敏症の既往歴のある者

脳、脊髄、耳（内耳、中耳、外耳）

腟、膀胱、口腔等の粘膜面、損傷皮膚および粘膜
眼

[慎重投与]

薬物過敏症の既往歴のある者、喘息等のアレルギー疾患の既往歴、家族歴のある者

[副作用]

ショック、悪心・不快感・冷汗・眩暈・胸内苦悶・呼吸困難・発赤・発疹・蕁麻疹、刺激症状等

[注意]

ショック等の反応を予測するため、十分な問診を行う。

本剤は希釈せず、原液のまま使用する。本剤が眼に入らないように注意する。眼に入った場合はただちによく水洗する。広範囲または長期間使用する場合には、蒸気の吸入に注意する。 注射器、カテーテル等の神経や粘膜面に接触する可能性のある器具を本剤で消毒した場合は、滅菌精製水でよく洗い流した後使用する。本剤の付着したカテーテルを透析に用いると、透析液の成分により難溶性の塩を生成することがあるので、本剤で消毒したカテーテルは、滅菌精製水でよく洗い流した後使用する。同一部位（皮膚面）に反復使用した場合には、脱脂等による皮膚荒れを起こすことがあるので注意する。血清、膿汁等のタンパク質を凝固させ、内部にまで浸透しないことがあるので、これらが付着している医療用器具等に用いる

場合には、十分に洗い落としてから使用する。石けん類は本剤の殺菌作用を減弱させるので、予備洗浄に用いた石けん分を十分に洗い落としてから使用する。合成ゴム製品、合成樹脂製品、光学器具、鏡器具、塗装カテーテル等には、変質するものがあるので、このような器具は長時間浸漬しない。本剤は引火性、爆発性があるため、火気（電気メス使用等も含む）には十分注意する。
色素を有した製剤もある。

【規制区分】普通薬
【貯法】遮光、気密容器、火気を避けて保存

0.2%クロルヘキシジン・エタノール
chlorhexidine ethanol solution

[商品名]

ヒビソフト消毒液 0.2%（大日本住友）（各社）

[組成]

グルコン酸クロルヘキシジン 0.2w/v%
添加物として日局エタノールを含有

[効能または効果]

手指消毒

[用法・用量]

そのまま用いる

[禁忌]

クロルヘキシジン製剤に対し過敏症の既往歴のある者

腟、膀胱、口腔等の粘膜面

損傷皮膚および粘膜

[慎重投与]

薬物過敏症の既往歴のある者、喘息等のアレルギー疾患の既往歴、家族歴のある者

[副作用]

ショック、発疹、蕁麻疹等、皮膚の刺激症状

[注意]

ショック等の反応を予測するため、十分な問診を行う。

本剤は希釈せず、原液のまま使用する。手指消毒以外の目的には使用しない。

本剤の使用中に誤って眼に入らないように注意す

る。眼に入った場合には、ただちによく水洗する。
引火性・爆発性があるため、火気には十分注意する。
血清・膿汁等の有機性物質が付着している場合は、十分洗い落としてから使用する。
予備洗浄に石けんを用いた場合は石けん分を十分に洗い落としてから使用する。
本剤はアルコールを含有しているため床にこぼれると変色する場合があるので注意する。

【規制区分】 普通薬
【貯法】 遮光・密栓・室温保存、火気を避けて保存

[商品名]

ヒビスコール S ジェル 1（サラヤ）（各社）

[組成]

グルコン酸クロルヘキシジン 0.2w/v%
添加物として日局エタノールを含有

[効能または効果]

手指消毒

[用法・用量]

適量を手に取り、指先までムラなく擦り込む

危 [禁忌]

クロルヘキシジン製剤に対し過敏症の既往歴のある者
腟、膀胱、口腔等の粘膜面
損傷皮膚および粘膜

！[慎重投与]

薬物過敏症の既往歴のある者、喘息等のアレルギー疾患の既往歴、家族歴のある者

[副作用]

発疹、発赤、かゆみ等の症状

[注意]

血液や汚染物が付着している場合には、石けんでよく洗い、水分を除去してから使用する。
誤用を避け、品質を保持するため、他の容器に入れ替えない。
火気に近づけない。
定められた使用法を守り、内服しない。眼に入らないように注意する。眼に入った場合には、ただちによく水洗する。

【規制区分】 普通薬

【貯法】 直射日光の当たらない温度の低いところに密栓し保管する。
火気厳禁、危険物第4類　アルコール類（エタノール）水溶性　危険等級 II

0.2%ベンザルコニウム・エタノール
benzalkonium chloride ethanol solution

[商品名]

ウエルパス手指消毒液 0.2%（丸石）（各社）

[組成]

100mL 中に塩化ベンザルコニウム 0.2g（0.2w/v%）
添加物として日局エタノールを含有

[効能または効果]

手指消毒

[用法・用量]

通常の手指消毒の場合：約 3mL を 1 回手掌に取り、乾燥するまで摩擦する。ただし、血清、膿汁等の有機物が付着している場合は、十分に洗い落とした後、消毒を行う。
術前・術後の術者の手指消毒の場合：手指および前腕部を石けんでよく洗浄し、水で石けん分を十分洗い落とした後、約 3mL を手掌に取り、乾燥するまで摩擦し、さらにこの消毒を 2 回繰り返す。

危 [禁忌]

損傷皮膚および粘膜

[副作用]

紅斑、そう痒感、浮腫、刺激症状 等

[注意]

本剤は希釈せず、原液のまま使用する。
本剤の使用中に誤って眼に入らないように注意する。眼に入った場合には、ただちによく水洗する。
手指消毒以外の目的には使用しない。
反復使用した場合には、脱脂等による皮膚荒れを起こすことがあるので注意する。
血清・膿汁等の有機物は殺菌作用を減弱させるので、これらが付着している場合は、十分洗い落としてから使用する。
石けん類は本剤の殺菌作用を弱めるので、予備洗浄に用いた石けん分を十分に洗い落としてから使用する。

引火性、爆発性があるため、火気には十分注意する。

【規制区分】普通薬
【貯法】密栓し、火気および直射日光を避けて保存

0.5%ポビドンヨード・エタノール
povidone-Iodine ethanol solution

[商品名]
イソジンパーム液 0.5%（Meiji Seika ファルマ）

[組成]
100mL 中にポビドンヨード 5mg（有効ヨウ素として 0.5mg）
添加物として日局エタノールを含有

[効能または効果]
手指の消毒

[用法・用量]
適量を手掌に取り、乾燥するまで摩擦する。また、必要に応じ、同様の消毒を繰り返す。

[副作用]
イソジンスクラブ（p.289）参照

[注意]
損傷・創傷のある手指には使用しない。（エタノールを含有するため刺激作用を有する。）
眼に入らないように注意する。入った場合には水でよく洗い流す。
石けん類は本剤の殺菌作用を弱めるので、石けん分を洗い落としてから使用する。

【規制区分】普通薬
【貯法】密栓、火気および直射日光を避けて、室温保存

クレゾール
cresol

[商品名]
クレゾール石けん液（局方）（各社）

[組成]
クレゾール 42 ～ 52vol%

[効能または効果]
クレゾールとして手指・皮膚の消毒：0.5 ～ 1%
手術部位（手術野）の皮膚の消毒：0.5 ～ 1%
医療用具の消毒：0.5 ～ 1%
手術室・病室・家具・器具・物品などの消毒：0.5 ～ 1%
排泄物の消毒：1.5%
膣の洗浄：0.1%

[用法・用量]
【効能または効果】に含む

危 [禁忌]
損傷皮膚

[副作用]
紅斑等の過敏症状が現れることがある

[注意]
原液または濃厚液が皮膚に付着した場合には刺激症状を起こすことがあるので、ただちに拭き取り石けん水と水でよく洗い流す。
眼に入らないように注意する。眼に入った場合には水でよく洗い流す。
炎症または易刺激性の部位に使用する場合には、正常の部位に使用するよりも低濃度とすることが望ましい。
長期間または広範囲に使用しない。
希釈する水にアルカリ土類金属塩、重金属塩、第二鉄塩、酸類が存在する場合、変化することがあるので注意する。
本剤は常水で希釈すると次第に混濁して沈殿することがあるが、このような場合には上澄み液を使用する。
長期保存により、若干の容器変形を起こすことがあり、色が濃くなることがあるが品質の劣化ではない（クレゾールの物性による）。
本剤のクレゾール臭の移行を避けるため、保管には注意する。
排水規制（フェノールに換算して 5ppm 以下）がある。

【規制区分】普通薬
【貯法】気密容器、遮光して室温保存

3）低レベル消毒薬

ch.2

クロルヘキシジングルコン酸塩
chlorhexidine gluconate

［商品名］
ヒビテン・グルコネート液 20%（大日本住友）（各社）

［組成］
クロルヘキシジングルコン酸塩 20w/v%

［効能または効果］
手指・皮膚の消毒：0.1 ～ 0.5%水溶液
　通常時：0.1%水溶液（30 秒以上）
　汚染時：0.5%水溶液（30 秒以上）
手術部位（手術野）の皮膚の消毒：0.1 ～ 0.5%
水溶液または 0.5%エタノール溶液
皮膚の創傷部位の消毒：0.05%水溶液
結膜嚢の洗浄・消毒：0.05%以下の水溶液
産婦人科・泌尿器科における外陰・外性器の皮膚
消毒：0.02%水溶液
医療用具の消毒：0.1 ～ 0.5%水溶液または 0.5%
エタノール溶液
　通常時：0.1%水溶液（10 ～ 30 分）
　汚染時：0.5%水溶液（30 分以上）
　緊急時：0.5%エタノール溶液（2 分以上）
手術室・病室・家具・器具・物品等の消毒：0.05%
水溶液

［用法・用量］
【効能および効果】に含む

危 ［禁忌］
クロルヘキシジン製剤に対し過敏症の既往歴のあ
る者
脳、脊髄、耳（内耳、中耳、外耳）
膣、膀胱、口腔等の粘膜面

！ ［慎重投与］
薬物過敏症の既往歴のある者、喘息等のアレル
ギー疾患の既往歴、家族歴のある者

［副作用］
ショック、悪心・不快感・冷汗・眩暈・胸内苦悶・
呼吸困難・発赤、発疹、蕁麻疹等

［注意］
ショック等の反応を予測するため、使用に際して
はクロルヘキシジン製剤に対する過敏症の既往

歴、薬物過敏体質の有無について十分な問診を行う。
創傷部位または結膜嚢に使用する希釈水溶液は、
調製後必ず滅菌処理する。
原液や高濃度液が眼に入らないように注意する。
眼に入った場合はただちによく水洗する。
注射器、カテーテル等の神経や粘膜面に接触する
可能性のある器具を本剤で消毒した場合は、滅菌
水でよく洗い流した後使用する。
本剤のアルコール溶液で術野消毒後、処置の前に
乾燥させておく。
血清・膿汁等の有機性物質は殺菌作用を減弱させ
るので、これらが付着している場合は十分に洗い
落としてから使用する。
石けん類は本剤の殺菌作用を弱めるので、石けん
分を洗い落としてから使用する。
綿球・ガーゼ等は本剤を吸着するので、これらを
希釈液に浸漬して用いる場合には、有効濃度以下
にならないように注意する。
本剤は、常水や生理食塩液等に含まれる陰イオン
により難溶性の塩を生成することがあるので、希
釈水溶液を調製する場合は、新鮮な蒸留水を使用
することが望ましい。
手洗い等に使用する本剤の希釈液は、少なくとも
毎日新しい溶液と取り換える。
本剤を取り扱う容器類は常に清浄なものを使用する。
本剤の希釈水溶液は調製後ただちに使用する。
器具類の保存に使用する場合は、腐蝕を防止する
ために、高濃度希釈液（目安として本液 0.3%以上）
を使用し、微生物汚染を防止するために、希釈水
溶液にアルコールを添加することが望ましい。
本液は毎週新しい溶液と取り換える。

【規制区分】普通薬
【貯法】遮光・密栓・室温保存

［商品名］
5%ヒビテン液（大日本住友）（各社）

［組成］
クロルヘキシジングルコン酸塩 5w/v%

［効能または効果］

手指・皮膚の消毒：0.1～0.5%水溶液
　通常時：0.1%水溶液（30秒以上）
　汚染時：0.5%水溶液（30秒以上）
手指・皮膚の消毒：0.1～0.5%水溶液
　通常時：0.1%水溶液（30秒以上）
　汚染時：0.5%水溶液（30秒以上）
手術部位（手術野）の皮膚の消毒：0.1～0.5%
水溶液または0.5%エタノール溶液
皮膚の創傷部位の消毒：0.05%水溶液
医療用具の消毒：0.1～0.5%水溶液または0.5%
エタノール溶液
　通常時：0.1%水溶液（10～30分）
　汚染時：0.5%水溶液（30分以上）
　緊急時：0.5%エタノール溶液（2分以上）
手術室・病室・家具・器具・物品等の消毒：0.05%
水溶液

［用法・用量］

【効能および効果】に含む

［禁忌］

クロルヘキシジン製剤に対し過敏症の既往歴のある者
膣、膀胱、口腔等の粘膜面
眼

［慎重投与］

薬物過敏症の既往歴のある者、喘息等のアレルギー疾患の既往歴、家族歴のある者

［副作用］

ショック、悪心・不快感・冷汗・眩暈・胸内苦悶・呼吸困難・発赤、発疹、蕁麻疹等

［注意］

ショック等の反応を予測するため、十分な問診を行う。
本剤は必ず希釈し、濃度に注意して使用する。
創傷部位に使用する希釈水溶液は、調製後必ず滅菌処理する。
眼に入らないように注意する。眼に入った場合はただちによく水洗する。
注射器、カテーテル等の神経や粘膜面に接触する可能性のある器具を本剤で消毒した場合は、滅菌水でよく洗い流した後使用する。
本剤のアルコール溶液で術野消毒後、処置の前に乾燥させておく。
血清・膿汁等の有機性物質は殺菌作用を減弱させるので、これらが付着している場合は十分に洗い落としてから使用する。
石けん類は本剤の殺菌作用を弱めるので、石けん分を洗い落としてから使用する。
綿球・ガーゼ等は本剤を吸着するので、これらを希釈液に浸漬して用いる場合には、有効濃度以下にならないように注意する。
本剤は、常水や生理食塩液等に含まれる陰イオンにより難溶性の塩を生成することがあるので、希釈水溶液を調製する場合は、新鮮な蒸留水を使用することが望ましい。
毎日新しい溶液と取り換える。
本剤を取り扱う容器類は常に清浄なものを使用する。
本剤の希釈水溶液は調製後ただちに使用する。
やむをえず消毒用綿球等に長時間使用する希釈水溶液は微生物汚染を防止するために、希釈水溶液にアルコールを添加することが望ましい。
器具類の保存に使用する場合は、腐蝕を防止するために、高濃度希釈液（目安として本液0.3%以上）を使用し、微生物汚染を防止するために、希釈水溶液にアルコールを添加することが望ましい。
本液は毎週新しい溶液と取り換える。
本剤に含有される界面活性剤は、希釈した場合でも長期保存の間に接着剤を侵すことがあるため、接着剤を使用したガラス器具等の長期保存には使用しない。

【規制区分】普通薬
【貯法】密栓、室温、直射日光を避けて保存

［商品名］

ヒビスクラブ消毒液4%（大日本住友）（各社）

［組成］

クロルヘキシジングルコン酸塩 4w/v%

［効能または効果］

医療施設における医師、看護師等の医療従事者の手指消毒

［用法・用量］

術前、術後の術者の手指消毒の場合：手指および前腕部を水でぬらし、約5mLを手掌に取り、1

分間洗浄後、流水で洗い流し、さらに約 5mL で 2 分間洗浄を繰り返し、同様に洗い流す。

上記以外の手指消毒の場合：手指を水でぬらし、約 2.5mL を手掌に取り、1 分間洗浄後、流水で洗い流す。

危 ［禁忌］

クロルヘキシジン製剤に対し過敏症の既往歴のある者

！ ［慎重投与］

薬物過敏体質の者

［副作用］

ショック、悪心・不快感・冷汗・眩暈・胸内苦悶・呼吸困難・発赤、発疹等

［注意］

手指消毒以外の目的には使用しない。本剤の使用中に誤って眼に入らないように注意する。眼に入った場合には、ただちによく水洗する。希釈せず、原液のまま使用する。

【規制区分】普通薬
【貯法】密栓、室温、直射日光を避けて保存

ベンザルコニウム塩化物
benzalkonium chloride

［商品名］

オスバン 10％消毒液（日本製薬）、ラデス消毒液 0.2％（ポーラファルマ）

［組成］

ベンザルコニウム塩化物 0.2％
防錆剤としてジシクロヘキシルアンモニウム・ナイトライト含有

［効能または効果］

医療用具の殺菌・消毒

［用法・用量］

歯科用小器具の消毒の場合、本品を水で 2 倍に薄めた溶液に 10 分間浸漬する。

高度に汚染された器具の厳密な消毒を行う場合は、あらかじめ 2％炭酸ナトリウム水溶液で洗い、その後本品の 2 倍希釈水溶液中で 15 分間煮沸する。

［副作用］

接触により発疹、そう痒感等の過敏症状

［注意］

人体には使用しない。眼に入らないように注意する。入った場合には水でよく洗い流す。

合成ゴム製品（塩酸ゴム）、合成樹脂製品、光学器具、鏡器具、塗装カテーテルおよび鋳鉄、マグネシウム、カドミウム、鉛、亜鉛等を含有する製品への使用は避けることが望ましい。

血清、膿汁等の有機性物質は殺菌作用を減弱させるので、これらが付着している医療用具等に用いる場合は、十分に洗い落としてから使用する。

石けん類は本剤の殺菌作用を弱めるので、石けん分を洗い落してから使用する。

希釈液として塩類含量の多い水または硬水を用いる場合には、通常用いる濃度の 1.5 ～ 2 倍の溶液として使用する。

器具類を浸した液は 7 ～ 10 日ごとに取り替えることが望ましい。

使用中の液が変色または混濁したときは、効果が減弱するので、速やかに取り替えることが望ましい。

【規制区分】普通薬
【貯法】室温保存

ベンゼトニウム塩化物
benzethonium chloride

［商品名］

アグサール（アグサジャパン）、ラスノンメディカル液（日本歯科薬品）（各社）

［組成］

ベンゼトニウム塩化物 0.2％
防錆剤として亜硝酸ジシクロヘキシルアンモニウム含有

［効能または効果］

歯科用小器具の消毒

［用法・用量］

歯科用小器具の消毒の場合、本品を水で 2 倍に薄めた溶液に 10 分間浸漬する。

高度に汚染された器具の厳密な消毒を行う場合は、あらかじめ 2％炭酸ナトリウム水溶液で洗い、その後本品の 2 倍希釈水溶液中で 15 分間煮沸する。

［注意］

人体には使用しない。

眼に入らないように注意する。眼に入った場合は、ただちに多量の水で洗い流し、医師の診察を受ける。

合成ゴム製品、合成樹脂製品、光学器具、鏡器具等への使用は避ける。

消毒液の中に血液その他の有機物の混入や、クレゾール石けんや石けん等の混入を避ける。

（ラスノンメディカル液）

消毒液は原則として7〜10日ごとに取り替える。

【規制区分】 普通薬
【貯法】 密栓し、直射日光を避けて保管

4）その他の消毒薬

ch.2

ホルマリン
formalin

［商品名］
ホルマリン（局方）（各社）

［組成］
ホルムアルデヒド 35.0 ～ 38.0%

［効能または効果］
医療用具の消毒、手術室・病室・家具・器具・物品などの消毒

［用法・用量］
ホルムアルデヒド 1 ～ 5%溶液による浸漬、または清拭を行い 2 時間以上放置する。

ガス消毒法：気密容器中あるいは密閉環境内において、容積 1m^3 に対しホルマリン 15mL 以上（ホルムアルデヒドとして 6g 以上）を水 40mL 以上とともに噴霧または蒸発させ、7 ～ 24 時間またはそれ以上放置する。

蒸発を速めるためには、ホルマリン 15mL 以上を希釈（5 ～ 10%）し加熱沸騰させる方法、ホルマリン 15mL 以上に対し水 40mL 以上および過マンガン酸カリウム 18 ～ 20g を加える方法などを用いる。

歯科領域における感染根管の消毒：原液にクレゾール等を加えて用いる。

［副作用］
歯根膜　根尖孔外に溢出した場合、歯根膜に過刺激が加わり歯根膜炎を起こすことがある。

［注意］
規定濃度を下回らない新鮮な消毒剤を用いるとともに消毒時間を守る。

被消毒体の量、被消毒体による消毒剤の吸着などを考慮し、消毒剤は適宜増減し接触を十分にさせる。高温であるほど消毒効果が高まるので 18℃以上に保つようにする。（ガス消毒の場合は、同時に湿度も 75%以上に保つ。）

本剤により変質をきたすもの（ある種の染色製品、革製品など）があるので注意する。

アンモニア、水酸化アルカリ、タンパク質および重金属塩、ヨウ素などの易還元性物質が共存すると本剤の作用が減弱される。

（配合禁忌）強い還元剤であるため金・銀・水銀・銅塩から金属状態に還元する。

本剤はときに（長期保存または寒冷時）混濁または沈殿が出ることがあるが、温湯に浸し、温めて溶かして使用する。ただし蒸気消毒の場合には溶かす必要はない。

人体に使用する場合は歯科領域にのみ使用する。誤飲を避けるため、保管および取り扱いには十分注意する。

皮膚、粘膜（眼、鼻、咽喉等）に刺激作用があるので皮膚、粘膜に付着しないようにする。なお、付着した場合には多量の水で洗い流す。また、目の場合は、水洗後ただちに専門医の処置を受ける。蒸気は呼吸器等の粘膜に刺激作用があるので、吸入を避ける。消毒後、残留するホルムアルデヒドは適切な方法で除去する。（たとえば、水洗、アンモニア水の散布、蒸発等）

【規制区分】劇薬
【貯法】遮光、気密容器、室温保存

表1 消毒薬：適応部位および使用濃度一覧表

区分	一般名	商品名	人体				
			手指・皮膚	手術部位（手術野）の皮膚	手術部位（手術野）の粘膜	皮膚の創傷部位	粘膜の創傷部位
高レベル	グルタラール	ステリハイド 2w/v%液・20w/v%液（丸石） ステリハイド L 2w/v%液・20w/v%液（丸石） サイデックスプラス 28 3.5%液（ジョンソン・エンド・ジョンソン） デントハイド（日本歯科薬品）（各社）					
	フタラール	ディスオーパ消毒液 0.55%（ジョンソン・エンド・ジョンソン）（各社）					
	過酢酸	アセサイド 6%消毒液（サラヤ）（各社）					
中レベル	次亜塩素酸ナトリウム	次亜塩 6%「ヨシダ」（吉田製薬）（各社）	▲ 100〜500ppm （0.01〜0.05%）	▲ 50〜100ppm （0.005〜0.01%）	▲ 50〜100ppm （0.005〜0.01%）		
	ポビドンヨード	イソジンガーグル液 7%（Meiji Seika ファルマ） イソジン液 10%（Meiji Seika ファルマ） イソジンスクラブ液 7.5%（Meiji Seika ファルマ） イソジンフィールド液 10%（Meiji Seika ファルマ） イソジンゲル 10%（Meiji Seika ファルマ）（各社）	○ 7.5%	○ 7.5% ○ 10%	○ 10%	○ 10%	○ 10%
	ヨードチンキ	ヨードチンキ（局方）（各社） 希ヨードチンキ（局方）（各社）	○ 5〜10 倍希釈			△ 5〜10 倍希釈	
	エタノール	消毒用エタノール（局方）（各社）	○ 76.9〜81.4v/v%	○ 76.9〜81.4v/v%			
	イソプロパノール	イソプロパノール（局方）（各社）	○ 70% ○ 50%				
	イソプロパノール添加エタノール液	消毒用エタプロコール（丸石）（各社）	○ 原液				
	0.5%クロルヘキシジン・エタノール液	マスキン W・エタノール液（丸石）（各社）		○ 原液			
	0.2%クロルヘキシジン・エタノール	ヒビソフト消毒液 0.2%（大日本住友） ヒビスコール S ジェル 1（サラヤ）（各社）	○ 原液※3				

○：使用に適する　　△：場合により使用　　▲：承認された適用であるが、ごく限られた場合のみ使用
◆：承認されていないが、場合により使用

人体				医療機器		室内・手術室	家具・器具・物品等 (食器・リネンを含む)	排泄物
感染皮膚面	熱傷皮膚面	耳鼻咽喉 (口腔粘膜)	歯根管領域	金属	非金属			
				○ 2～3.5% 0.5%(麻酔 装置等) 3%(内視鏡 専用)	○ 2～3.5% 0.5%(麻酔 装置等) 3%(内視鏡 専用)		▲ 2%	◆
				○ 0.55%	○ 0.55%			
				○ 0.3%	○ 0.3%			
			○ 30,000ppm 3%※1 ○ 100,000ppm 10%※1	▲ 200～ 500ppm (0.02～ 0.55%)	○ 200～ 500ppm (0.02～ 0.55%)	○ 200～ 500ppm (0.02～ 0.55%)	200～500ppm (0.02～0.05%) HBウイルスの消毒 汚染時10,000ppm (1%) 汚染がはっきりしない時 1,000～5,000ppm (0.1～0.5%)	○ 1,000～ 10,000ppm (0.1～1%)
○ 10%	○ 10%	○ 7%の15 ～30倍 希釈						
		△ 5～10 倍希釈 ※2	○ 5～10倍希釈					
				○ 76.9～ 81.4v/v%	△ 76.9～ 81.4v/v%			
				○ 50～70%	○ 50～70%			
				○ 原液	△ 原液			
				○ 原液	△ 原液			

※1:歯科用製剤のみ　　※2:口腔粘膜のみ　　※3:手指のみ　　※4:化膿局所のみ

表1（続き）

区分	一般名	商品名	人体			
			手指・皮膚	手術部位（手術野）の皮膚	手術部位（手術野）の粘膜	皮膚の創傷部位
中レベル	0.2%ベンザルコニウム・エタノール	ウエルパス手指消毒液 0.2%（丸石）（各社）	○ 原液※3			
	0.5%ポビドンヨード・エタノール	イソジンパーム液 0.5%（Meiji Seika ファルマ）	○ 原液※3			
	フェノール	フェノール（局方）98%以上（各社） 液状フェノール（局方）88%以上（各社） 消毒用フェノール（局方）95%以上（各社） 消毒用フェノール水（局方）2.8～3.3%以上 フェノール水（局方）1.8～2.3%（各社）	△ 1.5～2%			
	クレゾール	クレゾール（局方）（各社） クレゾール石けん液（局方）（各社）	△ 0.5～1%	△ 0.5～1%		
低レベル	クロルヘキシジングルコン酸塩	ヒビテン・グルコネート液 20%（大日本住友） ヒビテン液 5%（大日本住友）（各社）	○ 0.1～0.5%	○ 0.1～0.5%		○ 0.05%
	ベンザルコニウム塩化物	オスバン 10%消毒液（日本製薬）（各社）	△ 0.05～0.1%	△ 0.1%5分洗後 0.2%塗布	○ 0.01～0.025%	△ 0.01～0.025%
	ベンゼトニウム塩化物	ハイアミン液 10%（第一三共）（各社）	△ 0.05～0.1%	△ 0.1%5分洗後 0.2%塗布	○ 0.01～0.025%	△ 0.01～0.025%
	アルキルジアミノエチルグリシン塩酸塩	テゴー 51 消毒液 10%（アルフレッサファーマ） テゴー 51 消毒液 30%（アルフレッサファーマ）（各社）	△ 0.05～0.2%	△ 0.1%5分洗後 0.2%塗布	△ 0.01～0.05%	△ 0.01～0.05%
その他	アクリノール水和物	アクリノール（局方）（各社） アクリノール液（各社）				△ ※4 0.05～0.2%
	ホルマリン	ホルマリン（局方）（各社）				
	オキシドール	オキシドール（局方）（各社）				○ 原液あるいは 2～3 倍希釈

○：使用に適する　　△：場合により使用　　▲：承認された適用であるが、ごく限られた場合のみ使用
◆：承認されていないが、場合により使用

薬剤	人体：粘膜の創傷部位	感染皮膚面	熱傷皮膚面	耳鼻咽喉（口腔粘膜）	歯根管領域	医療機器：金属	非金属	室内・手術室	家具・器具・物品等（食器・リネンを含む）	排泄物
						△ 2～5%	△ 2～5%	△ 2～5%	△ 2～5%	○ 3～5%
						△ 0.5～1%	△ 0.5～1%	△ 0.5～1%	△ 0.5～1%	○ 1.5%
						△ 0.1～0.5%	△ 0.1～0.5%	0.05%	0.05%	
	○ 0.01～0.025%	○ 0.01%		○ 0.004% ※1		○ 0.1%	○ 0.1%	○ 0.05～0.2%	○ 0.05～0.2%	◆
	○ 0.01～0.025%	○ 0.01%				○ 0.1%	○ 0.1%	○ 0.05～0.2%	○ 0.05～0.2%	◆
	△ 0.01～0.05%					○ 0.05～0.2% 結核領域 0.2～0.5%	○ 0.05～0.2% 結核領域 0.2～0.5%	○ 0.05～0.2% 結核領域 0.2～0.5%	○ 0.05～0.2% 結核領域 0.2～0.5%	◆
	△ ※4 0.05～0.2%	△ ※4 0.05～0.2%		△ ※4 0.05～0.1%	○ 原液	▲ 1～5%	▲ 1～5%	▲ 1～5%	▲ 1～5%	
				○ 原液あるいは2～10倍希釈	○ 原液あるいは2倍希釈					

※1：歯科用製剤のみ ※2：口腔粘膜のみ ※3：手指のみ ※4：化膿局所のみ

表2　消毒薬：対象微生物一覧表

区分	消毒薬	商品名	グラム陽性菌		グラム陰性菌
			黄色ブドウ球菌 ※1 CNS ※2	腸球菌を含む レンサ球菌 その他の グラム陽性菌	NF-GNR ※3
高レベル	グルタラール	ステリハイド 2w/v%液・20w/v%液（丸石） ステリハイド L2w/v%液・20w/v%液（丸石） サイデックスプラス 28 3.5%液 （ジョンソン・エンド・ジョンソン） デントハイド（日本歯科薬品） （各社）	○	○	○
	フタラール	ディスオーパ消毒液 0.55% （ジョンソン・エンド・ジョンソン） （各社）	○	○	○
	過酢酸	アセサイド 6%消毒液（サラヤ） （各社）	○	○	○
中レベル	次亜塩素酸ナトリウム	次亜塩 6%「ヨシダ」（吉田製薬） （各社）	○	○	○
	ポビドンヨード	イソジンガーグル液 7%（Meiji Seika ファルマ） イソジン液 10%（Meiji Seika ファルマ） イソジンスクラブ液 7.5%（Meiji Seika ファルマ） イソジンフィールド液 10%（Meiji Seika ファルマ） イソジンゲル 10%（Meiji Seika ファルマ） （各社）	○	○	○
	ヨードチンキ	ヨードチンキ（局方）（各社） 希ヨードチンキ（局方）（各社）	○	○	○
	エタノール	消毒用エタノール（局方）（各社）	○	○	○
	イソプロパノール	イソプロパノール（局方）（各社）	○	○	○
	イソプロパノール添加エタノール液	消毒用エタプロコール（丸石） （各社）	○	○	○
	0.5%クロルヘキシジンエタノール液	マスキン W・エタノール液（丸石）（各社）	○	○	○
	0.2%クロルヘキシジンエタノール擦式製剤	ヒビソフト消毒液 0.2%（大日本住友） ヒビスコール S ジェル（サラヤ） （各社）	○	○	○
	0.2%塩化ベンザルコニウムエタノール擦式製剤	ウエルパス手指消毒液 0.2%（丸石） （各社）	○	○	○

○：有効　△：十分な効果が得られない場合がある　×：無効　−：効果を確認した報告がない
これら○×などによる区分は便宜的なものであり、厳密なものではない。

グラム陰性菌	真菌		結核菌など抗酸菌	ウイルス				芽胞
腸内細菌群などその他のグラム陰性菌 ※4	酵母	糸状菌	結核菌など抗酸菌	エンベロープ有	エンベロープ無	HIV エンベロープ有	HBV エンベロープ有	芽胞
○	○	○	○ ※5	○	○	○	○	○ ※6
○	○	○	○	○	○	○	–	○ ※6
○	○	○	○	○	○	○	–	○
○	○	○	○ ※7	○	○	○	○	○ ※8
○	○	○	○	○	○	○	○	△
○	○	○	○	○	○	○	–	△
○	○	△ ※6	○	○	△ ※6	○	–	×
○	○	△ ※6	○	○	△ ※6	○	–	×
○	○	△ ※6	○	○	△ ※6	○	–	×
○	○	△ ※6	○	○	△ ※6	○	○	×
○	○	△ ※6	○	○	△ ※6	○	○	×
○	○	△ ※6	○	○	△ ※6	○	○	×

※1：MRSA を含む
※2：コアグラーゼ陰性ブドウ球菌（表皮ブドウ球菌など）
※3：ブドウ糖非発酵グラム陰性桿菌（緑膿菌、バークホルデリア・セパシアなど）
※4：大腸菌 O-157 を含む
※5：グルタラールに抵抗性を示す非定形抗酸菌の報告あり
※6：長時間の接触が必要な場合がある
※7：1,000ppm 以上の高濃度で有効
※8：1,000ppm 以上の濃度が維持できれば有効
※9：バークホルデリア・セパシア、シュードモナス属、クリセオバクテリウム属、アクロモバクター属などが抵抗性を示す場合がある
※10：セラチア・マルセッセンスが抵抗性を示す場合がある
※11：0.2 ～ 0.5%の濃度で有効、抵抗性を示す非定型抗酸菌の報告あり
※12：高濃度の過酸化水素で有効

表2（続き）

| 区分 | 消毒薬 | 商品名 | グラム陽性菌 | | グラム陰性菌 |
			黄色ブドウ球菌 ※1 CNS ※2	腸球菌を含む レンサ球菌 その他の グラム陽性菌	NF-GNR ※3
中レベル	フェノール	フェノール（局方）98%以上（各社） 液状フェノール（局方）88%以上（各社） 消毒用フェノール（局方）95%以上（各社） 消毒用フェノール水（局方）2.8〜3.3%以上 フェノール水（局方）1.8〜2.3%（各社）	○	○	○
	クレゾール	クレゾール（局方）（各社） クレゾール石けん液（局方）（各社）	○	○	○
低レベル	クロルヘキシジングルコン酸塩	ヒビテン・グルコネート液20%（大日本住友） ヒビテン液5%（大日本住友） （各社）	○ ※6	○ ※6	○ ※9
	ベンザルコニウム塩化物	オスバン10%消毒液（日本製薬）（各社）	○	○	○ ※9
	ベンゼトニウム塩化物	ハイアミン液10%（第一三共）（各社）	○	○	○ ※9
	アルキルジアミノ エチルグリシン塩酸塩	テゴー51消毒液10%（アルフレッサファーマ） テゴー51消毒液30%（アルフレッサファーマ） （各社）	○ ※6	○	○ ※9
その他	アクリノール水和物	アクリノール（局方）（各社） アクリノール液（各社）	○ ※6	○ ※6	○ ※9
	ホルマリン	ホルマリン（局方）（各社）	○	○	○
	オキシドール	オキシドール（局方）（各社）	○	○	○

○：有効　△：十分な効果が得られない場合がある　×：無効　−：効果を確認した報告がない
これら○×などによる区分は便宜的なものであり、厳密なものではない。

グラム陰性菌	真菌		結核菌など抗酸菌	ウイルス				芽胞
腸内細菌群などその他のグラム陰性菌 ※4	酵母	糸状菌	結核菌など抗酸菌	エンベロープ有	エンベロープ無	HIVエンベロープ有	HBVエンベロープ有	芽胞
○	○	△※6	○	△	×	−	−	×
○	○	△※6	○	△	×	−	−	×
○※10	○	△	×	△	×	−	−	×
○※10	○	△	×	△	×	−	−	×
○※10	○	△	×	△	×	−	−	×
○※10	○	△	○※11	△	×	−	−	×
○※6	×	×	−	−	−	−	−	×
○	○	○	○	○	○	○	−	△
○	○	○※6	△※12	○	○	○	−	△※6

※1：MRSA を含む
※2：コアグラーゼ陰性ブドウ球菌（表皮ブドウ球菌など）
※3：ブドウ糖非発酵グラム陰性桿菌（緑膿菌、バークホルデリア・セパシアなど）
※4：大腸菌 O-157 を含む
※5：グルタラールに抵抗性を示す非定形抗酸菌の報告あり
※6：長時間の接触が必要な場合がある
※7：1,000ppm 以上の高濃度で有効
※8：1,000ppm 以上の濃度が維持できれば有効
※9：バークホルデリア・セパシア、シュードモナス属、クリセオバクテリウム属、アクロモバクター属などが抵抗性を示す場合がある
※10：セラチア・マルセッセンスが抵抗性を示す場合がある
※11：0.2〜0.5%の濃度で有効、抵抗性を示す非定型抗酸菌の報告あり
※12：高濃度の過酸化水素で有効

18 抗凝血薬・抗血小板薬

心血管、脳血管障害発症時において、早期からの経口摂取が望まれている。が、実際には『食べられる口』を得るために歯科への受診依頼が必須となるため、今回、この項目を追加した。なお歯科処置時の各製剤の休薬等については、『科学的根拠に基づく抗血栓療法患者の抜歯に関するガイドライン2010年版』を参考にしていただきたい。

（1）抗凝固薬

一般名	商品名	販売元
ヘパリンナトリウム	ヘパリンナトリウム注射液5千単位、1万単位、5万単位、10万単位	各社
ダルテバリンナトリウム	フラグミン静注5000単位／5mL	キッセイ・ファイザー
	ダルテバリンNa静注5000単位／5mL、2500単位／10mL、3000単位／12mL、4000単位／16mL、5000単位／20mL	各社
ヘパリンカルシウム	ヘパリンCa注射液2万単位／0.8mL、5万単位／50mL、10万単位／100mL、皮下注5000単位／0.2mLシリンジ	各社
エノキサバリンナトリウム	クレキサン皮下注キット2000IU	サノフィ・科研
フォンダパリヌクスナトリウム	アリクストラ皮下注1.5mg、2.5mg、5mg、7.5mg	グラクソ・スミスクライン
エドキサバントシル酸塩水和物	リクシアナ錠15mg、30mg、60mg	第一三共
リバーロキサバン	イグザレルト錠10mg、15mg	バイエル
アビキサバン	エリキュース錠2.5mg、5mg	ブリストル・ファイザー
ワルファリンカリウム	ワーファリン顆粒0.2%、錠0.5mg 1mg、2mg、5mg	エーザイ
	ワルファリンカリウム顆粒0.2%	各社
ダビガトランエテキシラートメタンスルホン酸塩	プラザキサカプセル75mg、110mg	日本ベーリンガー
アルガトロバン水和物	ノバスタンHI注10mg／2mL	田辺三菱
	スロンノンHI注10mg／2mL	第一三共
	アルガトロバン注射液10mg、10mgシリンジ	各社

(2) 抗血小板薬

一般名	商品名	販売元
チクロピジン塩酸塩	パナルジン細粒 100mg、錠 100mg	第一三共
	チクロピジン錠 100mg	各社
クロピドグレル硫酸塩	プラビックス錠 25mg、75mg	サノフィ
クロピドグレル硫酸塩・アスピリン配合	コンプラビン配合錠	サノフィ
シロスタゾール	プレタール散 20%、OD 錠 50mg、100mg	大塚
	シロステット内服ゼリー 50mg、100mg	日医工
	シロスタゾール錠 50mg、100mg	各社
イコサペント酸エチル	エパデールカプセル 300、S300、S600、S900	持田
	イコサペント酸エチルカプセル　300、粒状カプセル 300、600、900	各社
ベラプロストナトリウム	ドルナー錠 20μg	アステラス
	プロサイリン 20μg	科研
	ベラプロスト Na 錠 20μg、40μg	各社
サルポグレラート塩酸塩	アンプラーグ細粒 10%、錠 50mg、100mg	田辺三菱
	サルポグレラート塩酸塩錠 50mg、100mg	各社
リマプロスト　アルファデクス	オパルモン錠 5μg	小野
	プロレナール錠 5μg	大日本住友
	リマプロストアルファデクス錠 5μg、10μg	各社
アスピリン・ダイアルミネート配合	バファリン配合錠 A81	ライオン
	アスファネート配合錠 A81、ニトギス配合錠 A81、バッサミン配合錠 A81、ファモター配合錠 A81	各社
アスピリン	バイアスピリン錠 100mg	バイエル
	アスピリン腸溶錠 100mg	各社
ウロキナーゼ	ウロナーゼ静注用 6 万単位、24 万単位、ウロナーゼ冠動注用 12 万単位	持田
	ウロキナーゼ注「フジ」60,000、24 万	わかもと
アルテプラーゼ（遺伝子組換え）	アクチバシン注 600 万、1200 万、2400 万	協和発酵キリン
	グルトパ注 600 万、1200 万、2400 万	田辺三菱
モンテプラーゼ（遺伝子組換え）	クリアクター静注用 40 万、80 万、160 万	エーザイ

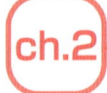

19 骨粗鬆症治療薬

(1) カルシウム薬

一般名	商品名	販売元
L－アスパラギン酸カルシウム水和物	アスパラーCA錠200	田辺三菱
	L－アスパラギン酸Ca錠200mg	各社
リン酸水素カルシウム水和物	リン酸水素カルシウム水和物、リン酸水素カルシウム「エビス」、「山善」第二リン灰	各社

(2) 女性ホルモン薬

一般名	商品名	販売元
エストリオール	エストリール錠1mg（持田）、	持田
	ホーリン錠1mg	あすか
	エストリオール錠0.1mg、0.5mg、1mg	各社
結合型エストロゲン	プレマリン錠0.625mg	ファイザー
エストラジオール	ジュリナ錠0.5mg	バイエル

(3) 活性型ビタミン D₃ 薬

一般名	商品名	販売元
アルファカルシドール	アルファロール散1μg/g	中外
	アルファロールカプセル0.25μg、0.5μg、1μg、3μg	
	アルファロール内用液0.5μg/mL	
	ワンアルファ錠0.25μg、0.5μg、1μg	帝人ファーマ
	ワンアルファ内用液0.5μg/mL	
	アルファカルシドール錠0.25μg、0.5μg、1μg	各社
	アルファカルシドールカプセル0.25μg、0.5μg、1μg、3μg	各社
カルシトリオール	ロカルトロールカプセル0.25μg、0.5μg	中外
	ロカルトロール注0.5μg、1μg	協和発酵キリン
	カルシトリオールカプセル0.25μg、0.5μg	各社
	カルデミン錠0.25μg、カルデミンカプセル0.5μg	
エルデカルシトール	エディロールカプセル0.5μg、0.75μg	中外

(4) ビタミン K₂ 薬

一般名	商品名	販売元
メナテトレノン	ケイツーカプセル 5mg、15mg	エーザイ
	メナテトレノンカプセル 15mg	各社
	ケイツーシロップ 0.2%	サンノーバ
	ケイツーN静注 10mg	エーザイ

(5) ビスホスホネート薬

一般名	商品名	販売元
アレンドロン酸ナトリウム水和物	フォサマック錠 5mg、35mg	MSD
	ボナロン錠 5mg、35mg、ボナロン経口ゼリー 35mg	帝人ファーマ
	アレンドロン酸錠 5mg、35mg	各社
	テイロック注射液 5mg、10mg	帝人ファーマ
	ボナロン点滴静注バッグ 900 μg	帝人ファーマ
イバンドロン酸ナトリウム水和物	ボンビバ静注 1mg シリンジ	中外
エチドロン酸二ナトリウム	ダイドロネル錠 200mg	大日本住友
ゾレドロン酸水和物	ゾメタ点滴静注 4mg/5mL、4mg/100mL	ノバルティス　ファーマ
パミドロン酸二ナトリウム水和物	アレディア点滴静注用 15mg、35mg	ノバルティス　ファーマ
	パミドロン酸二 Na 点滴静注用 15mg、35mg	各社
ミノドロン酸水和物	ボノテオ錠 1mg、50mg	アステラス
	リカルボン錠 1mg、50mg	小野
リセドロン酸ナトリウム水和物	アクトネル錠 2.5mg、17.5mg、75mg	味の素
	ベネット錠 2.5mg、17.5mg、75mg	武田
	リセドロン酸ナトリウム錠 2.5mg、17.5mg	各社

(6) SERM

一般名	商品名	販売元
ラロキシフェン塩酸塩	エビスタ錠 60mg	中外
バゼドキシフェン	ビビアント錠 20mg	ファイザー

(7) カルシトニン薬

一般名	商品名	販売元
エルカトニン	エルシトニン注 10 単位、40 単位	旭化成ファーマ
	エルシトニン注 20S、20S ディスポ	
	エルカトニン 10 エルカトニン単位 1mL 注射液、エルカトニン 20 エルカトニン単位 1mL 注射液、エルカトニン 40 エルカトニン単位 1mL 注射液	各社
	ラスカルトン 10 ディスポ	テバ

（8）副甲状腺ホルモン薬

一般名	商品名	販売元
テリパラチド酢酸塩	テリボン皮下注用 56.5 μg	旭化成ファーマ
テリパラチド（遺伝子組換え）	フォルテオ皮下注キット 600 μg	日本イーライリリー

（9）ヒト型抗 RANKL モノクローナル抗体

一般名	商品名	販売元
デノスマブ（遺伝子組換え）	プラリア皮下注 60mg シリンジ	第一三共

（10）その他

一般名	商品名	販売元
イプリフラボン	オステン錠 200mg	武田
	イプリフラボン錠 200mg	各社

20 糖尿病用薬

ch.2

　糖尿病の患者は歯周病などの合併が非常に高い患者が多く、治療や手術などを行うと、局所の感染症だけでなく、全身感染症を引き起こすことも常に考えなければいけない。また、使用している経口糖尿病薬やインスリン注射は低血糖を起こす可能性があり、歯科治療においても治療開始前より低血糖を回避するように注意しなければならない。特に空腹時の処置や食後6時間以上経過したときの歯科的治療は、低血糖の危険度が高く、低血糖症状（強い空腹感、手の震え、動悸、頭痛、意識喪失など）の有無を確認する必要がある。

　その他、ビグアナイド剤の服用では、ヨード系造影剤の使用が禁忌であり、また手術時に腎機能悪化や虚血を起こすことも考慮しなければならず、あらかじめ数日前からの中止、他剤による血糖コントロールを考慮したほうがよい。

(1) インスリン製剤

一般名	商品名	販売元
インスリン　アスパルト	ノボラピッド注　ペンフィル、フレックスペン、イノレット	ノボ ノルディスク
	ノボラピッド30ミックス注　ペンフィル、フレックスペン	
	ノボラピッド50ミックス注　フレックスペン、ノボラピッド70ミックス注　フレックスペン	
インスリン　グラルギン	ランタス注カート、ソロスター、100単位/mL	サノフィ
インスリン　グルリジン	アピドラ注カート、ソロスター、100単位/mL	サノフィ
インスリン　デグルデク	トレシーバ注　ペンフィル、フレックスタッチ	ノボ ノルディスク
インスリン　デテミル	レベミル注　ペンフィル、フレックスペン、イノレット	ノボ ノルディスク
インスリン　リスプロ	ヒューマログ注カート、100単位/mL、ミリオペン	日本イーライリリー
	ヒューマログミックス25注カート、ミックス50注カート、ミックス25注ミリオペン、ミックス50注ミリオペン	
	ヒューマログN注カート、ミリオペン	
ヒトインスリン	ヒューマリンN注100単位/mL、カート、ミリオペン ヒューマリンR注100単位/mL、カート、ミリオペン ヒューマリン3/7注100単位/mL、カート、ミリオペン	日本イーライリリー
	ノボリンR注100単位/mL、フレックスペン ノボリンN注フレックスペン ノボリン30R注フレックスペン	ノボ ノルディスク
	イノレット30R注	

（2）インスリン分泌促進系

1．スルホニル尿素（SU）薬

一般名	商品名	販売元
アセトヘキサミド	ジメリン錠 250mg、500mg	シオノギ
グリクラジド	グリミクロン錠 40mg、グリミクロンHA　20mg	大日本住友
	グリクラジド錠 20mg、40mg	小林化工
グリクロピラミド	デアメリンS錠 250mg	杏林
グリベンクラミド	オイグルコン錠 1.25mg、2.5mg	中外
	ダオニール錠 1.25mg、2.5mg	サノフィ
	グリベンクラミド錠 1.25mg、2.5mg	小林化工
グリメピリド	アマリール錠 0.5mg、1mg、3mg、OD錠 0.5mg、1mg、3mg	サノフィ
	グリメピリド錠 0.5mg、1mg、3mg、OD錠 0.5mg、1mg、3mg	各社
クロルプロパミド	アベマイド錠 250mg	小林化工
トルブタミド	ヘキストラスチノン散 100%、錠 0.5 g	サノフィ

2．DPP・4阻害薬

一般名	商品名	販売元
シタグリプチンリン酸塩水和物	ジャヌビア錠 12.5mg、25mg、50mg、100mg	MSD
	グラクティブ錠 12.5mg、25mg、50mg、100mg	小野
テネリグリプチン臭化水素塩水和物	テネリア錠 20mg	田辺三菱／第一三共
リナグリプチン	トラゼンタ錠 5mg	日本ベーリンガー
アログリプチン安息香酸塩	ネシーナ錠 6.25mg、12.5mg、25mg	武田
ビルダグリプチン	エクア錠 50mg	ノバルティス
サキサグリプチン水和物	オングリザ錠 2.5mg、5mg	協和発酵キリン
アナグリプチン	スイニー錠 100mg	三和化学／興和

3．GLP-1 受容体作動薬

一般名	商品名	販売元
エキセナチド	バイエッタ皮下注 5μg ペン 300、10μg ペン 300	アストラゼネカ
	ビデュリオン皮下注用 2mg	アストラゼネカ
リラグルチド	ビクトーザ皮下注 18mg	ノボ ノルディスク
リキシセナチド	リキスミア皮下注 300μg	サノフィ

4．速効型インスリン分泌促進薬

一般名	商品名	販売元
ミチグリニドカルシウム水和物	グルファスト錠 5mg、10mg	キッセイ／武田
ナテグリニド	スターシス錠 30mg、90mg	アステラス
	ファスティック錠 30mg、90mg	味の素／持田
	ナテグリニド錠 30mg、90mg	各社
レパグリニド	シュアポスト錠 0.25mg、0.5mg	大日本住友

（3）食後高血糖改善薬

1．α-グルコシダーゼ阻害薬

一般名	商品名	販売元
アカルボース	グルコバイ錠 50mg、100mg、OD 錠 50mg、100mg	バイエル
	アカルボース錠 50mg、100mg、OD 錠 50mg、100mg	各社
ボグリボース	ベイスン錠 0.2mg、0.3mg、OD 錠 0.2mg、0.3mg	武田
	ボグリボース錠 0.2mg、0.3mg、OD 錠 0.2mg、0.3mg	各社
ミグリトール	セイブル錠 25mg、50mg、75mg	三和化学

（4）インスリン抵抗性改善薬

1．ビグアナイド系製剤

一般名	商品名	販売元
ブホルミン塩酸塩	ジベトス錠 50mg	日医工
	ジベトン S 腸溶錠 50mg	ゼリア
メトホルミン塩酸塩	メトグルコ錠 250mg、500mg	大日本住友
	ネルビス錠 250mg	三和化学
	メトホルミン塩酸塩錠 250mg	各社

2．チアゾリジン系製剤

一般名	商品名	販売元
ピオグリタゾン塩酸塩	アクトス錠 15mg、30mg、OD 錠 15mg、30mg	武田
	ピオグリタゾン錠 15mg、30mg、OD 錠 15mg、30mg	各社

（5）尿糖再吸収抑制薬

一般名	商品名	販売元
イプラグリフロジン	スーグラ錠 25mg、50mg	アステラス／寿／ MSD
ダパグリフロジン	フォシーガ錠 5mg、10mg	アストラゼネカ／小野
ルセオグリフロジン	ルセフィ錠 2.5 mg、5mg	大正富山／ノバルティスファーマ
トホグリフロジン	アプルウェイ錠 20mg	サノフィ
	デベルザ錠 20mg	興和
カナグリフロジン	カナグル錠 100mg	田辺三菱／第一三共

（6）配合剤

一般名	商品名	販売元
アログリプチン安息香酸塩・ピオグリタゾン塩酸塩配合剤	リオベル配合錠 LD、HD	武田
ピオグリタゾン塩酸塩・グリメピリド配合剤	ソニアス配合錠 LD、HD	武田
ピオグリタゾン塩酸塩・メトホルミン塩酸塩配合剤	メタクト配合錠 LD、HD	武田
ミチグリニドカルシウム水和物・ボグリボース配合剤	グルベス配合錠	キッセイ

第3章

投薬に際して
注意すべき患者

1　合併症を有する患者
2　高齢者への投薬
3　妊婦、授乳婦への投薬
4　小児への投薬

1 合併症を有する患者

1）心疾患患者への投薬

心不全・不整脈について記載する。

（1）疾患の概要

心不全は多くの臨床症状を総称するものであり、一般に心筋そのものの機能障害がある場合とそれにより体液が体内に貯留する場合とがある。心臓弁膜症、心室中隔欠損症などの先天性心臓病、心筋症、肺性心などが原因で起こる。臨床症状としては、疲労、倦怠感、呼吸困難、浮腫、食欲不振などがある。不整脈は期外収縮、頻脈性不整脈、徐脈性不整脈、伝導障害に分けられる。原因には基礎心疾患、先天性心疾患、嗜好品、疲労、ストレス、運動、薬物の副作用などがある。動悸、息切れ、胸部痛、めまいなどの症状が現れる。

（2）治療薬

心不全の治療には利尿薬、ジギタリス、血管拡張薬などが使われている（**表1**）。不整脈の治療薬は多いがその作用機序によって分類されている（**表2**）。

（3）歯科治療時の注意

心疾患患者はショックを引き起こし、重篤な状態に移行することがある。特に局所麻酔薬を必要とする治療や口腔外科的な処置を行う場合には、加療中の医療機関の医師への、現在の状態、投薬内容等についての対診を欠くことができない。治療中は特に疼痛を起こさないようにすることが大切であるが、局所麻酔薬に添加されていることが多いエピネフリン、ノルエピネフリンなどの血管収縮薬は心疾患を悪化させ、全身的な異常を引き起こす場合があるのでその使用量については十分な注意が必要である。一方、歯科用シタネストオクタプレシンはフェリプレシンの含有が0.03単位/mLであり適応範囲が広い。また、局所麻酔時に注射針刺入部に表面麻酔薬を使用することや、処置中の全身状態観察のためモニターを使いながら行うことが勧められる。

（4）投薬時の注意

抗菌薬を中心として、歯科領域使用薬剤には心不全、不整脈治療薬と相互作用があるものがあり、特に注意が必要である（**表3**）。中でもスパルフロキサシン（スパラ）のジソピラミド（リスモダン等）、アミオダロン（アンカロン）などとの併用はQT延長作用が相加的に増強され、重篤な症状に移行することから禁忌となっている。

この他に心不全の治療に使われている利尿薬は併用する上で注意が必要な薬物が多い。ノルエピネフリン、エピネフリン等や非ステロイド性抗炎症薬の作用が減弱させられることが知られている。また、ラシックスなどのループ利尿薬は近位尿細管でのNa再吸収の増加に伴い、抗菌薬の再吸収も増加、組織内濃度が上昇するため、セファロスポリン系抗菌薬およびアミノ配糖体系抗菌薬の腎毒性が増強される。さらには、シスプラチンの副作用の一つである聴覚障害を増強することもあり、使用に際してはこれらリスクに対する十分な配慮が求められる。

（5）その他

顎矯正手術等における術後の顔面腫脹の抑制を目的として使用する、副腎皮質ステロイドの酢酸メチルプレドニゾロン（デポ・メデロール）を心不全患者に投与する場合は慎重を要する。

【参考文献】
1. 日野原重明，阿部正和監修：今日の治療指針1997年版. 医学書院，東京，1997.
2. 高久史麿，矢崎義雄監修：治療薬マニュアル2002. 医学書院，東京，2002.

表1　主な心不全治療薬

種類	一般名	商品名
利尿薬	トリクロルメチアジド	フルイトラン
	フロセミド	ラシックス
ジギタリス	ジゴキシンサンド	ジゴキシン
血管拡張薬	硝酸イソソルビド	ニトロール
	ジピリダモール	アンギナール散
強心薬	塩酸ドパミン	イノバン
		カタボン
	塩酸ドブタミン	ドブトレックス
β遮断薬	塩酸カルテオロール	ミケラン
	カルベジロール	アーチスト
	塩酸ベタキソロール	ケルロング

表2　不整脈治療薬

クラス	一般名	商品名
ⅠA	キニジン	硫酸キニジン
	プロカインアミド	アミサリン
	アジマリン	アジマリン
	ジソピラミド	リスモダン
	シベンゾリン	シベノール
	ピルメノール	ピメノール
ⅠB	リドカイン	キシロカイン
	メキシレチン	メキシチール
	アプリンジン	アスペノン
ⅠC	プロパフェノン	プロノン
	ピルジカイニド	サンリズム
	フレカイニド	タンボコール
Ⅱ	プロプラノロール（他）	インデラル
Ⅲ	アミオダロン	アンカロン
Ⅳ	ベラパミル	ワソラン
	ジルチアゼム	ヘルベッサー
	ベプリジル	ベプリコール

表3　心不全、不整脈治療薬と相互作用がある歯科領域使用薬剤

一般名	商品名	分類	相互作用
アジスロマイシン水和物	ジスロマック	抗菌薬	QT延長、心室性不整脈
エリスロマイシン	エリスロマイシン	抗菌薬	ジギタリスの作用増強 QT延長、心室性不整脈
クラリスロマイシン	クラリシッド、クラリス	抗菌薬	ジギタリスの作用増強 QT延長、心室性不整脈
ジョサマイシン	ジョサマイシン	抗菌薬	QT延長、心室性不整脈
プロピオン酸ジョサマイシン	ジョサマイシンドライシロップ、シロップ	抗菌薬	QT延長、心室性不整脈
スパルフロキサシン	スパラ	抗菌薬	QT延長、心室性不整脈
アムホテリシンB	ファンギゾン	抗真菌薬	催不整脈作用を増強
シスプラチン	プリプラチン、ランダ	抗癌薬	聴覚障害を増強

２）高血圧患者への投薬

（1）疾患の概要

日本高血圧学会（高血圧治療ガイドライン2014）では、収縮期血圧 140mmHg 以上、拡張期血圧 90mmHg 以上を高血圧としている。高血圧には原因不明の本態性高血圧とある疾患の部分症状としてみられる二次性高血圧があり、後者はさらに腎性、内分泌性、心臓血管性、神経性、妊娠性、薬物誘発性に分けられる。頻度的には90%が本態性である。

（2）患者の評価

高血圧治療の対象は、140/90mmHg 以上のすべての高血圧患者であり、血圧値と血圧以外の危険因子（高齢：65歳以上、喫煙、脂質異常症、肥満：BMI. ≧ 25、メタボリックシンドローム、若年発症の心血管病の家族歴、糖尿病）の有無および高血圧性臓器障害（脳出血、脳梗塞、左室肥大、狭心症、心筋梗塞、タンパク尿、慢性腎臓病、動脈硬化性プラーク、高血圧性網膜症など）の有無によって低リスク、中等リスクおよび高リスクの3群に層別化される（**表1**）。歯科治療にあたっては、内科主治医に高血圧の種類、血圧分類、層別化されたリスクの程度、降圧薬の種類（**表2**）、コントロールの状況などについて照会する。

（3）歯科治療時の注意

歯科治療のストレスにより、心筋梗塞や脳血管障害などへの移行の可能性もあり、内科主治医より、高血圧の分類、臓器障害の有無、降圧薬の種類、量ならびにコントロールの状態について情報を得て治療を進める。局所麻酔薬はフェリプレッシン含有プロピトカイン塩酸塩（シタネストオクタプレシン）またはアドレナリン含有リドカイン塩酸塩（アドレナリン含有キシロカイン）カートリッジを使用する。ストレス軽減上、表面麻酔薬などによる愛護的処置を行う。高血圧患者はコントロールされていてもストレスにより血圧変動が激しいときがあるので、症状や処置内容によってはモニター下の治療が望ましい。抜歯疼痛後など

のストレスにより血圧が下がると、抜歯時に出血を引き起こすおそれがあり、また一方で、術中、術後の急激な血圧低下にも注意を要する。

（4）投薬時の注意

腎障害を伴う患者には薬剤の種類の選択、投与量への配慮が必要であり、また薬物相互作用に注意する。降圧薬は複数投与されていることが多い。局所麻酔薬のリドカイン（キシロカイン、オーラ）カートリッジの使用にあたっては、注入時の血管内注入に注意する。アドレナリンの作用により、降圧薬（ダイクロトライド、フルイトラン）の作用が減弱し、リドカインの作用によりワソラン服用患者では不整脈、心室細動のおそれがある。抗菌薬との相互作用は少ないが、非ステロイド性抗炎症薬は多くの血圧降下薬と相互作用を認める。血圧降下薬の作用を減弱するものにはダイクロトライド、ラシックス、カプトリルなどがあり、トリテレン服用患者にボルタレン、インダシンなどを投与すると急性腎不全のおそれがある。その他に、ラシックス服用患者にバファリンを投与するとサリチル酸中毒（アスピリンの副作用の増強）のおそれがある。

（5）その他

カルシウム拮抗薬で主にアダラート（ニフェジピン）でみられるが、長期使用により歯肉肥大が副作用として認められることがあり、その場合には薬剤変更を内科主治医と相談する。

【参考文献】
1. 日本高血圧学会高血圧治療ガイドライン作成委員会編：高血圧治療ガイドライン2014. 31-57, 2014.
2. 高久史麿，矢崎義雄監修：治療薬マニュアル2014. 591-648, 医学書院，東京，2014.

表1 診療室血圧に基づいた心血管病リスク層別化

	I 度高血圧 140-159/ 90-99mmHg	II 度高血圧 160-179/ 100-109mmHg	III 度高血圧 ≧ 180/ ≧ 110mmHg
リスク第一層 （危険因子がない）	低リスク	中等リスク	高リスク
リスク第二層 （糖尿病以外の 1 〜 2 個の危険因子、メタボリックシンドロームがある）	中等リスク	高リスク	高リスク
リスク第三層 （糖尿病、CKD、臓器障害/心血管病、3 個以上の危険因子のいずれかがある）	高リスク	高リスク	高リスク

表2 降圧薬の種類

Ca 拮抗薬	ジヒドロピリジン系	ニフェジピン（アダラート） ニカルジピン塩酸塩（ペルジピン） ニルバジピン（ニバジール） アムロジペンベシル酸塩（アムロジン）
	ベラパミル	ベラパミル塩酸塩（ワソラン）
	ベンゾジアゼピン系	ジルチアゼム塩酸塩（ヘルベッサー）
ACE 阻害剤	カクトプリル（カプトプリル）	
	エナラプリルマレイン酸塩（レニベース）	
アンジオテンシン II 受容体拮抗薬	ロサルタンカリウム（ニューロダン）	
	カンデサルタン シレキセチル（ブロプレス）	
	バルサルタン（ディオバン）	
降圧利尿薬	サイザイド系	トリクロルメチアジド（フルイトラン） ベンチルヒドロクロロチアジド （ベハイド）
	ループ利尿薬	フロセミド（ラシックス） ブメタミド（ルネトロン）
	カリウム保持性利尿薬	スピロノラクトン（アルダクトン A） トリアムテレン（トリテレン） カンレノ酸カリウム（ソルダクトン）
直接的レニン 阻害薬	アリスキレンフマル酸塩（ラジレス）	
選択的アルドス テロン拮抗薬	エプレレノン（セララ）	
交感神経抑制薬	α遮断薬	フラジシン塩酸塩（ミニプレス） プナゾシン塩酸塩（デタントール）
	β遮断薬	アテノロール（テノーミン） メプロロール酒石酸塩（セロケン）
血管拡張薬	ヒドララジン塩酸塩（アプレゾリン）	
ARB 合剤	ロサルダン・ヒドロクロロチアジド（プレミネント）	
	カンデサルタン・ヒドロクロロチアジド（エカード）	
	バルタルサン・ヒドロクロロチアジド（コディオ）	
	テルミサルタン・ヒドロクロロチアジド（ミコンビ）	
	イルベサルタン・トリクロルメチアジド（イルトラ）	

3）糖尿病患者への投薬

（1）疾患の概要

　血糖値が異常に増加する疾患で、膵臓から分泌されるインスリンの絶対的、または相対的不足によって起こる。インスリン依存型（IDDM）とインスリン非依存型（NIDDM）がある。糖尿病は、血中の糖は増加するが末梢組織の細胞内の糖は減少し、細胞はエネルギー源である糖の不足が起こるので、タンパク質や脂質、電解質の代謝まで影響が生じる（**表1**）。

　歯科治療で注意しなければならないのは、急性合併症では血糖値の変動による昏睡で、慢性合併症としては、局所の易感染性、創の治癒遅延である（**表2**）。

（2）患者の評価

　慢性合併症として血管障害、神経障害があり、心臓や脳の動脈に硬化性変化が出現することがある。罹患期間と合併症について問診時に注意が必要である。治療に先立ち、主治医との対診により、患者の現在の状態、血糖値のコントロールの状況などを問い合わせる必要がある。歯科外科処置を行う場合は、日本糖尿病学会の血糖コントロール指標で「良」以上の範囲にコントロールされているのが望ましい（HbA1c・NGSP 6.9％未満、空腹時血糖値 130mg/dL 未満、食後2時間血糖値 180mg/dL 未満 / **表3**）。日本糖尿病学会では、2012年4月1日より HbA1c の表記を日常の診療において国際標準値（NGSP値）を使用している。これまで使用していた数値（JDS値）よりおよそ 0.4％高い。

（3）歯科治療時の注意

a. 急性合併症

　歯科治療のストレスにより血糖値の変動をきたし、低血糖性昏睡や過血糖性昏睡を起こすことがある。前者はインスリン、経口血糖降下薬やインクレチン関連薬の使用患者で、あくび、頻脈、過呼吸を示し、急速に昏睡に至る。後者は日頃からコントロールの状態が悪く、尿糖、血糖値が常に高い患者で呼気のアセトン臭、Kussmaul 呼吸を示し、昏睡に至るまでには時間を要する。歯科治療にあたっては食事の摂取時間、服薬の有無、アポイントの時間帯などを考慮する必要がある。

b. 慢性合併症

　表2に示す慢性合併症をもつ患者の場合、主治医との対診により、歯科治療が可能かどうか、投薬などを含め問い合わせるべきである。治療時にはストレスを軽減することに努め、必要であれば鎮静下に血圧、心電図のモニターを行う。

c. 急性感染症

　急性歯性感染症の患者では、痛みや発熱、食物摂取困難など、血糖値のコントロールが不良な場合が多く、周囲へ波及しやすいことから主治医との対診を密にする必要がある。

d. 観血処置

　局所麻酔薬に含まれるアドレナリンは血糖値を上昇させる作用があるが、歯科用カートリッジ1本程度の 1/8 万アドレナリン含有 2％キシロカインカートリッジの使用であれば問題なく、それ以上必要な場合には 3％シタネスト・オクタプレシンを使用する。処置部位の易感染性、治癒の遅延

表1　糖尿病の分類

IDDM（若年型）	NIDDM（成人型）
25歳以下で発症 インスリンの絶対的不足による インスリン投与療法 血糖値のコントロールが難しく、過血糖、低血糖性昏睡を起こしやすい	40歳以上で発症 インスリンの相対的不足による 食事療法、経口治療薬 軽症で急性合併症は少ない

があることから、局所麻酔から観血処置まで侵襲を可及的に小さくする。抗菌薬は処置前より投与することが望ましい。また、術後の疼痛によるストレス、摂食困難も考えられることから、術後疼痛のコントロールも十分に行う。

（4）糖尿病治療薬

糖尿病に用いられる代表的な薬物を**表4**に、歯科でよく使われる薬物との相互作用について**表5**に示す。近年、食事を摂取したとき小腸上部から分泌されるグルコース依存性インスリン分泌刺激ポリペプチド（Glucagon-like peptide-1；GLP-1）とインクレチンを分解する酵素である Dipeptidyl Peptidase-4（DPP4）を阻害する2種類の新薬（インクレチン関連薬）と、腎近位尿細管でのグルコースの再吸収を担う sodium glucose co-trnsporter2:SGLT[2)] を選択的に阻害してグルコースを尿糖として体外に排出して血糖値を是正する選択的 SLT2 阻害薬のイプラグリフロジン（スーグラ）が市販された。インクレチンにはインスリンを増やすだけでなく、血糖値を上げるグルカゴンの分泌を抑える作用の二重効果がある。DPP-4阻害薬は、インクレチンの分解を阻止し、自分の

消化管から分泌されたインクレチンの濃度を維持することで効果を発揮する。インクレチン関連薬は単独では低血糖が生じにくいが、スルホニルウレア剤と併用された症例では低血糖が生じやすいので、朝食後や昼食後すぐに予約するなど、歯科診療時間帯の配慮が必要である。選択的 SLT2 阻害薬では頻尿、多尿が予想されるので歯科診療時間が長くならないようにするなどの配慮が必要である。

表2 糖尿病の症状

急性合併症	
過血糖：過血糖性昏睡 低血糖：低血糖性昏睡	**症状** 嘔吐、Kussmaul 呼吸、呼気のアセトン臭 悪心、あくび、頻脈、発汗、過呼吸
慢性合併症	
大血管障害：狭心症、心筋梗塞、脳梗塞 小血管障害：網膜症、腎症 神経障害：神経痛、起立性低血圧	
その他（歯科治療に関連して）	
易感染性 創傷の治癒遅延	

表3 血糖コントロールの指標と評価

指標	優	良
HbA1c（NGSP）（%）	6.2 未満	6.2 〜 6.9 未満
空腹時血糖（mg/dL）	80 〜 110 未満	110 〜 130 未満
食後血糖（2 時間）（mg/dL）	80 〜 140 未満	140 〜 180 未満

日本糖尿病学会糖尿病治療ガイドより

表4　糖尿病治療薬

	作用	種類
経口薬	グルコースを尿糖として排出させる	SLT2 阻害薬
	インスリン耐候性の改善	ビグアナイド薬
		チアゾリン薬
	血糖依存性のインスリン分泌促進と グルカゴン分泌抑制	DPP4 阻害薬
	インスリン分泌の促進	スルホニル尿素薬
	より速やかなインスリン分泌の促進・ 食後血糖の改善	グリニド系薬 （即効型インスリン分泌 促進薬）
	炭水化物の吸収遅延・食後血糖の改善	α - グルコシダーゼ阻害薬

	インスリン	
注射薬	分類名	
	超速効型	
	即効型	
	混合型	超速効型と中間型
		即効型と中間型
	中間型	
	時効効型溶解	

	GLP-1 受容体作動薬	
	薬品名	一般的な注射のタイミング
	リラグルチド	1日1回朝または夕
	エキセナチド	1日2回朝夕食前 60 分以内

薬品名	商品名
イプラグリフロジン（25mg，50mg）	スーグラ
メトホルミン（250mg）	メトグルコ，グリコラン，メデット
ブホルミン（50mg）	ジベトス，ジベトンS
ピオグリタゾン（15，30mg）	アクトス
シタグリプチン（25，50，100mg）	ジャヌビア，グラクティブ
ビルダグリプチン（50mg）	エクア
アログリプチン（6.25，12.5，25mg）	ネシーナ
リナグリプチン（5mg）	トランゼ
テナリグリプチン（20mg）	テネリア
アナグリプチン（100mg）	スイニー
グリメピリド（0.5，1，3mg）	アマリール
グリクラジド（20，40mg）など	グリミクロン，グリミクロンHA
ナテグリニド（30，90mg）	スターシス，ファスティック
ミチグリニド（5，10mg）	グルファスト
レパグリニド（0.25，05mg）	シュアポスト
アルカボース（50，100mg）	グロコバイ，グルコバイOD
ボグリボース（0.3，0.3mg）	ベイスン，ベイスンOD
ミグリトール（25，50，75mg）	セイブル

インスリン	
一般的な注射のタイミング	商品名
食直前	ノボラッド，ヒューマログ，アピドラ
食前30分	ノボリンR，ヒューマリンR，他
食直前	ノボラピッド30・50・70ミックス，ヒューマログミックス25・50，他
食前30分	ノボリン30R，ヒューマリン3/7，他
朝食前30分 or 就寝前	ノボリンN，ヒューマリンN，ヒューマログN，他
就寝前 or 朝食前	ランタス，レベミル，トレシーバ

GLP-1 受容体作動薬
商品名
ビクトーザ
バイエッタ

表5 糖尿病治療薬と歯科で使用する薬剤の薬物相互作用

糖尿病治療薬	歯科で使用する薬剤	相互作用
ボグリボース	アドレナリン	血糖降下作用の減弱
トルブタミド	アドレナリン	血糖降下作用の減弱
	インドメタシン	血糖降下作用の減弱
	サリチル酸系消炎鎮痛薬（アスピリン）	血糖降下作用を増強
	ピラゾロン系消炎鎮痛薬	血糖降下作用を増強
グリベンクラシド	アドレナリン	血糖降下作用の減弱
	サリチル酸系消炎鎮痛薬（アスピリン）	血糖降下作用を増強
	ピラゾロン系消炎鎮痛薬	血糖降下作用を増強
	プロピオン酸系消炎鎮痛薬	血糖降下作用を増強
	アリール酢酸系消炎鎮痛薬	血糖降下作用を増強
	オキシカム系消炎鎮痛薬	血糖降下作用を増強
グリクラジド	アドレナリン	血糖降下作用の減弱
	サリチル酸系消炎鎮痛薬（アスピリン）	血糖降下作用の増強
	ピラゾロン系消炎鎮痛薬	血糖降下作用の増強
	テトラサイクリン系抗菌薬	血糖降下作用の増強
インスリン	アドレナリン	血糖降下作用の減弱
	副腎皮質ステロイド	血糖降下作用の減弱
	サリチル酸系消炎鎮痛薬（アスピリン）	血糖降下作用の増強
	クロラムフェニコール	血糖降下作用の増強

(5) 投薬時の注意

　糖尿病に用いられる血糖降下薬と歯科で用いられる抗菌薬や消炎鎮痛薬に併用禁忌はなく、アドレナリンや一部の薬物に相互作用を認める。しかし患者の感染や痛みなどのストレスを防ぐために抗菌薬や消炎鎮痛薬は欠かせないものであり、相互作用に注意しながらの投薬が必要である。

【参考文献】
1. 日本糖尿病学会編：糖尿病治療ガイド 2012-2013 血糖コントロール目標改訂版．南江堂，東京，2013.
2. 日本糖尿病推進協議会編：糖尿病治療のエッセンス．文光堂，東京，2012.
3. 西田百代：有病高齢者歯科治療のガイドライン．クインテッセンス出版，東京，1996.
4. 宮崎正編：口腔外科学．医歯薬出版，東京，1988.
5. 市岡正道編：最新歯学生理学．医歯薬出版，東京，1970.

4）喘息患者への投薬

（1）疾患の概要

喘息は、喘鳴を伴う呼吸困難発作（喘息発作）を生じる慢性の炎症性気道狭窄性疾患である。気道狭窄が自然にあるいは治療により改善すること（可逆性）、種々の刺激に対して気道が過剰な収縮反応を示すこと（気道過敏性の亢進）が特徴である。喘息はその病因からアトピー型、感染型、混合型の３型に分類されることが多い。アトピー型は外因性であり、アレルゲンの侵入が発症に関与する。その他にアスピリン喘息がある。これは抗炎症薬（表1）や食品添加物など種々の薬剤によって誘発されるので、外因性であるが作用機序は非アレルギー性と考えられている。

（2）喘息の治療薬

喘息治療薬は、継続使用して発作を予防する長期管理薬（コントローラー）と発作時に使用する発作治療薬（リリーバー）に大別される。また、薬理作用から抗炎症薬と気管支拡張薬に分類される。

長期管理薬は、吸入ステロイドと長時間作用型 β_2 刺激薬を基本に、症状に応じて抗アレルギー薬、テオフィリン、抗コリン薬等を追加する。発作時は、軽症では短時間作用型 β_2 刺激薬を、中等度以上では 0.1% アドレナリンの皮下注やアミノフィリン、ステロイド薬の点滴静注を行う（表2）。

（3）喘息のコントロールの評価

喘息の治療目標は、呼吸機能を正常化し、QOLを改善して健常者と変わらない日常生活が送れることである。具体的には、喘息の症状がなく、運動や活動制限もなく、発作治療薬も使用せず、肺機能が正常で増悪もなく、ピークフロー（PEF）の変動が 20% 以内にあることである（表3）。コントロールの状況は問診と投薬内容から推測可能であるが、治療ならびに経過、さらにアレルゲンなどの検査結果の確認を含めて主治医へ問い合わせる。アスピリン喘息は喘息患者の約１割にみられるため、アスピリン喘息と診断されていない場合もその可能性を念頭におく必要がある。

（4）歯科治療時の注意

喘息患者は歯科治療時の発作に注意が必要である。発作誘発因子に対する予防策として、①気道感染で発作が誘発されやすいので、感冒等が流行する冬季や花粉が飛散しやすい春季・秋季を避け

表1　アスピリン喘息患者に対する経口誘発試験の結果

	投与量（mg）	最小誘発量（mg）	患者数	陽性反応者
アスピリン	20〜300	40	80人	100%
インドメタシン	2〜30	5	38人	100%
フェノプロフェン	20〜200	40	32人	100%
イブプロフェン	50〜400	50	31人	97%
ナプロキサン	30〜100	40	11人	100%
ジクロフェナク	10〜40	10	14人	86%
ノルアミドピリン	50〜2000	200	22人	100%
メフェナム酸	50〜250	250	16人	63%
フルフェナム酸	50〜300	200	14人	64%
フェニルブタゾン	200〜400	200	26人	42%
アセトアミノフェン	150〜600	300	49人	6%
サリチルアミド	500〜1000		29人	0%
プロポキシフェン	65〜130		41人	0%
プラセボ			80人	0%

表2 喘息治療薬の分類

	抗炎症薬	気管支拡張薬
長期管理薬	○副腎皮質ステロイド薬（吸入）	○長時間作用型 β_2 刺激薬（LABA）
	○抗アレルギー薬 　ロイコトリエン受容体拮抗薬（LTRA） 　化学伝達物質遊離抑制薬 　ヒスタミン H_1 拮抗薬 　トロンボキサン A_2 阻害薬 　TH2 サイトカイン阻害薬	○テオフィリン ○抗コリン薬
発作治療薬	○副腎皮質ステロイド薬（経口・静注）	○短時間作用型 β_2 刺激薬（SABA） ○アドレナリン（0.1%皮下注） ○アミノフィリン（静注）

表3 コントロール状態の評価

	コントロール良好 （すべての項目が該当）	コントロール不十分 （いずれかの項目が該当）	コントロール不良
喘息症状（日中および夜間）	なし	週1回以上	コントロール不十分の項目が3つ以上あてはまる
発作治療薬の使用	なし	週1回以上	
運動を含む活動制限	なし	あり	
呼吸機能 （FEV_1 および PEF）	正常範囲	予測値あるいは 自己最高値の80%未満	
PEFの日（週）内変動	20%未満	20%以上	
増悪	なし	年に1回以上	月に1回以上*

＊増悪が月に1回以上あれば、他の項目が該当しなくてもコントロール不良とする。（文献3より引用）

る。②歯科用薬剤・材料の刺激臭（根管治療薬、モノマー）や電気メス使用時の焼灼臭、あるいはタービンの水や切削片による気道刺激を避けるために吸引等を確実にする。③長時間開口や連続吸引による気道の乾燥や冷却に注意する。④心理的要因で発作が誘発される場合はストレス軽減に努めることなどが挙げられる。使用中の薬剤は中止することなく継続使用させ、発作治療薬が処方されている場合は持参させる。長期に高濃度のステロイドを使用している患者は、術前のステロイドカバーや術後の抗菌薬の予防投与が必要な場合がある。治療時に発作が発現した場合は腹式呼吸、呼吸困難改善のための体位、常用薬や携帯薬を含めた発作治療薬の使用、酸素吸入、救急車の手配、主治医や専門医との連絡などを考慮する。

（5）投薬時の注意

　喘息治療のために投薬されている薬剤と歯科治療の薬剤との相互作用は、局所麻酔薬に添加されているアドレナリンによる β_2 刺激薬の作用増強（不整脈など）や、マクロライド系抗菌薬によるテオフィリンの血中濃度上昇（悪心・嘔吐、不整脈など）がある（表4）。アスピリン喘息患者への非ステロイド性抗炎症薬の投与は禁忌で、喘息患者へは慎重投与となっている。現時点で添付文書にアスピリン喘息患者や喘息患者に対する注意記載がない鎮痛薬は、ペントイル錠（塩基性NSAIDs）、キョーリン AP2 顆粒（配合薬）、ツムラ立効散エキス顆粒（漢方薬）、加工ブシ末である。アセトアミノフェンは喘息誘発率が低いことから（表1）、慎重投与を推奨する報告もあるが、添付文書上はアスピリン喘息患者に禁忌となって

いる。COX-2 阻害薬に関しても、一部 COX-1 阻害作用を有することから発作誘発の可能性は否定できない。歯科診療において鎮痛は重要であり、局所麻酔など局所での十分な対処はもちろんのこと、必要があれば非麻薬系中枢性鎮痛薬の投与を考慮する。

(6) 禁忌

アスピリン喘息患者への非ステロイド性抗炎症薬の投与。

【参考文献】
1. 医薬関連情報：歯薬療法. 19（1）：39-40, 2000.
2. 泉　孝英編：ガイドライン外来診療 2011. 64-73, 日経メディカル, 東京, 2011.
3. 「喘息予防・管理ガイドライン 2012」作成委員会作成, 一般社団法人日本アレルギー学会喘息ガイドライン専門部会監修：喘息予防・管理ガイドライン 2012. 協和企画, 東京, 2012.

表4 喘息治療薬と歯科用薬剤との相互作用

	喘息治療薬の分類	一般名	商品名
抗炎症薬	副腎皮質ステロイド		
	吸入用ステロイド	フルチカゾン	フルタイド
		ベクロメタゾン	キュバール
	全身投与ステロイド	プレドニゾロン	プレドニゾロン、プレドニン
		デキサメタゾン	デカドロン
		ベタメタゾン	リンデロン
	抗アレルギー薬		
	ロイコトリエン受容体拮抗薬	モンテルカスト	シングレア
	化学伝達物質遊離抑制薬	クロモグリク酸	インタール
	ヒスタミンH$_1$拮抗薬	ケトチフェン	ザジテン
気管支拡張薬	交感神経刺激薬（β_2刺激薬）		
	長時間作用型	サルメテロール	セレベント
		ホルモテロール	シムビコート
		ツロブテロール	ホクナリンテープ
	短時間作用型	サルブタモール	サルタノール、ベネトリル
		プロカテロール	メプチン
	キサンチン誘導体	テオフィリン	テオドール、テオロング
	副交感神経遮断薬（抗コリン薬）	イプラトロピウム	アトロベント
		チオトロピウム	スピリーバ
		グリコピロニウム	シーブリ

歯科用薬剤	相互作用
エリスリロマイシン マクロライド、イトラコナゾール エリスロマイシン	プレドニゾロン代謝阻害 デキサメタゾン代謝阻害 ベタメタゾン代謝阻害
アドレナリン	不整脈、心停止
マクロライド系 ニューキノロン系	不整脈、嘔吐

５）アスピリン喘息患者への投薬

ch.3

(1) 疾患の概要

アスピリン喘息は、種々の酸性非ステロイド性抗炎症薬（non-steroidal anti-inflammatory drug：NSAID）により誘発される特異な喘息であり、代表的な解熱鎮痛薬であるアスピリンの名前をとってアスピリン喘息と呼ばれている。しかし、アスピリンだけで喘息が誘発されるわけではなく、近年は「analgesic-induced asthma：解熱鎮痛薬喘息」と呼ぶことが提唱されている。

(2) 疾患の臨床的特徴

①小児喘息患者にはほとんど認められない。
②成人の気管支喘息患者の約 10％がアスピリン喘息であるといわれている。
③発症年齢は 30 歳代にピークがあり、それ以後の中年に発症することが多い。
④若干女性に多い傾向がある。
⑤慢性鼻炎、慢性副鼻腔炎、鼻茸、味覚障害を合併していることが多い。
⑥アスピリンあるいは解熱鎮痛薬を服用することによって軽い息苦しさを自覚する程度から意識消失を伴う急性喘息重積発作まで、気管支狭窄が少なくとも 15 ～ 30 分以内、遅くとも 120 分までに発症する。発作はしばしばきわめて重症となり、意識障害を伴うこともまれではなく、死亡例もある。
⑦一般アレルゲン皮内反応、RAST による特異的 IgE は低値であるが、アトピーを合併する症例（約 2 割）では高値を示すことがある。

(3) 疾患の発症機序

アスピリン喘息の発症機序としては、アラキドン酸代謝系の関与が考えられている。アラキドン酸代謝系にはプロスタグランジン（PG）合成系とロイコトリエン（LT）合成系があり、アスピリンや他の酸性 NSAID はシクロオキシゲナーゼ（COX）の酵素活性を阻害して、プロスタグランジン（PG）合成を阻害する。したがってアラキドン酸代謝がロイコトリエン（LT）合成系へ多く流れ、喘息を誘発する化学伝達のロイコトリエン

類（LTC_4、LTD_4、LTE_4 など）が大量に生産され、結果的に気道狭窄が起こるという説が一般的である。また合成を阻害されるプロスタグランジンには、気管支拡張作用を有するプロスタグランジン E2 と、気管支収縮作用があるプロスタグランジン F2 α があるが、気管支にはプロスタグランジン E2 が多く分布しているため、プロスタグランジン E2 合成阻害作用が強く影響することも考えられる。

(4) 患者の評価

アスピリンを初めて服用した喘息患者に起こることもあれば、以前から服用していても何ら症状を示さなかった解熱鎮痛薬が、ある日それを服用したとたん、突然急性発作を引き起こす場合もある。アスピリン喘息患者の約 50 ～ 60％に鼻茸の合併症が認められ、①気管支喘息、②鼻茸、③アスピリン過敏症をアスピリン喘息の Trias と呼ぶ人もいる。

(5) 歯科治療時の注意

感冒や気管支炎などの気道感染を契機として、喘息発作が起こることがあるので、患者自身が風邪ぎみのときの歯科治療は避けるべきである。特に、風邪やインフルエンザの流行する冬季には問診を十分に行い、呼吸器の状態の把握を怠りなくすることが重要である。根管治療薬の FC、ネオクリーナー、即時重合レジンのモノマーなどの刺激臭、電気メスによる歯肉息肉切除時の歯肉の焼灼臭、ユージノール系仮封セメント除去時のセメント焼灼臭なども発作誘発することがあるので、バキュームによる確実な吸引、ラバーダム防湿、ないしは外科用メスによる息肉除去、スケーラーによるセメント除去が勧められる。局所麻酔薬に含まれている防腐薬は発作を誘発する可能性があり、使用に際しては注意が必要である。

(6) 投薬時の注意

アスピリン喘息は、これまで酸性非ステロイド

性抗炎症薬が問題なく使用できていた患者におい
ても突然喘息発作を起こすことがあり、またこの
酸性非ステロイド性抗炎症薬により誘発される発
作は生命を危うくするような重症の発作となるこ
とが多いので、喘息患者においてはアスピリン喘
息の既往がなくても酸性非ステロイド性抗炎症薬
は投与すべきではない。アセトアミノフェン「カ
ロナール（昭和薬品）」は、アスピリン喘息に安
全とされてきたが、安定期のアスピリン喘息患者
に高用量を投与したところ、軽微な喘息発作が確
認されたことから、アスピリン喘息患者に高用量
のアセトアミノフェンは禁忌とされており、通常
量のアセトアミノフェンでも喘息症状が安定して
いない場合は危険とされている。塩基性非ステロ
イド性抗炎症薬の塩酸チアラミド「ソランタール
（アステラス）」についても、喘息発作を誘発した
との報告があり、再評価時に投薬禁忌とされてい
る。エモルファゾン「ペントイル（サンド）」や
シメトリド・無水カフェイン「キョーリン AP2
（杏林）」、ペンタゾシン「ペンタジン（第一三共）」
は禁忌とされておらず、比較的安全に使用できる
薬剤とされている。

（7）アスピリン喘息の発作誘発物質
a．解熱鎮痛薬
・誘発作用が強力なもの
　アスピリン「バファリン（ライオン）」、インド
メタシン「インダシン（万有）」、メフェナム酸「ポ
ンタール（第一三共）」、ピロキシカム「バキソ（富
山）」、ジクロフェクナトリウム「ボルタレン（ノ
バルティス）」、ケトプロフェン「セクター（久
光）」、イブプロフェン「ブルフェン（科研）」、ロ
キソプロフェンナトリウム「ロキソニン（第一三
共）」など。
・誘発作用が弱いもの
　アセトアミノフェン「カロナール（昭和薬品）」、
塩酸チアラミド「ソランタール（アステラス）」
など。
・誘発作用がほとんどないもの
　エモルファゾン「ペントイル（サンド）」、シメ
トリド・無水カフェイン「キョーリン AP2（杏林）」、
ペンタゾシン「ペンタジン（第一三共）」など。

b．食品・医薬品添加物
・誘発物質として確立されているもの
　タートラジン（食用黄色4号）、安息香酸ナト
リウム（防腐薬）、パラオキシ安息香酸エステル（パ
ラベン、防腐薬）など
・誘発物質であることが疑われるもの
　ベンジルアルコール、アゾ系タール色素（食用
黄色5号）など
・その他
　サリチル酸化合物を含む食品の摂取が誘因とな
ることや、アスピリン喘息患者は嗅覚障害が強い
ことで、揮発性・刺激性物質に対する防御機能が
低下していることで、化粧品や殺虫剤などでも発
作が誘発されることもある。

【参考文献】
1. 西田百代：呼吸器疾患の患者；有病高齢者歯
　科治療の実例集．184-189，クインテッセン
　ス出版，東京，2000．
2. 若林広行：「アスピリン喘息」について．臨
　床と薬物療法．19（6）：592-594，2000．
3. 古森孝英編：新 こんな患者さんが歯科に来
　たときは？—全身疾患・口腔外科疾患に対す
　る診療マニュアル初版．79-90，第一歯科出版，
　東京，2014．

6）腎障害患者への投薬

（1）疾患の概要

　慢性腎不全（chronic renal failure:CRF）とは、進行性の腎機能障害により、数カ月ないし数年以上にわたって持続的に腎予備能力が低下し、一度低下すると回復の可能性がない不可逆的な腎機能障害を伴う疾患である。腎不全に陥ると体液の恒常性が保てなくなり、その結果消化器症状や中枢神経症状、貧血、高血圧症、うっ血性心不全など多彩な症状を呈する症候群である。

　腎臓の機能は、①タンパク質代謝・産物の排泄や老廃物の代謝、②水・電解質の調節、③酸塩基平衡の調節、④レニン、ビタミンD、プロスタグランジン、エリスロポエチンなどの多くのホルモンの産生などが挙げられ、CRF では病期に応じてこれらの機能障害が生じる。CRF を伴う患者で顎口腔疾患に対する治療が必要な場合、腎機能障害の程度は患者個々によって大きく異なるため、あらかじめ腎専門医への対診がきわめて重要である。

（2）腎機能検査による腎機能障害の判定

　腎機能検査には種々の方法があるが、腎障害の判定にはクレアチニンクリアランス（creatinine clearance:Ccr）が用いられ、これは糸球体濾過値（glomerular filtration rate: GFR）と近似した値を示す。血中の尿素窒素（BUN）や血清クレアチニン（Cr）は腎機能障害に応じて上昇する。腎機能障害の指標には一般的には Seldin の分類[1] が用いられている（表1）。すなわち Ccr 値が 100 〜 50 は腎予備力低下期、50 〜 30 は腎機能低下期（renal insufficiency）、30 〜 10 は腎不全期（renal failure）、10 〜 5 は尿毒症期（uremia）で、5 以下は透析療法適応となる。

（3）腎機能障害と薬剤

　一般に高齢者の腎機能は増齢的に低下することが知られている。腎機能障害の病期に応じた薬剤の投与が必要で、投与前には腎専門医や内科対診によって腎機能障害に関する情報を得ることが不可避である。

　腎予備力低下期および腎機能低下期では腎臓の予備機能の保存が図られ、特にネフローゼ症候群では副腎皮質ホルモン薬などにより腎機能の保存と維持が図られている。この時期においては腎機能を低下させる有害事象の可能性のある腎排泄性の薬剤を使用すると、さらに腎機能を悪化させる危険性があり慎重な投与が求められる。特にアミノグリコシド系の抗菌薬、制癌剤ではシスプラチン（CDDP）は腎排泄性であり、慎重投与が求められる。腎不全期（renal failure）は透析前の状態である。特に残存腎機能を障害する有害事象の可能性のある薬剤は避ける。

　尿毒症期（uremia）は透析が必要で、透析導入後 6 カ月は維持透析へ移行期であり、一般にコントロールが難しいため、歯科治療においても観血的処置は避けたほうが望ましい。慢性腎不全で過剰水分やタンパクの摂取制限などの尿毒症の管理が不良になると透析療法あるいは腎移植の適応となる。

（4）腎不全期および尿毒症期

　慢性腎不全の治療の目標は、慢性腎不全の病期の進行を抑制し、透析療法への移行を少しでも遅らせ、さらに合併症を予防する点にある。慢性腎不全で腎保存期の症例に対しては、降圧薬、利尿薬、クレメジン、活性型ビタミンD、リン吸着薬、カリウム吸着薬、エリスロポエチン製剤 、重炭酸ナトリウムなどが投与され、ネフローゼ症候群に対しては副腎皮質ステロイド療法が行われることがある。薬物療法に加え食事療法、安静療法が行われる。

（5）透析患者への薬物療法

　透析治療は腎機能がほとんど失われた CRF の終末期で、体外人工腎臓として行われる。

　透析患者における薬剤の体内分布は、水溶性の薬物は透析によって除去されやすく、脂溶性薬物は除去されにくい。タンパク結合率が高い薬物は透析によって除去されにくく、透析性が低い特徴

がある[2]～[4]。タンパク結合率が低い薬物は透析されやすいため、透析後に追加投与が必要となる。抗菌薬についても代謝される臓器や、各々の未変化体での排泄率や透析性によって投与量や透析間隔の指標が決められている。一般に安全性の高いβ-ラクタム系の抗菌薬であるセフェムやペニシリン系抗菌薬が用いられることが多いが、種類によってはタンパク結合率や代謝が異なるため注意が必要である。ミノサイクリンやクリンダマイシン系は肝臓で代謝され、タンパク結合率も各々70%、60～95%で高く透析性がないため追加投与の必要はないとされている。ドキシサイクリンを除くテトラサイクリンは腎毒性があるため禁忌である。MRSAに対して用いられれるバンコマイシンなどは、未変化体として腎排泄であり、タンパク結合率は10～50%で透析性は比較的高いが、透析患者では薬剤の半減期は著しく延長するため、薬剤血中濃度測定を行いつつ投与量を調整するtherapeutic drug monitoring（TDM）が必要である。鎮痛薬はアセトアミノフェンが安全に処方できる。透析によるコントロールと合併症については、患者個々に異なるため透析医との綿密な医療連携は必須である。特に透析導入期は維持透析として安定していないため、観血的処置を行う際は注意が必要である。

（6）顎口腔疾患に対する観血的処置における抗菌薬の投与

抜歯後の感染予防としてはβ-ラクタム系抗菌薬が用いられる。抜歯などの観血的処置は透析中ヘパリンなどの抗凝固剤が投与されているため止血の問題より透析日を避けて行うことが勧められる。ヘパリンは肝臓で約5時間で代謝される。貧血、低タンパク血症および免疫機能の低下を伴っている場合があるため、観血的処置後は抗菌薬の予防投与が必要である。感染予防に対してはセフェム系あるいはペニシリン系抗菌薬を用いることが一般である。内服の場合は、1日半量3回あるいは1日2回の内服で血中濃度は維持される。抜歯後に処方する鎮痛薬の多くは胆汁排泄型（肝代謝）でタンパク結合率が高く、透析によって除去されやすいため常用量でよい。局所麻酔薬であるリドカインなどは肝代謝性で減量の必要はない[5]。

【参考文献】

1. Seldin,W.D.,et al:Consequences of renal failure and their management. Disease of the kidney,Straus,M.B.,et al. eds,Little Brown and Co.,Boston, 173, 1963.
2. 錦戸雅春，野口　満他：周術期における透析患者に対する薬剤の使用法. 臨床透析,19(7), 779-787, 2003.
3. 大平整爾維編：維持透析患者の感染症と抗菌薬投与，維持透析患者の周術期管理，第1刷. 42-47, 診断と治療社, 東京, 2007.
4. 平田純生編：薬物動態って難しくない，腎不全と薬の使い方Q&A, 第7刷. 16-36, じほう, 東京, 2011.
5. 又賀　泉：血液透析中高齢患者における顎口腔領域の合併症と歯科治療. 老年歯科医学, 25（4），402-409, 2011.

表1　慢性腎不全の程度の評価・分類　糸球体濾過率（GFR）と慢性腎不全の病期（Seldin の分類）

病期	第1期	第2期	第3期	第4期
Seldin らの分類	dimished renal reserve（腎予備能力低下）	renal insufficiency（腎機能不全）	renal failure（非代償性腎不全）	uremia（尿毒症）
GFR（ml/min）[*1]	50 以下	30～50	10～30	10 以下
Ccr（ml/min）[*2]	100～50	50～30	30～10	10～5
血清クレアチニン値	正常範囲	2.0 mg/dl 以下	2.0～8.0mg/dl	8.0mg/dl 以上
臨床症状	無症状	夜間尿 軽度の貧血倦怠感 軽度の高窒素血症	貧血、高窒素血症増悪 肺浮腫 浮腫 アシドーシス 電解質異常 骨軟化症など	尿毒症症状 高度な電解質異常

＊1 GFR:glomerular filtration rate　＊2 Ccr :creatinine clearance

7）肝障害患者への投薬

（1）肝臓の機能

　肝臓は各種の代謝機能を担い、その重要な働きから人体の化学工場に例えられる。タンパク、アミノ酸、糖、脂質、ビリルビン、色素、ホルモン、サイトカイン、薬物、アルコール、ビタミン、胆汁酸などの代謝に関わっている。これらの代謝機能検査から、肝機能、肝予備能の判定を行うが、肝臓は元来、十分な予備能を有しているため、多少の異常では、その働きが低下することはなく、この特異性が「沈黙の臓器」と呼ばれる所以である。低タンパク、ビリルビンの上昇、耐糖能異常は肝硬変になってから認められる場合が多い。また再生能力に優れている点でも他の臓器とは異なる性質をもつ。

（2）肝疾患

　本邦における肝疾患の約80％が肝炎ウイルス感染に起因する。現在、B型、日本に最も多いC型をはじめ、7種類の肝炎ウイルス（A、B、C、D、E、G、TT型）が明らかにされている。ウイルス性肝炎の多くは不顕性感染であるが、その一部は急性肝炎となり、さらにそのの1～2％が劇症肝炎の経過をたどる。劇症肝炎の生存率は急性型と亜急性型で異なるが、全体では約30％ときわめて予後不良である。一方、B型、C型肝炎の一部は持続感染となり、慢性肝炎、肝硬変、肝癌へと進展する。肝悪性新生物による死亡者のうち、約90％が肝細胞癌と推定され、その約80％以上に肝硬変の合併がみられ、肝硬変患者の約80％は肝炎ウイルスの持続感染者である。その他の肝疾患の原因としてアルコール、薬剤、免疫異常、先天性代謝異常などがあり、劇症肝炎の原因は約90％がウイルス、約10％が薬物とされている。免疫異常によるものとしては、肝細胞を標的とする自己免疫性肝炎と、主として胆管細胞を標的とする原発性胆汁性肝硬変があり、それぞれの診断基準が定められている。先天性代謝異常にはヘモクロマトーシス、ウィルソン病などがある。

（3）肝疾患に対する検査

　肝疾患は、障害が重度でなければ、一般に症状に乏しく、検査によってはじめて肝障害の存在が明らかになることも少なくない。肝障害の三大原因は肝炎ウイルス、アルコール、薬物であるため、問診によってある程度の推察は可能である。

　肝障害のスクリーニングを行う際、基本的な選択項目としては、HBs抗原、HCV抗体、AST（GOT）、ALT（GPT）、γGTPが最低限必要なものとして挙げられる。脂肪肝、アルコール性肝障害、肝炎ウイルスキャリア、薬物性肝障害、その他の潜在的肝疾患の検出が目的である。AST、ALTは肝の逸脱酵素で、多くの肝疾患に際して「肝細胞の壊れの程度」を反映する最も鋭敏な指標である。アルコール性肝障害の際にはγGTPが高値を示すのが特徴であり、肝炎ウイルスキャリアの中にはALT正常例が少なくないため、肝炎ウイルスマーカー検査は不可欠である。その他、肝細胞機能の重症度を示す指標として、プロトロンビン時間（PT）は簡便で有用である。

（4）治療薬

　食事、飲酒、運動など日常生活を送る上での一般的な注意事項に加え、それぞれの原因に応じた治療が行われる。ウイルス性肝炎、B型肝炎では、Peg - インターフェロンおよびエンテカビルを使った抗ウイルス薬治療が行われる。C型肝炎では、Peg - インターフェロンとテラプレビル、リバビリン3剤併用療法、Peg - インターフェロンとシメプレビル、リバビリン3剤併用療法が行われている。

（5）歯科治療時の注意

　一般的な歯科治療で問題になることは少ないが、肝障害が重度になると、血小板減少や凝固因子（プロトロンビン、Ⅶ、Ⅸ、Ⅹ因子）産生低下による出血傾向、低アルブミン血症による創傷治癒遷延、易感染性が認められるため、観血的処置を行う場合は注意を要する。肝硬変に食道静脈瘤

を合併する場合、破裂を生じると致命傷になるため、無痛的な治療が望まれる。肝炎ウイルスの水平感染に対しては、すでに対策がとられている医療機関が多いが、HBV キャリアの HBe 抗原の有無の把握は、臨床上最も重要である。

(6) 投薬時の注意

肝疾患患者への投薬については、歯科領域では特に抗菌薬の処方に注意が必要である。マクロライド系抗菌薬（エリスロマイシン：エリスロマイシン、ロキシスロマイシン：リシッド、クラリスロマイシン：クラリシッド、アジスロマイシン：ジスロマック、ジョサマイシン：ジョサマイシン）は肝代謝型であり、注意が必要である。また、テトラサイクリン系（テトラサイクリン塩酸塩：アクロマイシン、ミノサイクリン塩酸塩：ミノマイシン）は肝障害患者には副作用の増強があるので慎重投与が望ましい。一般的には、ペニシリン系、セフェム系、ニューキノロン系が用いられる。薬物による肝障害の分類と肝障害を起こしやすい代表的な薬物を表1に示す。

【参考文献】
1. 井村裕夫編：わかりやすい内科学. 613-665, 文光堂. 東京，2008.
2. 高柳一成：薬の安全性 その基礎知識. 207-217，南山堂，東京，1995（第 3 版）.
3. 日本肝臓学会肝炎診療ガイドライン作成委員会編：B 型肝炎治療ガイドライン. 8-55，日本肝臓学会，東京，2013.
4. 日本肝臓学会肝炎診療ガイドライン作成委員会編：C 型肝炎治療ガイドライン. 1-36, 8-55，日本肝臓学会，東京，2013.

表1 アレルギー性および中毒性肝障害の分類と起因薬物

分類		起因薬物
アレルギー性肝障害	急性 / 肝細胞障害型	**アセトアミノフェン**、α - メチルドパ、イソニアジド、**インドメタシン**、イプロニアジド、イミプラミン、エタンブトール、オキシフェンブタゾン、**クロラムフェニコール**、**クリンダマイシン**、ジフェニルヒダントイン、**セファロリジン**、**テトラサイクリン**、トリメタヂオン、トルブタミド、ハロタン、フェニルブタゾン、フェニトイン、**メフェナム酸**、リファンピシン
	急性 / 胆汁うっ滞型	アジマリン、**アセトアミノフェン**、**アミノピリン**、**AB- ペニシリン**、アロプロノール、**エリスロマイシンエストレート**、クロルプロマジン、**クロラムフェニコール**、グリセオフルビン、**スルピリン**、ハロペリドール、プロメタジン、メペリジン、リファンピシン
	慢性 / 混合型	アジマリン、アロプリノール、**オレアンドマイシン**、**エリスロマイシン**、キニジン、フェニトイン、テストステロン、チオウラシル
	慢性 / 肝細胞障害型	チオプロニン、メソトレキセート
	慢性 / 胆汁うっ滞	アジマリン、クロルプロマジン、**セファレキシン**、スルファメトピラジン、トルブタミド、チオプロニン、チアマゾール、ハロペリドール、メチルテストステロン
中毒性肝障害	肝細胞障害型	**アセトアミノフェン**、フェナセチン、フロセミド
	胆汁分泌障害	メチルテストステロン、男性ホルモン、女性ホルモン
	細胞内代謝障害	シクロホスファミド
	肝腫瘍	経口避妊薬、タンパク同化ホルモン

太字の文字の薬物は歯科領域でよく用いられるものを示す。（文献 2 より引用、一部改変）

8）胃・十二指腸潰瘍患者への投薬

ch.3

（1）疾患の概要

　胃や十二指腸壁での粘膜を含めた部分欠損を総称していう。攻撃因子と防御因子とのバランスの破綻に加え、*Helicobacter pylori* や NSAIDs などの薬剤による粘膜障害および精神的ストレスなどが関与している。自覚症状として、胃潰瘍では食後の心窩部痛、十二指腸潰瘍では空腹時の心窩部痛が認められる。

（2）疾患の治療薬

　潰瘍の治療は内科で行われることが一般的で、粘膜防御を高め、攻撃因子を抑制してそのバランスを是正することが基本であり、攻撃因子抑制薬と防御因子増強薬との併用が行われることが多い。加えて、禁煙や食事指導が行われている。また、*Helicobacter pylori* 感染によるものであれば除菌療法が、NSAIDs などの薬剤性のものであれば休薬処置がそれぞれとられる。攻撃因子抑制薬としては、原則として、十二指腸潰瘍ではプロトンポンプ阻害薬（PPI）かヒスタミン H_2 受容体拮抗薬（H_2 ブロッカー）の単独使用または H_2 ブロッカーに選択的ムスカリン受容体拮抗薬が併用される。また胃潰瘍では PPI か H_2 ブロッカーに防御因子増強薬が併用される。*Helicobacter pylori* 除菌療法には、ランソプラゾール、アモキシシリン、クラリスロマイシンの3剤併用療法が行われている（表1）。

（3）疾患のコントロールの評価

　胃・十二指腸潰瘍の検査では、上部消化管内視鏡検査が第一選択されることが多く、次いで消化管 X 線検査が行われる。

　Helicobacter pylori 感染の診断には迅速ウレアーゼ試験、鏡検法、培養法、尿素呼気試験、抗 *pylori* 抗体測定法があり除菌療法の終了後4週以降に判定が行われる。内科主治医に胃・十二指腸潰瘍の程度、薬物療法の種類・量・コントロールの程度、消化管出血などの合併症の有無について問い合わせる。

表1　胃・十二指腸潰瘍の治療薬　＊（　）内は薬剤商品名

除菌療法	ランソプラゾール（タケプロン）：1回1カプセル アモキシシリン（サワシリンなど）：1回3錠 クラリスロマイシン（クラリシッドなど）：1回1または2錠 　　　1日2回（朝・夕食後）　7日間投与する	
潰瘍治療薬	酸分泌治療薬	プロトンポンプ阻害薬（PPI）
		オメプラゾール（オメプラールなど）、ランソプラゾール（タケプロン）、ラベプラゾールナトリウム（パリエット）
		ヒスタミン H_2 受容体拮抗薬
		シメチジン（タガメットなど）、ラニチジン塩酸塩（ザンタック）、ファモチジン（ガスター）、ロキサチジン酢酸エステル塩酸塩（アルタット）、ニザチジン（アシノン）、ラフチジン（ストガー）
		選択的ムスカリン受容体拮抗薬
		ピレンゼピン塩酸塩水和物（ガストロゼピンなど）
	防御因子増強薬	*H.pylory* の発育あるいはウレアーゼ活性を阻害
		エカベトナトリウム（ガストローム）、プラウノトール（ケルナック）、ソファルコン（ソロン）
		H.pylory の発育あるいはウレアーゼ活性に影響しない
		テプレノン（セルベックス）、レバミピド（ムコスタ）

（4）歯科治療時の注意

問診で、罹病期間や治療の有無を詳細に聴取することが大切で、コントロールの程度について内科主治医への対診が必要となる。歯科治療においては、まれに歯科治療でのストレスにより消化管出血をきたすことも想定されるので、除痛を心がける必要がある。

（5）投薬時の注意

プロドラッグ、腸溶錠、COX-2阻害薬など胃腸障害の比較的少ない薬物を選択することを基本方針とし、かつ食後投与でも効能低下が少ない薬物を選択することが望ましい。

歯科領域で繁用される抗菌薬では、セフェム系の経口薬があり、エステル型と非エステル型の２つに大別される。

エステル型セフェムは、非エステル型と違い、薬剤それ自体に抗菌力はなく、経口投与されても、胃などの消化管内では抗菌活性を発揮しない。小腸に移行してエステル体が小腸壁のエステラーゼより加水分解されて、はじめて活性体として吸収され、血中に入って抗菌作用を発揮する特徴がある。そのため、食後投与することで、むしろ吸収性が高まることとなる。歯科・口腔外科領域に適応のあるエステル型セフェムは、現在のところセフロキシムアキセチル（オラセフ）、セフテラムピボキシル（トミロン）、セフポドキシムプロキセチル（バナン）、セフジトレンピボキシル（メイアクト）、セフカペンピボキシル（フロモックス）の５種類である。

潰瘍や胃炎でH_2ブロッカーが投与されている患者に、エステル型セフェムを投与すると、30〜50％も抗菌薬の吸収が阻害されると報告されている。また同疾患でPPIを投与されている場合は、PPIの服用により胃酸のpHが高くなりエステル化セフェムの吸収が悪くなる。このため、このような患者には非エステル型のセフジニル（セフゾン）や、合成ペニシリン、ペネム系のファロペネム（ファロム）などを選択することとなる。

歯科・口腔外科領域に適応のあるニューキノロン系抗菌薬は、オフロキサシン（タリビット）、トシル酸トスフロキサシン（オゼックス）、塩酸ロメフロキサシン（バレオン）、フレロキサシン（メガロシン）、スパルフロキサシン（スパラ）、レボフロキサシン（クラビット）、ガチフロキサシン（ガチフロ）の６種類である。アルミニウム、マグネシウムを含む胃腸薬で著しい吸収阻害が生じる、緑茶や牛乳との併用でも吸収阻害が生じるなどの欠点をもっている。その他の歯科用医薬品についても、胃腸薬と併用すると抗菌薬の吸収が低下するので注意を要する（**表2**）。

歯科・口腔外科領域の外来における臨床で繁用される鎮痛薬は、抗炎症作用とともに、解熱、鎮痛作用もある、非ステロイド性抗炎症薬（NSAIDs）と解熱性鎮痛薬に大別される。非ステロイド性抗炎症薬は酸性NSAIDsと塩基性NSAIDsとに分けられ、酸性NSAIDsは一般に、鎮痛消炎作用が強く、急性炎症のみならず慢性炎症にも効果がみられ、副作用も比較的強い。これに対して塩基性NSAIDsは酸性NSAIDsに比べて、鎮痛作用が弱いが、プロスタグランジンの合成抑制が少ないため副作用が少ないという特徴がある。消化性潰瘍のある患者には慎重に投与する必要がある。ロキソプロフェンナトリウム（ロキソニン）はプロドラッグであるため消化管粘膜に対する直接作用は少ないと考えられるが、血中に取り込まれた後は他のNSAIDsと同様の機序で消化性潰瘍を引き起こす。またNSAIDs坐剤の場合も同様であり作用機序から考慮して慎重投与を行うことが求められている。

現在、歯科領域において適応のある最も胃十二指腸障害の少ないNSAIDsは選択的COX-2阻害薬であるセレコキシブ（セレコックス）のみである。しかし胃十二指腸障害患者に対しては、COX-2阻害剤でも治癒遅延や増悪を起こすリスクがあるため、NSAIDsの投与は避け、鎮痛を図るときはアセトアミノフェンやトラマドール塩酸塩・アセトアミニフェン配合剤（トラムセット配合錠）、解熱を図るときはアセトアミノフェンの投与が望ましい。また胃十二指腸障害の既往がある患者に対してはCOX-2阻害剤が推奨されるが、COX-2阻害剤でも潰瘍が再発するリスクがあり、NSAIDs潰瘍の再発抑制の適応があるPPI製剤のエソメプラゾール（ネキシウム）（20mg　1×）

やPG製剤ミソプロストール（サイトテック）（800
μg　4×）の併用が望ましい。

【参考文献】
1. Sakamoto C, Kawai T, Nakamura S, Sugioka
   T, Tabira J：Comparison of gastroduodenal
   ulcer incidence in healthy Japanese subjects
   taking celecoxib or loxoprofen evaluated by
   endoscopy: a placebo-controlled, double-
   blind 2-week study.Aliment Pharmacol Ther.
   2013 Feb；37（3）:346-54. doi: 10.1111/
   apt.12174. Epub 2012 Dec 10.

表2　歯科用医薬品と胃腸薬との薬物相互作用

抗菌剤	一般名	商品名	内科薬剤	作用・効果
セフェム系	セフジニル	セフゾン	制酸薬　アルミニウムまたはマグネシウム含有	抗菌薬の吸収低下
マクロライド系	アジスロマイシン	ジスロマック	制酸薬　アルミニウムまたはマグネシウム含有	抗菌薬の吸収低下
テトラサイクリン系	テトラサイクリン塩酸塩	アクロマイシン	制酸薬　カルシウム、アルミニウムまたはマグネシウム含有	抗菌薬の吸収低下
	ミノサイクリン塩酸塩	ミノマイシン	制酸薬　カルシウム、アルミニウムまたはマグネシウム含有	抗菌薬の吸収低下
	ドキシサイクリン塩酸塩水和物	ビブラマイシン	制酸薬　カルシウム、アルミニウムまたはマグネシウム含有	抗菌薬の吸収低下
ニューキノロン系	トスフロキサシン	オゼックス	制酸薬　カルシウム、アルミニウムまたはマグネシウム含有	抗菌薬の吸収低下
	オフロキサシン	タリビッド	制酸薬　アルミニウムまたはマグネシウム含有	抗菌薬の吸収低下
	スパルフロシン	スパラ	制酸薬　アルミニウムまたはマグネシウム含有	抗菌薬の吸収低下
	レボフロキサシン	クラビット	制酸薬　アルミニウムまたはマグネシウム含有	抗菌薬の吸収低下
	ロメフロキサシン	ロメバクト	制酸薬　アルミニウムまたはマグネシウム含有	抗菌薬の吸収低下
	ガチフロキサシン	ガチフロ	制酸薬　アルミニウムまたはマグネシウム含有	抗菌薬の吸収低下

9）貧血患者への投薬

（1）疾患の概要

　貧血とは血中のヘモグロビン濃度が基準値以下に減少した状態である。ヘモグロビン濃度の基準値は性、年齢により異なる。成人男性では13g/dl、成人女性では12g/dl未満であれば貧血とする。ただし、高齢者では男女差がなくなり、男女ともに12g/dl未満を貧血とする。妊婦では11g/dl未満を貧血とする。貧血は病因あるいは赤血球形態によって分類される。貧血の病因としては、赤血球産生の低下、赤血球の破壊亢進（溶血性貧血）、出血、赤血球の分布異常（脾臓への貯留）などが挙げられる（**表1**）。貧血の一般症状には皮膚・粘膜の蒼白、動悸、息切れ、全身倦怠感、易疲労性、頭痛、めまいなどがある。

（2）疾患の治療薬

　貧血は一つの徴候にすぎないため、貧血の種類や原因を明らかにしてから各種の治療が行われる（**表2**）。これらの治療法のうち、薬物療法についてみると、鉄欠乏性貧血では鉄剤の経口投与が原則で、消化器症状軽減のため徐放性鉄剤が使用される。悪性貧血では内服薬の吸収効率が悪いためビタミン B_{12} 製剤が筋注投与、葉酸欠乏性巨赤芽球性貧血では葉酸が経口投与される。再生不良性貧血では、重症度により治療法が異なる。中等症ではシクロスポリンによる免疫抑制療法が、やや重症から最重症では抗ヒト胸腺細胞ウサギ免疫グロブリン、シクロスポリン、G-CSF製剤との併用療法か骨髄移植が行われる。自己免疫性溶血性貧血や発作性夜間ヘモグロビン尿症では副腎皮質ステロイド剤による長期間にわたる免疫抑制療法が行われる（**表3**）。

（3）疾患のコントロールの評価

　貧血の程度にもよるが、鉄欠乏性貧血および悪性貧血では薬物療法により比較的短期間で貧血は改善する。しかし、貧血が回復しても貯蔵鉄の不足を補ったり、ビタミン B_{12} の貯蔵量を満たすため、同一薬剤による治療が数カ月間継続される。

再生不良性貧血では重症度により経過や予後が異なる。自己免疫性溶血性貧血の多くは慢性の経過をとり、寛解・悪化を繰り返す。大部分の貧血患者は内科で治療を受けているが、このように貧血の種類、程度によって患者の経過、予後は異なるため、歯科治療にあたっては内科主治医と連携をとり、貧血の種類、程度、投与されている薬剤とその量、コントロール状況、予後等をあらかじめ問い合わせることが必要である。

（4）歯科治療時の注意

　貧血の原因は多岐にわたり、しかも合併症を併発していることがあるため、これらに対する配慮が必要なことが多く、問診による病状の把握および内科主治医との連携が必要である。貧血患者の歯科治療にあたって、特に問題となるのは再生不良性貧血である。本疾患は汎血球減少症と骨髄の低形成を特徴とするため、ヘモグロビン濃度の減少ならびに白血球数、好中球数、血小板数の減少をきたす。治療法として、免疫抑制療法、輸血療法、造血幹細胞移植などがある。長期間にわたり免疫抑制剤を服用し、ショックやアレルギー予防のためにステロイド剤も併用されていることが多い。そのため、重症感染症の発症の危険性や出血傾向などを常に念頭において対応する必要がある。抜歯や小手術等の観血的処置はもちろん、歯内療法、充填、補綴処置にあたっても内科主治医と連携して適切に歯科治療を施すことが望ましい。

（5）投薬時の注意

　歯科の薬物療法で最も注意を要するのは、内科で処方されている薬剤との相互作用である。鉄剤を服用している患者では、制酸剤が鉄の吸収を抑制し、鉄剤によりセフジニル（セフゾン）、テトラサイクリン系抗菌薬、ニューキノロン系抗菌薬の吸収が阻害される。したがって、これらの薬剤では鉄剤との同時服用は避け、3時間程度ずらす必要がある。ソル・メドロールは注射剤として使用されるが、エリスロマイシンと併用すると、代

謝酵素（CYP3A4）阻害により代謝が阻害される。また、NASIDs と併用すると、消化器系の副作用を起こすおそれが増加する。シクロスポリンは腎毒性が高いアミノグリコシド系抗菌薬や NASIDs との併用により腎毒性が増強され腎障害の頻度が増加する。さらに、マクロライド系抗菌薬やアゾール系抗真菌薬と併用すると、CYP3A4 や P- 糖タンパク質による代謝阻害や排泄遅延により血中濃度が上昇し、腎障害が増加する可能性がある。

【参考文献】
1. 浅野茂隆，池田康夫，内山　卓監修：三輪血液病学．文光堂，東京，2006（第 3 版）．
2. 溝口秀昭：必携 血液内科診療ハンドブック．南江堂，東京，2005（改訂第 2 版）．
3. 中尾眞二：1. 再生不良性貧血　特集血液病ガイドライン update 〜造血障害〜．血液フロンティア 22（5），21-28，2012．

表1　病因による貧血の分類

Ⅰ．赤血球産生の低下
1．エリスロポエチンの産生の低下
腎性貧血、感染、炎症、腫瘍による貧血
2．血液幹細胞の異常
再生不良性貧血、急性白血病など
3．赤芽球の成熟障害
巨赤芽球性貧血（ビタミン B_{12}、葉酸欠乏性）、鉄欠乏性貧血
鉄芽球性貧血
Ⅱ．赤血球の破壊亢進（溶血性貧血）
自己免疫性溶血性貧血、発作性夜間ヘモグロビン尿症
Ⅲ．出血
Ⅳ．赤血球の分布異常
脾腫を伴う疾患

表2　貧血の治療

治療法	適応症
輸血療法（赤血球輸血）	再生不良性貧血、溶血性貧血、急性白血病の貧血
薬物療法	
1）特異療法（補充療法）	
鉄剤	鉄欠乏性貧血
ビタミン B_{12}	悪性貧血
葉酸	葉酸欠乏性巨赤芽球性貧血
2）非特異療法	
副腎皮質ステロイド	再生不良性貧血、自己免疫性溶血性貧血、発作性夜間ヘモグロビン尿症
免疫抑制薬	中等症〜最重症再生不良性貧血、自己免疫性溶血性貧血
その他	
1）脾摘出	遺伝性球状赤血球症、自己免疫性溶性貧血
2）骨髄移植	重症再生不良性貧血

表3　貧血治療に使用される主な薬剤

分類	一般名	商品名
鉄剤（非徐放性）	クエン酸第一ナトリウム	フェロミア
	活性ピロリン酸第二鉄	インクレミン
鉄剤（徐放性）	フマル酸第一鉄	フェルム
	硫酸鉄	スローフィー、テツクール S
		フェロ・グラデュメット
鉄注射剤	含糖酸化鉄	フェジン
ビタミン B$_{12}$ 欠乏性貧血治療薬	メコバラミン	メチコバール、コバメチン
	シアノコバラミン /B$_{12}$	ビタミン B$_{12}$ 注 "Z"
ビタミン製剤	葉酸	フォリアミン
腎性貧血治療薬	エポエチン	エポジン、エスポー、ミルセラ
	ダルベポエチンアルファー	ネスプ
G-CSF 製剤	フィルグラスチム	グラン
	レノグラスチム	ノイトロジン
	ナルトグラスチム	ノイアップ
	ミリモスチム	ロイコプロール
免疫抑制薬	抗ヒト胸腺細胞ウサギ免疫グロブリン	サイモグロブリン
	抗ヒト T リンパ球ウサギ免疫グロブリン	ゼットブリン
	シクロスポリン	ネオーラル、サンディミュン
	タクロリスム水和物	プログラフ
副腎皮質ステロイド剤	メチルプレドニゾロンコハク酸ナトリウムプレドニゾロン	ソル・メドロールプレドニゾロン、プレドニン
タンパク同化ホルモン	メテノロン	プリモボラン
溶血抑制薬（分子標的治療薬）	エクリズマブ	ソリリス

10）血液・造血器疾患患者への投薬

貧血については別項に記載されているので以下の疾患について述べる。

A．特発性血小板減少性紫斑病（ITP）

（1）疾患の概要

血小板減少症には、再生不良性貧血、白血病や肝硬変などの疾患や、薬剤や放射線障害などで二次的に血小板減少をきたすものと、原因不明で、血小板数が 10 万／μL 以下に減少する特発性血小板減少性紫斑病（ITP）がある。ITP は臨床経過により急性と慢性に分けられる。急性型 ITP は、小児に多く、数カ月にて自然治癒するものが多い。一方、成人に発症した ITP の多くは急性型から慢性型に移行し、治療を要することが多い。臨床症状としては、皮膚・粘膜の紫斑や点状・斑状出血、歯肉出血、鼻出血がみられる。

（2）治療薬

ITP の治療には、血小板の破壊を抑制することを目的とした治療（ステロイド療法）と血小板の産生を増やすことを目的とした治療（トロンボポエチン受容体作動薬）がある。ヘリコバクター・ピロリ菌陽性の ITP 患者では、まず除菌療法を行うことが勧められている。副腎皮質ステロイドは広く使用されるが、ステロイド療法無効あるいは副作用が強い場合は、脾臓摘出術が行われる。脾摘無効もしくは手術適応がない場合に、トロンボポエチン受容体作動薬が使用される。

緊急治療では、免疫グロブリン大量療法、血小板輸血やステロイドパルス療法などが行われる。

（3）コントロールの評価

血液検査により血小板数を定期的に評価する。

（4）歯科治療時の注意

非侵襲的な歯科治療では、粘膜や歯肉損傷のないよう愛護的な処置に留意する。スケーリングなどの処置における推奨血小板数は、2〜3万／μL

以上である。抜歯などの観血的処置にあたっては、検査および内科主治医との対診を行い、3 万／μL 以上を確認し、局所止血に十分配慮する。

副腎皮質ステロイドの投与量・投与期間によっては、ステロイドカバーを行う。副腎皮質ステロイドによる易感染状態も考慮する必要がある。

（5）投薬時の注意

抗菌薬や消炎鎮痛薬など種々の薬剤により血小板減少をきたす可能性があり、問診だけではなく投与後の臨床症状や血小板減少にも注意を要する。副腎皮質ステロイドや免疫抑制薬との相互作用を考慮する必要がある（「ステロイド長期服用患者への投薬の項」参照）。

（6）その他

まれではあるが、ITP の類縁疾患である血栓性減少性紫斑病や溶血性尿毒症症候群は重篤な病態であり、腎障害も伴うため慎重な対応が必要である。

B．顆粒球減少症

（1）疾患の概要

末梢血液中の顆粒球が正常（3,000/mm^3）以下に減少した状態の総称で、易感染状態をきたす。特に顆粒球で最も多い好中球が 500/mm^3 以下の場合は無顆粒球症と呼ぶ。その原因は、顆粒球産生の減少、あるいは破壊と消費の亢進であり、多くは薬剤により発症する。抗癌剤の他、抗菌薬（ペニシリン系、ST 合剤、他）、消炎鎮痛薬、抗甲状腺薬、抗痙攣薬でも起こることがある（表 1）。その他に、漢方薬や市販薬を含め、抗血小板薬、抗潰瘍薬、降圧薬など、どの薬剤でも起こりうる。

（2）治療薬

治療の第一は原因と考えられる薬剤の中止であり、原因薬剤が特定できない場合は、可能性のある薬剤をすべて中止する。場合によって、顆粒球

コロニー刺激因子（G-CSF製剤）を使用する。易感染状態により感染の徴候がある場合は抗菌薬投与も必要である。

（3）コントロールの評価

末梢血液中の顆粒球を指標とする。

（4）口腔症状および歯科治療時の注意

口腔・咽頭粘膜の発赤・腫脹や潰瘍形成、歯肉の壊死が現れる。緊急時を除いて、感染を引き起こす可能性のある歯科処置は避けて、口腔衛生に配慮する。歯性感染症が存在する場合には、抗菌薬の投与が必要である。

（5）投薬時の注意

日常の歯科治療で使用される抗菌薬や消炎鎮痛薬が、顆粒球減少症を引き起こす可能性がある。したがって、全身倦怠や上記口腔症状が出現し、顆粒球の減少をみた場合は、投薬を中止して内科と対診する必要がある。

C．白血病

（1）疾患の概要

造血系細胞が骨髄中で腫瘍化をきたし、骨髄、リンパ節をはじめ、全身に浸潤増殖する疾患である。急性と慢性に大別され、さらにそれぞれが骨髄性とリンパ性に大別される。骨髄抑制のため、貧血、出血傾向、易感染性を示す。白血病細胞が臓器に浸潤し、肝脾腫や歯肉腫脹をきたす場合もある。

（2）治療薬

急性白血病：抗癌剤を用いた化学療法として初回寛解導入療法が行われる。寛解導入療法後に残った白血病細胞をさらに減少させる寛解後療法として、地固め療法、寛解維持療法、大量化学療法あるいは造血幹細胞移植が行われる。

急性骨髄性白血病の寛解導入療法ではダウノルビシンとシタラビンの併用療法が標準療法であり、寛解後療法としてはシタラビン大量療法が有効とされている。なお、急性骨髄性白血病の中の急性前骨髄球性白血病の場合は、抗癌剤ではなく、レチノイン酸による分化誘導療法が行われる。

急性リンパ性白血病の治療薬は、病型で大きく異なる。成人のフィアデルフィア染色体陽性例では、寛解導入療法として、ビンクリスチン、プレドニゾロン、アドリアマイシン、シクロホスファミドやL-アスパラギナーゼが用いられる。地固め療法として、これら抗癌剤に加えて、メトトレキサートやシタラビンが、維持療法としてメトトレキサート、メルカプトプリン、ビンクリスチンやプレドニゾロンが組み合わせて用いられる。

治療を進める上で、抗菌薬、G-CSF製剤、制吐剤や輸血療法などの支持療法により、副作用の軽

表1 顆粒球減少症を起こしやすい薬剤

鎮痛消炎薬	スルピリン、インドメタシン
抗菌薬	ペニシリン、セファロスポリン、クロラムフェニコール、サルファ剤
抗結核薬	イソニアジド、パラアミノサリチル酸
抗悪性腫瘍薬	シクロホスファミド、メソトレキサート、フルオウラシル、シタラビン
	ビンクリスチン、ダウノルビシン、アザチオプリン
抗てんかん薬	カルバマゼピン、トリメタジオン、フェニトイン
抗甲状腺薬	プロピルチオウラシル、チアマゾール
降圧利尿薬	クロロチアジド
抗精神病薬	クロルプロマジン
糖尿病治療薬	トルブタミド

減が図られる。

慢性白血病：骨髄性白血病ではイマニチブの経口投与が第一選択である。同剤による効果不良の場合、造血幹細胞移植が考慮される。リンパ性白血病の場合は根治できる有効な化学療法が確立されておらず、症状の改善を目的に化学療法が行われる。

（3）コントロールの評価

血液検査による末梢血液像、末梢血液中の異常細胞の有無、骨髄穿刺による骨髄中の腫瘍細胞の有無を指標とする。

（4）口腔症状および歯科治療時の注意

口腔症状として、歯肉の腫脹、出血や出血斑、蒼白な口腔粘膜が認められる。

歯科治療時には、出血傾向および易感染性に十分な配慮が必要である。観血的処置は、原則的に寛解期に行うようにするが、寛解導入前では、医科主治医との緊密な連携のもと、化学療法の時期や骨髄抑制の期間などを十分考慮して行う必要がある。

造血幹細胞移植では、移植における感染予防の見地から口腔衛生の維持と口腔に存在する感染源の除去が必須である。そのため移植前に抜歯を必要とする場合が生じる。白血病による骨髄抑制が存在する上に、化学療法の副作用も加わっており、口腔の観血的処置自体が感染を引き起こす場合があるので、慎重な対応が必要である。

造血幹細胞移植後に生ずる移植片対宿主病（GVHD）では、口腔粘膜炎に引き続き、扁平苔癬様病変や口腔乾燥を生じる。移植に伴う免疫抑制剤による易感染性とあいまって生じるう蝕や歯周炎とその継発症の予防のために、定期的なフォローと口腔ケアは必須である。また慢性GVHDの扁平苔癬様病変からの二次癌の発生も報告されている。

（5）投薬時の注意

原疾患およびその治療により汎血球減少症をきたしているため、血小板凝集抑制作用のあるアスピリンの投与は禁忌とされる。

白血病治療薬と歯科用薬剤との相互作用を**表2**に示す。

D．多発性骨髄腫

（1）疾患の概要

形質細胞の腫瘍性増殖であり、単クローン性免疫グロブリン（Mタンパク）を産生する。骨髄に多発するため造血機能が低下し、貧血、易感染性、易出血性を引き起こす。またMタンパクによる腎機能障害や、腫瘍細胞と骨髄間質細胞の関連にて骨融解や高カルシウム血症を生じるなど多彩な臨床症状を呈する。

病型は、Mタンパク量と骨髄中の骨髄腫細胞の割合、臓器障害で分類され、新しい国際病期分類は、血清アルブミン値と血清β_2ミクログロブリン値により決定される。

（2）治療薬

初期治療には、通常化学療法と自己末梢血幹細胞移植を伴う大量化学療法がある。前者では、メルファランとプレドニゾロン（MP）併用療法が標準療法であり、後者では抗癌剤を3種類以上併用して治療内容を強化した多剤併用療法が施行される。なおサリドマイドやその誘導体、ボルテゾミブ等が再発・難反応例に対して有効性を示している。孤立性形質細胞腫の場合は放射線療法も行われる。支持療法として、骨病変や高カルシウム血症に対して、ビスホスホネート製剤やヒト型抗RANKLモノクローナル抗体製剤（デスノマブ）が用いられている。

（3）コントロールの評価

診断は骨髄穿刺により、骨髄腫細胞の形態、表面マーカー、染色体検査が行われる。血液検査にて、末梢血液像とともに、免疫グロブリン検査、β_2ミクログロブリン測定が、尿検査にてベンスジョーンズタンパク測定が行われる。全身のX線検査、CT、MRIにて骨病変、PET検査にて活動性病変が評価される。

（4）口腔症状および歯科治療時の注意

腫瘍細胞による顎骨の融解は、X線透過像として認められ、歯の動揺や歯根吸収、知覚神経障害などを生じる。免疫グロブリン由来のアミロイドが全身諸臓器に沈着するアミロイドーシスは、口腔では舌に好発して、硬い黄色調の結節を形成し、時に巨舌を呈する。免疫機能低下、汎血球減少症や腎機能障害があるため、観血的処置は慎重に行う。またビスホスホネート製剤やデスノマブに関連する顎骨壊死／顎骨骨髄炎に配慮する。

（5）投薬時の注意

腎障害を増悪する可能性のある造影剤の使用やNSAIDsの投与は避ける。

また、副腎皮質ステロイドやクロラムフェニコールは、治療薬であるシクロホスファミドの作用を減弱させる（**表2**）。

【参考文献】
1. 高久史麿, 尾形悦郎, 黒川　清, 矢崎義雄監修：新臨床内科学（第9版）. 医学書院, 東京, 2009.
2. Scully C：Medical Problems in Dentistry, 6th edition, Elsevier Health Sciences, UK, 2010.

表2　白血病・多発性骨髄腫の化学療法薬と歯科用薬剤との相互作用

化学療法薬	歯科用薬剤	相互作用
メソトレキサート	NSAIDs	メソトレキサートの作用増強
	テトラサイクリン	メソトレキサートの作用増強
	クロラムフェニコール	メソトレキサートの作用増強
	ピペラシリン	メソトレキサートの作用増強
シクロホスファミド	副腎皮質ステロイド	シクロホスファミドの作用減弱
	クロラムフェニコール	シクロホスファミドの作用減弱
ビンクリスチン	イトラコナゾール	ビンクリスチンの神経・筋への副作用増強
ビンデシン	イトラコナゾール	ビンデシンの神経・筋への副作用増強

11）アレルギー性疾患患者への投薬

ch.3

（1）疾患の概要

　アレルギーとは生体における抗原抗体反応のうち、特定のアレルゲン（抗原）に対して過剰の免疫反応を示す状態をいう。発生機序から5型に分類されている（**表1**）。

Ⅰ型：主にIgE抗体が関与し、即時型過敏と呼ばれ、反応が激しく、全身性のものをアナフィラキシーという。

Ⅱ型：何らかの原因で自己細胞が抗原として認識され、自己細胞―抗体反応が生じ、細胞の障害が生じる。

Ⅲ型：抗原・抗体・補体などの免疫複合体により、局所的臓器障害を生じるアルサス型反応と全身性に生じる血清型がある。

Ⅳ型：リンパ球のT細胞がアレルゲンに感作され、リンホカインという起炎物質を産成し、細胞障害反応を起こす。

Ⅴ型：以前はⅡ型に属していたが、独立したもので、自己細胞と自己抗体が反応し、その細胞機能の異常亢進あるいは異常低下した状態。

　このうちⅠ型からⅢ型は即時型の、Ⅳ型は遅延型アレルギー反応を示す。

（2）患者の評価

　アレルギー性疾患の既往について十分な問診を行うことが重要である。過去に起こした薬物、食物アレルギーの他、アレルギー反応によって生じる気管支喘息、アレルギー性鼻炎、蕁麻疹、接触性皮膚炎、アトピー性疾患などの有無について聴取する。この際、アレルギーには遺伝の関与も示唆されていることから家族歴についても問診し、参考にする。臨床検査値では白血球百分率において好酸球の増加はアレルギー性疾患の可能性を示唆し、血清中IgE値の上昇（250IU/mL以上）によりⅠ型アレルギーの存在が示唆される。

（3）歯科治療時の注意

　気管支喘息、アレルギー性鼻炎、蕁麻疹などの

表1　アレルギー性疾患の分類

型			発生機序	疾患名
即時型	Ⅰ型	アナフィラキシー型 IgE依存性即時型	抗原侵入により産生されたIgE抗体が肥満細胞や好塩基球に結合し、刺激することにより、これら細胞から化学伝達物質（ヒスタミン、SRS-Aなど）が遊離。血管透過性亢進、粘液分泌亢進、平滑筋収縮が起きる。	アナフィラキシーショック、腸管アレルギー、気管支喘息、アレルギー性鼻炎、蕁麻疹など
	Ⅱ型	細胞傷害型	自己の細胞表面にある抗原に抗体が反応し、そこに補体が結合して細胞を融解、あるいはキラー細胞が結合して細胞を傷害する。	自己免疫性、溶血性貧血、血小板減少性紫斑病、顆粒球減少症、ウイルス性肝炎など
	Ⅲ型	アルサス型 血清型	血管内や組織間隙で抗原抗体複合体が形成され、これらにより細胞や組織が傷害される。	血清病、過敏性肺炎、膜性糸球体腎炎など
遅延型	Ⅳ型	ツベルクリン型 細胞免疫型	リンパ球のT細胞がアレルゲンと接触することによりリンホカインを産生し、これが細胞傷害反応を起こす。	接触性皮膚炎、掌蹠膿疱症など
	Ⅴ型		Ⅱ型と基本的に同じ機序であり、刺激性が異なる。	バセドウ病など

疾患では環境因子あるいは心理学的要因によりアレルギー症状の誘発、増悪が起こることが知られ、歯科治療のストレスにより症状の増悪の可能性がある。また、他科においてアレルギー性疾患の治療のためにステロイドの長期投与を受けている患者には、創傷治癒遅延、易感染性や骨粗鬆症に注意し、他科対診の上、必要に応じてステロイドカバーなどが必要となる。気管支喘息の治療のため気管支拡張薬（アミノフィリン、テオフィリン）を服用している患者へのマクロライド系抗菌薬の投与は気管支拡張薬の血中濃度を上昇させる。また、交感神経刺激薬服用患者へのアドレナリン（局所麻酔薬にも含まれる）投与も β 作用が増強されることから禁忌である（**表2**）。アスピリン喘息患者への合成系抗炎症薬、ピラゾロン系消炎鎮痛薬、アセトアミノフェン（非ピリン系解熱鎮痛薬）の投与は喘息発作を誘発することがある（「NSAIDs 不耐症・過敏症」を参照）。

（4）投薬時の注意

歯科で投薬される薬物の多くは抗菌薬や消炎鎮痛薬であり、また治療に局所麻酔薬を使う機会が多いのでこれらの薬剤に対するアレルギーが問題となる。10％前後の人が薬物アレルギーを有するといわれることから、前述のごとく問診で得られたアレルギーの既往を参考にし、投薬内容を決定することが重要である。

どのような薬物でもアレルゲンとなりえるが、アレルギーを引き起こしやすい薬剤として抗菌薬ではペニシリン系、消炎鎮痛薬ではピラゾロン系、合成系抗炎症薬などが挙げられる。ペニシリン系薬剤でアレルギーを起こした既往のある患者では化学構造の類似したセフェム系薬剤でも症状発生の可能性が高いとされる。

投薬時、薬物アレルギーが疑われる場合には皮膚テスト、試験管内診断法などによりアレルゲンの特定を行う。皮膚テストにはプリックテスト、スクラッチテスト、貼付試験（後述）がある。プリックあるいはスクラッチテストでは抗原液を前腕内側の皮膚に滴下し、それを通して 28G ツベルクリン針により皮膚をプリック（刺す）あるいはスクラッチ（引っかく）することにより傷をつけ反応をみる。しかし、アナフィラキシーのリスクがあるため抗菌薬では廃止されている。それぞれ 15 〜 20 分後に対照液（生理食塩液）と膨疹あるいは紅斑の大きさを比較、判定する。試験管内診断法には、HRT（特異的 IgE 検査）、LST（リンパ球刺激試験）や RAST（放射性アレルギー吸着試験）などがある。生体外で検査が行えることから安全性が高いが、皮膚テストより感度が低いといわれる。

投与した薬剤により薬物アレルギーが疑われる場合、疑わしい薬剤の服用はただちに中止する。薬物アレルギーの 80 〜 90％は蕁麻疹、紅斑、水疱、丘疹などの皮膚症状（薬疹）であるが、このような場合には抗ヒスタミン薬の投与が有効である。重症の場合は副腎皮質ステロイドの投与を考慮する。全身の重篤な皮膚症状に加え多臓器障害に伴う全身症状を示すアレルギー疾患として中毒性表皮壊死融解症（TEN：toxic epidermal necrolysis）ならびに Stevens-Johnson 症候群が挙げられる。両者はともに死の転機をとることがあり、入院管理下での治療が必要となる。

薬物アレルギーで最も緊急に対処を必要とされるものはアナフィラキシーショックである。アナフィラキシー反応は薬物投与後、30 分以内の短時間で発現することが多く、循環不全と気道閉塞を主症状とし、これも重症の場合は死の転機をとることから、原因薬剤の中止、血圧測定、動脈酸素分圧の測定を行う。循環虚脱、呼吸困難や喘鳴などの呼吸症状がみられれば、アドレナリンの筋注（0.1％, 0.3 〜 0.5mL）を行う。ショック症状の改善に副腎皮質ステロイドの点滴を、抗ヒスタミン薬や気管支拡張薬の投与を考慮する。必要に応じて専門医の応援を求める。

（5）NSAIDs 不耐症・過敏症

NSAIDs 不耐症とは、プロスタグランジン合成酵素阻害作用をもつ NSAIDs（解熱鎮痛薬）全般に対する過敏症状を示す。同義語としてアスピリン過敏症、NSAIDs 過敏症などがあるが、世界的には、数十年前からアスピリン不耐症（aspirin-intolerance）の用語がよく用いられている。服用後数分から半日程度で、全身蕁麻疹あるいは血管

浮腫が生じる。治療法は通常の蕁麻疹や血管浮腫と同じであるが、急速な浮腫に対しては早期にアドレナリンを用いる。本症が疑われる患者へのNSAIDsは麻薬系、アセトアミノフェン（1回300mg以下）、塩基性消炎剤、あるいはCOX2阻害の選択性が高いエトドラク、セレコシブ、メロキシカムなどを用いるが、一部の不安定なアスピリン喘息患者ではこれら薬剤でも喘息を誘発する。NSAIDs不耐症や過敏喘息ではコハク酸エステルステロイドの急速静注は避ける。なお、IgEを介するⅠ型アレルギーとは、単一（1種類）のNSAIDに対するアレルギーを指し、NSAIDs不耐症には含まれない。

(6) その他

近年、歯科材料（金属、レジンなど）に対するアレルギー反応が注目されるようになってきた。これらの発生機序としては主にⅣ型アレルギーが疑われており、義歯あるいはクラウン（金属冠）に接触する粘膜に一致して発赤、びらんなどを示す接触性粘膜炎、あるいは手掌、足蹠に多数の無菌性小膿瘍を形成する掌蹠膿疱症などの病態を示す。アレルゲンの特定には貼付試験（パッチテスト）を行う。試験用絆創膏に抗原液を染み込ませ、患者の背部あるいは上腕の皮膚に貼付し、48時間後に剥離し1回目の判定を行い、さらに72時間後に2回目の判定を行う。陽性の場合には貼付部位に一致した皮膚の紅斑、丘診、水疱形成などが観察される。アレルゲンが確定した場合はそれを含む口腔内補綴物を除去する。

表2　アレルギー性疾患の治療薬と注意すべき歯科用薬剤の薬物相互作用

分類	一般名	商品名	歯科用薬剤	相互作用
気管支拡張薬	アミノフィリン テオフィリン	ネオフィリン テオドール	マクロライド系抗菌薬 ニューキノロン系抗菌薬 交感神経刺激薬 （アドレナリン）	気管支拡張薬の血中濃度上昇 β作用の増強
β_2交感神経 受容体刺激薬	イソプレナリン	プロタノール エピペン	アドレナリン	β作用の増強

12）てんかん患者への投薬

（1）疾患の概要

　てんかんは反復するてんかん発作を主徴とする慢性の脳疾患の総称で、疫学的には本邦では 0.5～1％の有病率といわれている。

　1989 年の国際分類で、てんかん発作が始まる脳の部位に応じて部分発作（大脳皮質）と全般発作（両側大脳半球）に大別、さらに病因により大脳病変を特定できない特発性と特定できる症候性に二分され、大きくこの 4 つに分類されており、その他に未決定てんかんと特殊症候群を加えている（表 1）。診断には発作を正確に分類することが重要で、それにより薬物の選択や予後を予測することができる。

　原因については、特発性の場合何らかの素因が考えられ、症候性では器質的原因として先天性脳疾患、低酸素脳症などの周産期障害、脳炎、頭部外傷、脳腫瘍など中枢神経に関与する疾患が挙げられるが、直接の発作の原因については十分な解明がなされていない。しかしながらてんかんの初発年齢により、原因を推定することができる（表2）。

　てんかんの治療は、抗てんかん薬による薬物治療が基本で、てんかん発作の防止と長期間の生活指導が大切である。しかしながら既存の薬物では発作の抑制が困難な難治例があり、それらには脳

表1　てんかん、てんかん症候群および発作性関連疾患の分類

1. 局在関連性（焦点性、局在性、部分性）てんかんおよび症候群
1）特発性（年齢に関連して発病する）
2）症候性
3）潜因性
2. 全般てんかんおよび症候群
1）特発性（年齢に関連して発病する）
2）潜因性あるいは症候性
3）症候性
①非特異病因
②特異症候群
3. 焦点性か全般性か決定できないてんかんおよび症候群
1）全般発作と焦点発作を併有するてんかん
2）明確な全般性あるいは焦点性のいずれの特徴をも欠くてんかん
4. 特殊症候群
状況関連性発作（機会発作）

表2　痙攣発作初発年齢と推定原因

初発年齢	推定原因
新生児期	周生期障害（無酸素症、頭蓋内出血）、代謝障害（ビタミン B_6 依存症、低血糖症、テタニー）、先天奇形、感染周生期障害、遺伝、変性疾患、先天性代謝異常症、髄膜炎、脳炎
幼少児期	周生期障害、脳炎、髄膜炎、急性脳症、頭部外傷、脳血管障害、熱性けいれん、特発性てんかん
思春期 10～12 歳	特発性てんかん、頭部外傷、周生期障害
青壮年期 20～35 歳	頭部外傷、脳腫瘍、周生期障害
中年期 35～55 歳	脳腫瘍、頭部外傷、脳動脈硬化症
老年期 55～70 歳	脳動脈硬化症、脳腫瘍

外科医による手術療法に期待がかけられている。

歯科治療にあたっては担当医師と十分な連絡をとりあうことはもとより、その症状、発作の特徴、身体的なケアを理解した上で行う必要がある。

(2) 歯科治療時の注意

歯科治療にあたっては治療内容を理解するよう十分説明し、疼痛を与えぬことはもとより、いきなり注射麻酔をしたり、タービンやエンジンによる切削などをしたりして急激なストレスを与えぬことが重要である。しかしながら医療者側が家族とともにあまりにも過保護に患者に対応することによって、わずかなことで発作が起こる場合もあり、ある程度の緊張をもたせることも必要である。

また、当然のことながら受診前日、睡眠不足、過労や深酒があった場合の治療は避けるべきである。

精神運動発作で朦朧状態にある場合は、チェアーから落ちての骨折や、周辺の鋭利な歯科用器具・器材による損傷を防ぐため十分な注意が必要である。

発作時のケアが特に重要なのは大発作で、その際、まずチェアーから安全な場所に移し、膝を軽く押さえて足がはねあがらないようにする。また下顎の脱臼や舌誤咬を防止するために下顎を手拳で押し上げるように固定する。当然のことながら患者の意識状態やバイタルサインのチェックを行い、気道確保や酸素吸入など緊急事態に対し迅速な対応ができるようにしておく。ただし10分以上発作が続くと、二次性脳障害や生命にも影響する痙攣重積状態に進行する危険があるので、ただちに専門の医療機関に搬送しなければならない。発作が鎮静した後には、十分な回復を待って、必ず付き添いのもと、帰宅させる。

(3) 投薬時の注意

投薬は数年以上の長期に及んでいることが多く、そのため自分で勝手に投薬を中止していることもあり、それにより発作が再発する危険性が高いため、必ず歯科治療にあたっては担当医師や患者本人、家族に確認しておく必要がある。

現在、本邦の主要抗てんかん薬はカルバマゼピン（テグレトール、レキシン）、フェニトイン（アレビアチン、ヒダントール）、バルプロ酸ナトリウム（デパケン、エピレナート、セレニカR、ハイセレニン、バレリン、他）、フェノバルビタール（フェノバール、ワコビタール）、クロナゼパム（ランドセン、リボトリール）、ゾニサミド（エクセグラン、エクセミド）の6剤である。これらの薬剤の相互作用、副作用について解説する。

薬物相互作用については併用禁忌と併用注意がある。歯科用薬剤との相互作用は少ないが、カルバマゼピンとマクロライド系抗菌薬（エリスロマイシン、クラリスロマイシン等）との併用では、血中濃度の上昇、中毒症状（眠気、悪心、嘔吐、めまい等）が発現する。バルプロ酸ナトリウムとサリチル酸系薬剤（アスピリン等）では遊離型バルプロ酸濃度の上昇、バルプロ酸の代謝阻害による作用増強、エリスロマイシンとは肝チトクロームP450による薬物代謝を抑制し、バルプロ酸血中濃度が上昇することによる作用増強がある。またフェニトインでは、抗癌薬のフルオロウラシル系薬剤（テガフール製剤、ドキシフルリジン等）で血中濃度上昇による中毒症状、ビンアルカロイド（ビンクリスチン等）、シスプラチンでは血中濃度低下による痙攣発作に注意する必要がある。

副作用についてはすべての抗てんかん薬で多様な症状発現がみられるが、特に重要なものに、フェニトインの投与量と関係なく長期間の連用による歯肉増殖と顔貌の変化がある。

また、本剤の副作用として連用による血清AL-P値の上昇、血清Ca、無機Pの低下等の異常、歯の形成不全がある。他にこれら抗てんかん薬には唾液分泌量を低下させるものも多い。

2006年以後、ガバペンチン（ガバペン）、トピラマート（トピナ）、ラモトリギン（ラミクタール）、レベチラセタム（イーケプラ）の新世代薬が新規抗てんかん薬として承認、発売されている。しかし、これらはすべて現在、単剤使用が認められておらず、前記6剤との併用使用である。ガバペンチンとレベチラセタムは、薬物相互作用がほとんどなく、他剤と併用しやすいとされている。

【参考文献】
1. 浦部晶夫他：今日の治療薬 2014. 864-882, 南江堂，東京，2014.
2. 岡鍈次，大田原俊輔他：てんかんの発作型、原因、治療—3歳以後の小児てんかん. 神経精神薬理. 13：617-624，1991.
3. Commission on classification and terminology of the International League Against Epilepsy : Proposal for Revised Classification of Epilepsies and Epileptic syndromes. Epilepsia. 30：389-399，1989.
4. 大熊輝雄：現代臨床精神医学 改訂第2版. 金原出版，東京，2010.

13）抗血栓薬服用患者への投薬

ch.3

抗血栓薬には抗凝固薬と抗血小板薬がある。患者によっては両者が同時に投与されていることがある。

（1）抗凝血薬

抗凝血薬は血栓形成防止を目的に、心疾患や脳血管障害などに用いられている。

抗凝血薬には、クエン酸ナトリウム、ダナパロイドナトリウム、ダルテパリンナトリウム、パルナパリンナトリウム、ヘパリンカルシウム、ヘパリンナトリウム、ヘパリン類似物質、レビパリンナトリウム、ワルファリンカリウムがある。その中で錠剤として服用しているのはワルファリンカリウム（製品としてアレファリン：富士製薬、ワーファリン：エーザイ、ワルファリンＫ：日新（山形））である。

近年、これら薬剤とは異なった作用を有する新規抗凝固薬（直接トロンビン阻害薬（表 1）：ダビガトランエテキシラートメタルスルホン酸塩、第Ⅹa因子阻害剤（表 2）：リバーロキサバン、アピキサバン、エドキサバン）が発売され、徐々にその使用頻度が増加している。

［歯科治療時の注意］

いずれの抗凝固剤が投与されている患者でも原則、薬剤の継続投与下で観血処置を行うことが望ましい。本邦における抗血栓療法患者の抜歯に関するガイドラインでは、PT-INR が 3.0 以下であればワルファリン継続投与下に抜歯を行なっても重篤な後出血は生じないとされている。抜歯以外の処置では歯周ポケット測定、スケーリング、ルートプレーニングはガーゼによる圧迫で止血が可能とされている。

しかし、ガイドラインではワルファリン以外の新規抗凝固剤については検討されていない。また、これらの抗凝固作用は PT-INR で評価することができず、現在のところ中和薬も存在しない。そのため、観血処置の必要な場合には十分な注意が必要である。

［投薬上の注意］

ワルファリンは薬物相互作用の多い薬なので、歯科治療時の、鎮痛薬、抗炎症薬、酵素製剤、抗菌薬などの投与にあたっては注意を要する（表 3）。新規抗凝固薬では腎機能低下症例で血中濃度が上昇し、抗凝固能が亢進することや CYP3A4 および P- 糖タンパクとの薬物相互作用が指摘されている。特にダビガトランエテキシラートメタルスルホン酸塩は抗真菌であるイトラコナゾール内用液との併用は禁忌となっている。また。リバーロキサバンでは HIV プロテアーゼ阻害剤、コビシスタットを含有する製剤、アゾール系抗真菌剤（経口または注射薬でフルコナゾールを除く）は併用禁忌となっている。

（2）抗血小板薬

抗血小板薬は血小板の機能を抑制することにより、血栓の形成を防止する目的で使用される。抗血小板薬にはアスピリン製剤（バファリン 81mg 錠、バイアスピリン錠 100mg）やチクロピジン塩酸塩（パナルジン）などがある。これ以外にも最近ではクロピドグレル硫酸塩、ジピリダモール、シロスタゾール、イコサペント酸エチル、サルポグレラート塩酸塩、トラピジル、ベラプロストナトリウムなどの抗血小板薬が使用されている。

［歯科治療時の注意］

抗血小板薬においても服用を中断した場合、脳梗塞、急性心筋梗塞の発症リスクは上昇する。抗凝固薬と同様に本邦における抗血栓療法患者の抜歯に関するガイドラインでは抗血小板薬服用患者では、抗血小板薬を継続して抜歯を行っても、重篤な出血性合併症を発症する危険性は少ないとされている。また、最近では抗血小板薬を 2 剤併用している患者も少なくなく、このような患者観血処置ではより一層後出血に注意が必要である。

［投薬上の注意］

アスピリン製剤は合成系抗炎症薬との併用でこ

れらの薬剤の血中濃度を低下し、一方で出血の増加や胃潰瘍の増強などがあるとされる。テトラサイクリン系抗菌薬との併用で、抗菌力の低下があるとされる。チクロピジン塩酸塩は歯科で使用される薬剤との相互作用はない。また、NSAIDs の多くは COX の活性を阻害し、抗血小板作用を呈するため、抗血小板薬との併用例では出血性合併症のリスクが上昇する。

【参考文献】
1. 日本医薬品集フォーラム監修：日本医薬品集 医療薬 2015 年版．じほう，東京，2015.

表1 直接トロンビン阻害剤 併用禁忌・併用注意

併用禁忌

薬剤名等	臨床症状・措置方法	機序・危険因子
P-糖タンパク阻害剤（経口剤） イトラコナゾール（経口剤）	併用によりダビガトランの血中濃度が上昇し、出血の危険性が増大することがあるので、併用しないこと。	本剤による抗凝固作用が増強することがある。

併用注意

薬剤名等	臨床症状・措置方法	機序・危険因子
血小板凝集抑制作用を有する薬剤 アスピリン、ジピリダモール、チクロピジン塩酸塩、クロピドグレル硫酸塩等	これらの薬剤との併用により、ヘモグロビン 2g/dL 以上の減少を示すような大出血の危険性が増大することがあるので注意すること。やむをえず併用する場合には治療上の有益性と危険性を十分に考慮し、本剤の投与が適切と判断される患者にのみ併用投与すること。また、投与中は観察を十分に行い、異常が認められた場合には投与を中止し、適切な処置を行うこと。	本剤は抗凝固作用を有するため、これら薬剤と併用すると出血を助長するおそれがある。
抗凝固剤 ワルファリンカリウム、未分画ヘパリン、ヘパリン誘導体、低分子ヘパリン、フォンダパリヌクスナトリウム等 血栓溶解剤 ウロキナーゼ、t-PA 製剤等 非ステロイド性消炎鎮痛剤 ジクロフェナクナトリウム等	これらの薬剤との併用により、出血の危険性が増大する可能性がある。このような場合には、患者の状態を十分に観察するなど注意すること。	本剤は抗凝固作用を有するため、これら薬剤と併用すると出血を助長するおそれがある。
P-糖タンパク阻害剤（経口剤） ベラパミル塩酸塩	併用によりダビガトランの血中濃度が上昇することがあるため、本剤 1 回 110mg1 日 2 回投与を考慮すること。また、本剤と同時にベラパミル塩酸塩の併用を開始、もしくは本剤服用中に新たにベラパミル塩酸塩の併用を開始する場合は、併用開始から 3 日間はベラパミル塩酸塩服用の 2 時間以上前に本剤を服用させること。	本剤による抗凝固作用が増強することがある。
P-糖タンパク阻害剤（経口剤） アミオダロン塩酸塩、キニジン硫酸塩水和物、タクロリムス、シクロスポリン、リトナビル、ネルフィナビル、サキナビル等	これらの薬剤との併用により、ダビガトランの血中濃度が上昇することがあるため、本剤 1 回 110mg1 日 2 回投与を考慮すること。	本剤による抗凝固作用が増強することがある。

併用注意（続き）

薬剤名等	臨床症状・措置方法	機序・危険因子
P-糖タンパク阻害剤（経口剤） クラリスロマイシン	前ページのP-糖タンパク阻害剤のような顕著な影響は受けないが、併用によりダビガトランの血中濃度が上昇することがあるため、併用時には患者の状態を十分に観察するなど注意すること。	本剤による抗凝固作用が増強することがある。
P-糖タンパク誘導剤 リファンピシン、カルバマゼピン、セイヨウオトギリソウ（St.John's Wort、セント・ジョーンズ・ワート）含有食品等	これらの薬剤との併用により、ダビガトランの血中濃度が低下することがある。このような場合には、患者の状態を十分に観察するなど注意すること。	本剤による抗凝固作用が減弱することがある。
選択的セロトニン再取り込み阻害剤（SSRI） セロトニン・ノルアドレナリン再取り込み阻害剤（SNRI）	これらの薬剤との併用により、出血の危険性が増大したとの報告がある。このような場合には、患者の状態を十分に観察するなど注意すること。	機序不明

表2　選択的直接作用型第Xa因子阻害剤　併用禁忌・併用注意

併用禁忌

薬剤名等	臨床症状・措置方法	機序・危険因子
HIVプロテアーゼ阻害剤 リトナビル ノービア アタザナビル レイアタッツ インジナビル クリキシバン等	これら薬剤との併用により、本剤の血中濃度が上昇し、抗凝固作用が増強されることにより、出血の危険性が増大するおそれがある。	CYP3A4およびP-糖タンパクの強力な阻害によりクリアランスが減少する。
コビシスタットを含有する製剤 スタリビルド	コビシスタットを含有する製剤との併用により、本剤の血中濃度が上昇し、抗凝固作用が増強されることにより、出血の危険性が増大するおそれがある。	CYP3A4の強力な阻害によりクリアランスが減少する。
アゾール系抗真菌剤（経口または注射剤、フルコナゾールを除く） イトラコナゾール ボリコナゾール ブイフェンド ケトコナゾール（国内未発売）等	これら薬剤との併用により、本剤の血中濃度が上昇し、抗凝固作用が増強されることにより、出血の危険性が増大するおそれがある。	CYP3A4およびP-糖タンパクの強力な阻害によりクリアランスが減少する。

併用注意

薬剤名等	臨床症状・措置方法	機序・危険因子
抗凝固剤 ヘパリン製剤、低分子量ヘパリン製剤（エノキサパリンナトリウム等）、フォンダパリヌクスナトリウム、ワルファリンカリウム等	これら薬剤との併用により、出血の危険性が増大するおそれがあるので、観察を十分に行い、注意すること。	両剤の抗凝固作用が相加的に増強される。
血小板凝集抑制作用を有する薬剤 クロピドグレル硫酸塩、チクロピジン塩酸塩等	血小板凝集抑制作用を有する薬剤との併用により、出血の危険性が増大するおそれがあるので、これらの薬剤と本剤の併用については、治療上の有益性と危険性を考慮して慎重に判断すること。投与中は観察を十分に行い、注意すること。	本剤の抗凝固作用と血小板凝集抑制作用により相加的に出血傾向が増強される。
サリチル酸誘導体 アスピリン等	血小板凝集抑制作用を有する薬剤との併用により、出血の危険性が増大するおそれがあるので、これらの薬剤と本剤の併用については、治療上の有益性と危険性を考慮して慎重に判断すること。投与中は観察を十分に行い、注意すること。	本剤の抗凝固作用と血小板凝集抑制作用により相加的に出血傾向が増強される。
血栓溶解剤 ウロキナーゼ、t-PA 製剤（アルテプラーゼ等）	これら薬剤との併用により、出血の危険性が増大するおそれがあるので、観察を十分に行い、注意すること。	本剤の抗凝固作用とフィブリン溶解作用により相加的に出血傾向が増強される。
非ステロイド性解熱鎮痛消炎剤 ナプロキセン、ジクロフェナクナトリウム等	これら薬剤との併用により、出血の危険性が増大するおそれがあるので、観察を十分に行い、注意すること。	本剤の抗凝固作用と血小板凝集抑制作用により相加的に出血傾向が増強されることがある。
フルコナゾール	これら薬剤との併用により本剤の血中濃度が上昇したとの報告があるので、本剤 10mg1 日 1 回投与を考慮する、あるいは治療上の有益性と危険性を十分に考慮し、本剤の投与が適切と判断される患者にのみ併用投与すること。	フルコナゾールがCYP3A4 を阻害することにより本剤のクリアランスが減少するおそれがある。
クラリスロマイシン エリスロマイシン	これら薬剤との併用により本剤の血中濃度が上昇したとの報告があるので、本剤 10mg1 日 1 回投与を考慮する、あるいは治療上の有益性と危険性を十分に考慮し、本剤の投与が適切と判断される患者にのみ併用投与すること。	これらの薬剤が CYP3A4 および P- 糖タンパクを阻害することにより本剤のクリアランスが減少する。
リファンピシン	リファンピシンとの併用により本剤の血中濃度が低下し、抗凝固作用が減弱したとの報告がある。	リファンピシンが CYP3A4 および P- 糖タンパクを強力に誘導することにより本剤のクリアランスが増加する。
フェニトイン カルバマゼピン フェノバルビタール セイヨウオトギリソウ（St. John's Wort, セント・ジョーンズ・ワート）含有食品	併用により本剤の血中濃度が低下するおそれがある。	これらの薬剤等がCYP3A4 を強力に誘導することにより本剤のクリアランスが増加する。

表3 併用によりワルファリンの作用が増強または減弱することがある薬剤

薬効分類	本剤の作用が増強することがある（出血性素因が高くなる）	減弱することがある
催眠鎮静薬	抱水クロラール、トリクロホスナトリウム	バルビツール酸誘導体
抗てんかん薬	バルプロ酸ナトリウム、ヒダントイン系製剤（フェニトイン等）	カルバマゼピン、プリミドン
解熱鎮痛消炎薬	アスピリン、アセトアミノフェン、イブプロフェン、インドメタシン、ケトプロフェン、サリチル酸類、ジフルニサル、スリンダク、トルメチン、ピロキシカム、フェニルブタゾン、フェノプロフェン、ブコローム、フルルビプロフェン、メフェナム酸等	
精神神経用薬	塩酸メチルフェニデート、三環系抗うつ薬、マレイン酸フルボキサミン、モノアミン酸化酵素阻害薬	
抗不整脈薬	アミオダロン、塩酸プロパフェノン、硫酸キニジン	
利尿薬	エタクリン酸	
高脂血症薬	クリノフィブラート、クロフィブラート、シンバスタチン、シンフィブラート、デキストラン硫酸ナトリウム、フルバスタチンナトリウム、ベザフィブラート	コレスチラミン
消化性潰瘍薬	オメプラゾール、シメチジン	
ホルモン薬	抗甲状腺製剤、甲状腺製剤、ダナゾール、タンパク同化ステロイド	副腎皮質ステロイド
痔疾用薬	トリベノシド	
血液凝固阻止薬	ヘパリン	
その他の血液・体液用薬	血小板凝集抑制作用をもつ薬剤（イコサペント酸エチル、塩酸サルポグレラート、塩酸チクロピジン、オザグレルナトリウム、シロスタゾール、ベラプロストナトリウム、リマプロストアルファデクス、アスピリン等）	
痛風治療薬	アロプリノール、スルフィンピラゾン、プロベネシド、ベンズブロマロン	
酵素製剤	血栓溶解薬（ウロキナーゼ、t-PA製剤等）、プロナーゼ、ブロメライン	
糖尿病薬	スルホニル尿素系糖尿病薬（クロルプロパミド、トルブタミド等）	
抗腫瘍薬	アザチオプリン、クエン酸タモキシフェン、クエン酸トレミフェン、フルオロウラシル系製剤（テガフール、フルオロウラシル等）およびその配合剤、フルタミド、メルカプトプリン	アザチオプリン メルカプトプリン
抗菌薬	アミノグリコシド系、クロラムフェニコール系、セフェム系、テトラサイクリン系、ペニシリン系、マクロライド系	グリセオフルビン、リファンピシン
化学療法薬	アミノサリチル酸類、イソニアジド、キノロン系（塩酸シプロフロキサシン、オフロキサシン、ナリジクス酸、ノルフロキサシン等）サルファ剤	
抗真菌薬	イトラコナゾール、フルコナゾール、ミコナゾール	
抗原虫薬	キニーネ、メトロニダゾール	
その他の医薬品	アルガトロバン、イプリフラボン、インターフェロン、塩酸オザグレル、グルカゴン、シサプリド、ジスルフィラム、トラニラスト、リトナビル	ビタミンK含有製剤
飲食物	アルコール	アルコール、セイヨウオトギリソウ、納豆、クロレラ食品

14）ステロイド長期服用患者への投薬

（1）疾患の概要

　副腎皮質ホルモン（ステロイド）は、副腎皮質より産生されるホルモンの総称であり、炎症の制御、炭水化物の代謝、タンパク質の異化、血液の電解質の調節、免疫反応などに深く関与している。ストレス、侵襲などによって分泌され、その合成物がステロイド薬である。

　その作用は糖質コルチコイドと鉱質コルチコイドに大別される。前者は炭水化物、脂肪、およびタンパク代謝を制御に関与するとともに、リン脂質の生成を防ぐことに伴う抗炎症作用や好酸球の活動を抑制することなど様々な作用をもつ。後者は主に体内でのナトリウム貯留を促進させ、電解質と水分を制御を行う。

　ステロイド療法は、アジソン病などの副腎機能不全に対する補充療法と関節リウマチなどに用いる薬理療法に大別される。その適応疾患は多岐にわたる（表1）。

　重篤かつ頻度の高い副作用は免疫抑制作用が発現することによる感染症、糖新生の促進による糖尿病、骨量の減少に伴う骨粗鬆症、消化管粘膜におけるプロスタグランジン産生抑制による消化性潰瘍、動脈硬化、うつ病またネガティブフィードバックによる副腎皮質機能不全などが挙げられる。

　ステロイド薬の投薬量は通常プレドニゾロンに換算し評価を行う（表2）が、プレドニゾロンに換算で5～10mg/dayを超えるとその副作用頻度が急激に上昇し、投与量依存的に重症度も増す。

（2）歯科治療時の注意

　上記ステロイド薬適応疾患では長期にステロイド薬が投与されていることが多く、これら各疾患のコントロール状況および投与薬剤の量と期間の把握が重要である。コントロール状況は投与量依存的にコントロールが難しく、概して不良であり、長期にステロイド薬投与されているほど、その疾患が慢性化している。

　通常の歯科処置では問題はないが、プレドニゾロンに換算で10mg/dayを超える量を投与されている際には抜歯をはじめとする外科処置時には注意を要する。その留意点を大別すると

ⅰ．副腎不全を起こしている可能性があること
ⅱ．易感染性状態であること
ⅲ．消化管障害を起こしやすいこと
ⅳ．歯科での投与薬との相互作用

が挙げられる。また30mg/dayを超えている症例は専門病院に紹介するほうが無難である。

（3）対応

ⅰ．副腎不全を起こしている可能性があることへの対応

　生体内では、平常時に生理的グルココルチコイドとしてコルチゾールが1日25～30mg分泌され、ストレス時には、最大で1日200mgコルチゾールが分泌される。

　通常手術や、感染症などによるストレスによりコルチゾールの分泌量は増加するが、ステロイドの高容量の長期投与により副腎機能の低下が起こ

表1　ステロイド薬の薬理作用適応疾患

膠原病	全身性エリテマトーデス（SLE）混合性結合組織病（MCTD）『全身』 慢性関節リウマチ（RA）『関節』 全身性硬化症（SSc）、全身性強皮症（PS）、進行性全身性硬化症（PSS）『主に皮膚』 皮膚筋炎（DM）、多発性筋炎（PM）『皮膚や筋肉』 結節性多発性動脈炎（PN）『血管』 Wegener肉芽腫症（Wegener's granulomatosis；WG）『副鼻腔、腎臓、肺』 クローン病『消化管』、ベーチェット病『粘膜』、原発性胆汁性肝硬変『主に肝臓や胆管』など
悪性疾患	白血病、悪性リンパ腫など
その他	気管支喘息、間質性肺炎、ネフローゼ、自己免疫性肝炎、アレルギー、溶血性貧血、 突発性紫斑病、アレルギー、悪性腫瘍末期（苦痛症状の寛解）など

（　）は略号、『　』は疾患標的臓器

り、ストレスに見合うだけのコルチゾール分泌能が低下し、その際に生じるショックを引き起こす可能性がある（ステロイド離脱症候群）。これを予防するために、周術期にステロイドを投与することをステロイドカバーという。現在ではステロイドカバーは不要とする報告もあるが、大腸内視鏡下手術や顎骨内腫瘍摘出術などの口腔外科手術などでもステロイドカバーを行う施設もある。これらのことを勘案するとプレドニゾロン5mg以上内服の症例では症状発生時に備え、点滴ルートの確保の上、症状発症時にはヒドロコルチゾンコハク酸エステルナトリウム（商品名：ソル・メドロール）300mgを静注できる準備をしておくほうがよい。

ⅱ．易感染性状態であることへの対応

免疫抑制作用が発現することによる易感染状態にあり、抜歯などの外科処置後に術後感染を起こす可能性が高くなる。したがって、十分な無菌操

表2　主な合成ステロイドの特徴

薬剤名	代表的商品名	血中半減期(h)	グルココルチコイド作用	ミネラルコルチコイド作用	剤型(mg)
ヒドロコルチゾン	コートリル	1.2	1	1	10
コルチゾン	コートン	1.2	0.7	0.7	25
プレドニゾロン	プレドニン	2.5	4	0.8	1と5
メチルプレツニゾロン	メドロール	2.8	5	≒0	2と4
トリアムシノロン	レダコート	─	5	≒0	4
デキサメタゾン	デカドロン	3.3	25	≒0	0.5
ベタメタゾン	リンデロン	3.3	25	≒0	0.5

表3　ステロイド薬と他剤との相互作用

同じ（副）作用による（副）作用増強	免疫抑制薬 アンホテリシンB サイアイド系利尿薬 ループ系利尿薬 非ステロイド抗炎症薬	重篤感染症 低K血症 消化管潰瘍増加	
相反する作用による不安定な薬効	経口血糖降下薬 生ワクチン 抗凝固薬	血糖上昇 ワクチンによる感染 抗凝固効果減弱？増強？	
吸収阻害による薬効低下	経口カルシウム ケイ酸アルミニウム	Ca吸収低下 デキサメタゾン薬効減弱	吸収率低下
薬物代謝変動による薬効異常	バルビタール酸誘導体 フェニトイン カルバマゼピン リファンピシリン	ステロイドの薬効減弱	CYP2Aによるステロイド代謝亢進
	シクロフォスファミド	シクロホスファミドの薬効減弱（短期）、増強（長期）	活性化減弱、増強
	経口避妊薬	ステロイドの薬効減弱	代謝阻害（結合タンパク増加に伴う）作用もあり
受容体拮抗による薬効低下	アゾール系抗真菌薬	ステロイドの薬効減弱	結合阻害

作下に処置を行うことに加え、術後3日間程度の抗菌薬投与を行うことが望ましい。また感染が発症した場合に備え、創部の観察を慎重に行う。同様に歯性感染症時にも重症化しやすいため、経過観察はこまめに行うべきである。

iii. 消化管障害を起こしやすいことへの対応

消化管粘膜におけるプロスタグランジン産生抑制による消化性潰瘍を起こしやすいため、以前はH₂ブロッカー、現在ではプロトンポンプインヒビターを中心とした消化器用薬が投与されている。したがって、処方時には他医と重複しないように注意する必要がある。また消炎鎮痛薬処方時には消化管への負担の少ないプロドラッグ（ロキソプロフェンなど）やCOX-2選択性薬（セレコキシブ）を処方するほうが理に叶っている。

iv. 歯科での投与薬との相互作用への対応

ステロイド薬は種々の薬剤相互作用を有する（表2）。歯科に関連したものではカンジダ性口内炎に投与されるアゾール系の抗真菌薬と三叉神経痛に投与されるカルマバゼピンが挙げられるため、その投与には慎重さが求められる。

【参考文献】
1. 浦部晶夫他：今日の治療薬 2013. 240-260, 南江堂，東京，2013.
2. 須田康一他：ステロイド投与患者の周術期管理. 外科治療，98（4），367-371，2008.

参考 ステロイド治療の副作用

頻度が高く、多くの患者にみられるもの
骨粗鬆症、食欲亢進、求心性肥満、創傷治癒障害、感染の危険増大、視床・下垂体系の抑制、小児の正常な成長の抑制
しばしばみられるもの
ミオパチー、骨壊死、高血圧、多血症、皮膚菲薄・線条・紫斑、浮腫、高脂血症、精神症状（特に多幸症）、糖尿病、後皮膜下の白内障
まれであるが、早期に発見することが重要なもの
緑内障、良性の脳圧亢進、無痛性の腸穿孔、消化性潰瘍、胃出血、低K性アルカローシス、高張性非ケトン性昏睡
まれなもの
膵炎、多毛症、脂肪織炎、二次性無月経、インポテンス、硬膜外脂肪腫、合成ステロイドに対するアレルギー

2 高齢者への投薬

1) 高齢者の特徴

　高齢者は、暦年齢だけでは精神的身体的状態の判断はできず若年者に比べて個人差が多い。しかし一般には加齢に伴い臓器の実質細胞数は減少し、臓器は萎縮して小さくなり、身体の基本的代謝機能が低下する。したがって薬物の吸収、分布、代謝、排泄などの薬物動態が若年者とは違い、薬物反応に敏感であったり副作用の発現率も高かったりする。これらの原因に関しては次のように説明されている[1]。

1）高齢者は、胃酸分泌量が減少し、胃液の pH が上昇するため胃からの薬物吸収が低下する。

2）薬物の主たる吸収部位である上部小腸へ胃から薬物を送り出す速度が遅くなり、さらに腸管壁の血流量が減少するため腸管からの吸収が低下する。

3）薬物が血中に入り体内に分布する場合に、高齢者では生体構成成分が変化して総水分量や細胞内水分量が低下し、代わりに脂肪組織の割合が増加する。このためアンチピリン（antipyrine）やアセトアミノフェン（acetaminophen）など脂溶性が低い薬物は高齢者ほど分布容量が減少する。その結果、薬物の血中濃度が増加して予想以上の薬理作用が発現する場合がある。

4）血漿アルブミン濃度が若年者に比べて減少しているためタンパク結合率が低下し、遊離薬物の濃度が上昇して副作用が起こりやすい。

5）ほとんどの薬物は肝で代謝されるが、加齢による活性低下の程度は個人差が大きく薬物の血中濃度が一定でない。

6）腎には心拍出量の 25％の血流があり、薬物排泄を行っている。高齢者では心拍出量の減少で腎への血流量が低下し、さらに腎機能低下も起こるため薬物の排泄は悪くなる。

　以上のように高齢者は身体の機能が低下することに加えて、多くの基礎疾患をもち多種類の薬物を投与されている。歯科で薬物を投与する場合は基礎疾患への影響や、すでに投与されている薬物との重複や相互作用に注意する。

2) 患者の評価

　高齢者は薬の服用に直接関与する摂食嚥下機能に問題があったり、前述のように吸収、分布、代謝、排泄などの諸機能などが低下している場合が多いので投薬時にはそれらの評価を行う。また多種類の薬剤をすでに投与されている場合はその背景にある疾患の把握も大切である。その際は身体的な問題だけでなく精神的な問題も重要である。Rowe ら[2]は、高齢者で指示を守らないタイプを次の 4 型に分類し、投薬との関連を具体的に示している。

①怠慢（省略）：服薬しない

②実行（作為）：処方以外の薬物を勝手に服薬する

③細目の誤解：指示内容を知らないで服薬する

④細目の曲解：指示内容を知っているのに間違った方法で服薬する

　このように高齢者の薬物投与に際しては普通では考えられない問題が起こるので、投与前、投与中に患者を評価することは重要である。

3) 歯科治療時の注意点

(1) 高齢者の身体的精神的特徴を十分理解した上での歯科治療

　歯科治療のほとんどは外科的な侵襲を伴うため、高齢者は精神的あるいは身体的な問題を起こす可能性がきわめて高い。自他覚症状がなくても問題のない高齢者は皆無である。内科主治医などから十分な情報が送られている場合はそれを参考にし、患者や介護者等からの申告が何もない場合でも、再度聞き直してできるだけ正確な情報を得る必要がある。他科の処方内容から治療中の疾患を推測することもできる。

(2) 循環器系への影響

　高齢者は循環器疾患、特に高血圧の患者が多い。歯科治療は程度の差はあるが精神的ストレスや疼痛刺激を患者に与え、血圧の急激な変動を起こす。特にコントロールされていない高血圧症患者は危険で、血圧が急激に上昇して 200mmHg 以上になる可能性もあり、脳出血などの合併症の危険が

ある。内科で血圧のコントロールを長く受けている患者でさえ、歯科治療が開始されると血圧上昇が起こるので、初診時には観血処置は回避することを原則にするべきである。初診時に消炎手術が必要な場合は慎重に対応する。また患者の立場を理解して十分に対話し、患者に信頼された良好な関係を確立することは特に必要である。もし歯科治療の際に収縮期血圧が 200mmHg 以上に上昇したり、平常時血圧の 30％以上の上昇を認めた場合、まず処置を中断して安静にして様子を観察する。血圧が下がらない場合、ペルジピンの静注（はじめに 10 ～ 30μg/kg、添付文書より）を行い様子をみる。ニトログリセリンの口腔内スプレー（ミオコール）も即効性があり、1噴霧（0.3mg）として様子をみる。また胸痛で狭心症の発作を疑う場合は硝酸イソソルビド（ニトロール）5 ～ 10mg（1 ～ 2 錠）を舌下投与する。症状に改善がみられない場合や心不全が考えられる場合はただちに救急要請を行う。

（3）歯科治療と他科での投薬

　降圧薬、抗不整脈薬、血糖降下薬のように歯科治療開始前に勝手に休薬しては困る薬剤と、抗凝固薬、抗血小板薬のように治療前に減量や一時的に休薬が可能かを内科主治医と検討する薬剤がある。治療に入る前に服用を忘れていないか、減量投与や休薬の指示を守っているかなどのチェックが必要である。

4）投薬時の注意点

　投薬時の注意点を**表1**にまとめて示す。

【参考文献】

1. 大橋京一，遠藤仁，井上剛輔：老年者と薬. 臨床薬物治療学大系 9 巻　老年者（編集：折茂肇，他）. 情報開発研究所，東京，1987.
2. Rowe JW & Besdine RW：Drug therapy. In ; Health and disease in old age. Rowe JW & Besdine RW ed. Little, Brown, Boston, 1982.

表1　高齢者への投薬時の注意点

- ・薬物で治療効果があると確信した場合に処方する。
- ・投与薬剤の種類は必要最小限とする。
- ・他科での投与薬剤との重複および相互作用。
- ・投与薬剤の他科疾患への影響。
- ・投与量が心配なときは常用量より少なめの量から開始し、少しずつ増量する。
- ・投与方法は患者の事情に合わせ、できるだけ単純な方法を選択。
- ・患者が服用可能な剤形（粉末、錠剤、カプセル剤、液剤など）を選択。
- ・視力、聴力の低下者や、理解力の乏しい患者には、形、色、表示などを十分に理解させて薬の取り違え、投与量の間違いなどを防止する。必要があれば介護者にも確認。
- ・腎から排泄する薬物の投与時は、腎機能を考えて投与量と投与間隔を調節。
- ・指示通りに服用しているか、副作用や中毒症状がないかを定期的に確認。
- ・投与中は治療効果を評価し、症状の推移をみて不必要な薬物の投与は中止。
- ・投与量を増減する場合は、倍量や半減など急激に投与量を変化させない。
- ・薬物投与中に新しい症状が出た場合は、投与薬物による医原性疾患も考慮。

3 妊婦、授乳婦への投薬

妊娠中や授乳中に薬を使用する際、不安を抱く人は少なくない。われわれ歯科医師を含めて患者というのは、この薬なら大丈夫という太鼓判を押してほしいというのが心情だが、「副作用が出るかどうかは使ってみないとわからない。予測できない」というのが現状である。

添付文書に書かれている使用上の注意；妊婦への投与を読むと「妊娠中の投与に関する安全性は確立していないので妊婦または妊娠の可能性の有る婦人には治療上の有益性が危険性を上回ると判断される場合だけに投与する」と記されている。安全性が確立されていると記されている薬はない。われわれが妊婦や授乳婦に使用するときは治療上の有益性が危険性を上回ると判断した場合のみ最善の薬を選択して説明して使うしかない。

妊婦が歯性感染症を発症し受診することがある。そのとき妊婦は必ず、「おなかに子供がいるので薬は飲みたくない」と言う。「飲みたくないと言ったから投与しなかった」、ではあまりにも無責任である。薬が必要であることの判断は歯科医師が行うことであって、必要と思っても投与しなければ症例によっては重症感染症となり長期間服薬しなければならなくなる。また全身状態が悪化すれば危険度がますます上昇する。それでは妊婦に多大な不利益を与えてしまったことになる。その責任は誰にあるのかが問われる。

歯科医師が必要と判断したら、最善の薬を選択して服薬しなければならない理由を理解できるまでよく説明して、積極的に投与する義務がある。

1) 妊婦に対する薬剤の安全性の一般的な考え方

・ヒトで行われた比較試験で安全性が確認され動物実験でも胎児の障害がないことが証明されている薬剤：最も安全であるがこれに該当する薬剤はない。
・多数の妊婦に使用された経験があり、胎児、新生児に障害が増加するという報告がない薬剤：これなら安全性が高いと思われる。
・ヒトで多数の経験はないが、その中で特別な胎児、新生児の障害が報告されておらず、動物実験でも問題がない薬剤：現状では多くの薬剤がこの中にある。
・ヒトでの障害は証明されていないが動物実験では胎児への障害が明らかにされている薬剤：ニューキノロン系薬での胎児の関節障害などがこの例であり、このために妊婦への使用は禁忌となっている。
・妊産婦への使用で胎児障害が証明されている薬剤：妊婦への投与は絶対禁忌と考えるべき薬剤である。

2) 妊婦に抗菌薬を投与する場合の注意点

日常使い慣れた薬剤を使用する。使いやすいという条件に合致した抗菌薬は β - ラクタム系（ペニシリン系、セフェム系）薬である。この薬にアレルギーのある妊婦には抗菌力は少し劣るがマクロライド系を選ぶ。妊娠しているとあらかじめわかっていない場合がある。すでに薬剤を使った後で「実は妊娠していました、大丈夫ですか」という問い合わせがあるが、使用禁忌の薬剤が投与されていれば問題になる。日頃から自分が使用する薬剤の添付文書を読んで副作用の少ないものを選んでおくことが必要である。

妊娠していることがわかっている場合には、妊娠週数を考慮する。妊娠 12 週までは胎児の器官形成期であるためにできれば予防の目的で薬剤は使用しないほうが安全である。もちろん投薬が必要な場合には抗菌力に優れていて安全性の高いものが第一選択となる。投与量は常用量で確実に服薬させて短期間に治癒に導く。妊娠 20 週を過ぎれば、抗菌薬を使用しても問題はないといってよい。しかし大量投与、あるいは長期投与は胎児の安全性を考えれば当然避けるべきである。常用量を確実に服薬させることが大切である。

歯性感染症であれば、局所療法を的確に行えば抗菌薬の単独投与で事足りることが多い。鎮痛消炎薬、酵素薬を併用すれば、副作用が多くなるため避けるべきである。

3）授乳婦に抗菌薬を投与する場合の注意点

授乳婦に投与された薬剤は多少なりとも乳汁中へ移行する。薬剤は新生児、乳児に影響を与える場合があることを常に念頭におくことが必要である。乳汁中への移行が高いか低いかによって薬剤を決めるのではなく、抗菌力の強さと安全性の高さで選択する。第一に授乳婦が安全であることが重要で次に疾患を早期に治癒させることである。母親が安全性の高い薬剤を服用すれば、赤ちゃんが飲んでも安心である。また母親の病気が早期に治癒すれば服用期間も短くなり母子への有害率も低くなる。

今回は抗菌薬のみについて述べたが、歯科医師は妊婦、授乳婦に様々な薬を使用して治療している。妊婦と薬についてはいろいろな問題が未解決のままになっている。薬物作用の危険性を最小限にとどめるためには、最も新しい情報を入手しておく必要がある。各自が今使用している薬剤の添付文書は必ず読んでその薬剤の性質を理解しておくことである。インターネットで『妊婦、授乳婦と薬』のキーワードで検索すれば研究者の専門的な情報が提供されている。また『重大な副作用』報告は日々出されている。くれぐれも一読しておくことをお勧めする。

4）妊婦に鎮痛薬を投与する場合の注意点

妊娠した婦人または妊娠している可能性のある婦人に鎮痛薬や消炎薬を投与する際も細心の注意を要する。薬剤により投与禁忌、投与しないほうが望ましい、妊娠末期に禁忌、妊娠末期に投与しないほうが望ましい、治療上の有益性が危険性を上回ると判断された場合に投与などと添付文書上で分類される。禁忌とされる薬剤の投与を避け、鎮痛薬の投与が必要と判断した場合は、アセトアミノフェンやチアラミド塩酸塩などを用いる（表1）。ただし、アセトアミノフェンにおいても妊娠末期の婦人への投与で胎児の動脈管収縮を起こすことがあると記されているので、妊娠末期では、

表1 妊婦に投与する消炎鎮痛薬

投与する場合の注意点	一般名	商品名
禁忌	ジクロフェナクナトリウム インドメタシン アセメタシン オキサプロジン エモルファゾン アンフェナクナトリウム	ボルタレン インダシン ランツジール アルボ ペントイル フェナゾックス
妊娠中は投与しないことが望ましい	シメトリド・無水カフェイン	キョーリンAP2
妊娠末期禁忌	ロキソプロフェン プラノプロフェン アンピロキシカム ロルノキシカム エトドラク アスピリン イブプロフェン フルルビプロフェン ナプロキセン	ロキソニン ニフラン フルカム ロルカム ハイペン バファリン ブルフェン フロベン ナイキサン
妊娠末期には投与しないほうが望ましい	ブコローム	パラミヂン
治療上の有益性が危険性を上回ると判断された場合のみに投与	アセトアミノフェン イソプロピルアンチピリン合剤 エピリゾール チアラミド塩酸塩 フルフェナム ザルトプロフェン ピロキシカム メフェナム酸 チアプロフェン酸	カロナール SG顆粒 メブロン ソランタール オパイリン ソレトン バキソ ポンタール スルガム

さらに慎重な投与が求められる。

【参考文献】

1. 佐々木次郎他：歯科におけるくすりの使い方
1999-2002. 68-71, デンタルダイヤモンド社,
東京, 1999.

2. 日本感染症学会編：抗菌薬使用の手引き.
25-27, 日本化学療法学会協和企画, 東京,
2001.

3. 島田馨他：感染症と抗生物質の使いかた.
189-196（岡田弘二, 山元貴雄, 保田仁介）,
文光堂, 東京, 1996.

4. 山元貴雄：妊婦に対する抗菌剤の投与. 周産
期医学, 25（2）：167-170, 1995.

5. 松田静冶他：妊婦に抗生物質、抗菌剤を選ぶ
とき. 臨床と薬物治療, 14（1）：12-14.

6. 保田仁介他：妊娠および授乳中の婦人に対
する安全な抗菌剤と禁忌の抗菌剤. OS NOW
No.11 感染症の制圧, 194-195, 1993.

4　小児への投薬

1）一般的な小児への投薬時の注意点

小児は成人に比較して薬剤によって生体への影響を受けやすく、そのため投与後の生体反応や副作用に十分な配慮が必要である。

さらに年齢により薬剤の性状、あるいは形態が制限されることがあるので小児患者の発育状態に合わせて適切な薬剤を選択する。

薬剤の代謝活性は低く、年齢が低いほど解毒機能が低いといわれている。さらに、体内での薬剤の分布は細胞膜の透過性、特に脳への透過性が高く、解熱鎮痛薬や抗痙攣薬は脳へ移行しやすい。

また、腎臓の機能が成人に比べて低いため、腎臓からの排泄に支障をきたし、薬剤の蓄積を生じやすい。

個々の薬剤についてはそれぞれの薬剤の添付文書に【小児への投与】についての注意事項が記載されているので必ず一読しておくべきである。成人では一般に広く使用されている薬剤でも小児の適応がない薬剤、あるいは小児への安全性が確立されていない薬剤が少なくない。

2）薬用量の算出

小児の薬用量の算定は、薬物動態学的パラメータを基準とするのが理想的であるが、現実には困難なため、成人の薬用量を基準にして算定する方法がとられている。

年齢、体重および体表面積を尺度として用いられる（表1）。体表面積からの算定が最も合理的とされており、Crawford の式がある。年齢から算定する Young の式は薬用量が全体的に少なすぎる感があり、体表面積比に近似した Augsberger の年齢から算定する（Ⅰ）式および体重から算定する（Ⅱ）式が繁用されている（表1）。また、現在では、体表面積を加味して換算した von Harnack の換算表も簡便であり広く用いられている（表2）。

3）投薬方法

投薬は小児の全身の発育状態や副作用の安全性、薬効の持続時間、患部への有効性等を考慮して行う。

特に、経口か坐剤か、あるいは注射かによって投与量が異なる場合がある。

また、乳児では錠剤やカプセル剤による経口投与が不可能なことが多く、細粒剤、シロップ剤、あるいは坐剤による投与が望ましい。

投与は一般的に空腹時が良いとされているが、鎮痛薬や抗菌薬は下痢等の副作用を生じやすいので、若干少なめの量のほうが安全である。

4）抗菌薬の投与

小児では、感染症の原因菌が成人と異なり、また、小児の成長発育の度合いにより抗菌薬の反応が異なるため、抗体の産生や解毒作用の違いによって、抗菌薬の毒性や副作用に差が生じてくることを念頭におくことが重要である。特に、アナフィラキシーショックや肝臓や腎機能に対しても考慮しなければならない。

小児への使用上の注意としては、クロラムフェニコールは、グレイ症候群を発症するおそれがあり、また、小児用バクシダールを除くニューキノロン系抗菌薬も中枢神経症状（痙攣、不眠・せん妄・幻覚・視覚異常など）、関節や腱、軟骨に対する毒性が報告されており、両者とも 15 歳未満の小児には投与禁忌である。ミノサイクリンなどテトラサイクリン系の抗生物質は歯牙の着色、エナメル質形成不全等を起こすことがあるので、8 歳未満の小児には可能な限り避けるべきである。

投与回数は 1 日 3～4 回で、投与日数は疾患によって多少異なるが、通常の歯科疾患による細菌感染では 2～3 日くらいの使用が適切である。小児は抗菌薬の使用で下痢をすることが多いので整腸剤が必要なことがある。

5）小児に用いられる抗菌薬

①クラリスロマイシン（クラリス）　1 日 10～15㎎/kg を 2～3 回分服

②セファクロル（ケフラール）　1 日 20～40㎎

/kg を 3 回分服

③セフテラムピボキシル（トミロン）　1 日 9 〜 18mg /kg を 3 回分服

④セフジトレン ピボキシル（メイアクト）　1 回 3mg /kg を 3 回分服

⑤セフカペン ピボキシル塩酸塩（フロモックス）　1 回 3mg /kg を 3 回分服、通常、食後に服用する。

6）鎮痛解熱薬の投与

　小児に対する有効性と安全性は確立されていないので比較的安全と考えられる薬剤を選択し注意して投与されているのが現状である。

　小児の場合、インフルエンザ感染時に解熱薬を児に使用すると、インフルエンザ脳症を引き起こす可能性がある。インフルエンザ流行時期には一般の感冒も流行し、その区別は困難なため、現在では 15 歳未満の小児の感染症による発熱に対しては、メフェナム酸（ポンタール）、ジクロフェナクナトリウム（ボルタレン）、サリチル酸塩（アスピリン）などを使用は「原則禁忌」となっている（「非ステロイド系抗炎症剤」の項参照）。

　発熱のある小児に比較的安全に使える鎮痛解熱剤はアセトアミノフェン（カロナール、アンヒバ、アルピニー）である。ただし、アセトアミノフェンは抗炎症作用をほとんどもっていない。

7）小児に用いられる鎮痛解熱薬

①カロナール（内服）1 回 10 〜 15mg/kg を経口服用

②アンヒバ（坐剤）1 回 10 〜 15mg/kg を直腸内投与

③アンピニー（坐剤）1 回 10 〜 15mg/kg を直腸内投与

　投与方法は通常に頓用で、使用間隔は 4 〜 6 時間以上とする。

8）非ステロイド性抗炎症薬

　非ステロイド系抗炎症剤は、抗炎症作用、鎮痛作用、解熱作用を有する薬剤の総称で、ステロイドでない抗炎症薬すべてを含んでいる。現在、メフェナム酸（ポンタール）、ジクロフェナクナトリウム（ボルタレン）およびサリチル酸塩（アスピリン）はライ症候群に関する安全対策として、小児のウイルス性疾患（水痘、インフルエンザ等）の患者への投与を原則禁忌となっている。

　このように、小児に対する非ステロイド性消炎鎮痛薬（NSAIDs）の使用は慎重にすべきだが、非ステロイド系抗炎症剤の中では唯一イブプロフェン（ブルフェン）は副作用が少なく小児にも使用されている。

参考：ライ症候群：急性脳症（嘔吐、意識障害、痙攣、高熱等の症状）で、肝臓他、諸臓器の脂肪変性、CT 上脳浮腫がみられる等により特徴づけられるものをいう。水痘、インフルエンザ等のウイルス性疾患の先行後、主に小児において発症する。

表1 小児薬用量の算出方法

算出の尺度		計算式
体表面積から	Crawford の式	小児薬用量＝（成人量）×（体表面積：[m²]）/ 1.73 ※ 体表面積 [cm²] ＝ 体重 [kg]0.425 ×身長 [cm]0.725 × 71.84
年齢から	Young の式	小児薬用量＝（年齢）/（12 ＋年齢）×（成人量） （2 歳以上に適応）
	Augsberger の式（Ⅰ）	小児薬用量＝（年齢×4＋20）/100 ×（成人量） （満1歳以上に適応）
体重から	Augsberger の式（Ⅱ）	小児薬用量＝ 体重 [kg] × 1.5 × 10/ 100 ×（成人量）

表2 von Harnack の換算表

年齢	未熟児	新生児	3カ月	6カ月	1歳	3歳	7.5歳	12歳
薬用量（成人に対する比）	1/10	1/8	1/6	1/5	1/4	1/3	1/2	2/3

【参考文献】

1. 藤田 昴，菅原和信：小児の薬理学．南山堂，東京，1992.

2. 高木祐三，田村康夫，井上美津子，白川哲夫：第4版 小児歯科学．医歯薬出版，東京，2011.

3. 医薬品等安全対策部会：厚生労働省発表資料（医薬品等関連）平成15年1月30日　インフルエンザによる発熱に対して使用する解熱剤について．独立行政法人医薬品医療機器総合機構 医薬品医療機器情報提供ホームページ，http://www.info.pmda.go.jp/happyou/happyou_index.html

第4章

歯科でよく使われる薬物の相互作用

1　薬物相互作用のメカニズム

2　歯科領域で使われる薬剤の相互作用

3　歯科に適応がある各種薬剤の主な禁忌および相互作用

1 薬物相互作用のメカニズム

A．薬力学的相互作用

相反する、あるいは同様の効果をもつ薬物を併用した場合にみられる相互作用。

B．薬物動態学的相互作用

併用により、血中薬物濃度が変化することによる相互作用。

1 吸収の過程における相互作用

薬物を投与してから、全身循環に現れるまでの過程が原因となる相互作用。

(1) 薬物溶解速度の変化（溶解速度は吸収速度に比例するので、最高血中濃度［Cmax］は上昇、最高血中濃度到達時間［Tmax］は短縮する）

a. 消化管内 pH（溶解）（一般に、酸性薬物は塩基性で、塩基性薬物は酸性で溶解しやすい）

b. 界面活性物質の共存（脂溶性薬物の溶解速度が上昇する）

c. 飲食物の影響（溶解）（飲食物が溶媒として作用）

(2) 消化管内移動速度や消化管血流量の変化（ともに吸収速度を上昇させる）

a. 消化管内 pH（移動）（胃内 pH の上昇は胃内容物排泄時間を短縮し、小腸からの吸収速度が上昇する）

b. 消化管運動機能（消化管運動の促進は、主な吸収部位である小腸に到達する時間が短縮し、吸収速度が上昇する）

c. 消化管血流量（消化管血流量は、消化管から授動拡散により吸収される薬物の吸収速度に比例する）

d. 飲食物の影響（移動）（飲食物の摂取は、自律神経を介して、消化管の運動と血流量を促進する）

(3) 薬物の物理化学的変化（消化管内容物との相互作用により薬物の吸収が影響される）

a. 吸着による吸収阻害（吸着により吸収率低下）

b. 複合体の形成（多くは難吸収性複合体を形成するが、一部は逆に吸収が促進する）

c. 薬物の不活性化（胃酸などで薬物が吸収前に不活性化する）

(4) 初回通過効果（吸収の過程で肝臓を通過するとき、薬物が代謝されて吸収率が低下する）

a. 薬物代謝酵素の活性（代謝されて不活性化する薬物は代謝酵素の活性上昇で吸収率が低下する）

b. タンパク結合率（吸収）（タンパク結合型薬物は肝臓で代謝されない。肝臓での代謝速度の遅い薬物に強く影響する）

c. 肝血流量（吸収）（肝血流量は肝臓への薬物供給速度に比例する。肝臓での代謝速度の速い薬物に強く影響する）

(5) トランスポーターへの作用（ATP のエネルギーを消費する能動的輸送によって消化管から吸収、排泄される薬物がある）

a. 小腸 P - 糖タンパク質活性（トランスポーターである P- 糖タンパク質によって能動的に消化管内へ排泄される薬物がある）

b. その他のトランスポーター活性（ビタミン D など消化管から能動的に吸収される薬物がある）

2　分布の過程における相互作用

　薬物が作用を発現するには、分布して薬物が作用部位に到達する必要がある。

(1)　薬物結合タンパクの競合（タンパク結合型薬物は血管内にとどまるので、競合により遊離型が増加すると、作用部位に到達する薬物が増加する）

(2)　臓器血流量（臓器・組織への薬物の分布速度は臓器・組織の血流量に比例する）

(3)　血中薬物のイオン化率（酸性薬物ではアシドーシスで、塩基性薬物ではアルカローシスでイオン化率が低下して、関門透過性が促進する）

3　代謝過程における相互作用

　薬物の効果や有害作用は代謝されることで、低下または増加する。

(1)　第 1 相反応（薬物代謝の第一段階。酸化反応、還元反応、加水分解反応がある）

　　a. CYP 阻害または競合（主な薬物代謝酵素である CYP の阻害や競合で代謝速度が低下し、薬物の効果や有害作用が変化する）

　　b. CYP 誘導（主な薬物代謝酵素である CYP の誘導で代謝速度が上昇し、薬物の効果や有害作用が変化する）

　　c. その他の代謝酵素阻害（CYP 以外の酵素で代謝される薬物の効果や有害作用は、その酵素の活性変化に影響される）

(2)　第 2 相反応（薬物代謝の第二段階。抱合反応である）

　　a. 抱合反応の促進（代謝速度が促進し、薬物の効果や有害作用が変化する）

　　b. 抱合反応の阻害（代謝速度が低下し、薬物の効果や有害作用が変化する）

(3)　肝血流量、タンパク結合率の変動（ともに肝臓での薬物代謝速度に影響する）

　　a. 肝血流量（代謝）（肝血流量の増加は、肝臓で代謝されやすい薬物の代謝速度を増加させ、薬物の効果や有害作用が変化する）

　　b. タンパク結合率（代謝）（タンパク結合型薬物は肝臓で代謝されない。結合率の低下は肝臓で代謝されにくい薬物の代謝速度を増加させる）

4　排泄過程における相互作用

　代謝や排泄によって薬物の消失速度が低下すると、Cmax と AUC が増加して、薬効が増強し持続時間が延長する。

(1)　尿中排泄（多くの薬物の主な排泄経路の一つである）

　　a. 腎血流量（腎血流量の増加は GFR が増加して尿中への排泄速度が増加する）

　　b. タンパク結合率（尿排泄）（タンパク結合型薬物は糸球体で濾過されないので、タンパク結合率の上昇で尿中への排泄速度が低下する）

　　c. 尿細管分泌競合（一部の薬物は能動的に分泌される。能動的分泌はタンパク結合率に影響されないが、競合で排泄が低下する）

　　d. 尿細管再吸収（薬物は授動拡散により尿細管から体内へ再吸収される。原尿が酸性に傾くと酸性薬物の再吸収は増加する）

(2)　胆汁中排泄（多くの薬物の主な排泄経路の一つである）

　　a. 肝血流量（排泄）（肝血流量が増加すると、肝臓への薬物供給速度が増し、胆汁中への排泄速度も増

加する）

b. **タンパク結合率（胆汁排泄）**（結合率が低下し遊離型薬物が増加すると、肝に移行する薬物が増え、胆汁中への排泄速度が増加する）

c. **肝 P- 糖タンパク質活性**（一部の薬物は能動的に胆汁中に排泄される）

d. **腸肝循環**（一部の薬物は、胆汁中に排泄された後、再び有効なかたちで腸管から吸収されることにより、薬効の増強と持続時間の延長が起こる）

2 歯科領域で使われる薬剤の相互作用

ch.4

　歯科領域で頻用される歯科適用のある薬物に限定し、薬物の相互作用とそのメカニズムについて表にして示す。危険度の高い薬物については詳細に、また危険度の低い薬物については薬物名だけを列挙した。なお薬物の名称は一般名とし、別名のある場合は「アセチルサリチル酸→アスピリン」のように、参照先を示した。

　また、プロドラッグは代謝されることで薬効が発現する薬剤であるが、プロドラッグの薬物名には［＊］印をつけ示した。

〈表の見方〉

①見出し薬物の一般名	①見出し薬物の別名	①見出し薬物の英語名	①見出し薬物の英語別名	①見出し薬物の分類
①アスピリン	（アセチルサリチル酸）	aspirin	（acetylsalicylic acid）	［NSAIDs（サリチル酸）］
②併用薬（一般名［分類］）		🕐 🈲	①：アジスロマイシンへの効果／作用機序、②：併用薬への効果／作用機序（？：作用機序不確定）	
アセタゾラミド	［利尿薬（ＣＡ阻害薬）］	遅 ②	①中枢抑制／血中薬物のイオン化率低下、②アシドーシス／薬物結合タンパクの競合、尿中排泄抑制	
②併用薬の一般名	②併用薬の分類			

効果 / 作用機序

　この例では、相互作用の結果、薬物①のイオン化利率が低下する（アシドーシスによる）ため、中枢に移行して中枢抑制作用を発現する。

　薬物②の血中濃度が薬物結合タンパクの競合と、尿中排泄の阻害により上昇してアシドーシスになる。

　作用機序が確定していないものには［？］をつけた。

　作用機序の簡単な説明を「相互作用のメカニズム」に記載した。

🕐 相互作用発現時間

速：24 時間以内に発現。即座の処置を要する。
遅：数日または数週間後に発現。

🈲 相互作用の危険度

1：重篤な相互作用で十分な基礎的・臨床的データにより証明されている。（併用禁忌）
2：病状を悪化させる中等度の相互作用。（通常は併用を避け、利益が危険性を上回るとき併用）
他：紙面の都合により、危険度 3 〜 5 の薬物は、見出し薬物の最後に名称だけを列挙した。
　3：特別な処置を必要としない軽度な相互作用。（必要に応じ、モニター、代替薬、投与法などで対処）
　4：軽度〜中等度の相互作用であるが、データ不足。（中等度の相互作用が起こる可能性があるのでモニター）
　5：軽度な相互作用が予測される場合、あるいは相互作用の報告が疑わしい場合。

🕐：相互作用発現時間　💥：相互作用の危険度

①アジスロマイシン azithromycin［抗菌薬（マクロライド）］

②併用薬（一般名［分類］）	🕐	💥	①：アジスロマイシンへの効果／作用機序、②：併用薬への効果／作用機序（？：作用機序不確定）
アトルバスタチン［抗高脂血症薬］	遅	2	②毒性増強／？CYP 阻害または競合、薬物代謝酵素の活性阻害
アミノフィリン［キサンチン誘導体］	遅	2	①薬効減弱／薬物溶解速度抑制、尿中排泄促進、②毒性増強／CYP 阻害または競合
オクストリフィリン［キサンチン誘導体］	遅	2	①薬効減弱／薬物溶解速度抑制、尿中排泄促進、②毒性増強／CYP 阻害または競合
シクロスポリン［免疫調節薬（サイトカイン）］	遅	2	①毒性増強／？CYP 阻害または競合、薬物代謝酵素の活性阻害
シンバスタチン［抗高脂血症薬］	遅	2	②毒性増強／？CYP 阻害または競合、薬物代謝酵素の活性阻害
テオフィリン［キサンチン誘導体］	遅	2	①薬効減弱／薬物溶解速度抑制、尿中排泄促進、②毒性増強／CYP 阻害または競合
ピモジド［ブチロフェノン誘導体］	遅	2	②不整脈誘発／CYP 阻害または競合
ロバスタチン［抗高脂血症薬］	遅	2	②毒性増強／？CYP 阻害または競合、薬物代謝酵素の活性阻害
ワルファリン［経口抗凝固薬］	遅	2	②出血傾向／排泄抑制
他：アトバクオン			

①アスピリン（アセチルサリチル酸）aspirin（acetylsalicylic acid）［NSAID（サリチル酸）］

②併用薬（一般名［分類］）	🕐	💥	①：アスピリンへの効果／作用機序、②：併用薬への効果／作用機序（？：作用機序不確定）
アセタゾラミド［利尿薬（CA阻害薬）］	遅	2	①中枢抑制／血中薬物のイオン化率低下、②アシドーシス／薬物結合タンパクの競合、尿中排泄抑制
アセトヘキサミド［血糖降下薬］	遅	2	②低血糖／薬力学的（COX 阻害）、薬物結合タンパクの競合
アセノクマロール［経口抗凝固薬］	遅	2	②出血傾向／薬力学的、薬物結合タンパクの競合
インスリン［血糖降下薬］	遅	2	②低血糖／薬力学的（分泌促進）
グリピジド［血糖降下薬］	遅	2	②低血糖／薬力学的（COX 阻害）、薬物結合タンパクの競合
グリブリド［血糖降下薬］	遅	2	②低血糖／薬力学的（COX 阻害）、薬物結合タンパクの競合
グリメピリド［血糖降下薬］	遅	2	②低血糖／薬力学的（COX 阻害）、薬物結合タンパクの競合
クロルプロパミド［血糖降下薬］	遅	2	②低血糖／薬力学的（COX 阻害）、薬物結合タンパクの競合
コルチゾン［SAID］	遅	2	①薬効減弱（併用）、薬効増強（中断）／CYP 阻害または競合、尿中排泄促進
ジクマロール系［経口抗凝固薬］	遅	2	②出血傾向／薬力学的、薬物結合タンパクの競合
ジクロフェナミド［利尿薬（CA阻害薬）］	遅	2	①中枢抑制／血中薬物のイオン化率低下、②アシドーシス／薬物結合タンパクの競合、尿中排泄抑制
ジノプロストトロメタミン→トロメタミン	ー	ー	ー
デキサメサゾン［SAID］	遅	2	①薬効減弱（併用）、薬効増強（中断）／CYP 阻害または競合、尿中排泄促進
デゾキシコルチゾン［鉱質コルチコイド］	遅	2	①薬効減弱（併用）、薬効増強（中断）／CYP 阻害または競合、尿中排泄促進
トラザミド［血糖降下薬］	遅	2	②低血糖／薬力学的（COX 阻害）、薬物結合タンパクの競合
トリアムシノロン［SAID］	遅	2	①薬効減弱（併用）、薬効増強（中断）／CYP 阻害または競合、尿中排泄促進
トルブタミド［血糖降下薬］	遅	2	②低血糖／薬力学的（COX 阻害）、薬物結合タンパクの競合
ニコチン酸→ナイアシン	ー	ー	ー
ハイドロコルチゾン→ヒドロコルチゾン	ー	ー	ー
パラメタゾン［SAID］	遅	2	①薬効減弱（併用）、薬効増強（中断）／CYP 阻害または競合、尿中排泄促進
ヒドロコルチゾン［SAID］	遅	2	①薬効減弱（併用）、薬効増強（中断）／CYP 阻害または競合、尿中排泄促進
フェンプロクモン［経口抗凝固薬］	遅	2	②出血傾向／薬力学的、薬物結合タンパクの競合
フルドロコルチゾン［鉱質コルチコイド］	遅	2	①薬効減弱（併用）、薬効増強（中断）／CYP 阻害または競合、尿中排泄促進
プレドニゾロン［SAID］	遅	2	①薬効減弱（併用）、薬効増強（中断）／CYP 阻害または競合、尿中排泄促進
プレドニゾン［SAID］	遅	2	①薬効減弱（併用）、薬効増強（中断）／CYP 阻害または競合、尿中排泄促進
プロベネシド［抗痛風薬］	遅	2	①尿酸排泄効果減弱／？薬力学的
ベタメタゾン［SAID］	遅	2	①薬効減弱（併用）、薬効増強（中断）／CYP 阻害または競合、尿中排泄促進
ヘパリン［経口抗凝固薬］	遅	2	②出血傾向／薬力学的
メタゾラミド［利尿薬（ＣＡ阻害薬）］	遅	2	①中枢抑制／血中薬物のイオン化率低下、②アシドーシス／薬物結合タンパクの競合、尿中排泄抑制
メチルプレドニゾロン［SAID］	遅	2	①薬効減弱（併用）、薬効増強（中断）／CYP 阻害または競合、尿中排泄促進
メトトレキサート［抗悪性腫瘍薬］	遅	2	②毒性増強／尿中排泄抑制、薬物結合タンパクの競合
バルプロ酸［抗てんかん薬］	遅	2	②毒性増強／薬物結合タンパクの競合
ワルファリン［経口抗凝固薬］	遅	2	②出血傾向／薬力学的、薬物結合タンパクの競合

🕐：**相互作用発現時間** 🆘：**相互作用の危険度**

他：アセブトロール、アテノロール、アルミニウム−マグネシウム（水酸化）、イブプロフェン、インドメタシン、エタクリン酸、エタノール、エトトイン、エトドラク、エナラプリル、オキサプロジン、オキシフェンブタゾン、オメプラゾール、カオリン−ペクチン、カプトプリル、カルテオロール、キナプリル、ギンコーバイローバ（イチョウ葉エキス）、クエン酸カリウム、クエン酸ナトリウム、経口避妊薬、ケトプロフェン、酢酸ナトリウム、ジクロフェナク、スピロノラクトン、水酸化アルミニウム、水酸化マグネシウム、スリンダク＊、炭酸水素ナトリウム、チモロール、トランドラプリル、トルセミド、トルメチン、トロメタミン、ナイアシン、ナドロール、ナブメトン、ナプロキセン、ニトログリセリン、乳酸ナトリウム、ビソプロロール、ピロキシカム、ピンドロール、フェニトイン、フェニルブタゾン、フォシノプリル、ブメタニド、フルルビプロフェン、フロセミド、プロプラノロール、ベタキソロール、ベナゼプリル、ベンブトロール、ホスフェニトイン＊、メキシプリル、メトプロロール、メフェナム酸、メフェニトイン、ラベプラゾール、ラミプリル、ランソプラゾール、リシノプリル、レバミゾール

①アセチルサリチル酸→アスピリン

①アセトアミノフェン acetaminophen [NSAID（アニリン）]

②併用薬（一般名 [分類]）	🕐	🆘	①：アセトアミノフェンへの効果／作用機序、②：併用薬への効果／作用機序（？：作用機序不確定）
アジドチミジン→ジドブジン	—	—	—
アニシンジオン[経口抗凝固薬]	遅	2	②出血傾向／？薬力学的、？薬物結合タンパクの競合
エタノール[エタノール]	遅	2	①肝毒性増強（飲酒中断時）／CYP 阻害または競合（退薬現象）
エトトイン[抗てんかん薬]	遅	2	①肝毒性増強、薬効減弱／CYP 阻害または競合（毒性代謝物）
活性炭[吸着薬]	遅	2	①薬効・毒性減弱／薬物の物理化学的変化、薬力学的
ジクマロール[経口抗凝固薬]	遅	2	②出血傾向／？薬力学的、？薬物結合タンパクの競合
フェニトイン[抗不整脈薬(Class I b)]	遅	2	①肝毒性増強、薬効減弱／CYP 阻害または競合（毒性代謝物）
ホスフェニトイン＊[抗てんかん薬]	遅	2	①肝毒性増強、薬効減弱／CYP 阻害または競合（毒性代謝物）
メフェニトイン[抗てんかん薬]	遅	2	①肝毒性増強、薬効減弱／CYP 阻害または競合（毒性代謝物）
木炭[吸着薬]	遅	2	①薬効・毒性減弱／薬物の物理化学的変化、薬力学的
リファンピン→リファンピシン	—	—	—

他：アセノクマロール、アトロピン、アニソトロピン、アプロバルビタール、アミノグルテチミド、アモバルビタール、イソニアジド、イソプロパミド、エタクリン酸、エトプロパジン、オキシフェノニウム、オキシフェンシクリミン、オキシブチニン、オルフェナドリン、カルバマゼピン、グリコピロニウム、クリジニウム、経口避妊薬、ジスコラミン、ジドブジン、スコポラミン、セコバルビタール、タルブタール、チアミラールナトリウム、チオペンタールナトリウム、トリジヘキセチル、トリヘキシフェニジル、トルセミド、バルビタール、ビペリデン、ヒヨスチアミン、フェノバルビタール、フェンプロクモン、ブタバルビタール、ブタルビタール、ブメタニド、プリミドン、プロシクリジン、フロセミド、プロパンテリン、プロプラノロール、プロベネシド、ヘキソシクリウム、ベラドンナアルカロイド類、ベンズトロピン、ペントバルビタール、メタルビタール、メタンテリン、メチルスコポラミン、メペンゾラート、メホバルビタール、ラモトリジン、リファブチン、リファンピシン、ワルファリン

①アモキシシリン＊ amoxicillin＊[抗菌薬（ペニシリン）]

②併用薬（一般名 [分類]）	🕐	🆘	①：アモキシシリンへの効果／作用機序、②：併用薬への効果／作用機序（？：作用機序不確定）
オキシテトラサイクリン[抗菌薬(テトラサイクリン)]	遅	2	①薬効減弱／薬力学的（抗菌作用の拮抗）
テトラサイクリン[抗菌薬(テトラサイクリン)]	遅	2	①薬効減弱／薬力学的（抗菌作用の拮抗）
デメクロサイクリン[抗菌薬(テトラサイクリン)]	遅	2	①薬効減弱／薬力学的（抗菌作用の拮抗）
ドキシサイクリン[抗菌薬(テトラサイクリン)]	遅	2	①薬効減弱／薬力学的（抗菌作用の拮抗）
ミノサイクリン[抗菌薬(テトラサイクリン)]	遅	2	①薬効減弱／薬力学的（抗菌作用の拮抗）
メトトレキサート[抗悪性腫瘍薬]	遅	2	②毒性増強／尿細管分泌競合

①アンピシリン ampicillin [抗菌薬（ペニシリン）]

②併用薬（一般名 [分類]）	🕐	🆘	①：アンピシリンへの効果／作用機序、②：併用薬への効果／作用機序（？：作用機序不確定）
アテノロール[β遮断薬]	速	2	②薬効減弱／吸収阻害
アニシンジオン[経口抗凝固薬]	遅	2	②出血傾向／薬力学的（薬力学的 DP 阻害）、薬物耐性／CYP 阻害または競合（中断）
アミカシン[抗菌薬(アミノグリコシド)]	遅	2	②薬効消失／不明
アロプリノール[抗痛風薬]	遅	2	①薬疹憎悪／不明
オキシテトラサイクリン[抗菌薬(テトラサイクリン)]	遅	2	①薬効減弱／薬力学的（抗菌作用の拮抗）
カナマイシン[抗菌薬(アミノグリコシド)]	遅	2	②薬効消失／不明
ゲンタマイシン[抗菌薬(テトラサイクリン)]	遅	2	②薬効消失／不明
ジクマロール[経口抗凝固薬]	遅	2	②出血傾向／薬力学的（薬力学的 DP 阻害）、薬物耐性／CYP 阻害または競合（中断）
ストレプトマイシン[抗結核薬]	遅	2	②薬効消失／不明
テトラサイクリン[抗菌薬(テトラサイクリン)]	遅	2	①薬効減弱／薬力学的（抗菌作用の拮抗）

🕐：相互作用発現時間　危：相互作用の危険度

デメクロサイクリン[抗菌薬(テトラサイクリン)]	遅	2	①薬効減弱／薬力学的（抗菌作用の拮抗）
ドキシサイクリン[抗菌薬(テトラサイクリン)]	遅	2	①薬効減弱／薬力学的（抗菌作用の拮抗）
トブラマイシン[抗菌薬(テトラサイクリン)]	遅	2	②薬効消失／不明
ネチルマイシン[抗菌薬(テトラサイクリン)]	遅	2	②薬効消失／不明
ミノサイクリン[抗菌薬(テトラサイクリン)]	遅	2	①薬効減弱／薬力学的（抗菌作用の拮抗）
メトトレキサート[抗悪性腫瘍薬]	遅	2	②毒性増強／尿細管分泌競合
ワルファリン[経口抗凝固薬]	遅	2	②出血傾向／薬力学的（薬力学的DP阻害）、薬物耐性／CYP阻害または競合（中断）
他：エリスロマイシン、カート、クロラムフェニコール、経口避妊薬、ヘパリン			

①イブプロフェン ibuprofen [NSAID（プロピオン酸）]

②併用薬（一般名［分類]）	🕐	危	①：イブプロフェンへの効果／作用機序、②：併用薬への効果／作用機序（？：作用機序不確定）
アセチルサリチル酸→アスピリン	―	―	―
アセノクマロール[経口抗凝固薬]	遅	2	②出血傾向／薬力学的、薬物結合タンパクの競合
アセブトロール[β遮断薬]	遅	2	②薬効減弱／薬力学的（COX阻害）
アテノロール[β遮断薬]	遅	2	②薬効減弱／薬力学的（COX阻害）
アニシンジオン[経口抗凝固薬]	遅	2	②出血傾向／薬力学的、薬物結合タンパクの競合
アミカシン[抗菌薬(アミノグリコシド)]	遅	2	②薬効・毒性増強（小児）／尿中排泄、薬力学的低下
エスモロール[β遮断薬]	遅	2	②薬効減弱／薬力学的（COX阻害）
カナマイシン[抗菌薬(アミノグリコシド)]	遅	2	②薬効・毒性増強（小児）／尿中排泄、薬力学的低下
カルテオロール[β遮断薬]	遅	2	②薬効減弱／薬力学的（COX阻害）
ゲンタマイシン[抗菌薬(アミノグリコシド)]	遅	2	②薬効・毒性増強（小児）／尿中排泄、薬力学的低下
ジクマロール[経口抗凝固薬]	遅	2	②出血傾向／薬力学的、薬物結合タンパクの競合
ストレプトマイシン[抗結核薬]	遅	2	②薬効・毒性増強（小児）／尿中排泄、薬力学的低下
ソタロール[抗不整脈薬(ClassⅢ)]	遅	2	②薬効減弱／薬力学的（COX阻害）
チモロール[β遮断薬]	遅	2	②薬効減弱／薬力学的（COX阻害）
トブラマイシン[抗菌薬(アミノグリコシド)]	遅	2	②薬効・毒性増強（小児）／尿中排泄、薬力学的低下
ナドロール[β遮断薬]	遅	2	②薬効減弱／薬力学的（COX阻害）
ネチルマイシン[抗菌薬(アミノグリコシド)]	遅	2	②薬効・毒性増強（小児）／尿中排泄、薬力学的低下
ビソプロロール[β遮断薬]	遅	2	②薬効減弱／薬力学的（COX阻害）
ピンドロール[β遮断薬]	遅	2	②薬効減弱／薬力学的（COX阻害）
フェンプロクモン[経口抗凝固薬]	遅	2	②出血傾向／薬力学的、薬物結合タンパクの競合
プロプラノロール[β遮断薬]	遅	2	②薬効減弱／薬力学的（COX阻害）
ベタキソロール[β遮断薬]	遅	2	②薬効減弱／薬力学的（COX阻害）
ペンブトロール[β遮断薬]	遅	2	②薬効減弱／薬力学的（COX阻害）
メトトレキサート[抗悪性腫瘍薬]	遅	2	②毒性増強／？尿中排泄抑制
メトプロロール[β遮断薬]	遅	2	②薬効減弱／薬力学的（COX阻害）
リチウム[リチウム塩]	遅	2	②薬効・毒性増強／尿中排泄低下（COX阻害）
ワルファリン[経口抗凝固薬]	遅	2	②出血傾向／薬力学的、薬物結合タンパクの競合
他：エリスロマイシン、カート、クロラムフェニコール、経口避妊薬、ヘパリン			

①インドメタシン indometacin [NSAID（インドール酢酸）]

②併用薬（一般名［分類]）	🕐	危	①：インドメタシンへの効果／作用機序、②：併用薬への効果／作用機序（？：作用機序不確定）
アセチルサリチル酸→アスピリン	―	―	―
アセノクマロール[経口抗凝固薬]	遅	2	②出血傾向／薬力学的、薬物結合タンパクの競合
アセブトロール[β遮断薬]	遅	2	②薬効減弱／薬力学的（COX阻害）
アテノロール[β遮断薬]	遅	2	②薬効減弱／薬力学的（COX阻害）
アニシンジオン[経口抗凝固薬]	遅	2	②出血傾向／薬力学的、薬物結合タンパクの競合
アミカシン[抗菌薬(アミノグリコシド)]	遅	2	②薬効・毒性増強（小児）／尿中排泄、薬力学的低下
エスモロール[β遮断薬]	遅	2	②薬効減弱／薬力学的（COX阻害）
エナラプリル[降圧薬(ACE阻害薬)]	速	2	②薬効減弱／薬力学的（COX阻害）
カナマイシン[抗菌薬(アミノグリコシド)]	遅	2	②薬効・毒性増強（小児）／尿中排泄、薬力学的低下

🕐：相互作用発現時間　💥：相互作用の危険度

カプトプリル[降圧薬(ACE阻害薬)]	速	2	②薬効減弱／薬力学的（COX阻害）
カルテオロール[β遮断薬]	遅	2	②薬効減弱／薬力学的（COX阻害）
キナプリル[降圧薬(ACE阻害薬)]	速	2	②薬効減弱／薬力学的（COX阻害）
ゲンタマイシン[抗菌薬(アミノグリコシド)]	遅	2	②薬効・毒性増強（小児）／尿中排泄、薬力学的低下
ジクマロール[経口抗凝固薬]	遅	2	②出血傾向／薬力学的、薬物結合タンパクの競合
ジゴキシン[強心薬]	遅	2	②薬効・毒性増強（小児、腎障害者）／尿中排泄、薬力学的低下
ストレプトマイシン[抗結核薬]	遅	2	②薬効・毒性増強（小児）／尿中排泄、薬力学的低下
ソタロール[抗不整脈薬(ClassⅢ)]	遅	2	②薬効減弱／薬力学的（COX阻害）
チモロール[β遮断薬]	遅	2	②薬効減弱／薬力学的（COX阻害）
トブラマイシン[抗菌薬(アミノグリコシド)]	遅	2	②薬効・毒性増強（小児）／尿中排泄、薬力学的低下
ナドロール[β遮断薬]	遅	2	②薬効減弱／薬力学的（COX阻害）
ネチルマイシン[抗菌薬(アミノグリコシド)]	遅	2	②薬効・毒性増強（小児）／尿中排泄、薬力学的低下
ビソプロロール[β遮断薬]	遅	2	②薬効減弱／薬力学的（COX阻害）
ピンドロール[β遮断薬]	遅	2	②薬効減弱／薬力学的（COX阻害）
フェンプロクモン[経口抗凝固薬]	遅	2	②出血傾向／薬力学的、薬物結合タンパクの競合
フォシノプリル[降圧薬(ACE阻害薬)]	速	2	②薬効減弱／薬力学的（COX阻害）
プロプラノロール[β遮断薬]	遅	2	②薬効減弱／薬力学的（COX阻害）
ベタキソロール[β遮断薬]	遅	2	②薬効減弱／薬力学的（COX阻害）
ベナゼプリル[降圧薬(ACE阻害薬)]	速	2	②薬効減弱／薬力学的（COX阻害）
ベンブトロール[β遮断薬]	遅	2	②薬効減弱／薬力学的（COX阻害）
メトトレキサート[抗悪性腫瘍薬]	遅	2	②毒性増強／？尿中排泄抑制
メトプロロール[β遮断薬]	遅	2	②薬効減弱／薬力学的（COX阻害）
ラミプリル[降圧薬(ACE阻害薬)]	速	2	②薬効減弱／薬力学的（COX阻害）
リシノプリル[降圧薬(ACE阻害薬)]	速	2	②薬効減弱／薬力学的（COX阻害）
リチウム[リチウム塩]	遅	2	②薬効・毒性増強／尿中排泄低下（COX阻害）
ワルファリン[経口抗凝固薬]	遅	2	②出血傾向／薬力学的、薬物結合タンパクの競合

他：アスピリン、アルミニウム－マグネシウム（水酸化）、アレンドロネート、インダパミド、エタクリン酸、エチドロネート、キネタゾン 、クロルタリドン、クロロチアジド、シクロスポリン、ジピリダモール、シメチジン、チルドロネート、トリアムテレン、トリクロルメチアジド、トルセミド、ニザチジン、パミドロネート、ハロペリドール、ヒドララジン、ヒドロクロロチアジド、ヒドロフルメチアジド、ファモチジン、フェニルプロパノールアミン、ブメタニド、プラゾシン、フロセミド、プロベネシド、ペニシラミン、ベンズチアジド、ベンドロフルメチアジド、ポリチアジド、マグネシウム－アルミニウム（水酸化）、メチクロチアジド、メトラゾン、ラニチジン、リゼドロネート

①エトドラク etodolac [NSAID（COX-2阻害）]

②併用薬（一般名［分類］）	🕐	💥	①：エトドラクへの効果／作用機序、②：併用薬への効果／作用機序（？：作用機序不確定）
アセチルサリチル酸→アスピリン	―	―	―
アニシンジオン[経口抗凝固薬]	遅	2	②出血傾向／薬力学的、薬物結合タンパクの競合
アミカシン[抗菌薬(アミノグリコシド)]	遅	2	②薬効・毒性増強（小児）／尿中排泄、薬力学的低下
カナマイシン[抗菌薬(アミノグリコシド)]	遅	2	②薬効・毒性増強（小児）／尿中排泄、薬力学的低下
ゲンタマイシン[抗菌薬(アミノグリコシド)]	遅	2	②薬効・毒性増強（小児）／尿中排泄、薬力学的低下
ジクマロール[経口抗凝固薬]	遅	2	②出血傾向／薬力学的、薬物結合タンパクの競合
ストレプトマイシン[抗結核薬]	遅	2	②薬効・毒性増強（小児）／尿中排泄、薬力学的低下
トブラマイシン[抗菌薬(アミノグリコシド)]	遅	2	②薬効・毒性増強（小児）／尿中排泄、薬力学的低下
ネチルマイシン[抗菌薬(アミノグリコシド)]	遅	2	②薬効・毒性増強（小児）／尿中排泄、薬力学的低下
メトトレキサート[抗悪性腫瘍薬]	遅	2	②毒性増強／？尿中排泄抑制
ワルファリン[経口抗凝固薬]	遅	2	②出血傾向／薬力学的、薬物結合タンパクの競合

他：アスピリン、アレンドロネート、エチドロネート、シクロスポリン、シメチジン、チルドロネート、ニザチジン、パミドロネート、ファモチジン、プロベネシド、ラニチジン、リゼドロネート

①エリスロマイシン erythromycin［抗菌薬（マクロライド）］			
②併用薬（一般名［分類］）	🕐	💥	①：エリスロマイシンへの効果／作用機序、②：併用薬への効果／作用機序（？：作用機序不確定）
アトルバスタチン［抗高脂血症薬］	遅	2	②毒性増強／？CYP 阻害または競合、薬物代謝酵素の活性阻害
アミノフィリン［キサンチン誘導体］	遅	2	①薬効減弱／薬物溶解速度抑制、尿中排泄促進、②毒性増強／CYP 阻害または競合
アルプラゾラム［ベンゾジアゼピン誘導体］	速	2	②薬効増強・延長／CYP 阻害または競合
イスラジピン［降圧薬（Ca拮抗薬）］	遅	2	②薬効・毒性増強／CYP 阻害または競合
エルゴタミン［麦角アルカロイド類］	速	1	②毒性増強／？CYP 阻害または競合
オクストリフィリン［キサンチン誘導体］	遅	2	①薬効減弱／薬物溶解速度抑制、尿中排泄促進、②毒性増強／CYP 阻害または競合
ガチフロキサシン［抗菌薬（キノロン）］	遅	2	②不整脈誘発／薬力学的（QT 延長）
カルバマゼピン［抗てんかん薬］	速	2	②薬効・毒性増強／CYP 阻害または競合
グレパフロキサシン［抗菌薬（キノロン）］	遅	2	②不整脈誘発／薬力学的（QT 延長）
ジアゼパム［抗不安薬］	速	2	②薬効増強・延長／CYP 阻害または競合
シクロスポリン［免疫調節薬（サイトカイン）］	遅	2	②毒性増強／？CYP 阻害または競合、薬物代謝酵素の活性阻害
ジゴキシン［強心薬］	遅	2	②毒性増強／？薬物の不活性化阻害（腸内細菌）
ジヒドロエルゴタミン［麦角アルカロイド類］	速	2	②毒性増強／？CYP 阻害または競合
シロスタゾール［経口抗凝固薬（抗血小板）］	遅	2	②薬効・毒性増強／CYP 阻害または競合
シロリムス［免疫調節薬（サイトカイン）］	遅	2	②薬効・毒性増強／CYP 阻害または競合
シンバスタチン［抗高脂血症薬］	遅	2	②毒性増強／？CYP 阻害または競合、薬物代謝酵素の活性阻害
スパルフロキサシン［抗菌薬（キノロン）］	遅	2	②不整脈誘発／薬力学的（QT 延長）
タクロリムス(FK506)［免疫調節薬（サイトカイン）］	遅	2	②薬効・毒性増強／CYP 阻害または競合
テオフィリン［キサンチン誘導体］	遅	2	①薬効減弱／薬物溶解速度抑制、尿中排泄促進、②毒性増強／CYP 阻害または競合
トリアゾラム［ベンゾジアゼピン誘導体］	速	2	②薬効増強・延長／CYP 阻害または競合
ニソルジピン［降圧薬（Ca拮抗薬）］	遅	2	②薬効・毒性増強／CYP 阻害または競合
ニトレンジピン［降圧薬（Ca拮抗薬）］	遅	2	②薬効・毒性増強／CYP 阻害または競合
ニフェジピン［降圧薬（Ca拮抗薬）］	遅	2	②薬効・毒性増強／CYP 阻害または競合
ニモジピン［降圧薬（Ca拮抗薬）］	遅	2	②薬効・毒性増強／CYP 阻害または競合
ピモジド［ブチロフェノン誘導体］	遅	1	②不整脈誘発／CYP 阻害または競合
ビンクリスチン［抗悪性腫瘍薬］	遅	2	②毒性増強／代謝阻害
ビンブラスチン［抗悪性腫瘍薬］	遅	2	②毒性増強／代謝阻害
フェロジピン［降圧薬（Ca拮抗薬）］	遅	2	②薬効・毒性増強／CYP 阻害または競合
ブスピロン［抗不安薬］	遅	2	②薬効・毒性増強／薬物代謝酵素の活性阻害
ブロモクリプチン［パーキンソン病治療薬］	遅	2	②薬効・毒性増強／CYP 阻害または競合、薬物代謝酵素の活性阻害
ベラパミル［抗不整脈薬（Class Ⅳ）］	速	2	②不整脈悪化／？薬力学的（QT 延長）、？CYP 阻害または競合
ミダゾラム［ベンゾジアゼピン類］	速	2	②薬効増強・延長／CYP 阻害または競合
メチセルジド［麦角アルカロイド類］	速	2	②毒性増強／？CYP 阻害または競合
メチルプレドニゾロン［SAID］	遅	2	②薬効・毒性増強／不明
モキシフロキサシン［抗菌薬（キノロン）］	遅	2	②不整脈誘発／薬力学的（QT 延長）
リファブチン［抗結核薬］	遅	2	①薬効低下／代謝促進、②毒性発現／薬物代謝酵素の活性、第 1 相反応阻害
リファペンチン［抗結核薬］	遅	2	①薬効低下／代謝促進、②毒性発現／薬物代謝酵素の活性、第 1 相反応阻害
リファンピシン［抗結核薬］	遅	2	①薬効低下／代謝促進、②毒性発現／薬物代謝酵素の活性、第 1 相反応阻害
リファンピン→リファンピシン	－	－	－
ロバスタチン［抗高脂血症薬］	遅	2	②毒性増強／？CYP 阻害または競合、薬物代謝酵素の活性阻害
ワルファリン［経口抗凝固薬］	遅	2	②出血傾向／排泄抑制

他：アスピリン、アルミニウム－マグネシウム（水酸化）、アレンドロネート、インダパミド、エタクリン酸、エチドロネート、キネタゾン，クロルタリドン、クロロチアジド、シクロスポリン、ジピリダモール、シメチジン、チルドロネート、トリアムテレン、トリクロルメチアジド、トルセミド、ニザチジン、パミドロネート、ハロペリドール、ヒドララジン、ヒドロクロロチアジド、ヒドロフルメチアジド、ファモチジン、フェニルプロパノールアミン、ブメタニド、プラゾシン、フロセミド、プロベネシド、ペニシラミン、ベンズチアジド、ベンドロフルメチアジド、ポリチアジド、マグネシウム－アルミニウム(水酸化)、メチクロチアジド、メトラゾン、ラニチジン、リゼドロネート

🕐：相互作用発現時間　💥：相互作用の危険度

①クラリスロマイシン clarithromycin［抗菌薬（マクロライド）］

②併用薬（一般名［分類］）	🕐	💥	①：クラリスロマイシンへの効果／作用機序、②：併用薬への効果／作用機序（？：作用機序不確定）
アジドチミジン→ジドブジン	−	−	−
アスナプレビル［抗ウイルス剤］	？	1	②血中濃度の上昇、肝毒性
アトルバスタチン［抗高脂血症薬］	遅	2	②毒性増強／？CYP阻害または競合、薬物代謝酵素の活性阻害
アミノフィリン［キサンチン誘導体］	遅	2	①薬効減弱／薬物溶解速度抑制、尿中排泄促進、②毒性増強／CYP阻害または競合
アルプラゾラム［ベンゾジアゼピン誘導体］	速	2	②薬効増強・延長／CYP阻害または競合
イスラジピン［降圧薬（Ca拮抗薬）］	遅	2	②薬効・毒性増強／CYP阻害または競合
エルゴタミン［麦角アルカロイド類］	速	1	②毒性増強／？CYP阻害または競合
オクストリフィリン［キサンチン誘導体］	遅	2	①薬効減弱／薬物溶解速度抑制、尿中排泄促進、②毒性増強／CYP阻害または競合
カルバマゼピン［抗てんかん薬］	速	2	②薬効・毒性増強／CYP阻害または競合
ジアゼパム［抗不安薬］	速	2	②薬効増強・延長／CYP阻害または競合
シクロスポリン［免疫調節薬（サイトカイン）］	遅	2	①毒性増強／？CYP阻害または競合、薬物代謝酵素の活性阻害
ジゴキシン［強心薬］	遅	2	②毒性増強／？薬物の不活性化阻害（腸内細菌）
ジヒドロエルゴタミン［麦角アルカロイド類］	速	2	②毒性増強／？CYP阻害または競合
シロスタゾール［経口抗凝固薬（抗血小板）］	遅	2	②薬効・毒性増強／CYP阻害または競合
シロリムス［免疫調節薬（サイトカイン）］	遅	2	②薬効・毒性増強／CYP阻害または競合
シンバスタチン［抗高脂血症薬］	遅	2	②毒性増強／？CYP阻害または競合、薬物代謝酵素の活性阻害
スボレキサント［オレキシン受容体拮抗薬］	？	1	②薬効の著しい増強
タクロリムス(FK506)［免疫調節薬（サイトカイン）］	遅	2	②薬効・毒性増強／CYP阻害または競合
タダラフィル［ホスホジエステラーゼ5阻害剤］	？	1	②血中濃度の上昇／CYP3A4代謝阻害
テオフィリン［キサンチン誘導体］	遅	2	①薬効減弱／薬物溶解速度抑制、尿中排泄促進、②毒性増強／CYP阻害または競合
トリアゾラム［ベンゾジアゼピン誘導体］	速	2	②薬効増強・延長／CYP阻害または競合
ニソルジピン［降圧薬（Ca拮抗薬）］	遅	2	②薬効・毒性増強／CYP阻害または競合
ニトレンジピン［降圧薬（Ca拮抗薬）］	遅	2	②薬効・毒性増強／CYP阻害または競合
ニフェジピン［降圧薬（Ca拮抗薬）］	遅	2	②薬効・毒性増強／CYP阻害または競合
ニモジピン［降圧薬（Ca拮抗薬）］	遅	2	②薬効・毒性増強／CYP阻害または競合
バニプレビル［抗ウイルス剤］	？	1	②血中濃度の上昇、悪心・嘔吐・下痢の発現増加
ピモジド［ブチロフェノン誘導体］	遅	1	②不整脈誘発／CYP阻害または競合
ビンブラスチン［抗悪性腫瘍薬］	遅	2	②毒性増強／代謝阻害
フェロジピン［降圧薬（Ca拮抗薬）］	遅	2	②薬効・毒性増強／CYP阻害または競合
ブスピロン［抗不安薬］	遅	2	②薬効・毒性増強／薬物代謝酵素の活性阻害
ミダゾラム［ベンゾジアゼピン類］	速	2	②薬効増強・延長／CYP阻害または競合
メチセルジド［麦角アルカロイド類］	速	2	②毒性増強／？CYP阻害または競合
メチルプレドニゾロン［SAID］	遅	2	②薬効・毒性増強／不明
リファブチン［抗結核薬］	遅	2	①薬効低下／代謝促進、②毒性発現／薬物代謝酵素の活性、第1相反応阻害
リファペンチン［抗結核薬］	遅	2	①薬効低下／代謝促進、②毒性発現／薬物代謝酵素の活性、第1相反応阻害
リファンピシン［抗結核薬］	遅	2	①薬効低下／代謝促進、②毒性発現／薬物代謝酵素の活性、第1相反応阻害
リファンピン→リファンピシン	−	−	−
ロバスタチン［抗高脂血症薬］	遅	2	②毒性増強／？CYP阻害または競合、薬物代謝酵素の活性阻害
ワルファリン［経口抗凝固薬］	遅	2	②出血傾向／排泄抑制

他：アムロジピン、インジナビル、オメプラゾール、キニジン、クロザピン、クロナゼパム、クロラゼプ酸二カリウム、サキナビル、ジソピラミド、シタロプラム、ジドブジン、シメチジン、セルトラリン、デラベルジン、ニカルジピン、ネルフィナビル、ハラゼパム、パロキセチン、ビンクリスチン、プラゼパム、フルオキセチン、フルラゼパム

①クリンダマイシン clindamycin［抗菌薬（リンコマイシン）］

②併用薬（一般名［分類］）	🕐	💥	①：クリンダマイシンへの効果／作用機序、②：併用薬への効果／作用機序（？：作用機序不確定）
アタパルガイト［止瀉薬（アルミニウム塩）］	遅	2	①吸収阻害／薬物の物理化学的変化、薬力学的
アトラキュリウム［筋弛緩薬］	速	2	②呼吸抑制／薬力学的
カオリン［その他（賦形剤）］	遅	2	①吸収阻害／薬物の物理化学的変化、薬力学的
ガラミントリエチオダイド［筋弛緩薬］	速	2	②呼吸抑制／薬力学的

⏱：相互作用発現時間 🈲：相互作用の危険度

水酸化アルミニウム[潰瘍治療薬(制酸薬)]	遅	2	②吸収阻害 / 薬物の物理化学的変化、薬力学的
スキサメトニウム→サクシニルコリン	ー	ー	ー
炭酸アルミニウム[潰瘍治療薬(制酸薬)]	遅	2	②吸収阻害 / 薬物の物理化学的変化、薬力学的
ツボクラリン[筋弛緩薬(非脱分極性)]	遅	2	②呼吸抑制 / 薬力学的
ドキサクリウム[筋弛緩薬]	速	2	②呼吸抑制 / 薬力学的
パンクロニウム[筋弛緩薬(非脱分極性)]	速	2	②呼吸抑制 / 薬力学的
ピペクロニウム[筋弛緩薬(非脱分極性)]	速	2	②呼吸抑制 / 薬力学的
ベクロニウム[筋弛緩薬]	速	2	②呼吸抑制 / 薬力学的
マガルドレート[潰瘍治療薬(制酸薬)]	遅	2	①吸収阻害 / 薬物の物理化学的変化、薬力学的
ミバキュリウム[筋弛緩薬]	速	2	②呼吸抑制 / 薬力学的
メトクリン[筋弛緩薬]	速	2	②呼吸抑制 / 薬力学的
リン酸アルミニウム[潰瘍治療薬(制酸薬)]	遅	2	①吸収阻害 / 薬物の物理化学的変化、薬力学的
ロクロニウム[筋弛緩薬]	速	2	②呼吸抑制 / 薬力学的
他：サクシニルコリン、シクロスポリン			

①サリチル酸ナトリウム sodium salicylate [NSAID（サリチル酸；アスピリン）]

②併用薬（一般名【分類】）	⏱	🈲	①:サリチル酸ナトリウムへの効果／作用機序、②:併用薬への効果／作用機序（?:作用機序不確定）
アセタゾラミド[利尿薬(CA阻害薬)]	遅	2	①中枢抑制 / 血中薬物のイオン化率低下、②アシドーシス / 薬物結合タンパクの競合、尿中排泄抑制
アセトヘキサミド[血糖降下薬]	遅	2	②低血糖 / 薬力学的（COX阻害）、薬物結合タンパクの競合
インスリン[血糖降下薬]	遅	2	②低血糖 / 薬力学的（分泌促進）
クエン酸カリウム[尿アルカリ化薬]	遅	2	①薬効減弱 / 尿細管再吸収抑制
グリピジド[血糖降下薬]	遅	2	②低血糖 / 薬力学的（COX阻害）、薬物結合タンパクの競合
グリブリド[血糖降下薬]	遅	2	②低血糖 / 薬力学的（COX阻害）、薬物結合タンパクの競合
グリメピリド[血糖降下薬]	遅	2	②低血糖 / 薬力学的（COX阻害）、薬物結合タンパクの競合
クロルプロパミド[血糖降下薬]	遅	2	②低血糖 / 薬力学的（COX阻害）、薬物結合タンパクの競合
コルチゾン[SAID]	遅	2	①薬効減弱（併用）、薬効増強（中断）/ CYP阻害または競合、尿中排泄促進
ジクロフェナミド[利尿薬(CA阻害薬)]	遅	2	①中枢抑制 / 血中薬物のイオン化率低下、②アシドーシス / 薬物結合タンパクの競合、尿中排泄抑制
ジノプロストトロメタミン→トロメタミン	ー	ー	ー
デキサメサゾン[SAID]	遅	2	①薬効減弱（併用）、薬効増強（中断）/ CYP阻害または競合、尿中排泄促進
デゾキシコルチゾン[鉱質コルチコイド]	遅	2	①薬効減弱（併用）、薬効増強（中断）/ CYP阻害または競合、尿中排泄促進
トラザミド[血糖降下薬]	遅	2	②低血糖 / 薬力学的（COX阻害）、薬物結合タンパクの競合
トリアムシノロン[SAID]	遅	2	①薬効減弱（併用）、薬効増強（中断）/ CYP阻害または競合、尿中排泄促進
トルブタミド[血糖降下薬]	遅	2	②低血糖 / 薬力学的（COX阻害）、薬物結合タンパクの競合
ハイドロコルチゾン→ヒドロコルチゾン	ー	ー	ー
パラメタゾン[SAID]	遅	2	①薬効減弱（併用）、薬効増強（中断）/ CYP阻害または競合、尿中排泄促進
ヒドロコルチゾン[SAID]	遅	2	①薬効減弱（併用）、薬効増強（中断）/ CYP阻害または競合、尿中排泄促進
フルドロコルチゾン[鉱質コルチコイド]	遅	2	①薬効減弱（併用）、薬効増強（中断）/ CYP阻害または競合、尿中排泄促進
プレドニゾロン[SAID]	遅	2	①薬効減弱（併用）、薬効増強（中断）/ CYP阻害または競合、尿中排泄促進
プレドニゾン[SAID]	遅	2	①薬効減弱（併用）、薬効増強（中断）/ CYP阻害または競合、尿中排泄促進
プロベネシド[抗痛風薬]	遅	2	①尿酸排泄効果減弱 /? 薬力学的
ベタメタゾン[SAID]	遅	2	①薬効減弱（併用）、薬効増強（中断）/ CYP阻害または競合、尿中排泄促進
メタゾラミド[利尿薬(CA阻害薬)]	遅	2	①中枢抑制 / 血中薬物のイオン化率低下、②アシドーシス / 薬物結合タンパクの競合、尿中排泄抑制
メチルプレドニゾロン[SAID]	遅	2	①薬効減弱（併用）、薬効増強（中断）/ CYP阻害または競合、尿中排泄促進
バルプロ酸[抗てんかん薬]	遅	2	②毒性増強 / 薬物結合タンパクの競合
メトトレキサート[抗悪性腫瘍薬]	速	2	②毒性増強 / 尿中排泄抑制、薬物結合タンパクの競合

他:アセブトロール、アテノロール、アルミニウム－マグネシウム(水酸化)、エタクリン酸、エトトイン、エナラプリル、オキシフェンブタゾン、オメプラゾール、カプトプリル、カルテオロール、キナプリル、クエン酸ナトリウム、経口避妊薬、酢酸ナトリウム、スピロノラクトン、水酸化アルミニウム、水酸化マグネシウム、炭酸水素ナトリウム、チモロール、トランドラプリル、トルセミド、トロメタミン、ナドロール、乳酸ナトリウム、ビソプロロール、ピンドロール、フェニトイン、フェニルブタゾン、フォシノプリル、ブメタニド、フロセミド、プロプラノロール、ベタキソロール、ベナゼプリル、ペンブトロール、ホスフェニトイン*、メキシプリル、メトプロロール、メフェニトイン、ラベプラゾール、ラミプリル、ランソプラゾール、リシノプリル

🕐：相互作用発現時間　🌀：相互作用の危険度

①ジクロフェナク diclofenac [NSAID（フェニル酢酸）]

②併用薬（一般名【分類】）	🕐	🌀	①：ジクロフェナクへの効果／作用機序、②：併用薬への効果／作用機序（？：作用機序不確定）
アセチルサリチル酸→アスピリン	−	−	−
アセノクマロール[経口抗凝固薬]	遅	2	②出血傾向／薬力学的、薬物結合タンパクの競合
アニシンジオン[経口抗凝固薬]	遅	2	②出血傾向／薬力学的、薬物結合タンパクの競合
アミカシン[抗菌薬（アミノグリコシド）]	遅	2	②薬効・毒性増強（小児）／尿中排泄、薬力学的低下
カナマイシン[抗菌薬（アミノグリコシド）]	遅	2	②薬効・毒性増強（小児）／尿中排泄、薬力学的低下
ゲンタマイシン[抗菌薬（アミノグリコシド）]	遅	2	②薬効・毒性増強（小児）／尿中排泄、薬力学的低下
ジクマロール[経口抗凝固薬]	遅	2	②出血傾向／薬力学的、薬物結合タンパクの競合
ストレプトマイシン[抗結核薬]	遅	2	②薬効・毒性増強（小児）／尿中排泄、薬力学的低下
トブラマイシン[抗菌薬（アミノグリコシド）]	遅	2	②薬効・毒性増強（小児）／尿中排泄、薬力学的低下
ネチルマイシン[抗菌薬（アミノグリコシド）]	遅	2	②薬効・毒性増強（小児）／尿中排泄、薬力学的低下
フェンプロクモン[経口抗凝固薬]	遅	2	②出血傾向／薬力学的、薬物結合タンパクの競合
メトトレキサート[抗悪性腫瘍薬]	遅	2	②毒性増強／？尿中排泄抑制
リチウム[躁うつ病治療薬]	遅	2	②薬効・毒性増強／尿中排泄低下（COX 阻害）
ワルファリン[経口抗凝固薬]	遅	2	②出血傾向／薬力学的、薬物結合タンパクの競合

他：アスピリン、アレンドロネート、エチドロネート、コレスチポール、コレスチラミン、シクロスポリン、シメチジン、スクラルファート、チルドロネート、トリアムテレン、ニザチジン、パミドロネート、ファモチジン、プロベネシド、ラニチジン、リゼドロネート

①スリンダク * sulindac* [NSAID（インドール酢酸）]

②併用薬（一般名【分類】）	🕐	🌀	①：スリンダクへの効果／作用機序、②：併用薬への効果／作用機序（？：作用機序不確定）
アセチルサリチル酸→アスピリン	−	−	−
アニシンジオン[経口抗凝固薬]	遅	2	②出血傾向／薬力学的、薬物結合タンパクの競合
アミカシン[抗菌薬（アミノグリコシド）]	遅	2	②薬効・毒性増強（小児）／尿中排泄、薬力学的低下
カナマイシン[抗菌薬（アミノグリコシド）]	遅	2	②薬効・毒性増強（小児）／尿中排泄、薬力学的低下
ゲンタマイシン[抗菌薬（アミノグリコシド）]	遅	2	②薬効・毒性増強（小児）／尿中排泄、薬力学的低下
ジクマロール[経口抗凝固薬]	遅	2	②出血傾向／薬力学的、薬物結合タンパクの競合
ストレプトマイシン[抗結核薬]	遅	2	②薬効・毒性増強（小児）／尿中排泄、薬力学的低下
トブラマイシン[抗菌薬（アミノグリコシド）]	遅	2	②薬効・毒性増強（小児）／尿中排泄、薬力学的低下
ネチルマイシン[抗菌薬（アミノグリコシド）]	遅	2	②薬効・毒性増強（小児）／尿中排泄、薬力学的低下
メトトレキサート[抗悪性腫瘍薬]	遅	2	②毒性増強／？尿中排泄抑制
リチウム[躁うつ病治療薬]	遅	2	②薬効・毒性増強／尿中排泄低下（COX 阻害）
ワルファリン[経口抗凝固薬]	遅	2	②出血傾向／薬力学的、薬物結合タンパクの競合

他：アスピリン、アレンドロネート、インダパミド、エタクリン酸、エチドロネート、キネタゾン、クロルタリドン、クロロチアジド、コレスチポール、コレスチラミン、シクロスポリン、シメチジン、ジメチルスルフォオキサイド、チルドロネート、トリクロルメチアジド、トルセミド、ニザチジン、パミドロネート、ヒドロクロロチアジド、ヒドロフルメチアジド、ファモチジン、ブメタニド、フロセミド、プロベネシド、ベンズチアジド、ベンドロフルメチアジド、ポリチアジド、メチクロチアジド、メトラゾン、ラニチジン、リゼドロネート

①セファゾリン cefazolin [抗菌薬（セファロスポリン）]

②併用薬（一般名【分類】）	🕐	🌀	①：セファゾリンへの効果／作用機序、②：併用薬への効果／作用機序（？：作用機序不確定）
アニシンジオン[経口抗凝固薬]	遅	2	②出血傾向／不明
アミカシン[抗菌薬（アミノグリコシド）]	遅	2	①、②腎毒性増強、菌交代症／？薬力学的
カナマイシン[抗菌薬（アミノグリコシド）]	遅	2	①、②腎毒性増強、菌交代症／？薬力学的
ゲンタマイシン[抗菌薬（アミノグリコシド）]	遅	2	①、②腎毒性増強、菌交代症／？薬力学的
ジクマロール[経口抗凝固薬]	遅	2	②出血傾向／不明
ストレプトマイシン[抗結核薬]	遅	2	①、②腎毒性増強、菌交代症／？薬力学的
トブラマイシン[抗菌薬（アミノグリコシド）]	遅	2	①、②腎毒性増強、菌交代症／？薬力学的
ネオマイシン[抗菌薬（アミノグリコシド）]	遅	2	①、②腎毒性増強、菌交代症／？薬力学的
ネチルマイシン[抗菌薬（アミノグリコシド）]	遅	2	①、②腎毒性増強、菌交代症／？薬力学的
フラジオマイシン→ネオマイシン	−	−	−
ワルファリン[経口抗凝固薬]	遅	2	②出血傾向／不明
アミカシン[抗菌薬（アミノグリコシド）]	遅	2	①、②腎毒性増強、菌交代症／？薬力学的

🕐：**相互作用発現時間** ⚠：**相互作用の危険度**

カナマイシン[抗菌薬(アミノグリコシド)]	遅	2	①、②腎毒性増強、菌交代症 / ？薬力学的
ゲンタマイシン[抗菌薬(アミノグリコシド)]	遅	2	①、②腎毒性増強、菌交代症 / ？薬力学的
ストレプトマイシン[抗結核薬]	遅	2	②出血傾向 / 薬力学的、薬物結合タンパクの競合
トブラマイシン[抗菌薬(アミノグリコシド)]	遅	2	①、②腎毒性増強、菌交代症 / ？薬力学的
ネオマイシン[抗菌薬(アミノグリコシド)]	遅	2	①、②腎毒性増強、菌交代症 / ？薬力学的
ネチルマイシン[抗菌薬(アミノグリコシド)]	遅	2	①、②腎毒性増強、菌交代症 / ？薬力学的
フラジオマイシン→ネオマイシン	―	―	―
他：ヘパリン			

①セフォペラゾン cefoperazone [抗菌薬（セファロスポリン）]

②併用薬（一般名［分類］）	🕐	⚠	①：セフォペラゾンへの効果／作用機序、②：併用薬への効果／作用機序（？：作用機序不確定）
アニシンジオン[経口抗凝固薬]	遅	2	②出血傾向 / 不明
アミカシン[抗菌薬(アミノグリコシド)]	遅	2	①、②腎毒性増強、菌交代症 / ？薬力学的
エタノール[エタノール]	速	2	②ジスルフィラム様作用 / その他の代謝酵素阻害（薬力学的 LDH 阻害）
カナマイシン[抗菌薬(アミノグリコシド)]	遅	2	①、②腎毒性増強、菌交代症 / ？薬力学的
ゲンタマイシン[抗菌薬(アミノグリコシド)]	遅	2	①、②腎毒性増強、菌交代症 / ？薬力学的
ジクマロール[経口抗凝固薬]	遅	2	②出血傾向 / 不明
ストレプトマイシン[抗結核薬]	遅	2	①、②腎毒性増強、菌交代症 / ？薬力学的
トブラマイシン[抗菌薬(アミノグリコシド)]	遅	2	①、②腎毒性増強、菌交代症 / ？薬力学的
ネオマイシン[抗菌薬(アミノグリコシド)]	遅	2	①、②腎毒性増強、菌交代症 / ？薬力学的
ネチルマイシン[抗菌薬(アミノグリコシド)]	遅	2	①、②腎毒性増強、菌交代症 / ？薬力学的
フラジオマイシン→ネオマイシン	―	―	―
ワルファリン[経口抗凝固薬]	遅	2	②出血傾向 / 不明
他：ヘパリン			

①セフトリアキソン ceftriaxone [抗菌薬（セファロスポリン）]

②併用薬（一般名［分類］）	🕐	⚠	①：セフトリアキソンへの効果／作用機序、②：併用薬への効果／作用機序（？：作用機序不確定）
アニシンジオン[経口抗凝固薬]	遅	2	①、②出血傾向 / 不明
アミカシン[抗菌薬(アミノグリコシド)]	遅	2	①、②腎毒性増強、菌交代症 / ？薬力学的
カナマイシン[抗菌薬(アミノグリコシド)]	遅	2	①、②腎毒性増強、菌交代症 / ？薬力学的
ゲンタマイシン[抗菌薬(アミノグリコシド)]	遅	2	①、②腎毒性増強、菌交代症 / ？薬力学的
ジクマロール[経口抗凝固薬]	遅	2	①、②出血傾向 / 不明
ストレプトマイシン[抗結核薬]	遅	2	①、②腎毒性増強、菌交代症 / ？薬力学的
トブラマイシン[抗菌薬(アミノグリコシド)]	遅	2	①、②腎毒性増強、菌交代症 / ？薬力学的
ネオマイシン[抗菌薬(アミノグリコシド)]	遅	2	①、②腎毒性増強、菌交代症 / ？薬力学的
ネチルマイシン[抗菌薬(アミノグリコシド)]	遅	2	①、②腎毒性増強、菌交代症 / ？薬力学的
フラジオマイシン→ネオマイシン	―	―	―
ワルファリン[経口抗凝固薬]	遅	2	①、②出血傾向 / 不明
他：シクロスポリン、ヘパリン			

🕐：相互作用発現時間　💥：相互作用の危険度

①テトラサイクリン tetracycline [抗菌薬（テトラサイクリン）]			
②併用薬（一般名［分類］）	🕐	💥	①：テトラサイクリンへの効果／作用機序、②：併用薬への効果／作用機序（？：作用機序不確定）
アムジノシリン［抗菌薬（ペニシリン）］	遅	1	②薬効減弱／薬力学的（抗菌作用の拮抗）
アモキシシリン*［抗菌薬（ペニシリン）］	遅	1	②薬効減弱／薬力学的（抗菌作用の拮抗）
アンピシリン［抗菌薬（ペニシリン）］	遅	1	②薬効減弱／薬力学的（抗菌作用の拮抗）
オキサシリン［抗菌薬（ペニシリン）］	遅	2	②薬効減弱／薬力学的（抗菌作用の拮抗）
活性炭［吸着薬］	遅	2	①薬効・毒性減弱／薬物の物理化学的変化、薬力学的
第二リン酸カルシウム［カルシウム製剤］	遅	2	①効果減弱／複合体の形成（吸収減）
カルシウムグルビオネート［カルシウム製剤］	遅	2	①効果減弱／複合体の形成（吸収減）
カルベニシリン［抗菌薬（ペニシリン）］	遅	1	②薬効減弱／薬力学的（抗菌作用の拮抗）
含鉄多糖類［鉄製剤］	遅	2	①、②薬効減弱／複合体の形成
牛乳［食物］	遅	2	①薬効減弱／複合体の形成
クエン酸カリウム［尿アルカリ化薬］	遅	2	①薬効減弱／？尿細管再吸収低下、？消化管内 pH 上昇（溶解）
クエン酸カルシウム［カルシウム製剤］	遅	2	①効果減弱／複合体の形成（吸収減）
クエン酸第一鉄［鉄製剤］	遅	2	①、②薬効減弱／複合体の形成
クエン酸ナトリウム［尿アルカリ化薬］	遅	2	①薬効減弱／？尿細管再吸収低下、？消化管内 pH 上昇（溶解）
クエン酸マグネシウム［潰瘍治療薬(制酸薬)］	遅	2	①薬効減弱／複合体の形成
グルコン酸亜鉛［食品(補助栄養)］	遅	2	①薬効減弱／複合体の形成
グルコン酸カルシウム［カルシウム製剤］	遅	2	①効果減弱／複合体の形成（吸収減）
グルコン酸第二鉄［鉄製剤］	遅	2	①、②薬効減弱／複合体の形成
グルコン酸マグネシウム［潰瘍治療薬(制酸薬)］	遅	2	①薬効減弱／複合体の形成
クロキサシリン［抗菌薬（ペニシリン）］	遅	1	②薬効減弱／薬力学的（抗菌作用の拮抗）
ケイ酸マグネシウム［潰瘍治療薬(制酸薬)］	遅	2	①薬効減弱／複合体の形成
酢酸ナトリウム［尿アルカリ化薬］	遅	2	①薬効減弱／？尿細管再吸収低下、？消化管内 pH 上昇（溶解）
サリチル酸ビスマス［止瀉薬］	遅	2	①薬効減弱／複合体の形成（吸収減）
酸化マグネシウム［潰瘍治療薬(制酸薬)］	遅	2	①薬効減弱／複合体の形成
ジクロキサシリン［抗菌薬（ペニシリン）］	遅	1	②薬効減弱／薬力学的（抗菌作用の拮抗）
ジゴキシン［強心薬］	遅	1	①毒性増強／？薬物の不活性化阻害（腸内細菌）
次硝酸ビスマス［止瀉薬］	遅	2	①薬効減弱／複合体の形成（吸収減）
ジノプロストトロメタミン→トロメタミン	—	—	—
次没食子酸ビスマス［止瀉薬］	遅	2	①薬効減弱／複合体の形成（吸収減）
水酸化アルミニウム［潰瘍治療薬(制酸薬)］	遅	2	①薬効減弱／複合体の形成（吸収減）
水酸化マグネシウム［潰瘍治療薬(制酸薬)］	遅	2	①薬効減弱／複合体の形成
ダイフィリン→ジプロフィリン	—	—	—
炭酸アルミニウム［潰瘍治療薬(制酸薬)］	遅	2	①薬効減弱／複合体の形成（吸収減）
炭酸カルシウム［潰瘍治療薬(制酸薬)］	遅	2	①効果減弱／複合体の形成（吸収減）
炭酸水素ナトリウム［潰瘍治療薬(制酸薬)］	遅	2	①薬効減弱／？尿細管再吸収低下、？消化管内 pH 上昇（溶解）
炭酸マグネシウム［潰瘍治療薬(制酸薬)］	遅	2	①薬効減弱／複合体の形成
チカルシリン［抗菌薬（ペニシリン）］	遅	1	②薬効減弱／薬力学的（抗菌作用の拮抗）
トロメタミン［分娩促進薬（PG F2α）］	遅	2	①薬効減弱／？尿細管再吸収低下、？消化管内 pH 上昇（溶解）
ナフシリン［抗菌薬（ペニシリン）］	遅	1	②薬効減弱／薬力学的（抗菌作用の拮抗）
乳酸ナトリウム［尿アルカリ化薬］	遅	2	①薬効減弱／？尿細管再吸収低下、？消化管内 pH 上昇（溶解）
乳酸カルシウム［カルシウム製剤］	遅	2	①効果減弱／複合体の形成（吸収減）
バカンピシリン［抗菌薬（ペニシリン）］	遅	1	②薬効減弱／薬力学的（抗菌作用の拮抗）
ピペラシリン［抗菌薬（ペニシリン）］	遅	1	②薬効減弱／薬力学的（抗菌作用の拮抗）
ペニシリンG［抗菌薬（ペニシリン）］	遅	1	②薬効減弱／薬力学的（抗菌作用の拮抗）
ペニシリンV［抗菌薬（ペニシリン）］	遅	1	②薬効減弱／薬力学的（抗菌作用の拮抗）
ベンジルペニシリン→ペニシリンG	—	—	—
マガルドレート［潰瘍治療薬(制酸薬)］	遅	2	①薬効減弱／複合体の形成（吸収減）
メズロシリン［抗菌薬（ペニシリン）］	遅	1	②薬効減弱／薬力学的（抗菌作用の拮抗）
メチシリン［抗菌薬（ペニシリン）］	遅	1	②薬効減弱／薬力学的（抗菌作用の拮抗）

🕐：相互作用発現時間 危：相互作用の危険度

メトキシフルラン[吸入麻酔薬]	速	1	②腎毒性増強／？第1相反応促進（毒性代謝物）
木炭[吸着薬]	遅	2	①薬効・毒性減弱／薬物の物理化学的変化、薬力学的
硫酸亜鉛[亜鉛製剤]	遅	2	①薬効減弱／複合体の形成
硫酸第一鉄[鉄製剤]	遅	2	①、②薬効減弱／複合体の形成
硫酸マグネシウム[潰瘍治療薬（制酸薬）]	遅	2	①薬効減弱／複合体の形成

他：アニシンジオン、アミノフィリン、インスリン、インダパミド、エタクリン酸、エタノール、オクストリフィリン、キネタゾン、クロルタリドン、クロロチアジド、経口避妊薬、コレスチポール、シクロチアジド、ジダノシン（Mg含有）、ジプロフィリン、シメチジン、スクラルファート、テオフィリン、トリクロルメチアジド、ヒドロクロロチアジド、ヒドロフルメチアジド、ブメタニド、フロセミド、ベンズチアジド、ベンドロフルメチアジド、ポリチアジド、メチクロチアジド、メトトレキサート、メトラゾン、リチウム、ワルファリン

①ドキシサイクリン doxycycline [抗菌薬（テトラサイクリン）]

②併用薬（一般名［分類］）	🕐	危	①：ドキシサイクリンへの効果／作用機序、②：併用薬への効果／作用機序（？：作用機序不確定）
アズロシリン[抗菌薬（ペニシリン）]	遅	2	②薬効減弱／薬力学的（抗菌作用の拮抗）
アプロバルビタール[バルビツール酸誘導体]	遅	2	①薬効減弱・短縮／CYP阻害または競合
アモキシシリン*[抗菌薬（ペニシリン）]	遅	2	②薬効減弱／薬力学的（抗菌作用の拮抗）
アモバルビタール[バルビツール酸誘導体]	遅	2	①薬効減弱・短縮／CYP阻害または競合
アンピシリン[抗菌薬（ペニシリン）]	遅	2	②薬効減弱／薬力学的（抗菌作用の拮抗）
エトトイン[抗てんかん薬]	遅	2	①薬効減弱・短縮／CYP阻害または競合、薬物結合タンパクの競合
オキサシリン[抗菌薬（ペニシリン）]	遅	2	②薬効減弱／薬力学的（抗菌作用の拮抗）
活性炭[吸着薬]	遅	2	①薬効・毒性減弱／薬物の物理化学的変化、薬力学的
カルバマゼピン[抗てんかん薬]	遅	2	①薬効減弱・短縮／CYP阻害または競合
カルベニシリン[抗菌薬（ペニシリン）]	遅	2	②薬効減弱／薬力学的（抗菌作用の拮抗）
含鉄多糖類[鉄製剤]	遅	2	①、②薬効減弱／複合体の形成
クエン酸カリウム[尿アルカリ化薬]	遅	2	①薬効減弱／？尿細管再吸収低下、？消化管内pH上昇（溶解）
クエン酸第一鉄[鉄製剤]	遅	2	①、②薬効減弱／複合体の形成
クエン酸ナトリウム[尿アルカリ化薬]	遅	2	①薬効減弱／？尿細管再吸収低下、？消化管内pH上昇（溶解）
クエン酸マグネシウム[潰瘍治療薬（制酸薬）]	遅	2	①薬効減弱／複合体の形成
グルコン酸第二鉄[鉄製剤]	遅	2	①、②薬効減弱／複合体の形成
グルコン酸マグネシウム[潰瘍治療薬（制酸薬）]	遅	2	①薬効減弱／複合体の形成
クロキサシリン[抗菌薬（ペニシリン）]	遅	2	②薬効減弱／薬力学的（抗菌作用の拮抗）
ケイ酸マグネシウム[潰瘍治療薬（制酸薬）]	遅	2	①薬効減弱／複合体の形成
酢酸ナトリウム[尿アルカリ化薬]	遅	2	①薬効減弱／？尿細管再吸収低下、？消化管内pH上昇（溶解）
サリチル酸ビスマス[止瀉薬]	遅	2	①薬効減弱／複合体の形成（吸収減）
酸化マグネシウム[潰瘍治療薬（制酸薬）]	遅	2	①薬効減弱／複合体の形成
ジクロキサシリン[抗菌薬（ペニシリン）]	遅	2	②薬効減弱／薬力学的（抗菌作用の拮抗）
ジゴキシン[強心薬]	遅	2	①毒性増強／？薬物の不活性化阻害（腸内細菌）
ジノプロストトロメタミン→トロメタミン	－	－	－
次没食子酸ビスマス[止瀉薬]	遅	2	①薬効減弱／複合体の形成（吸収減）
水酸化アルミニウム[潰瘍治療薬（制酸薬）]	遅	2	①薬効減弱／複合体の形成（吸収減）
水酸化マグネシウム[潰瘍治療薬（制酸薬）]	遅	2	①薬効減弱／複合体の形成
セコバルビタール[バルビツール酸誘導体]	遅	2	①薬効減弱・短縮／CYP阻害または競合
ダイフィリン→ジプロフィリン	－	－	－
タルブタール[バルビツール酸誘導体]	遅	2	①薬効減弱・短縮／CYP阻害または競合
炭酸アルミニウム[潰瘍治療薬（制酸薬）]	遅	2	①薬効減弱／複合体の形成（吸収減）
炭酸水素ナトリウム[潰瘍治療薬（制酸薬）]	遅	2	①薬効減弱／？尿細管再吸収低下、？消化管内pH上昇（溶解）
炭酸マグネシウム[潰瘍治療薬（制酸薬）]	遅	2	①薬効減弱／複合体の形成
チカルシリン[抗菌薬（ペニシリン）]	遅	2	②薬効減弱／薬力学的（抗菌作用の拮抗）
トロメタミン[分娩促進薬（PG F2α）]	遅	2	①薬効減弱／？尿細管再吸収低下、？消化管内pH上昇（溶解）
ナフシリン[抗菌薬（ペニシリン）]	遅	2	②薬効減弱／薬力学的（抗菌作用の拮抗）
乳酸ナトリウム[尿アルカリ化薬]	遅	2	①薬効減弱／？尿細管再吸収低下、？消化管内pH上昇（溶解）
バカンピシリン[抗菌薬（ペニシリン）]	遅	2	②薬効減弱／薬力学的（抗菌作用の拮抗）
ピペラシリン[抗菌薬（ペニシリン）]	遅	2	②薬効減弱／薬力学的（抗菌作用の拮抗）

🕐：相互作用発現時間　危：相互作用の危険度

フェニトイン[抗不整脈薬(ClassⅠb)]	遅	2	①薬効減弱・短縮 / CYP 阻害または競合、薬物結合タンパクの競合
フェノバルビタール[バルビツール酸誘導体]	遅	2	①薬効減弱・短縮 / CYP 阻害または競合
ブタバルビタール[バルビツール酸誘導体]	遅	2	①薬効減弱・短縮 / CYP 阻害または競合
ブタルビタール[バルビツール酸誘導体]	遅	2	①薬効減弱・短縮 / CYP 阻害または競合
プリミドン[バルビツール酸誘導体]	遅	2	①薬効減弱・短縮 / CYP 阻害または競合
ペニシリンG[抗菌薬(ペニシリン)]	遅	2	②薬効減弱 / 薬力学的（抗菌作用の拮抗）
ペニシリンV[抗菌薬(ペニシリン)]	遅	2	②薬効減弱 / 薬力学的（抗菌作用の拮抗）
ベンジルペニシリン→ペニシリンG	—	—	—
ペントバルビタール[バルビツール酸誘導体]	遅	2	②薬効減弱・短縮 / CYP 阻害または競合
マガルドレート[潰瘍治療薬(制酸薬)]	遅	2	①薬効減弱 / 複合体の形成（吸収減）
メズロシリン[抗菌薬(ペニシリン)]	遅	2	②薬効減弱 / 薬力学的（抗菌作用の拮抗）
メタルビタール[バルビツール酸誘導体]	遅	2	①薬効減弱・短縮 / CYP 阻害または競合
メチシリン[抗菌薬(ペニシリン)]	遅	2	②薬効減弱 / 薬力学的（抗菌作用の拮抗）
メトキシフルラン[吸入麻酔薬]	速	2	②腎毒性増強 / ? 第 1 相反応促進（毒性代謝物）
メフェニトイン[抗てんかん薬]	遅	2	①薬効減弱・短縮 / CYP 阻害または競合、薬物結合タンパクの競合
メホバルビタール[バルビツール酸誘導体]	遅	2	①薬効減弱・短縮 / CYP 阻害または競合
木炭[吸着薬]	遅	2	①薬効・毒性減弱 / 薬物の物理化学的変化、薬力学的
リファブチン[抗結核薬]	遅	2	①薬効減弱・短縮 / CYP 阻害または競合
リファンピシン[抗結核薬]	遅	2	①薬効減弱・短縮 / CYP 阻害または競合
リファンピン→リファンピシン	—	—	—
硫酸第一鉄[鉄製剤]	遅	2	①、②薬効減弱 / 複合体の形成
硫酸マグネシウム[潰瘍治療薬(制酸薬)]	遅	2	①薬効減弱 / 複合体の形成

他：アニシンジオン、アミノフィリン、インスリン、インダパミド、エタクリン酸、エタノール、オクストリフィリン、キネタゾン 、クロルタリドン、クロロチアジド、経口避妊薬、コレスチポール、シクロチアジド、ジダノシン（Mg 含有）、ジプロフィリン、シメチジン、スクラルファート、テオフィリン、トリクロルメチアジド、ヒドロクロロチアジド、ヒドロフルメチアジド、ブメタニド、フロセミド、ベンズチアジド、ベンドロフルメチアジド、ポリチアジド、メチクロチアジド、メトトレキサート、メトラゾン、リチウム、ワルファリン

①ナプロキセン naproxen [NSAID（プロピオン酸）]			
②併用薬（一般名[分類]）	🕐	危	①：ナプロキセンへの効果／作用機序、②：併用薬への効果／作用機序（？：作用機序不確定）
アセチルサリチル酸→アスピリン	—	—	—
アセノクマロール[経口抗凝固薬]	遅	2	②出血傾向 / 薬力学的、薬物結合タンパクの競合
アセブトロール[β遮断薬]	遅	2	②薬効減弱 / 薬力学的（COX 阻害）
アテノロール[β遮断薬]	遅	2	②薬効減弱 / 薬力学的（COX 阻害）
アニシンジオン[経口抗凝固薬]	遅	2	②出血傾向 / 薬力学的、薬物結合タンパクの競合
アミカシン[抗菌薬(アミノグリコシド)]	遅	2	②薬効・毒性増強（小児）/ 尿中排泄、薬力学的低下
エスモロール[β遮断薬]	遅	2	②薬効減弱 / 薬力学的（COX 阻害）
カナマイシン[抗菌薬(アミノグリコシド)]	遅	2	②薬効・毒性増強（小児）/ 尿中排泄、薬力学的低下
カルテオロール[β遮断薬]	遅	2	②薬効減弱 / 薬力学的（COX 阻害）
ゲンタマイシン[抗菌薬(アミノグリコシド)]	遅	2	②薬効・毒性増強（小児）/ 尿中排泄、薬力学的低下
ジクマロール[経口抗凝固薬]	遅	2	②出血傾向 / 薬力学的、薬物結合タンパクの競合
ストレプトマイシン[抗結核薬]	遅	2	②薬効・毒性増強（小児）/ 尿中排泄、薬力学的低下
ソタロール[抗不整脈薬(ClassⅢ)]	遅	2	②薬効減弱 / 薬力学的（COX 阻害）
チモロール[β遮断薬]	遅	2	②薬効減弱 / 薬力学的（COX 阻害）
トブラマイシン[抗菌薬(アミノグリコシド)]	遅	2	②薬効・毒性増強（小児）/ 尿中排泄、薬力学的低下
ナドロール[β遮断薬]	遅	2	②薬効減弱 / 薬力学的（COX 阻害）
ネチルマイシン[抗菌薬(アミノグリコシド)]	遅	2	②薬効・毒性増強（小児）/ 尿中排泄、薬力学的低下
ビソプロロール[β遮断薬]	遅	2	②薬効減弱 / 薬力学的（COX 阻害）
ピンドロール[β遮断薬]	遅	2	②薬効減弱 / 薬力学的（COX 阻害）
フェンプロクモン[経口抗凝固薬]	遅	2	②出血傾向 / 薬力学的、薬物結合タンパクの競合
プロプラノロール[β遮断薬]	遅	2	②薬効減弱 / 薬力学的（COX 阻害）
ベタキソロール[β遮断薬]	遅	2	②薬効減弱 / 薬力学的（COX 阻害）
ペンブトロール[β遮断薬]	遅	2	②薬効減弱 / 薬力学的（COX 阻害）

メトトレキサート[抗悪性腫瘍薬]	遅	2	②毒性増強／？尿中排泄抑制
メトプロロール[β遮断薬]	遅	2	②薬効減弱／薬力学的（COX阻害）
リチウム[躁うつ病治療薬]	遅	2	②薬効・毒性増強／尿中排泄低下（COX阻害）
ワルファリン[経口抗凝固薬]	遅	2	②出血傾向／薬力学的、薬物結合タンパクの競合

他：アスピリン、アレンドロネート、エチドロネート、シクロスポリン、シメチジン、チルドロネート、ニザチジン、パミドロネート、ファモチジン、プロベネシド、ラニチジン、リゼドロネート

---

①フルルビプロフェン flurbiprofen [NSAID（プロピオン酸）]

②併用薬（一般名［分類］）	🕐	危	①：フルルビプロフェンへの効果／作用機序、②：併用薬への効果／作用機序（？：作用機序不確定）
アセチルサリチル酸→アスピリン	ー	ー	ー
アニシンジオン[経口抗凝固薬]	遅	2	②出血傾向／薬力学的、薬物結合タンパクの競合
アミカシン[抗菌薬（アミノグリコシド）]	遅	2	②薬効・毒性増強（小児）／尿中排泄、薬力学的低下
カナマイシン[抗菌薬（アミノグリコシド）]	遅	2	②薬効・毒性増強（小児）／尿中排泄、薬力学的低下
ゲンタマイシン[抗菌薬（アミノグリコシド）]	遅	2	②薬効・毒性増強（小児）／尿中排泄、薬力学的低下
ジクマロール[経口抗凝固薬]	遅	2	②出血傾向／薬力学的、薬物結合タンパクの競合
ストレプトマイシン[抗結核薬]	遅	2	②薬効・毒性増強（小児）／尿中排泄、薬力学的低下
トブラマイシン[抗菌薬（アミノグリコシド）]	遅	2	②薬効・毒性増強（小児）／尿中排泄、薬力学的低下
ネチルマイシン[抗菌薬（アミノグリコシド）]	遅	2	②薬効・毒性増強（小児）／尿中排泄、薬力学的低下
メトトレキサート[抗悪性腫瘍薬]	遅	2	②毒性増強／？尿中排泄抑制
ワルファリン[経口抗凝固薬]	遅	2	②出血傾向／薬力学的、薬物結合タンパクの競合

他：アスピリン、アレンドロネート、エチドロネート、シクロスポリン、シメチジン、チルドロネート、ニザチジン、パミドロネート、ファモチジン、プロベネシド、ラニチジン、リゼドロネート

---

①ピロキシカム piroxicam [NSAID（オキシカム）]

②併用薬（一般名［分類］）	🕐	危	①：ピロキシカムへの効果／作用機序、②：併用薬への効果／作用機序（？：作用機序不確定）
アセチルサリチル酸→アスピリン	ー	ー	ー
アセノクマロール[経口抗凝固薬]	遅	2	②出血傾向／薬力学的、薬物結合タンパクの競合
アセブトロール[β遮断薬]	遅	2	②薬効減弱／薬力学的（COX阻害）
アテノロール[β遮断薬]	遅	2	②薬効減弱／薬力学的（COX阻害）
アニシンジオン[経口抗凝固薬]	遅	2	②出血傾向／薬力学的、薬物結合タンパクの競合
アミカシン[抗菌薬（アミノグリコシド）]	遅	2	②薬効・毒性増強（小児）／尿中排泄、薬力学的低下
エスモロール[β遮断薬]	遅	2	②薬効減弱／薬力学的（COX阻害）
カナマイシン[抗菌薬（アミノグリコシド）]	遅	2	②薬効・毒性増強（小児）／尿中排泄、薬力学的低下
カルテオロール[β遮断薬]	遅	2	②薬効減弱／薬力学的（COX阻害）
ゲンタマイシン[抗菌薬（アミノグリコシド）]	遅	2	②薬効・毒性増強（小児）／尿中排泄、薬力学的低下
ジクマロール[経口抗凝固薬]	遅	2	②出血傾向／薬力学的、薬物結合タンパクの競合
ストレプトマイシン[抗結核薬]	遅	2	②薬効・毒性増強（小児）／尿中排泄、薬力学的低下
ソタロール[抗不整脈薬（ClassⅢ）]	遅	2	②薬効減弱／薬力学的（COX阻害）
チモロール[β遮断薬]	遅	2	②薬効減弱／薬力学的（COX阻害）
トブラマイシン[抗菌薬（アミノグリコシド）]	遅	2	②薬効・毒性増強（小児）／尿中排泄、薬力学的低下
ナドロール[β遮断薬]	遅	2	②薬効減弱／薬力学的（COX阻害）
ネチルマイシン[抗菌薬（アミノグリコシド）]	遅	2	②薬効・毒性増強（小児）／尿中排泄、薬力学的低下
ビソプロロール[β遮断薬]	遅	2	②薬効減弱／薬力学的（COX阻害）
ピンドロール[β遮断薬]	遅	2	②薬効減弱／薬力学的（COX阻害）
フェンプロクモン[経口抗凝固薬]	遅	2	②出血傾向／薬力学的、薬物結合タンパクの競合
プロプラノロール[β遮断薬]	遅	2	②薬効減弱／薬力学的（COX阻害）
ベタキソロール[β遮断薬]	遅	2	②薬効減弱／薬力学的（COX阻害）
ベンブトロール[β遮断薬]	遅	2	②薬効減弱／薬力学的（COX阻害）
メトトレキサート[抗悪性腫瘍薬]	遅	2	②毒性増強／？尿中排泄抑制
メトプロロール[β遮断薬]	遅	2	②薬効減弱／薬力学的（COX阻害）
リチウム[躁鬱病治療薬]	遅	2	②薬効・毒性増強／尿中排泄低下（COX阻害）

🕐：相互作用発現時間　危：相互作用の危険度

リトナビル[HIV逆転写酵素阻害薬]	遅	2	②毒性増強／代謝阻害
ワルファリン[経口抗凝固薬]	遅	2	②出血傾向／薬力学的、薬物結合タンパクの競合

他：アスピリン、アレンドロネート、エチドロネート、コレスチポール、コレスチラミン、シクロスポリン、シメチジン、チルドロネート、ニザチジン、パミドロネート、ファモチジン、プロベネシド、ラニチジン、リゼドロネート

①ミノサイクリン minocycline [抗菌薬（テトラサイクリン）]

②併用薬（一般名 [分類]）	🕐	危	①：ミノサイクリンへの効果／作用機序、②：併用薬への効果／作用機序（？：作用機序不確定）
アムジノシリン[抗菌薬（ペニシリン）]	遅	2	②薬効減弱／薬力学的（抗菌作用の拮抗）
アモキシシリン*[抗菌薬（ペニシリン）]	遅	2	②薬効減弱／薬力学的（抗菌作用の拮抗）
アンピシリン[抗菌薬（ペニシリン）]	遅	2	②薬効減弱／薬力学的（抗菌作用の拮抗）
オキサシリン[抗菌薬（ペニシリン）]	遅	2	②薬効減弱／薬力学的（抗菌作用の拮抗）
活性炭[吸着薬]	遅	2	①薬効・毒性減弱／薬物の物理化学的変化、薬力学的
第二リン酸カルシウム[カルシウム製剤]	遅	2	①効果減弱／複合体の形成（吸収減）
カルシウムグルビオネート[カルシウム製剤]	遅	2	①効果減弱／複合体の形成（吸収減）
カルベニシリン[抗菌薬（ペニシリン）]	遅	2	②薬効減弱／薬力学的（抗菌作用の拮抗）
含鉄多糖類[鉄製剤]	遅	2	①、②薬効減弱／複合体の形成
クエン酸カリウム[尿アルカリ化薬]	遅	2	①薬効減弱／？尿細管再吸収低下、？消化管内 pH 上昇（溶解）
クエン酸カルシウム[カルシウム製剤]	遅	2	①効果減弱／複合体の形成（吸収減）
クエン酸第一鉄[鉄製剤]	遅	2	①薬効減弱／複合体の形成
クエン酸ナトリウム[尿アルカリ化薬]	遅	2	①薬効減弱／？尿細管再吸収低下、？消化管内 pH 上昇（溶解）
クエン酸マグネシウム[潰瘍治療薬（制酸薬）]	遅	2	①薬効減弱／複合体の形成
グルコン酸亜鉛[食品（補助栄養）]	遅	2	①薬効減弱／複合体の形成
グルコン酸カルシウム[カルシウム製剤]	遅	2	①効果減弱／複合体の形成（吸収減）
グルコン酸第二鉄[鉄製剤]	遅	2	①、②薬効減弱／複合体の形成
グルコン酸マグネシウム[潰瘍治療薬（制酸薬）]	遅	2	①薬効減弱／複合体の形成
クロキサシリン[抗菌薬（ペニシリン）]	遅	2	②薬効減弱／薬力学的（抗菌作用の拮抗）
ケイ酸マグネシウム[潰瘍治療薬（制酸薬）]	遅	2	①薬効減弱／複合体の形成
酢酸ナトリウム[尿アルカリ化薬]	遅	2	①薬効減弱／？尿細管再吸収低下、？消化管内 pH 上昇（溶解）
サリチル酸ビスマス[止瀉薬]	遅	2	①薬効減弱／複合体の形成（吸収減）
酸化マグネシウム[潰瘍治療薬（制酸薬）]	遅	2	①薬効減弱／複合体の形成
ジクロキサシリン[抗菌薬（ペニシリン）]	遅	2	②薬効減弱／薬力学的（抗菌作用の拮抗）
ジゴキシン[強心薬]	遅	2	②毒性増強／？薬物の不活性化阻害（腸内細菌）
ジノプロストトロメタミン→トロメタミン	―	―	―
次没食子酸ビスマス[止瀉薬]	遅	2	①薬効減弱／複合体の形成（吸収減）
水酸化アルミニウム[潰瘍治療薬（制酸薬）]	遅	2	①薬効減弱／複合体の形成（吸収減）
水酸化マグネシウム[潰瘍治療薬（制酸薬）]	遅	2	①薬効減弱／複合体の形成
ダイフィリン→ジプロフィリン	―	―	―
炭酸アルミニウム[潰瘍治療薬（制酸薬）]	遅	2	①薬効減弱／複合体の形成（吸収減）
炭酸カルシウム[潰瘍治療薬（制酸薬）]	遅	2	①効果減弱／複合体の形成（吸収減）
炭酸水素ナトリウム[潰瘍治療薬（制酸薬）]	遅	2	①薬効減弱／？尿細管再吸収低下、？消化管内 pH 上昇（溶解）
炭酸マグネシウム[潰瘍治療薬（制酸薬）]	遅	2	①薬効減弱／複合体の形成
チカルシリン[抗菌薬（ペニシリン）]	遅	2	②薬効減弱／薬力学的（抗菌作用の拮抗）
トロメタミン[分娩促進薬(PG F2α)]	遅	2	①薬効減弱／？尿細管再吸収低下、？消化管内 pH 上昇（溶解）
ナフシリン[抗菌薬（ペニシリン）]	遅	2	②薬効減弱／薬力学的（抗菌作用の拮抗）
乳酸ナトリウム[尿アルカリ化薬]	遅	2	①薬効減弱／？尿細管再吸収低下、？消化管内 pH 上昇（溶解）
乳酸カルシウム[カルシウム製剤]	遅	2	①効果減弱／複合体の形成（吸収減）
バカンピシリン[抗菌薬（ペニシリン）]	遅	2	②薬効減弱／薬力学的（抗菌作用の拮抗）
ピペラシリン[抗菌薬（ペニシリン）]	遅	2	②薬効減弱／薬力学的（抗菌作用の拮抗）
ペニシリンG[抗菌薬（ペニシリン）]	遅	2	②薬効減弱／薬力学的（抗菌作用の拮抗）
ペニシリンV[抗菌薬（ペニシリン）]	遅	2	②薬効減弱／薬力学的（抗菌作用の拮抗）
ベンジルペニシリン→ペニシリンG	―	―	―

①：相互作用発現時間　③：相互作用の危険度

マガルドレート[潰瘍治療薬（制酸薬）]	遅	2	①薬効減弱 / 複合体の形成（吸収減）
メズロシリン[抗菌薬（ペニシリン）]	遅	2	②薬効減弱 / 薬力学的（抗菌作用の拮抗）
メチシリン[抗菌薬（ペニシリン）]	遅	2	②薬効減弱 / 薬力学的（抗菌作用の拮抗）
メトキシフルラン[吸入麻酔薬]	速	2	②腎毒性増強 / ？第1相反応促進（毒性代謝物）
木炭[吸着薬]	遅	2	①薬効・毒性減弱 / 薬物の物理化学的変化、薬力学的
硫酸亜鉛[亜鉛製剤]	遅	2	①薬効減弱 / 複合体の形成
硫酸第一鉄[鉄製剤]	遅	2	①、②薬効減弱 / 複合体の形成
硫酸マグネシウム[潰瘍治療薬（制酸薬）]	遅	2	①薬効減弱 / 複合体の形成

他：アニシンジオン、アミノフィリン、インスリン、インダパミド、エタクリン酸、オクストリフィリン、キネタゾン 、クロルタリドン、クロロチアジド、経口避妊薬、コレスチポール、シクロチアジド、次硝酸ビスマス、ジダノシン（Mg含有）、ジプロフィリン、シメチジン、スクラルファート、テオフィリン、トリクロルメチアジド、ヒドロクロロチアジド、ヒドロフルメチアジド、ブメタニド、フロセミド、ベンズチアジド、ベンドロフルメチアジド、ポリチアジド、メチクロチアジド、メトラゾン、ワルファリン

①メフェナム酸 mefenamic acid [NSAID（アントラニル酢酸）]

②併用薬（一般名[分類]）	①	③	①：メフェナム酸への効果／作用機序、②：併用薬への効果／作用機序（？：作用機序不確定）
アセチルサリチル酸→アスピリン	ー	ー	
アセノクマロール[経口抗凝固薬]	遅	2	②出血傾向 / 薬力学的、薬物結合タンパクの競合
アニシンジオン[経口抗凝固薬]	遅	2	②出血傾向 / 薬力学的、薬物結合タンパクの競合
アミカシン[抗菌薬（アミノグリコシド）]	遅	2	②薬効・毒性増強（小児）/ 尿中排泄、薬力学的低下
カナマイシン[抗菌薬（アミノグリコシド）]	遅	2	②薬効・毒性増強（小児）/ 尿中排泄、薬力学的低下
ゲンタマイシン[抗菌薬（アミノグリコシド）]	遅	2	②薬効・毒性増強（小児）/ 尿中排泄、薬力学的低下
ジクマロール[経口抗凝固薬]	遅	2	②出血傾向 / 薬力学的、薬物結合タンパクの競合
ストレプトマイシン[抗結核薬]	遅	2	②薬効・毒性増強（小児）/ 尿中排泄、薬力学的低下
トブラマイシン[抗菌薬（アミノグリコシド）]	遅	2	②薬効・毒性増強（小児）/ 尿中排泄、薬力学的低下
ネチルマイシン[抗菌薬（アミノグリコシド）]	遅	2	②薬効・毒性増強（小児）/ 尿中排泄、薬力学的低下
フェンプロクモン[経口抗凝固薬]	遅	2	②出血傾向 / 薬力学的、薬物結合タンパクの競合
メトトレキサート[抗悪性腫瘍薬]	遅	2	②毒性増強 / ？尿中排泄抑制
ワルファリン[経口抗凝固薬]	遅	2	②出血傾向 / 薬力学的、薬物結合タンパクの競合

他：アスピリン、アレンドロネート、エチドロネート、クエン酸マグネシウム、グルコン酸マグネシウム、ケイ酸マグネシウム、酸化マグネシウム、シクロスポリン、シメチジン、水酸化マグネシウム、炭酸マグネシウム、チルドロネート、ニザチジン、パミドロネート、ファモチジン、プロベネシド、ラニチジン、リゼドロネート、硫酸マグネシウム

①メロキシカム meloxicam [NSAID（オキシカム）]

②併用薬（一般名[分類]）	①	③	①：メロキシカムへの効果／作用機序、②：併用薬への効果／作用機序（？：作用機序不確定）
アセノクマロール[経口抗凝固薬]	遅	2	②出血傾向 / 薬力学的、薬物結合タンパクの競合
フェンプロクモン[経口抗凝固薬]	遅	2	②出血傾向 / 薬力学的、薬物結合タンパクの競合
ワルファリン[経口抗凝固薬]	遅	2	②出血傾向 / 薬力学的、薬物結合タンパクの競合

他：アレンドロネート、エチドロネート、シクロスポリン、チルドロネート、パミドロネート、リゼドロネート

①リンコマイシン lincomycin [抗菌薬（リンコマイシン）]

②併用薬（一般名[分類]）	①	③	①：リンコマイシンへの効果／作用機序、②：併用薬への効果／作用機序（？：作用機序不確定）
アタパルガイト[止瀉薬（アルミニウム塩）]	遅	2	①吸収阻害 / 薬物の物理化学的変化、薬力学的
アトラキュリウム[筋弛緩薬(非脱分極性)]	速	2	②呼吸抑制 / 薬力学的
カオリン[その他（賦形剤）]	遅	2	①吸収阻害 / 薬物の物理化学的変化、薬力学的
ガラミントリエチオダイド[筋弛緩薬(非脱分極性)]	速	2	②呼吸抑制 / 薬力学的
水酸化アルミニウム[潰瘍治療薬（制酸薬）]	遅	2	①吸収阻害 / 薬物の物理化学的変化、薬力学的
スキサメトニウム→サクシニルコリン	ー	ー	ー
炭酸アルミニウム[潰瘍治療薬（制酸薬）]	遅	2	①吸収阻害 / 薬物の物理化学的変化、薬力学的
ツボクラリン[筋弛緩薬(非脱分極性)]	速	2	②呼吸抑制 / 薬力学的
ドキサクリウム[筋弛緩薬(非脱分極性)]	速	2	②呼吸抑制 / 薬力学的
パンクロニウム[筋弛緩薬(非脱分極性)]	速	2	②呼吸抑制 / 薬力学的

1

2

3

4

5

6

⏱：相互作用発現時間　💥：相互作用の危険度

ピペクロニウム［筋弛緩薬(非脱分極性)］	速	2	②呼吸抑制／薬力学的
ベクロニウム［筋弛緩薬(非脱分極性)］	速	2	②呼吸抑制／薬力学的
マガルドレート［潰瘍治療薬(制酸薬)］	遅	2	①吸収阻害／薬物の物理化学的変化、薬力学的
ミバキュリウム［筋弛緩薬(非脱分極性)］	速	2	②呼吸抑制／薬力学的
メトクリン［筋弛緩薬(非脱分極性)］	速	2	②呼吸抑制／薬力学的
リン酸アルミニウム［潰瘍治療薬(制酸薬)］	遅	2	①吸収阻害／薬物の物理化学的変化、薬力学的
ロクロニウム［筋弛緩薬(非脱分極性)］	速	2	②呼吸抑制／薬力学的

他：サクシニルコリン

①レボフロキサシン levofloxacin［抗菌薬（キノロン）］

②併用薬（一般名［分類]）	⏱	💥	①：レボフロキサシンへの効果／作用機序、②：併用薬への効果／作用機序（？：作用機序不確定）
アルミニウム－マグネシウム(水酸化)　［潰瘍治療薬(制酸薬)］	速	2	①薬効減弱／複合体の形成
クエン酸第一鉄［鉄製剤］	速	2	①薬効減弱／複合体の形成
グルコン酸第二鉄［鉄製剤］	速	2	①薬効減弱／複合体の形成
ジダノシン(Mg含有)［HIV逆転写酵素阻害薬］	速	2	①薬効減弱／複合体の形成
水酸化アルミニウム［潰瘍治療薬(制酸薬)］	速	2	①薬効減弱／複合体の形成
水酸化マグネシウム［潰瘍治療薬(制酸薬)］	速	2	①薬効減弱／複合体の形成
スクラルファート［潰瘍治療薬(アルミニウム含)］	速	2	①薬効減弱／複合体の形成
炭酸カルシウム［潰瘍治療薬(制酸薬)］	速	2	①薬効減弱／複合体の形成
プロカインアミド［抗不整脈薬(Class Ⅰa)］	速	2	②血中濃度上昇／尿細管分泌競合
硫酸第一鉄［鉄製剤］	速	2	①薬効減弱／複合体の形成

他：エタクリン酸、グルコン酸亜鉛、シクロホスファミド、シタラビン、ダウノルビシン、ドキソルビシン、トルセミド、ビンクリスチン、ブメタニド、プレドニゾロン、フロセミド、ホスカルネット、ミトキサントロン、メキシレチン、硫酸亜鉛、ワルファリン

3 歯科に適応がある各種薬剤の主な禁忌および相互作用

いずれの薬剤も当該薬に対して過敏症の既往がある患者に対しては禁忌である。

A. 抗菌薬

1 ペニシリン系

グラム陰性菌に抗菌力を拡大したアンピシリン（ビクシリン：1日1,500mg）はその後、腸管吸収を良くしたアモキシシリン（サワシリン、パセトシン：1日750mg）およびアンピシリンのエステル化剤としてバカンピシリン（ペングッド）がある。

禁忌：伝染性単核症ではペニシリンは禁忌。薬剤に過敏反応を示し皮疹の出現頻度が増加する。

相互作用：経口避妊薬ピルの吸収阻害

ペニシリン系薬はテトラサイクリン系薬とならび経口避妊薬の吸収を阻害する可能性がある。

アモキシシリンは、腸内細菌によるビタミンKの産生を抑制するためにワルファリンカリウムの血中濃度が上昇する可能性がある（症例報告はない）。

※抗緑膿菌用ペニシリン製剤であるペントシリン（注射剤）は、腎尿細管分泌の疎外のためメトトレキサートの排泄が遅延し、メトトレキサートの毒性作用が増強する可能性がある。

2 セフェム系薬

セフェム系薬は抗菌スペクトラムの変遷を考慮し世代事に分類されている。

第一世代：セファレキシン（ケフレックス）、セファクロル（ケフラール）

第二世代：セフロキシムアキセチル（オラセフ）

第三世代：セフテラムピボキシル（トミロン）、セフジトレンピボキシル（メイアクトMS）、セフカペンピボキシル（フロモックス）、セフポドキシムプロキセチル（バナン）、セフジニル（セ

フゾン）

i. セフェム系薬は原体吸収型薬剤（セファレキシン、セファクロル、セフジニル）およびエステル型薬剤（セフロキシムアキセチル、セフテラムピボキシル、セフジトレンピボキシル、セフカペンピボキシル、セフポドキシムプロキセチル）に分類される。

ii. エステル型薬剤は、腸管で吸収された後に消化管壁のエステラーゼにより分解し、抗菌活性体となる。

iii. セフジニルは食後投与で血中濃度が低下するが、エステル化剤は一般的に食後投与で血中濃度上昇する。

禁忌：側鎖にピボキシル基をもつ薬剤セフテラムピボキシル、セフジトレンピボキシルおよびセフカペンピボキシルでは、幼児と妊娠後期の投与で妊婦と出生時に低カルニチン血症の報告がある。

低カルニチン血症により、低血糖状態となり意識レベルの低下、痙攣などの報告がある（2歳未満に多いが10歳の症例もみられるので注意が必要）。

機序として、ピボキシル基をもつ薬剤は、吸収時に加水分解され抗菌活性体とピバリン酸になる。ピバリン酸はカルニチン抱合を受け尿中に排泄される。体内のカルニチンが消費され、カルニチン欠乏症が生じ、低血糖、高アンモニア血症、痙攣などの脂肪酸代謝異常症類似の症状が出現する。

相互作用：鉄製剤との併用でセフジニルの吸収阻害

セフジニル100mg単独の血中濃度は1μg/mL前後で、鉄製剤との同時併用では1/10にセフゾンの濃度は低下する。食後投与の鉄製剤フェロミアなどを服用している患者では同時に服用せず2～

3時間あけることが必要。

※制酸剤（アルミニウム、マグネシウム含有）でも吸収阻害を認める。

キノロン系薬、テトラサイクリン系薬も鉄製剤および制酸剤との併用で抗菌薬の血中濃度が低下する。

3　ペネム系薬

ファロムはペニシリン系、セフェム系と同類のβ-ラクタム系薬に属する。

ペニシリン、セフェム系薬と異なりβ-ラクタマーゼに安定でありプレボティラ属などのβ-ラクタマーゼ産生菌種に対しても強い抗菌力を呈する。軟便、下痢の副作用がやや多い。

ファロムドライシロップ小児用は歯周組織炎の適応がある。

相互作用：カルバペネム系薬で抗てんかん薬バルプロン酸（デパケン）の血中濃度低下に伴うてんかん発作の再発が報告されているため、バルプロン酸とは併用注意である。

4　マクロライド系薬

ラクトン環を基本骨格とする。

14員環：エリスロマイシン（エリスロシン）、クラリスロマイシン（クライシス、クラリシッド）、ロキシスロマイシン（ルリッド）

15員環：アジスロマイシン（ジスロマック、ジスロマックSR成人用ドライシロップ2g）

16員環：ジョサマイシン、リカマイシン

マクロライド系薬は肝代謝の薬剤であるために、肝機能障害患者では注意が必要。

相互作用：肝薬物代謝酵素チトクロームP450と結合するために、併用薬の代謝が阻害され併用薬の濃度を上昇することが多い。

アジスロマイシンは多相性の薬剤消失のため薬剤の併用禁忌はなく、抗HIV薬ネルフィナビル（ビラセプト）との併用によりアジスロマイシンの作用増強、抗血栓薬ワルファリン（ワーファリン）、免疫抑制薬シクロスポリン（サンディミュン）、ジギタリス製剤ジゴキシン（ジゴシン）との併用に

よりワルファリン、シクロスポリン、ジゴキシン（ジゴシン）作用増強、および制酸剤との併用によりアジスロマイシン錠の作用減弱が挙げられるが重篤なものは少ない。

14員環および16員環マクロライド系薬は併用禁忌があるため、注意が必要である。

禁忌：クラリスロマイシン

統合失調症、片頭痛疾患で以下の薬剤を服用中の患者

統合失調症、小児の自閉性障害薬ピモジド（オーラップ）併用により、心室性不整脈を起こす可能性がある。

片頭痛薬エルゴタミン含有製剤（クリアミン、ジヒテルゴット）との併用によりエルゴタミンの血中濃度が上昇し、血管攣縮等による四肢虚血など重篤な副作用を起こすおそれがある（ジョサマイシンでも禁忌）。

相互作用：クラリスロマイシン、ロキシスロマイシン

肝薬物代謝酵素チトクロームP450と結合するために併用薬の代謝が阻害され、併用薬の濃度を上昇することが多いため、多数の薬剤が併用注意薬となる（添付文書および後述の表参照）。

○気管支拡張剤テオフィリン製剤（スロービッド、テオロング、テオドール　他）

○抗てんかん薬カルバマゼピン(テグレトール　他)

○ジギタリス製剤（ジゴシン、ジゴトキシン、ラニラピッド　他）ジゴキシンの作用増強による嘔吐、不整脈

5　キノロン系薬

腎排泄型の薬剤であり、高度の腎障害、高齢者では処方に注意が必要である。

禁忌：ニューキノロン系薬全般では妊婦は禁忌であるが、その他の禁忌および薬剤の相互作用は各キノロン製剤で異なる。

ニューキノロン系薬は高齢者に処方する際には注意を要する（慎重投与の項目の一つとして高齢者が挙げられている）。

相互作用：ニューキノロン薬全般では制酸剤に含有されているアルミニウム、マグネシウム含有製剤の併用でニューキノロン薬の吸収阻害がある。

鉄製剤との併用でニューキノロン薬の吸収阻害が認められる。

各製剤で特に注意したいのは

トスフロキサシン（オゼックス、トスキサシン）

気管支拡張剤テオフィリン製剤（スロービッド、テオロング、テオドール　他）→テオフィリンの血中濃度が上昇

ロメフロキサシン（ロメバクト、バレオン）

禁忌：ロメフロキサシン（ロメバクト、バレオン）ではフルルビプロフェン（フロベン）併用禁忌

6　リンコマイシン系

禁忌：細菌の結合部位リボソーム50への親和性がエリスロマイシンのほうが高いため、エリスロマイシンとの併用は、クリンダマイシンの効果が減弱する。

相互作用：末梢性筋弛緩薬スキサメトニウム（レラキシン、スキサメトニウム）との併用で筋弛緩作用が増強する。

B　抗真菌薬

1　アムホテリシンB（ファンギゾン、ハリゾン）

注射剤は下記のように併用注意薬があるが、ファンギゾンシロップおよびハリゾンシロップは消化管からほとんど吸収されないため、併用禁忌および併用注意薬はない（**表1**）。

表1　アムホテリシンB（ファンギゾン、ハリゾン）　**併用禁忌・併用注意**

併用注意

薬剤名等	臨床症状・措置方法	機序・危険因子
白血球輸注	白血球輸注中または直後に本剤を投与した患者に、急性肺機能障害がみられたとの報告があるので、同時投与はできるだけ避けるか、肺機能をモニターすることが望ましい。	機序は不明である。

併用注意

薬剤名等	臨床症状・措置方法	機序・危険因子
シスプラチン、ペンタミジン、アミノグリコシド系抗生物質、シクロスポリン、ガンシクロビル、タクロリムス水和物、ホスカルネットナトリウム水和物	腎障害が発現、悪化するおそれがあるので、頻回に腎機能検査（クレアチニン、BUN等）を行うなど、患者の状態を十分に観察すること。	両薬剤とも腎毒性をもつ。
副腎皮質ホルモン剤（ヒドロコルチゾン等）ACTH	低カリウム血症を増悪させることがあるので、血清中の電解質および心機能を観察すること。	副腎皮質ホルモンは血清カリウムを排泄する作用がある。
三酸化ヒ素	血清電解質の異常をきたし、左記の薬剤によるQT延長が発現するおそれがあるので、血清中の電解質および心機能を観察すること。	両薬剤とも血清電解質の異常を引き起こすことがある。

表1　アムホテリシンB（ファンギゾン、ハリゾン）　**併用禁忌・併用注意**
併用注意（続き）

薬剤名等	臨床症状・措置方法	機序・危険因子
強心配糖体 **（ジギトキシン、ジゴキシン等）**	**ジギタリス**の毒性（不整脈等）を増強するので、血清電解質および心機能を観察すること。	本剤による低カリウム血症により、多量のジギタリスが心筋 Na-K ATPase に結合し、心筋収縮力増強と不整脈が起こる。
抗不整脈剤	抗不整脈剤の催不整脈作用を増強するおそれがあるので、血清電解質および心機能を観察すること。	本剤による低カリウム血症のため、抗不整脈剤の毒性が増強される。
非脱分極性筋弛緩剤 **（塩化ツボクラリン、塩化パンクロニウム等）**	クラーレ様薬剤の麻痺作用を増強し、呼吸抑制が起こるおそれがある。	本剤による低カリウム血症により、これらの薬剤の神経・筋遮断作用を増強させる作用がある。
フルシトシン	**フルシトシン**の毒性（骨髄抑制作用）を増強させるとの報告がある。	本剤によるフルシトシンの細胞内取り込み促進や腎排泄障害作用により、フルシトシンの毒性が増強される。
利尿剤 **（フロセミド等）**	腎障害を発現、悪化することがあるので、併用する場合は十分に塩類を補給し、腎毒性の軽減を図ることが望ましい。	利尿剤によるナトリウム欠乏により、本剤による腎血流量の減少を助長する。
頭部放射線療法	併用により白質脳症が現れたとの報告がある。	頭部放射線照射により血液脳関門に変化が生じ、本剤の神経毒性が発症する。

2　フルコナナゾール
（フロリードゲル経口用2％）

　アムホテリBと異なり肝チトクローム P450（3A、2C9）と親和性を有するため、これらで代謝され

る薬剤の代謝を阻害するために併用注意薬が多い。特に舌痛症で服薬患者が多い睡眠導入剤のトリアゾラム（ハルシオン）は、作用増強および作用延長が認められるために併用禁忌である（**表2**）。

表2 フルコナナゾール（フロリードゲル経口用2％） 併用禁忌・併用注意

併用禁忌

薬剤名等	臨床症状・措置方法	機序・危険因子
ピモジド オーラップ	**ピモジド**によるQT延長、心室性不整脈（torsades de pointesを含む）等の重篤な心臓血管系の副作用が現れるおそれがある。	**ミコナゾール**が、**ピモジド**の代謝酵素であるチトクローム P450 を阻害することによると考えられる。
キニジン 硫酸キニジン	**キニジン**によるQT延長等が現れるおそれがある。	**ミコナゾール**が、これらの薬剤の代謝酵素であるチトクローム P450 を阻害することによると考えられる。
トリアゾラム ハルシオン	**トリアゾラム**の作用の増強および作用時間の延長が現れるおそれがある。	**ミコナゾール**が、これらの薬剤の代謝酵素であるチトクローム P450 を阻害することによると考えられる。
シンバスタチン リポバス	シンバスタチンによる横紋筋融解症が現れるおそれがある。	**ミコナゾール**が、これらの薬剤の代謝酵素であるチトクローム P450 を阻害することによると考えられる。
アゼルニジピン カルブロック レザルタス配合錠 **ニソルジピン** バイミカード	これらの薬剤の血中濃度が上昇するおそれがある。	**ミコナゾール**が、これらの薬剤の代謝酵素であるチトクローム P450 を阻害することによると考えられる。
エルゴタミン酒石酸塩 クリアミン配合錠等 **ジヒドロエルゴタミンメシル酸塩** ジヒデルゴット等	これらの薬剤の血中濃度が上昇し、血管攣縮等の重篤な副作用が現れるおそれがある。	**ミコナゾール**が、これらの薬剤の代謝酵素であるチトクローム P450 を阻害することによると考えられる。

併用注意

薬剤名等	臨床症状・措置方法	機序・危険因子
経口血糖降下剤 **グリベンクラミド** **グリクラジド** **アセトヘキサミド**等 **フェニトイン** **カルバマゼピン** **ワルファリン**	これらの薬剤の作用を増強することがある。	**ミコナゾール**が、これらの薬剤の代謝酵素であるチトクローム P450 を阻害することによると考えられる。
ドセタキセル **パクリタキセル** **イリノテカン塩酸塩水和物**	これらの薬剤による骨髄抑制等の副作用が増強するおそれがある。	**ミコナゾール**が、これらの薬剤の代謝酵素であるチトクローム P450 を阻害することによると考えられる。
シクロスポリン	**シクロスポリン**の血中濃度が上昇することがある。	**ミコナゾール**が、これらの薬剤の代謝酵素であるチトクローム P450 を阻害することによると考えられる。

表2 フルコナゾール（フロリードゲル経口用2％） 併用禁忌・併用注意

併用禁忌（続き）

薬剤名等	臨床症状・措置方法	機序・危険因子
タクロリムス水和物 アトルバスタチン ビンカアルカロイド系抗悪性腫瘍剤 　ビンクリスチン等 ジヒドロピリジン系カルシウム拮抗剤 　ニフェジピン等 ベラパミル シルデナフィル アルプラゾラム ミダゾラム ブロチゾラム メチルプレドニゾロン セレギリン エバスチン イマチニブメシル酸塩 ジソピラミド シロスタゾール	これらの薬剤の血中濃度が上昇するおそれがある。	ミコナゾールが、これらの薬剤の代謝酵素であるチトクローム P450 を阻害することによると考えられる。
HIV プロテアーゼ阻害剤 　インジナビル硫酸塩エタノール付加物 　サキナビルメシル酸塩 　リトナビル等	ミコナゾールまたはこれらの薬剤の血中濃度が上昇するおそれがある。	ミコナゾールとこれらの薬剤との、代謝における競合的阻害作用によると考えられる。

3　イトラコナゾール（イトリゾール内用液1％）

　フルコナゾールと同様に肝チトクローム P4503A4 と親和性を有する。CP3A4 および P- 糖タンパクに対して阻害作用を示す。これらで代謝される薬剤の代謝を阻害するために、併用注意薬が多い。

トリアゾラム（ハルシオン）は、作用増強および作用延長が認められるために併用禁忌である。

　心房細動患者で多く服薬している抗血栓薬のダビガトランエキシラートメタンスルホン酸（プラザキサ）と併用禁忌であり、高齢者が多い口腔カンジダ症に投薬する際は注意が必要である（**表3**）。

表3 イトラコナゾール（イトリゾール内用液1％） 併用禁忌・併用注意

併用禁忌

薬剤名等	臨床症状・措置方法	機序・危険因子
ピモジド 　オーラップ キニジン 　硫酸キニジン ベプリジル 　ベプリコール	これらの薬剤の血中濃度上昇により、QT 延長が発現する可能性がある。	本剤の CYP3A4 に対する阻害作用により、これらの薬剤の代謝が阻害される。

薬剤名	臨床症状・措置方法	機序・危険因子
トリアゾラム ハルシオン	**トリアゾラム**の血中濃度上昇、作用の増強、作用時間の延長が現れることがある。	本剤の CYP3A4 に対する阻害作用により、これらの薬剤の代謝が阻害される。
シンバスタチン リポバス	**シンバスタチン**の血中濃度上昇により、横紋筋融解症が現れやすくなる。	本剤の CYP3A4 に対する阻害作用により、これらの薬剤の代謝が阻害される。
アゼルニジピン カルブロック レザルタス配合錠 **ニソルジピン** バイミカード	これらの薬剤の血中濃度を上昇させることがある。	本剤の CYP3A4 に対する阻害作用により、これらの薬剤の代謝が阻害される。
エルゴタミン クリアミン配合錠 **ジヒドロエルゴタミン** ジヒデルゴット **エルゴメトリン** エルゴメトリンマレイン酸塩注 **メチルエルゴメトリン** メテルギン	これらの薬剤の血中濃度上昇により、血管攣縮等の副作用が発現するおそれがある。	本剤の CYP3A4 に対する阻害作用により、これらの薬剤の代謝が阻害される。
バルデナフィル レビトラ	**バルデナフィル**の AUC が増加し Cmax が上昇するとの報告がある。	本剤の CYP3A4 に対する阻害作用により、これらの薬剤の代謝が阻害される。
エプレレノン セララ	**エプレレノン**の血中濃度を上昇させるおそれがある。	本剤の CYP3A4 に対する阻害作用により、これらの薬剤の代謝が阻害される。
ブロナンセリン ロナセン	**ブロナンセリン**の血中濃度が上昇し、作用が増強するおそれがある。	本剤の CYP3A4 に対する阻害作用により、これらの薬剤の代謝が阻害される。
シルデナフィル レバチオ	**シルデナフィル**の血中濃度を上昇させるおそれがある（シルデナフィルとリトナビルの併用により、シルデナフィルの Cmax および AUC がそれぞれ 3.9 倍および 10.5 倍に増加したとの報告がある）。	本剤の CYP3A4 に対する阻害作用により、これらの薬剤の代謝が阻害される。
タダラフィル アドシルカ	**タダラフィル**の血中濃度を上昇させるおそれがある（タダラフィルとケトコナゾールの併用により、タダラフィルの AUC および Cmax がそれぞれ 312％および 22％増加したとの報告がある）。	本剤の CYP3A4 に対する阻害作用により、これらの薬剤の代謝が阻害される。
アリスキレン ラジレス	**イトラコナゾール**カプセルの併用投与（空腹時）により、**アリスキレン**の Cmax および AUC がそれぞれ約 5.8 倍および約 6.5 倍に上昇したとの報告がある。	本剤の P 糖タンパク阻害作用により、**アリスキレン**の排泄が阻害されると考えられる。
ダビガトラン プラザキサ	**ダビガトラン**の血中濃度が上昇し、出血の危険性が増大することがある。	本剤の P 糖タンパク阻害作用により、**ダビガトラン**の排泄が阻害されると考えられる。
リバーロキサバン イグザレルト	**リバーロキサバン**の血中濃度が上昇し、出血の危険性が増大するおそれがある（**リバーロキサバン**とケトコナゾールの併用により、リバーロキサバンの AUC および Cmax がそれぞれ 158％および 72％増加したとの報告がある）。	本剤の CYP3A4 および P 糖タンパク阻害作用により、**リバーロキサバン**の代謝および排泄が阻害され、抗凝固作用が増強されると考えられる。

併用注意

薬剤名等	臨床症状・措置方法	機序・危険因子
併用により、下記の薬剤の血中濃度を上昇させることがあるので、併用する場合には、必要に応じて下記の薬剤の投与量を減量するなど用量に注意すること。		
アトルバスタチン	横紋筋融解症が現れやすくなる。	本剤の CYP3A4 に対する阻害作用により、これらの薬剤の代謝が阻害される。
ビンカアルカロイド系抗悪性腫瘍剤（ビンクリスチン等）	ビンカアルカロイド系抗悪性腫瘍剤の副作用が増強されることがある。	本剤の CYP3A4 に対する阻害作用により、これらの薬剤の代謝が阻害される。
メチルプレドニゾロン デキサメタゾン ブデソニド	これらの薬剤の副作用が増強されることがある。	本剤の CYP3A4 に対する阻害作用により、これらの薬剤の代謝が阻害される。
コルヒチン	コルヒチンの作用が増強されることがある。なお、肝臓または腎臓に障害のある患者で、コルヒチンを投与中の患者には、本剤を併用しないこと。	本剤の CYP3A4 に対する阻害作用により、これらの薬剤の代謝が阻害される。
ジソピラミド	ジソピラミドの血中濃度上昇により、QT 延長が発現する可能性がある。	本剤の CYP3A4 に対する阻害作用により、これらの薬剤の代謝が阻害される。
ベンゾジアゼピン系薬剤 　ミダゾラム 　ブロチゾラム 　アルプラゾラム	これらの薬剤の血中濃度を上昇させることがある。	本剤の CYP3A4 に対する阻害作用により、これらの薬剤の代謝が阻害される。
抗精神病薬 　ハロペリドール 　アリピプラゾール 　ペロスピロン 　クエチアピン	これらの薬剤の血中濃度を上昇させることがある。本剤とアリピプラゾールの併用により、アリピプラゾールの Cmax、AUC、t1/2 がそれぞれ 19.4%、48.0%、18.6%増加したとの報告がある。本剤とペロスピロンの併用により、ペロスピロンの Cmax および AUC がそれぞれ 5.7 倍および 6.8 倍増加したとの報告がある。	本剤の CYP3A4 に対する阻害作用により、これらの薬剤の代謝が阻害される。
免疫抑制剤 　シクロスポリン 　タクロリムス水和物	これらの薬剤の血中濃度を上昇させることがある。	本剤の CYP3A4 に対する阻害作用により、これらの薬剤の代謝が阻害される。
抗悪性腫瘍剤 　ドセタキセル水和物 　エベロリムス 　テムシロリムス 　ゲフィチニブ 　ダサチニブ 　エルロチニブ 　ラパチニブ 　ボルテゾミブ	これらの薬剤の血中濃度を上昇させることがある。	本剤の CYP3A4 に対する阻害作用により、これらの薬剤の代謝が阻害される。
オピオイド系鎮痛剤 　フェンタニル 　オキシコドン 　メサドン	これらの薬剤の血中濃度を上昇させることがある。本剤とオキシコドンの併用により、オキシコドンのクリアランスが 32%減少し、AUC が 51%増加したとの報告がある（オキシコドン注射剤）。また、オキシコドンの AUC が 144%上昇したとの報告がある（オキシコドン経口剤）。	本剤の CYP3A4 に対する阻害作用により、これらの薬剤の代謝が阻害される。

ブプレノルフィン セレギリン ガランタミン モザバプタン トルバプタン エレトリプタン サルメテロール シクレソニド フルチカゾン アプレピタント イミダフェナシン ソリフェナシン トルテロジン シロスタゾール シナカルセト エバスチン サキナビル ダルナビル マラビロク	これらの薬剤の血中濃度を上昇させることがある。本剤とイミダフェナシンの併用により、イミダフェナシンの Cmax および AUC がそれぞれ 1.32 倍および 1.78 倍増加したとの報告がある。	本剤の CYP3A4 に対する阻害作用により、これらの薬剤の代謝が阻害される。
シルデナフィル 　バイアグラ	シルデナフィルとエリスロマイシンの併用によりシルデナフィルの Cmax、AUC の増加が認められたとの報告がある。	本剤の CYP3A4 に対する阻害作用により、これらの薬剤の代謝が阻害される。
タダラフィル 　シアリス	タダラフィルの血中濃度を上昇させるおそれがある（タダラフィルとケトコナゾールの併用により、タダラフィルの AUC および Cmax がそれぞれ 312％および 22％増加したとの報告がある）。	本剤の CYP3A4 に対する阻害作用により、これらの薬剤の代謝が阻害される。
ワルファリン	ワルファリンの作用を増強することがある。	本剤の CYP3A4 に対する阻害作用により、これらの薬剤の代謝が阻害される。
ジヒドロピリジン系 Ca 拮抗剤 （ニフェジピン、ニルバジピン、フェロジピン等） ベラパミル	これらの薬剤の血中濃度を上昇させることがある。また、心機能が低下する可能性がある。	本剤の CYP3A4 に対する阻害作用により、これらの薬剤の代謝が阻害される。また、両剤の心抑制作用が増強する可能性がある。
イリノテカン	イリノテカンの活性代謝物の血中濃度が上昇することがある。	本剤の CYP3A4 阻害作用により、イリノテカンの活性代謝物の無毒化が阻害されると考えられる。
ニロチニブ	ニロチニブの血中濃度が上昇し、QT 延長が現れることがある。	本剤の CYP3A4 および P糖タンパク阻害作用により、ニロチニブの代謝および排泄が阻害されると考えられる。
アピキサバン	アピキサバンの血中濃度を上昇させることがある。	本剤の CYP3A4 および P糖タンパク阻害作用により、アピキサバンの代謝および排泄が阻害されると考えられる。
ジゴキシン ブスルファン	これらの薬剤の血中濃度を上昇させることがある。本剤とブスルファンの併用により、ブスルファンのクリアランスが 20％減少したとの報告がある。	機序不明

表3 イトラコナゾール（イトリゾール内用液1％） 併用禁忌・併用注意

併用注意（続き）

薬剤名等	臨床症状・措置方法	機序・危険因子
併用により、相互の血中濃度に影響を及ぼすことがあるので、併用する場合には、必要に応じて本剤または下記の薬剤の投与量を調節するなど用量に注意すること。		
インジナビル	本剤またはインジナビルの血中濃度が上昇する可能性がある。	本剤およびこれらの薬剤のCYP3A4に対する阻害作用により、血中濃度の変化が起こる場合がある。
ダルナビル／リトナビル	本剤またはダルナビルの血中濃度が上昇する可能性がある（ダルナビル／リトナビルとケトコナゾールの併用により、ダルナビルとケトコナゾールの血中濃度の上昇が認められたとの報告がある）。	本剤およびこれらの薬剤のCYP3A4に対する阻害作用により、血中濃度の変化が起こる場合がある。
カルバマゼピン エトラビリン リファブチン	本剤の血中濃度が低下することがある。また、これらの薬剤の血中濃度が上昇する可能性がある。	これらの薬剤の肝薬物代謝酵素誘導により、本剤の肝代謝が促進される。また、本剤のCYP3A4に対する阻害作用によりこれらの薬剤の代謝が阻害される。
併用により、本剤の血中濃度が低下することがあるので、併用する場合には、必要に応じて本剤の投与量、両剤の投与間隔を調節するなど注意すること。		
リファンピシン フェニトイン イソニアジド フェノバルビタール エファビレンツ ネビラピン	本剤の血中濃度が低下することがある。本剤とネビラピンの併用により、本剤のCmax、AUCおよびt1/2がそれぞれ38%、61%および31%減少したとの報告がある。	これらの薬剤の肝薬物代謝酵素誘導により、本剤の肝代謝が促進される。
併用により、下記の薬剤の血中濃度が低下することがあるので、併用する場合には、必要に応じて下記の薬剤の投与量を調節するなど用量に注意すること。		
メロキシカム	本剤とメロキシカムの併用により、メロキシカムのCmaxおよびAUCがそれぞれ64%および37%減少したとの報告がある。	本剤がメロキシカムの消化管からの吸収を抑制すると考えられる。

第5章

歯科材料

歯科用医薬品の他に歯科材料として販売されているものは、診療に直接関係のあるもの、および技工操作に関係のあるものなどに分けられる。これらの材料は、それぞれ厚生労働省の関係部門の認可を得る必要がある。

　以下に歯科材料として認可されているもので、患者に直接適用され、かつ有効成分による歯および歯周組織への生物学的あるいは化学的作用を期待していると思われる材料の主なものを記載した。

1. 覆髄材、裏層材

商品名	販売元	成分	その他の用途
ダイカル（デンティン／アイボリー）	デンツプライ三金	ベースペースト：カルシウム塩 キャタリストペースト：水酸化カルシウム	
ニューキャップ	ヨシダ	水酸化カルシウム	
ウルトラカル XSJ	ウルトラデント	水酸化カルシウム	
ハイポキャル	エルマン	水酸化カルシウム、硫酸バリウム、精製水	
ライフ	サイブロン・デンタル　Kerr　Japan	ベース：水酸化カルシウム、パラトルエンスルホンアミド、酸化亜鉛 キャタリスト：硫酸バリウム、サリチル酸メチル	
ライフファーストセット	サイブロン・デンタル　Kerr　Japan	ベース：水酸化カルシウム、パラトルエンスルホンアミド、酸化亜鉛 キャタリスト：硫酸バリウム、サリチル酸メチル	
マルチカル	パルプデント	水酸化カルシウム	
ニューアパタイトライナー　タイプ I	デンツプライ三金	粉材：α-TCP 液材：第一リン酸カルシウム、精製水	
ニューアパタイトライナー　タイプ II	デンツプライ三金	粉材：α-TCP、硫酸バリウム 液材：ポリカルボン酸、精製水	
ウルトラブレンドプラス J	ウルトラデント	α-TCP、水酸化カルシウム	
アルミナスーパーエバセメント	ボスワース	粉材：酸化亜鉛、アルミナ 液材：安息香酸	合着、充填、仮封、根管充填、歯周パック
松風ハイ-ユージノールセメント	松風	粉材：酸化亜鉛、ロジン、酢酸亜鉛、ケイ酸アルミニウム、HY材 液材：チョウジ油	仮着、仮封、合着
ネオダイン T	ネオ製薬工業	粉材：酸化亜鉛、ロジン 液材：ユージノール	
ネオダイン EZ ペースト	ネオ製薬工業	ベース：酸化亜鉛、ロジン アクセレーター：ユージノール、ロジン	仮着、仮封
ネオダイン-α	ネオ製薬工業	水酸化カルシウム、酸化亜鉛、ユージノール	仮着
ハイ-ボンド　カルボセメント	松風	粉材：酸化亜鉛、酸化マグネシウム、HY材 液材：アクリル酸-トリカルボン酸共重合体水溶液、酒石酸、精製水	知覚過敏抑制、合着
ハイ-ボンド　カルボプラス	松風	粉材：酸化亜鉛、酸化マグネシウム、HY材 液材：アクリル酸-トリカルボン酸共重合体水溶液、酒石酸、精製水	知覚過敏抑制、合着
エイチワイシー	松風	酸化亜鉛、酸化マグネシウム、タンニン酸、二酸化チタン、フッ化亜鉛	知覚過敏抑制、仮封、仮着

ハイ-ボンド ジンクセメント	松風	粉材：酸化亜鉛、酸化マグネシウム、HY 材 液材：リン酸、水酸化アルミニウム、酸化亜鉛、精製水	合着
ジーシー ライニングセメント	ジーシー	粉材：ジンクフルオロアルミノシリケートガラス 液材：ポリアクリル酸、蒸留水	
ベースセメント	松風	粉材：フルオロアルミノシリケートガラス粉、着色材 液材：アクリル酸-トリカルボン酸共重合体水溶液、酒石酸	
松風ベースセメント（ホワイト、ピンク）	松風	粉材：フルオロアルミノシリケートガラス粉、着色材 液材：アクリル酸-トリカルボン酸共重合体水溶液、酒石酸	ベース、支台築造、充填
松風ベースセメント（デンティン色）	松風	粉材：フルオロアルミノシリケートガラス粉、着色材 液材：アクリル酸-トリカルボン酸共重合体水溶液、酒石酸	ベース、充填、支台築造
ハイ-ボンド グラスアイオノマーF	松風	粉材：フルオロアルミノシリケートガラス粉、HY 材、着色材 液材：アクリル酸-トリカルボン酸共重合体水溶液、酒石酸	充填、支台築造
ハイ-ボンド グラスアイオノマーCX	松風	粉材：フルオロアルミノシリケートガラス粉、HY 材、着色材 液材：アクリル酸-トリカルボン酸共重合体水溶液、酒石酸	知覚過敏抑制、合着、支台築造
ハイ-ボンド ライナー	松風	粉材：酸化亜鉛、酸化マグネシウム、フルオロアルミノシリケートガラス粉、HY 材 液材：アクリル酸-トリカルボン酸共重合体水溶液、酒石酸	
アイオノジットベースライナー ZN	ヨシダ	グラスアイオノマー・コンポジット	
ジーシー フジライニング	ジーシー	ベースペースト：フルオロアルミノシリケートガラス、メタクリル酸エステル 液材：ポリアクリル酸、蒸留水、メタクリル酸エステル	
ジーシー フジライニング LC	ジーシー	粉材：フルオロアルミノシリケートガラス 液材：メタクリル酸エステル、ポリアクリル酸、蒸留水	
ジーシー フジアイオノマータイプⅡ LC	ジーシー	粉材：フルオロアルミノシリケートガラス 液材：メタクリル酸エステル、ポリアクリル酸、蒸留水	充填、ベース
ジーシー フジライニングボンド LC	ジーシー	粉材：フルオロアルミノシリケートガラス 液材：メタクリル酸エステル、ポリアクリル酸、蒸留水	知覚過敏抑制
ビトラボンド	3M ESPE Japan	粉材：アルミノシリケートガラス、着色材 液材：ポリカルボン酸、精製水、カンファーキノン	充填
キャビオス	ネオ製薬工業	ウレタンジメタクリレート、α-リン酸3カルシウム、硫酸バリウム	

2. 仮封材

商品名	販売元	成分	その他の用途
ユージダイン	昭和薬化工	粉材：酸化亜鉛、安息香酸、ステアリン酸マグネシウム、ロジン 液材：チョウジ油、オリブ油、ロジン	覆髄
カフーズ	昭和薬化工	粉材：酸化亜鉛、安息香酸、ステアリン酸マグネシウム、ロジン、フィラー 液材：チョウジ油、オリブ油、ロジン	
ジーシー　ユージノールセメント	GC	粉材：酸化亜鉛、ロジン 液材：ユージノール、ロジン	仮着
IRM　インターミディエイトセメント	デンツプライ三金	粉材：亜鉛華 液材：ユージノール	乳歯の修復
ユージマー	日本歯科薬品	粉材：酸化亜鉛、水酸化カルシウム、ポリエチルメタクリレート、ロジン 液材：ユージノール	
ハイシール	松風	硬質石こう、グリセリン酢酸エステル、塩化ビニル、酢酸ビニル共重合体、硫酸カリウム、二酸化チタン、タンニン酸	
プラストシール プラストシールクイック	日本歯科薬品	粉材：ポリエチルメタクリレート、過酸化ベンゾイル 液材：メチルメタクリレート	

3. 仮着材

商品名	販売元	成分	その他の用途
仮着用ネオダイン T	ネオ製薬工業	粉材：酸化亜鉛、ロジン 液材：ユージノール	仮封
テンプボンド	サイブロン・デンタル　Kerr Japan	ベース：酸化亜鉛、流動パラフィン アクセレーター：ロジン、ユージノール モディファイヤー：白色ワセリン	
テンプボンド NE	サイブロン・デンタル　Kerr Japan	ベース：酸化亜鉛、流動パラフィン アクセレーター：ロジン、オルトエトキシ安息香酸	
テンポラリーセメント	ウォーターピックテクノロジー（ゲッツ）	ベース：ヒマシ油、流動パラフィン、酸化亜鉛 アクセレレーター：ヒマシ油、テレビン油、流動パラフィン、チョウジ油	
松風ハイ - ボンド　テンポラリーセメント　ソフト（ホワイト、ピンク）	松風	粉材：酸化亜鉛、シリカ、酸化マグネシウム、HY 材 着色材液材：アクリル酸-トリカルボン酸共重合体ナトリウム塩、精製水	仮封、裏層、覆髄
松風ハイ - ボンド　テンポラリーセメント　ハード（ホワイト、ピンク）	松風	粉材：酸化亜鉛、シリカ、酸化マグネシウム、HY 材、着色材 液材：アクリル酸-トリカルボン酸共重合体ナトリウム塩、精製水	仮封、裏層、覆髄

4. 根管充填材

商品名	販売元	成分	その他の用途
ツブリシール	サイブロン・デンタル Kerr Japan	ベース：酸化亜鉛、硫酸バリウム、トウモロコシデンプン アクセレーター：ユージノール、チモール	
キャナルス	昭和薬化工	粉材：酸化亜鉛、硫酸バリウム、次炭酸ビスマス、ロジン 液材：チョウジ油、オリブ油	
デンタリス NX	ネオ製薬工業	粉材：酸化亜鉛、水酸化カルシウム 液剤：ユージノール	
パルプデント　ルートカナルシーラー	パルプデント	粉材：酸化亜鉛 液材：ユージノール	
パルプキャナルシーラー		粉材：酸化亜鉛、銀 液材：ユージノール、カナダバルサム	
エンドシーラー	ネオ製薬工業	粉材：酸化亜鉛、硫酸バリウム、次炭酸ビスマス 液材：チョウジ油	
シーラペックス		ベース：水酸化カルシウム、パラトルエンスルホンアミド、酸化亜鉛 キャタリスト：硫酸バリウム、サリチル酸メチル	
ファイナペック・APC	日本メディカルマテリアル	粉材：ハイドロキシアパタイト、酸化マグネシウム、酸化亜鉛、次炭酸ビスマス 液材：グアヤコール、ユーカリプトール	
ビタペックス	ネオ製薬工業	水酸化カルシウム、ヨードホルム	
カルシペックスⅡ	日本歯科薬品	水酸化カルシウム、硫酸バリウム、精製水	覆髄
カルシペックスプレーンⅡ	日本歯科薬品	水酸化カルシウム、精製水	
サンキンアパタイトルートシーラータイプⅠ	デンツプライ三金	粉材：α-TPC、ハイドロキシアパタイト 液材：ポリカルボン酸、精製水	
サンキンアパタイトルートシーラータイプⅡ	デンツプライ三金	粉材：α-TPC、ハイドロキシアパタイト、ヨードホルム 液材：ポリカルボン酸、精製水	
サンキンアパタイトルートシーラータイプⅢ	デンツプライ三金	粉材：α-TPC、ハイドロキシアパタイト、ヨードホルム 液材：ポリカルボン酸、精製水	
エヌ・ツー　アピカル	アグサジャパン	粉材：パラホルムアルデヒド、酸化亜鉛、次硝酸ビスマス、次炭酸ビスマス 液材：チョウジ油、ローズ油、ラベンダー油、ラッカセイ油	
エヌ・ツー　ユニバーサル	アグサジャパン	粉材：パラホルムアルデヒド、酸化亜鉛、次硝酸ビスマス、次炭酸ビスマス 液材：チョウジ油、ローズ油、ラベンダー油、ラッカセイ油	
デンタリス KEZ	ネオ製薬工業	粉材：酸化亜鉛、水酸化カルシウム、ヨードホルム 液材：ユージノール	

5. 根管清掃材

商品名	販売元	成分	その他の用途
クロルシッド J	ウルトラデント	次亜塩素酸ナトリウム	
ハイポーゲン	プレミア	次亜塩素酸ナトリウム	
キャナルクリーナー歯科用液 10%	ビーブランド・メディコ・デンタル	次亜塩素酸ナトリウム	歯面清掃

6. 歯面清掃材

商品名	販売元	成分	その他の用途
AD ゲル	クラレノリタケデンタル	次亜塩素酸ナトリウム、アルミナ系マイクロフィラー	

7. 根管壁軟化材

商品名	販売元	成分	その他の用途
RC‐プレップ（ポンプタイプ・シリンジタイプ）	プレミア	エチレンジアミン四酢酸、過酸化尿素	
ファイリーズ J	ウルトラデント	エチレンジアミン四酢酸	

8. 根管内スミヤー層除去材

商品名	販売元	成分	その他の用途
グライド	デンツプライ三金	ポリエチレングリコール、エチレンジアミン四酢酸、過酸化尿素	
スメアクリーン	日本歯科薬品	エデト酸ナトリウム、精製水	

9. 窩洞内スミヤー層除去材

商品名	販売元	成分	その他の用途
ジーシー　デンチンコンディショナー	ジーシー	ポリアクリル酸、蒸留水	
ジーシー　キャビティーコンディショナー	ジーシー	蒸留水、ポリアクリル酸、塩化アルミニウム	
ジーシー　セルフコンディショナー	ジーシー	メタクリル酸エステルモノマー、希釈材、酸エステルモノマー、エタノール	

10. 知覚過敏抑制材

商品名	販売元	成分	その他の用途
グルーマ ディセンシタイザー キット	ヘレウスクルツァージャパン	メタクリル酸 2- ヒドロキシエチル、グルタールアルデヒド、精製水	
MS コート ONE	サンメディカル	A 液：メタクリル酸メチル／スチレンスルホン酸共重合体、水 B 液：シュウ酸、水	
ジーシー サービカルセメント	ジーシー	粉材：フルオロアルミノシリケートガラス 液材：ポリアクリル酸、蒸留水、多塩基性カルボン酸	
ジーシー フジフィルLC	ジーシー	粉材：フルオロアルミノシリケートガラス、メタクリル酸エステル 液材：ポリアクリル酸、蒸留水、シリカ微粉末	充填
ジーシー フジフィルLC フロー	ジーシー	A ペースト：フルオロアルミノシリケートガラス、メタクリル酸エステル B ペースト：ポリアクリル酸、蒸留水、メタクリル酸エステル	充填
バーナル	ネオ製薬工業	エタノール、コーパル樹脂	

11. 合着材、接着材

商品名	販売元	成分	その他の用途
サンキン グラスアイオノマーセメント タイプ I	デンツプライ三金	粉材：アルミノシリケートガラス 液材：ポリアクリル酸水溶液	裏層、ベース
ビバグラス セム	イボクラール・ビバデント	ナトリウム、ストロンチウム、アルミニウム、フルオロシリケート	充填
ケタックセム イージーミックス	3M ESPE Japan	粉材：アルミノシリケートガラス、ポリカルボン酸、色素 液剤：精製水、酒石酸、保存剤	
ジーシー フジ I	ジーシー	粉材：フルオロアルミノシリケートガラス、ポリアクリル酸 液材：ポリアクリル酸、蒸留水、多塩基性カルボン酸	
ジーシー フジ I スローセット	ジーシー	粉材：フルオロアルミノシリケートガラス、ポリアクリル酸 液材：ポリアクリル酸、蒸留水、多塩基性カルボン酸	
ビトレマールーティング セメント	3M ESPE Japan	粉材：フルオロアルミノシリケートガラス、過硫酸カリウム、着色材 液剤：ポリカルボン酸、HEMA、精製水、酒石酸	
ビトレマールーティング セメント ファストセット	3M ESPE Japan	粉材：フルオロアルミノシリケートガラス、過硫酸カリウム、着色材 液剤：ポリカルボン酸、HEMA、精製水、酒石酸	
ジーシー フジリュート	ジーシー	粉材：フルオロアルミノシリケートガラス 液材：メタクリル酸エステル、ポリアクリル酸、蒸留水 コンディショナー：蒸留水、クエン酸	
ジーシー フジリュート BC	ジーシー	粉材：フルオロアルミノシリケートガラス 液材：メタクリル酸エステル、ポリアクリル酸、蒸留水	
ハイ - ボンド レジグラス	松風	粉材：フルオロアミノシリケートガラス、添加材、着色材 液材：ポリアクリル酸、精製水、2-HEMA	

11. 合着材、接着材（続き）

商品名	販売元	成分	その他の用途
マックスセム	カボデンタルシステムズジャパン	ベース：ウレタンジメタクリレート、カンファーキノン、フルオロアルミノシリケートガラス キャタリスト：Bis-GMA、トリエチレングリコールジメタクリレート、グリセロリン酸ジメタクリレート、バリウムアルミノボロシリケートガラス	
ジーシー　フジルーティングS	ジーシー	Aペースト：フルオロアルミノシリケートガラス、メタクリル酸エステル Bペースト：ポリアクリル酸、二酸化ケイ素、蒸留水 コンディショナー：蒸留水、クエン酸	
クシーノセムプラス	デンツプライ三金	粉材：アルミノシリケートガラス 液材：メタクリル酸エステル、ポリアクリル酸 プライマー：メタクリル酸エステル	
ジーシー　リンクマックスHV（高粘度タイプ）	ジーシー	セルフエッチングプライマーA液：水、エタノール、4-メタクリロキシエチルトリメリット酸、メタクリル酸エステル セルフエッチングプライマーB液：エタノール、触媒 ベースペースト：フルオロアルミノシリケートガラス粉末、メタクリル酸エステル キャタリストペースト：フルオロアルミノシリケートガラス粉末、メタクリル酸エステル	

12. 充填材

商品名	販売元	成分	その他の用途
ジーシー　フジアイオノマータイプII	ジーシー	粉材：フルオロアルミノシリケートガラス、ポリアクリル酸 液材：ポリアクリル酸、蒸留水、多塩基性カルボン酸	
ジーシー　フジIX GP	ジーシー	粉材：フルオロアルミノシリケートガラス、ポリアクリル酸 液材：ポリアクリル酸、蒸留水、多塩基性カルボン酸	
ジーシー　デンチンセメント	ジーシー	粉材：フルオロアルミノシリケートガラス、ポリアクリル酸 液材：ポリアクリル酸、蒸留水、多塩基性カルボン酸	ベース
ジーシー　フジII LC EM	ジーシー	粉材：フルオロアルミノシリケートガラス 液材：メタクリル酸エステル、ポリアクリル酸、蒸留水	ベース
ジーシー　フジII LC	ジーシー	粉材：フルオロアルミノシリケートガラス 液材：メタクリル酸エステル、ポリアクリル酸、蒸留水	ベース
ジーシー　フジII LC カプセル	ジーシー	粉材：フルオロアルミノシリケートガラス 液材：メタクリル酸エステル、ポリアクリル酸、蒸留水	ベース

ビトレマー R	3M ESPE Japan	プライマー：ポリカルボン酸、HEMA、エタノール、カンファーキノン 粉材：フルオロアルミノシリケートガラス、着色材 液材：ポリカルボン、精製水、HEMA、カンファーキノン フィニッシンググロス：Bis-GMA、TEGDMA、カンファーキノン	築造
ダイラクトエクストラ	デンツプライ三金	メタクリル酸ウレタン、無機充填材	

13. シーラント材

商品名	販売元	成分	その他の用途
ジーシー　フジⅢ	GC	粉材：フルオロアルミノシリケートガラス 液材：ポリアクリル酸、蒸留水、多塩基性カルボン酸	
ジーシー　フジⅢ LC	GC	粉材：フルオロアルミノシリケートガラス 液材：メタクリル酸エステル、ポリアクリル酸、蒸留水	
ティースメイト F-1 2.0	クラレノリタケデンタル	メタクリル酸メチル-メタクリル酸フルオライド共重合体（MMA-MF 共重合体）、MDP、メタクリル酸エステル系モノマー、重合触媒、着色剤	

14. 歯肉圧排材

商品名	販売元	成分	その他の用途
ヘモデント液	プレミア	塩化アルミニウム	
ジンジパックコード #1	ジンジパック A ディビジョン　オブ　ベルボート	塩酸エピネフリン	
ジンジパックコード #2	ジンジパック A ディビジョン　オブ　ベルボート	塩酸エピネフリン	
ジンジパックコード #3	ジンジパック A ディビジョン　オブ　ベルボート	塩酸エピネフリン	
ジンジパックブレイド #00	ジンジパック A ディビジョン　オブ　ベルボート	塩酸エピネフリン	
ジンジパックブレイド #1	ジンジパック A ディビジョン　オブ　ベルボート	塩酸エピネフリン	
ジンジパックブレイド #2	ジンジパック A ディビジョン　オブ　ベルボート	塩酸エピネフリン	
ジンジパックブレイド #3	ジンジパック A ディビジョン　オブ　ベルボート	塩酸エピネフリン	

14. 歯肉圧排材（続き）

クラウンパック	ジンジパック A ディビジョン　オ ブ　ベルポート	ラセミ塩酸エピネフリン	
パスコード	パスカルカンパ ニー	硫酸アルミニウム	
ジンジエイド ブレイ ド #0	ジンジパック A ディビジョン　オ ブ　ベルポート	塩化アルミニウム	
ヘモデントコード #3	メディカルプロダ クツラボラトリー ズ　プレミアデン タルプロダクツ	塩化アルミニウム	
ヘモデントコード #9	メディカルプロダ クツラボラトリー ズ　プレミアデン タルプロダクツ	塩化アルミニウム	

15. う蝕検知液

商品名	販売元	成分	その他の用途
ニシカカリエスチェッ ク	日本歯科薬品	アシッドレッド、ポリプロピレングリコール	
ニシカカリエスチェッ ク・ブルー	日本歯科薬品	食用青色 1 号、ポリプロピレングリコール	
カリエスディテクター	クラレノリタケデ ンタル	―	

16. 漂白材

商品名	販売元	成分	その他の用途
ハイライト	松風	粉材：アエロジル、金属塩、指示薬 液材：35%過酸化水素水 ブルーワセリン：親水ワセリン	
松風ハイライトシェー ドアップ	松風	過酸化尿素、ビニルポリマー、プロピレングリコール、ポリエチレングリコール、グリセリン、香料	

17. 脱落歯保存液

商品名	販売元	成分	その他の用途
ティースキーパー「ネ オ」	ネオ製薬工業	―	

第6章

歯科領域で使われる
医薬部外品・
口腔化粧品・食品
（主に保湿剤［口腔ケア用品］の関連）

　口腔保湿剤には、医薬部外品と口腔化粧品の2種類がある。皮膚など口腔以外でも保湿は必要とされるため保湿剤と区別されるが、口腔には摂食機能があり、保湿を訴求した食品の商品開発も進んでいる。基本的な用途は口腔乾燥（ドライマウス）の緩和・防止である。洗口液やスプレーの性状のものは、対象者自身が使用する場合が多い。ジェル状のものは、介護者が口腔ケアを行う際に口腔粘膜表面の汚染物を軟化・除去するために用いる場合が多い。特にジェルは近年多くの商品が販売されている。

　口腔保湿剤も歯磨剤と同様に、機能、品質および人体に対する安全性については医薬品医療機器等法（旧薬事法）で規制されており、医薬部外品の保湿剤には薬用成分が配合されている。

1．医薬部外品

一般名	販売元	成分	剤形等
リフレケア H	イーエヌ大塚製薬	有効成分：ヒノキチオール、グリチルリチン酸ジカリウム 含有成分：キシリトール、ヒアルロン酸ナトリウム（2）、濃グリセリン、プロピレングリコール、ポリオキシエチレン硬化ヒマシ油、安息香酸ナトリウム、リン酸水素二ナトリウム、クエン酸、精製水、エタノール、ポリアクリル酸ナトリウム、カラギーナン、エデト酸二ナトリウム、香料（ハニーフレーバータイプ、ライムフレーバータイプ）、l-メントール	ジェル
アクアバランス 薬用マウススプレー	ライオン歯科材	有効成分：l-メントール 含有成分：グリセリン、プロピレングリコール、POE(60)硬化ヒマシ油、納豆菌ガム（γ-プロピレングリコール A：ポリグルタミン酸）、キシリトール、pH調整剤、香料、塩化セチルピリジニウム	スプレー

2．化粧品

一般名	販売元	成分	剤形等
コンクール マウスジェル	ウエルテック	ホエイタンパク、ラクトフェリン、ヒトオリゴペプチド-1、アロエベラ液汁末、グリチルリチン酸アンモニウム、キシリトール 他	ジェル
コンクール マウスリンス	ウエルテック	ホエイタンパク、ラクトフェリン、ヒトオリゴペプチド-1、アロエベラ液汁末、グリチルリチン酸アンモニウム、キシリトール、香料（ペパーミントタイプ）・メントール 他	液体

マウスモイスト	オオサキメディカル	水、グリセリン、セルロースガム、ヒアルロン酸ナトリウム、ベタイン、ラクトフェリン、セチルピリジニウムクロリド、キシリトール、クエン酸、クエン酸ナトリウム、ハッカ油、PEG-60、水添ヒマシ油、カラギーナン、ブチレングリコール、ムコ多糖、安息香酸ナトリウム	ジェル
ジェル ジュワスマイル	サラヤ	水、グリセリン、プロパンジオール、（PEG-240/デシルテトラデセス-20/HDI）コポリマー、ヒアルロン酸ナトリウム、ラクトフェリン、β－グルカン、乳酸ナトリウム、エリスリトール、クエン酸、クエン酸ナトリウム、セチルピリジニウムクロリド、安息香酸ナトリウム、香料	ジェル
洗口液 絹水スプレー	サンスター	精製水、キシリトール、安息香酸ナトリウム、ソルビン酸カリウム、ヒアルロン酸ナトリウム、リン酸ナトリウム、リン酸二ナトリウム	スプレー
バトラー うるおい透明ジェル	サンスター	水、グリセリン、ソルビトール、加水分解水添デンプン、プロピレングリコール、ポリアクリル酸ナトリウム、イノシトール、リン酸二ナトリウム、メチルパラベン	ジェル
バトラー ジェルスプレー	サンスター	水、グリセリン、グリコシルトレハロース、加水分解水添デンプン、ブチレングリコール、クエン酸ナトリウム、クエン酸、香料（ミントタイプ）、ジェランガム、乳酸カルシウム、メチルパラベン	スプレー 液状マイクロゲル
バトラー マウスコンディショナー	サンスター	水、グリコシルトレハロース、グリセリン、加水分解水添デンプン、ブチレングリコール、クエン酸ナトリウム、クエン酸、PEG-60水添ヒマシ油、香料（ミントタイプ）、サッカリンナトリウム、キサンタンガム、メチルパラベン	液体
オーラルアクアジェル フレーバー プレーン、レモン、ミント、ラズベリー	ジーシー	ジグリセリン、精製水、カルボキシメチルセルロースナトリウム、カラギーナン、クエン酸ナトリウム、パラベン（レモン、ミント、ラズベリーは香料を含む）	ジェル
プラティカ オーラルアクアジェルPC	ジーシー	ジグリセリン、精製水、カルボキシメチルセルロースナトリウム、カラギーナン、クエン酸ナトリウム、パラベン	ジェル
健口習慣ジェル	スリービー	水、グリセリン、ヒドロキシエチルセルロース、タモギタケエキス、アルギン酸プロピレングリコール、ヒアルロン酸ナトリウム、クエン酸ナトリウム、香料、メチルパラベン、エチルパラベン	ジェル
健口習慣スプレー	スリービー	水、グリセリン、タモギタケエキス、ヒアルロン酸ナトリウム、香料、メチルパラベン、エチルパラベン	スプレー
ケアハート 口腔専科 お口潤う ジェル	玉川衛材	水、グリセリン、キシリトール、ヒドロキシエチルセルロース、香料、ポリクオタニウム-51、リン酸二ナトリウム、リン酸ナトリウム、メチルパラベン	ジェル
ケアハート 口腔専科 お口潤う スプレー	玉川衛材	水、グリセリン、キシリトール、ポリクオタニウム-51、ジェランガム、乳酸カルシウム、クエン酸、クエン酸ナトリウム、メチルパラベン、香料	スプレー

2. 化粧品（続き）

一般名	販売元	成分	剤形等
オーラルファイン マウスジェル	中薬	水、マルチトール、ソルビトール、グリセリン、プロピレングリコール、ブチレングリコール、グルコシルトレハロース、加水分解水添デンプン、加水分解コンキオリン、ポリグルタミン酸（γ-プロピレングリコール A)、キシリトール、ステビアエキス、グリチルリチン酸アンモニウム、塩化マグネシウム、硫酸マグネシウム、塩化ナトリウム、塩化カリウム、キサンタンガム、セルロースガム、結晶セルロース、ピロリン酸ナトリウム、クエン酸、PEG-80 水添ヒマシ油、香料、シメン - 5 - オール (IPMP)、エチルパラベン	ジェル
バイオティーン オーラルバランスジェル	ティーアンドケーン	ポリメタクリル酸グリセリル、加水分解水添デンプン、キシリトール、ヒドロキシエチルセルロース、アロエベラ液汁、グルコース、ラクトペルオキシダーゼ、リゾチーム、ラクトフェリン、リン酸ナトリウム、グルコースオキシダーゼ、チオシアン酸カリウム	ジェル
バイオティーン トゥースペースト	ティーアンドケー	ソルビトール、グリセリン、ピロリン酸カルシウム、シリカ、グルコース、セルロースガム、イソセテス-20、キシリトール、メントール、安息香酸ナトリウム、ラクトペルオキシダーゼ、チオシアン酸カリウム、グルコースオキシダーゼ、リゾチーム、ラクトフェリン、乳酸カルシウム	ペースト
バイオティーン マウスウォッシュ	ティーアンドケー	水、プロピレングリコール、キシリトール、加水分解水添デンプン、ポロキサマー 407、ヒドロキシエチルセルロース、安息香酸、安息香酸ナトリウム、グルコン酸亜鉛、リン酸二ナトリウム、塩化リゾチーム、ラクトフェリン、ラクトペルオキシダーゼ、チオシアン酸カリウム、グルコースオキシダーゼ、アロエベラ液汁、乳酸カルシウム、セイヨウハッカ	液体
ビバ・ジェルエット	東京技研	水、グリセリン、アルギン酸ナトリウム、ヒドロキシエチルセルロース、セチルピリジニウムクロリド、安息香酸ナトリウム、クエン酸、クエン酸ナトリウム	ジェル
スマイルハニー オーラルクリーンジェル	日本ゼトック	水、ソルビトール、グリセリン、セルロースガム、キシリトール、乾燥卵黄、マルチトール、クエン酸ナトリウム、クエン酸、香料、加水分解コラーゲン、ラウリン酸ポリグリセリル - 5、グリチルリチン酸ジカリウム、セチルピリジニウムクロリド	ジェル
メンバーズ　お口の洗浄液	日本ゼトック	精製水、濃グリセリン、加水分解コラーゲン液、ヒアルロン酸ナトリウム (2)、キシリトール、ポリビニルピロリドン、カルボキシメチルセルロースナトリウム、ポリエチレングリコール 400、グリチルリチン酸ジカリウム、塩化セチルピリジニウム、クエン酸ナトリウム、クエン酸、チャ乾留液、安息香酸ナトリウム、ハッカ油	液体

製品名	製造元	成分	剤形
シーエルオーツーフレッシュ ジェル	パインメディカル	水、グリセリン、セルロースガム、PEG-6、亜塩素酸ナトリウム、セイヨウハッカ油、メチルパラベン	ジェル
シーエルオーツーフレッシュ スプレー シーエルオーツーフレッシュ 洗口液	パインメディカル	水、グリセリン、亜塩素酸ナトリウム、ペパーミント油（添付液：クエン酸）	スプレー 液体
歯石屋くん お口のうるおいプラス	マインドアップ	ソルビット、キシリトール、クエン酸、セルロース、天然オリゴ糖、りんごポリフェノール、ヒアルロン酸、安息香酸ナトリウム	液体
明治 オーロラコート	明治	水、グリセリン、プロピレングリコール、キサンタンガム、チャ葉エキス（茶カテキン）、キシリトール、香料、エリソルビン酸ナトリウム、エチルパラベン、プロピルパラベン	ジェル
うるおいミスト	モルテン	水、グリセリン、トレハロース、アロエエキス、キシリトール、シクロデキストリン、天然ハーブ、メチルパラベン	スプレー
ハミングッドジェル	モルテン	水、グリセリン、ブチレングリコール、セルロースガム・ヒドロキシエチルセルロース、メチルパラベン、キシリトール、トレハロース、グリチルリチン酸ジカリウム、クエン酸ナトリウム、アロエベラエキス・1・チャエキス、クエン酸、ヒアルロン酸ナトリウム	ジェル
洗口液 オーラルウェットスプレー	ヨシダ	精製水、キシリトール、安息香酸ナトリウム、ソルビン酸カリウム、ヒアルロン酸ナトリウム、リン酸ナトリウム、リン酸二ナトリウム	スプレー
オーラルモイスチュアライザー愛	菱化デンタル	水、グリセリン、カルロースナトリウム、ステビアエキス、キシリトール、アロエベラ液汁・1、安息香酸ナトリウム、ヒアルロン酸、トレハロース、塩化セチルピリジウム、グリチルリチン酸ジカリウム、エリスリトール、チオシアン酸カリウム、ラクトフェリン、グルコールオキシターゼ、アルギニン、ローカストビーンガム、グレープフルーツ種子エキス、香料	ジェル
オーラルプラス うるおいマウスウォッシュ	和光堂	水、グリセリン、プロピレングリコール、キシリトール、トレハロース、ヒアルロン酸ナトリウム、シロキクラゲ多糖体、グルコシルヘスペリジン、チャ葉エキス、クマイザサ葉エキス、ショウガ根エキス、グレープフルーツ種子エキス、シクロデキストリン、マルトデキストリン、キサンタンガム、クエン酸、クエン酸ナトリウム、PEG-60 水添ヒマシ油、セチルピリジニウムクロリド、安息香酸ナトリウム、プロピオン酸ナトリウム、ソルビン酸カリウム、香料	液体
オーラルプラス ジェルうるおいキープ	和光堂	水、グリセリン、キシリトール、プロピレングリコール、カンテン、ヒアルロン酸ナトリウム、トレハロース、チャ葉エキス、グレープフルーツ種子エキス、セルロースガム、クエン酸、クエン酸ナトリウム、安息香酸ナトリウム、プロピオン酸ナトリウム、ソルビン酸カリウム	ジェル

1 2 3 4 5 **6**

3．食品

一般名	販売元	成分	剤形等
はちみつジェル ハニーウェット	日本ゼトック	蜂蜜、キシリトール、スクラロース、レモン果汁、茶抽出液、シャンピニオンエキス、プロポリスエキス、クエン酸、ビタミン C、キサンタンガム、ペクチン、乳酸カルシウム、ソルビン酸カリウム、香料	ジェルゼリー
ウェットケア ウェットケアレモン	キッセイ薬品工業	マルチトール、キシリトール、グリセリン、香料（レモン味のみ）、酸味料、ヒアルロン酸、安息香酸	スプレー（飲料）
ウェットケアプラス	キッセイ薬品工業	環状オリゴ糖、キシリトール、マルチトール、グリセリン、香料、リンゴ酸、リンゴ酸ナトリウム、ヒアルロン酸、緑茶抽出物 (カテキン)、安息香酸、ビタミン C	スプレー（飲料）
DMX シート	松風（医療機関専売）	食塩、ヒドロキシプロピルセルロース、アルギン酸ナトリウム、ヒドロキシプロピルメチルセルロース、プロタミン分解ペプチド（サケ由来）、乳化剤、ステビア、香料	シート
DMX ミスト	松風（医療機関専売）	プロタミン分解ペプチド（サケ由来）、キシリトール、スクラロース、アセスルファムカリウム、ソーマチン、トレハロース、酸味料、ヒドロキシプロピルメチルセルロース、安息香酸ナトリウム、パラオキシ安息香酸、白金、香料、レシチン（原材料の一部にサケ、大豆を含む）	スプレー（飲料）

【参考文献】

1. 斎藤俊行：第 3 章 口腔の不潔物とプラークコントロール，11．歯磨剤．In：米満正美 他編：新予防歯科学 補訂第 4 版．東京，医歯薬出版，58-59，2014．
2. 埴岡 隆 監修：歯科関連疾患の予防マニュアル―オーラルケア製品の解説―．東京，法研，2014．

付録

「医薬品医療機器等法」とは

薬事法等の一部を改正する法律（平成 25 年法律第 84 号）により、平成 25 年 11 月 27 日に公布され、平成 26 年 11 月 25 日から施行されたもので、薬事法の題名を「医薬品、医療機器等の品質、有効性及び安全性の確保等に関する法律」（略称：医薬品医療機器等法、略称：薬機法）に改正された。

この法律改正の概要

1 医薬品、医療機器等に係る安全対策の強化
   (1) 薬事法の目的に、保健衛生上の危害の発生・拡大防止のため必要な規制を行うことを明示する。
   (2) 医薬品等の品質、有効性及び安全性の確保等に係る責務を関係者に課す。
   (3) 医薬品等の製造販売業者は、最新の知見に基づき添付文書を作成し、厚生労働省に届け出るものとする。

2 医療機器の特性を踏まえた規制の構築
   (1) 医療機器の製造販売業・製造業について、医薬品等と章を区分して規定する。
   (2) 医療機器の民間の第三者機関による認証制度を、基準を定めて高度管理医療機器にも拡大する。
   (3) 診断等に用いる単体プログラムについて、医療機器として製造販売の承認・認証等の対象とする。
   (4) 医療機器の製造業について、許可制から登録制に簡素化する。
   (5) 医療機器の製造・品質管理方法の基準適合性調査について、合理化を図る。

3 再生医療等製品の特性を踏まえた規制の構築
   (1)「再生医療等製品」を新たに定義するとともに、その特性を踏まえた安全対策等の規制を設ける。
   (2) 均質でない再生医療等製品について、有効性が推定され、安全性が認められれば、特別に早期に、条件及び期限を付して製造販売承認を与えることを可能とする。

したがって「薬事法」は、「医薬品、医療機器等の品質、有効性及び安全性の確保等に関する法律」（略称：医薬品医療機器等法、略称：薬機法）と読み替えを行った上で、引き続き適用される。

特定生物由来製品（血液製剤・血液分画製剤）使用記録

血液製剤（輸血用血液製剤および血漿分画製剤）は、人体の一部である血液を原料とするため、将来における血液製剤による未知のウイルス等の混入の可能性が否定できない。血液製剤の使用による患者へのウイルス等の感染のおそれが生じた場合、使用対象となった患者を容易に特定する必要があることから、記録簿の作成が必要と考えられる。

このような背景から、平成9年（1997年）6月に厚生省から「血液製剤に関する記録の保管・管理について」が通知され、同年9月1日より、各医療機関および薬局で、血液製剤管理簿を作成することが義務づけられた。すなわち、血液製剤の製品名、製造番号、当該製剤の使用日または処方日、患者の氏名、住所等の記録を同管理簿に記載するとともに、当面10年間、同管理簿を適切に保管・管理することが義務づけられた。

その後、平成15年（2003年）7月30日に改正薬事法が施行され、第2条第5項において、主に動物に由来する原料または材料を用いた製品を「生物由来製品」として新たに法律に位置づけ、その中でも特に注意を要するものとして、第2条第6項で「特定生物由来製品」を位置づけた。生物由来製品と特定生物由来製品の例は**表1**に示す。

この改正薬事法によって、医療機関において特定生物由来製品を使用する際には、患者への「感染リスクの説明」、「使用患者の住所、氏名等の記録の保管（20年間）」が義務づけられた。

■ 患者への感染リスクの説明

特定生物由来製品の使用にあたっては、疾病の治療における本剤の必要性とともに、本剤の製造に際し感染症の伝播を防止するための安全対策が講じられているが、血液を原料としていることに由来する感染症伝播のリスクを完全に排除することができないことを患者に対して説明し、理解を得るように努める。なお、法律では明記されていないが、患者にしっかり説明して同意書をもらうことが必要であると指導されている。

■ 記録の作成、保管

薬事法第68条の9により、従来の血液製剤管理簿が法制化され、記録の保存期間が20年に延長された。記録する情報は、以下の4つである。

① 製品名
② 製造番号（ロット番号）
③ 患者の氏名、住所
④ 投与日

なお、記録は紙媒体である必要はない。

表1　生物由来製品

分類	製品の例
生物由来製品	（特定生物由来製品） 輸血用血液製剤、人血漿分画製剤（血液凝固因子、ヒト血清アルブミン・ヒト免疫グロブリンなど）、人臓器（胎盤など）抽出医薬品、（ヒト由来の）トロンビン
	ワクチン、トキソイド、遺伝子組換え製剤、培養細胞由来の医薬品、ヘパリン等の動物抽出成分、（動物由来の）トロンビン、動物由来心臓弁

【参考】「特定生物由来製品」に該当する「医療機器」について
特定生物由来製品に該当する「ヒトトロンビンを含有する医療機器」である製品が発売されている。
　　販売名：フロシール　　　　　　　　一般的名称：ヒトトロンビン含有ゼラチン使用吸収性局所止血材
　　製造承認日：2014年2月28日　　　　クラス分類等：高度管理医療機器（クラスIV）、特定生物由来製品
　　製造輸入元：バクスター　　　　　　販売業者：日本メドトロニック
　この製品の使用にあたっては、医薬品医療機器等法第68条の21（医療関係者による説明）および同法第68条の22（記録及び保存）に規定する特定生物由来製品の取り扱いについての規定に準拠した取り扱いをしなければならない。

【文献】
医療関係者のための改正薬事法・血液法説明資料「医薬品・医療機器の適正な使用により、より安心できる医療の提供を」の公表について　http://www.mhlw.go.jp/qa/iyaku/yakujihou/index.html

2 医薬品の副作用による被害の救済制度

医薬品は、疾病の治療や予防を目的として、今日の医療では欠くことのできないものとして位置づけられ、人の健康の保持増進に大きく貢献している。しかし、万全の注意を払って使用してもなお、副作用の発生を完全に防ぐことは、きわめて難しい。完全に防ぐことは永遠の課題であるが、発生をゼロにすることはできないと考えたほうが妥当である。

■ 薬害事件 ──スモン病

日本において、スモン病が 1955 年（昭和 30 年）頃から散発しはじめ、1969 年（昭和 44 年）に年間発生数が最高に達した。スモン（SMON）は、腹部膨満のあと激しい腹痛を伴う下痢が起こり、続いて、足裏から次第に上に向かって、しびれ、痛み、麻痺が広がり、ときに視力障害を起こし、失明に至る疾患である。さらに膀胱・発汗障害などの自律障害症状・性機能障害など全身に影響が及ぶ疾患である。1970 年（昭和 45 年）8 月に新潟大学の椿 忠雄教授がキノホルム原因説を提唱し、厚生省はキノホルムの販売をただちに停止して発生が治まった。これは有名な薬害事件である。1971 年（昭和 46 年）から全国において多数の訴訟（いわゆるスモン訴訟）が行われたが、国はスモン患者の早期救済のために和解するように指導した。当時の医学、薬学の水準から考えると、国および製薬会社、そして患者に特に大きな落ち度があったとは考えにくい。

■ 副作用被害救済への動き

このため、医薬品（病院・診療所で投薬されたものの他、薬局で購入したものも含む）を適正に使用したにもかかわらず発生する副作用被害の迅速な救済を図るため、1979 年（昭和 54 年）10 月 1 日に医薬品副作用被害救済基金法が公布、施行され、副作用被害の救済制度が創設されるところとなり、同年 10 月 15 日同法に基づき、「医薬品副作用被害救済基金」が設立された。

この基金は、医薬品の製造業者等から拠出金を徴収し、それを基に医薬品の副作用による被害者に対して医療費、障害年金、遺族年金等の給付を行うことにより被害者の迅速な救済を図ろうとするものであり、1980 年（昭和 55 年）5 月 1 日以後に医薬品を適正に使用したにもかかわらず発生した副作用被害について給付が行われることとされた。ただし、このときは血液製剤、抗悪性腫瘍剤、免疫抑制剤などは対象除外医薬品とされた（血液製剤は 2004 年［平成 16 年］4 月から特定生物由来製品として対象医薬品になった）。

この制度は、適正使用した場合で重い副作用を対象とし、被害者本人が申請するものであるが、病院、医師、薬剤師などが申請を手伝うことが多い。

その後、1987 年（昭和 62 年）には保健医療の分野でのニーズに応えるため、新医薬品や新医療機械等の研究開発を積極的に進めていくことになり、法律の改正により「医薬品副作用被害救済・研究振興基金（医薬品副作用被害救済・研究振興調査機構）」に改組し、また、1989 年（昭和 64 年）から血液製剤によるエイズ患者等の救済に関する受託事業も行ってきた。

さらに 2001 年（平成 13 年）に閣議決定された特殊法人等整理合理化計画を受けて、国立医薬品食品衛生研究所医薬品医療機器審査センターと医薬品副作用被害救済・研究振興調査機構および財団法人医療機器センターの一部の業務を統合し、独立行政法人医薬品医療機器総合機構法に基づいて医薬品医療機器総合機構が 2004 年（平成 16 年）4 月 1 日に設立された。

■ 医薬品医療機器総合機構による管理

統合されて設立された医薬品医療機器総合機構は、非公務員型独立行政法人で、医薬品の副作用や生物由来製品を介した感染等による健康被害に対して、迅速な救済を図り（健康被害救済）、医薬品や医療機器などの品質、有効性および安全性について、治験前から承認までを一貫した体制で指導・審査し（承認審査）、市販後における安全性に関する情報の収集、分析、提供を行う（安全対策）

ことを通じて、国民保健の向上に貢献することを目的としている。

ただし、（医薬品を不適正な目的や方法で使用した場合の他、）次のような場合は、この制度の対象とはならない。

1. 健康被害が、法定予防接種を受けたことによるものである場合（別の公的救済制度がある）
2. 健康被害が、救命のためやむをえず通常の使用量を超えて使用したことによるものであり、健康被害の発生があらかじめ認識されていた場合
3. 厚生労働省が指定した医薬品（抗悪性腫瘍剤、免疫抑制剤など）による健康被害
4. 医薬品が不良医薬品であった場合など、医薬品の製造業者や販売業者の損害賠償責任が明らかな場合

参考までに、給付の対象を**表1**に、給付対象となった副作用被害の例を**表2**に、そして対象除外医薬品を**表3**に記載する。

表1 給付の対象

昭和55年5月1日以降（再生医療等製品については平成26年11月25日以降）に医薬品を適正に使用したにもかかわらず発生した副作用による疾病（入院治療を必要とする程度のもの）、障害（日常生活が著しく制限される程度の状態のもの）および死亡が給付の対象となる健康被害。

なお、「医薬品」とは製造販売の承認・許可を受けた医薬品であり、病院・診療所で処方された医療用医薬品、薬局・ドラッグストアで購入した要指導医薬品、一般用医薬品のいずれも含まれる。

ただし、別途対象除外医薬品が定められている（**表3**）。

「適正な使用」とは、医薬品の容器あるいは添付文書に記載されている効能効果、用法用量、使用上の注意に従って使用されることが基本となるが、個別の事例については、現在の医学・薬学の科学水準に照らし合わせて総合的な見地から判断される。

表2 給付対象となった副作用被害の例

器官別大分類	主な疾患
皮膚付属器官障害	汎発型薬疹、中毒性表皮壊死症、皮膚粘膜眼症候群　等
中枢・末梢神経系障害	低酸素脳症、無菌性髄膜炎　等
一般的全身障害	薬物性ショック、アナフィラキシーショック、悪性高熱　等
肝臓胆管系障害	薬物性肝障害、胆内胆汁うっ滞　等
視覚障害	皮膚粘膜眼症候群、視力障害、視神経炎　等
その他	急性出血性大腸炎、急性呼吸不全、大腿骨骨頭無腐性壊死　等

表3 対象除外医薬品（2006年［平成18年］10月20日現在）

1. 癌その他特殊疾病に使用されることが目的とされている医薬品であって、厚生労働大臣の指定する医薬品152品目
2. 人体に直接使用されないものや、薬理作用のないもの等、副作用被害発現の可能性が考えられない医薬品
   （1）動物用医薬品
   （2）殺虫剤・殺鼠剤（ヒトの身体に直接使用されることのないもの）
   （3）殺菌消毒剤（ヒトの身体に直接使用されることのないもの）
   （4）体外診断用医薬品
   （5）コロジオン、焼セッコウ等材料、用法および用途がこれらに類似する医薬品
   （6）賦形剤等100品目（カプセル、注射用蒸留水、乳糖、パラオキシ安息香酸エチル、白色ワセリン 等）

【文献】
医薬品副作用被害救済制度に関する業務　http://www.pmda.go.jp/relief-services/adr-sufferers/0001.html

3 処方せんに記載する一般名処方の標準的な記載（一般名処方マスタ）について （平成26年12月12日 現在）

平成24年4月1日以降、後発医薬品が存在する医薬品について、薬価基準に収載されている品名に代えて、一般的名称に剤形および含量を付加した記載（以下「一般名処方」という）による処方せんを交付した場合に、医療機関において一般名処方加算を算定できることになった。

一般名処方加算の対象となるすべての成分・規格（※）（院外処方が想定されないものを除く）についての、処方せんに記載する一般名処方の標準的な記載は、一般名処方マスタに示されたとおりであるので、一般名処方を行うにあたっては、一般名処方マスタを参照のこと。

（http://www.mhlw.go.jp/seisakunitsuite/bunya/kenkou_iryou/iryouhoken/dl/ippanmeishohoumaster_141212.xls［平成26年12月12日現在］、http://www.mhlw.go.jp/seisakunitsuite/bunya/kenkou_iryou/iryouhoken/dl/ippanmeishohoumaster_141212.pdf［平成26年12月12日現在］）

（※）後発医薬品のある先発医薬品。昭和42年以前に承認・薬価収載された医薬品のうち、価格差のある後発品があることから「先発医薬品に準じたもの」とみなされるものを含む。

区分	内用薬および外用薬
一般名処方の標準的な記載	【般】＋「一般的名称」＋「剤形」＋「含量」 「一般的名称」については、添付文書における有効成分の一般的名称を基本としつつ、これを基とした既収載品の販売名も参考にして一部簡略化したものもある。 例：アトルバスタチンカルシウム水和物 → アトルバスタチン 　　ジクロフェナクナトリウム　　　　 → ジクロフェナクNa また配合剤については原則として、有効成分の一般的名称（原則として塩および水和物に関する記載は省略）を「・」で接続し、含量は記載しないこととしているが、同一の有効成分を含有し、含量のみが異なる複数の製剤が存在するときは、区別のため、一般的名称の後に含量を記載している。 その他、同一の有効成分・剤形を有する医薬品であって、効能・効果、用法・用量等の異なるものが存在する場合には、括弧書き等により区別を行っているものがある。
一般名コード	薬価基準収載医薬品コード（厚生労働省医政局経済課の分類コード）の上9桁に続き、3桁「ZZZ」を付記し、12桁としている。 ただし、上9桁で適切な区分が行えない成分・規格については、9桁目をアルファベットとして区別している（対照表は一般名処方マスタに別添）。
成分名	当該医薬品の有効成分の名称
規格	有効主成分の含有量（5mg、10mgなど）や剤形（錠剤、カプセル剤などの別）を示している。
同一剤形・規格内の最低薬価	同一の剤形・規格のうち、最も薬価が低い品目の薬価。原則として、経過措置として使用期限を定められた医薬品を除くが、最も薬価が低い品目に新たに使用期限が定められた場合には、当該期限をもって変更が行なわれる。 ただし、同一の含量の錠剤（普通錠・口腔内崩壊錠）とカプセルについては、「同一剤形・規格」として整理されている。
備考（効能違いなど）	同一剤形・規格内の医薬品のうち、効能・効果、用法・用量が異なる場合における具体的な効能・効果等が記載されている。 なお、個別品目の具体的な内容については添付文書や下記URLで確認のこと。（日本ジェネリック製薬協会URL：http://www.jga.gr.jp/pdf/Effect%20correction%20list.pdf） また、個別品目について経過措置として使用期限が定められたことにより、今後、一般名処方マスタからの削除、または同一剤形・規格内の最低薬価の変更が見込まれるものについては、それらの情報についても記載されている。

新版 日本歯科用医薬品集   ISBN 978-4-8160-1280-8

© 1990. 8. 30 初版
　 1995. 8. 30 改訂版
　 2004. 1. 15 改訂第 2 版
　 2007. 2. 17 改訂第 3 版
　 2015. 5. 11 改訂第 4 版

編　　　集　　一般社団法人 日本歯科薬物療法学会
　　　　　　　理事長　金子明寛
発 行 者　　永末英樹
印刷・製本所　株式会社シナノパブリッシングプレス

発行所　株式会社　永末書店

〒602-8446　京都市上京区五辻通大宮西入五辻町 69-2
(本社) 電話 075-415-7280　FAX 075-415-7290　　(東京店) 電話 03-3812-7180　FAX 03-3812-7181
永末書店 ホームページ　http://www.nagasueshoten.co.jp